DÉCRYPTER les produits du quotidien

DÉCRYPTER les produits du quotidien

Des informations fiables et des conseils pertinents pour mieux vous protéger

QUE CHOISIR

DÉCRYPTER les produits du quotidien

Publié par SAS QUE CHOISIR

SAS QUE CHOISIR – QUE CHOISIR ÉDITION
Président : UFC-Que Choisir, représentée par **Alain Bazot**
Directeur général : **Jérôme Franck**
Direction éditoriale : **Laure Sassier**

RÉALISATION DE L'OUVRAGE :
Coordination éditoriale, rewriting, correction : **Laurence Godec**
Conception graphique, maquette et recherche iconographique : **Olivier Caldéron**
Couverture : **Olivier Caldéron**
Photogravure : **Axiome**

Auteurs :
Jordan Belly
Hélène Bour
Frédérique Boursicot
Anne Cogos
Anne Debroise
Hélène Gérardin
Laurence Godec
Noëlle Guillon
Hugo Hosegourd
Pauline Janicot
Nolwenn Le Jannic
Marie-Laure Lemoine
Robert Pince
Natacha Scheidhauer
Aurore Toulon
Angélique Vallez

Première édition

233, boulevard Voltaire, 75011 Paris
ISBN : 979-10-93588-12-4

PRÉFACE

Décidément, pour adopter une consommation réellement sobre et responsable, il faut ouvrir grands les yeux, tant la myriade de produits qui nous entourent peut être toxique, nocive pour notre santé ou la planète.... De l'alimentation aux produits cosmétiques, en passant par les produits ménagers, les meubles ou l'équipement multimédia, tout doit être étudié, scruté, pour démasquer les allégations enjôleuses mais aussi, à l'inverse, ne pas céder aux sirènes alarmistes de certains polémistes. Car oui, le danger n'est pas forcément là où certains mal-pensants, surfant sur la peur et la crédulité des gens, affirment qu'il est.

Face à des réglementations trop souvent laxistes concernant les ingrédients, la pertinence des informations ou la sécurité des consommateurs, c'est à chacun de nous de jouer, par nos choix et nos actions, les régulateurs des marchés. Pas si facile.

Cet ouvrage sera votre allié pour une consommation plus saine, plus durable, mais aussi simplifiée, un guide qui décrypte pour vous plus de 50 catégories de produits et des centaines de substances de votre vie quotidienne et vous donne des conseils avisés pour les utiliser au mieux. De votre cuisine à votre jardin, nos experts ont tout passé à la loupe et vous délivrent leurs recommandations pour consommer mieux.

Bref, vous avez tout simplement l'occasion d'éviter de vous empoisonner la vie – dans tous les sens du terme !

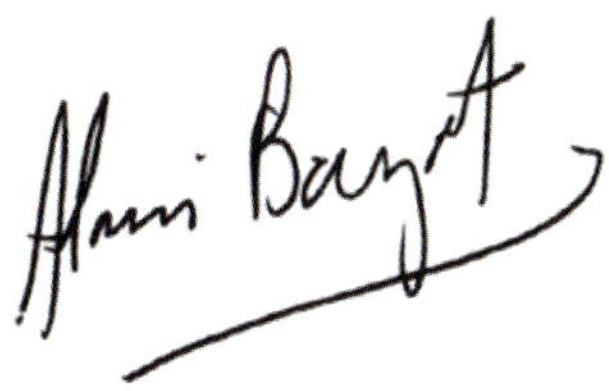

Alain Bazot
Président de l'UFC-Que Choisir

ALIMENTATION

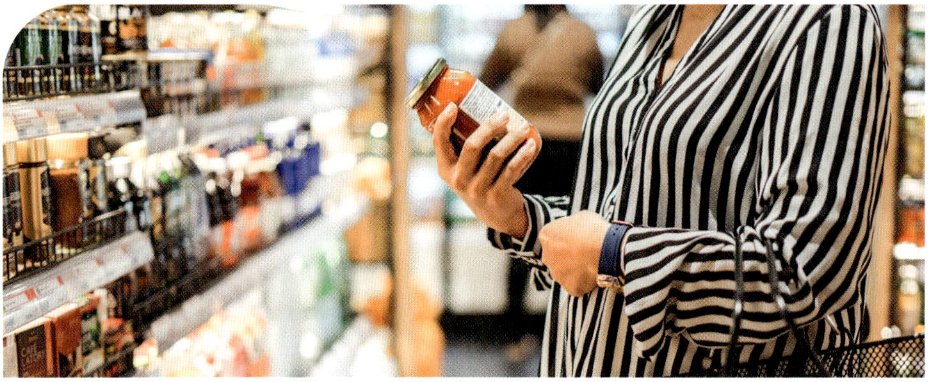

COSMÉTIQUES

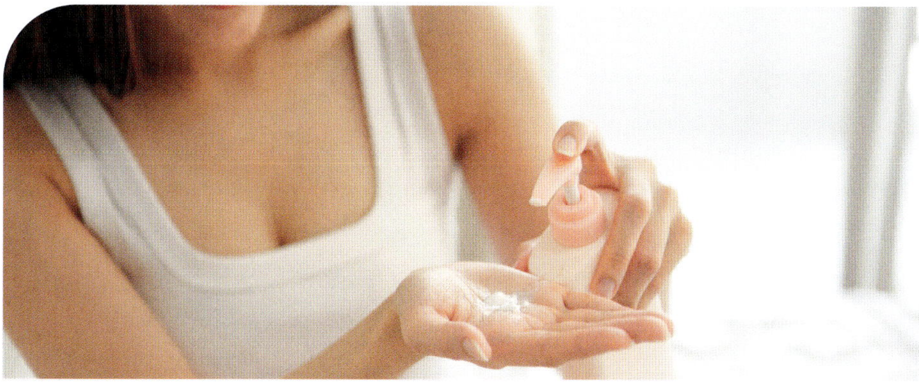

PRODUITS MÉNAGERS

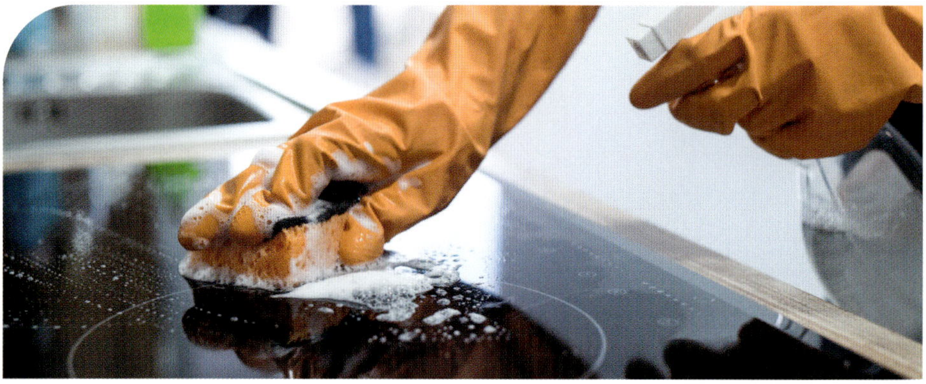

ÉQUIPEMENT DE LA MAISON

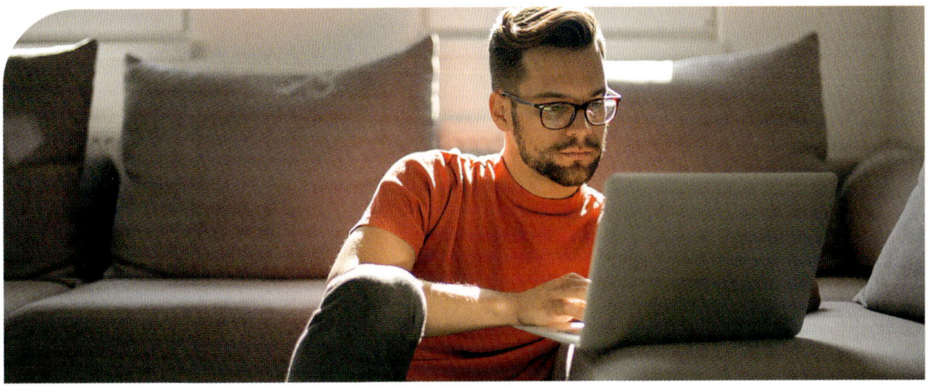

ACHATS COURANTS

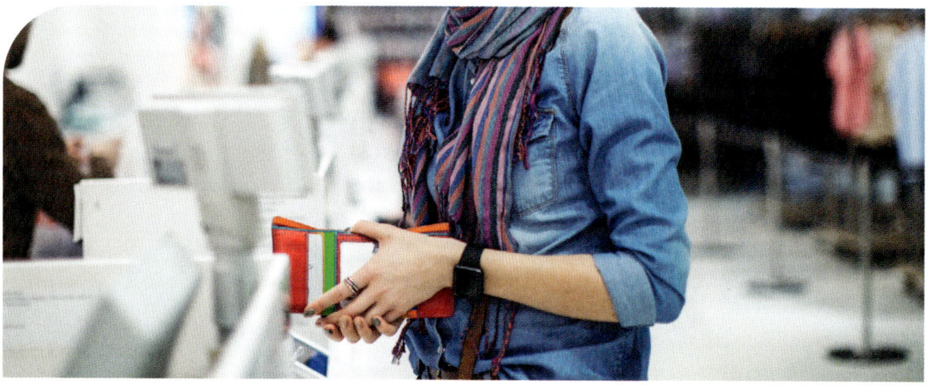

ANNEXES

Alimentation

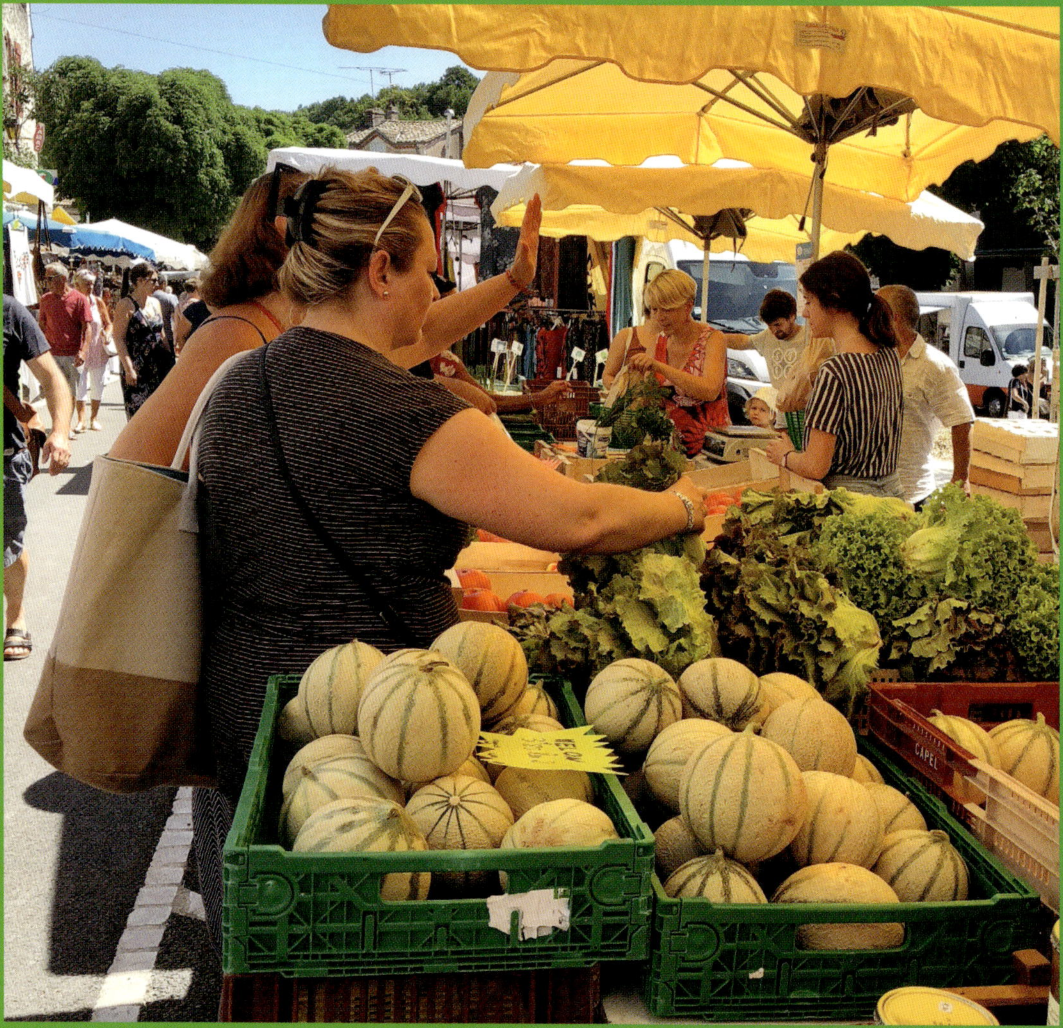

Les polluants dans les poissons

Les polluants présents dans les océans, les mers, les cours d'eau sont ingérés par les poissons que nous consommons ensuite. Les recommandations alimentaires visent à limiter notre exposition à certains de ces polluants, sans renoncer, donc, à ces aliments de haute valeur nutritionnelle.

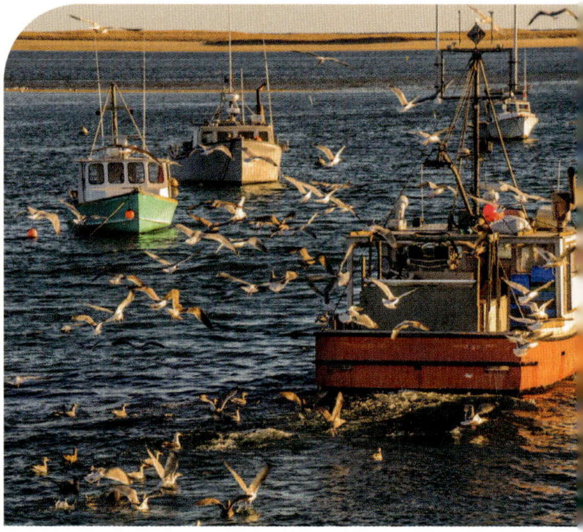

Quelles sont les substances polluantes ?

Elles proviennent de l'industrie, de l'agriculture et de la vie urbaine, aboutissent dans les cours d'eau, les mers et les océans, où elles se répandent en surface et en profondeur. S'ajoutent à cela les déversements côtiers et les rejets en mer accidentels (marées noires) ou volontaires (ordures des navires...).

Des rejets polluants

Même si certains polluants ont tendance à être moins présents du fait d'interdictions (PCB en 1987 en France) ou d'une amélioration des procédés industriels, la plupart se dégradent très lentement et subsistent dans l'environnement.

Les dioxines et les PCB (polychlorobiphényles) – Ce sont des polluants organiques persistants (POP) : ils résistent aux dégradations biologiques et s'accumulent dans les eaux douces et salées. Ils se fixent dans les tissus graisseux des animaux, poissons gras notamment (le saumon est particulière-

Des aliments fragiles

Les produits de la mer, fragiles, imposent des précautions (hygiène, conservation). Leur chair, plus riche en eau et moins acide que la viande, est propice au développement bactérien. Par ailleurs :

- Les graisses insaturées des poissons gras et des fruits de mer rancissent plus facilement que les graisses saturées qui dominent dans la plupart des viandes.
- Certains poissons sont infestés de parasites, d'autres – comme le thon et le maquereau –, s'ils sont mal conservés, libèrent de l'histamine, une molécule qui peut être à l'origine de troubles proches d'une intoxication ou d'une allergie alimentaire chez les personnes sensibles.
- Les coquillages, qui filtrent l'eau de mer pour se nourrir et sont consommés intégralement, sans être évidés, peuvent plus encore retenir des particules toxiques (virus, bactéries, toxines, polluants...), d'où une surveillance particulière des zones de production.

ment touché, comme l'ont montré de récents tests *Que Choisir*), tout au long de la chaîne alimentaire. Ils ont des effets néfastes sur le développement de l'enfant, peuvent favoriser certains cancers et perturber le système endocrinien.

Les métaux lourds (plomb, cadmium, mercure, etc.), ou éléments-traces métalliques – Présents dans l'eau et les sols, ils proviennent des rejets miniers et industriels, des gaz d'échappement avant l'essence sans plomb, des canalisations d'eau et des peintures anciennes, de la destruction sans précaution d'objets contenant ces métaux... Le plus surveillé pour les poissons est le mercure, dont le dérivé (méthylmercure) est toxique pour le système nerveux.

Coquillages : quelles précautions ?

Quelques mesures élémentaires préviennent les désagréments...

- Les coquillages vendus dans le commerce offrent en principe le maximum de garanties. Crus, ils doivent être vivants au moment de l'achat. Vérifiez que les coquilles des bivalves sont bien fermées (ou se ferment au premier contact) et jetez tout coquillage à l'odeur et/ou l'apparence douteuse.
- Si vous ramassez des coquillages pour les consommer, assurez-vous (auprès de la mairie ou via les affichettes sur les lieux de récolte) que la zone est sous contrôle sanitaire, sans risque de contamination par des germes, toxines ou polluants.

Les toxines marines – Elles sont synthétisées par des algues microscopiques, et peuvent être toxiques pour la faune et la flore marines. Chez l'homme, la consommation de coquillages, surtout, peut provoquer des troubles variables selon l'espèce – d'une gastro-entérite à des symptômes neurologiques (paralysie, amnésie) graves. La prolifération de ces algues sur les littoraux serait principalement liée à l'augmentation de la température de l'eau et à l'excès de nitrates, qui agit comme un engrais. Ces nitrates sont naturellement présents dans les sols, mais ils proviennent aussi des engrais azotés utilisés en agriculture. Tout ce qui n'est pas absorbé par les plantes s'infiltre dans les nappes phréatiques, gagne les cours d'eau puis les côtes maritimes.

Des déchets polluants

Les milieux aquatiques sont également pollués par l'évacuation des eaux usées et par nos déchets, où le plastique domine.

Le rejet d'eaux usées non traitées ou encore insuffisamment assainies peut entraîner une contamination de l'eau par des germes présents dans les déjections animales et humaines. Les coquillages qui filtrent l'eau pour se nourrir de phytoplancton sont particulièrement à risque.

Le plastique est le déchet le plus abondant. Il est visible (sacs, bouteilles, emballages...) ou présent sous forme de petites particules appelées microplastiques. Ces derniers proviennent de la fragmentation de déchets en plastique, de l'usure d'objets divers (pneus, textiles synthétiques...) et de produits dans lesquels ils sont ajoutés intentionnellement (agents exfoliants des cosmétiques, détergents...). Comme leur nom l'indique, ces microplastiques sont microscopiques et s'infiltrent donc partout. Notamment dans le système digestif des animaux marins (poissons, crustacés, coquillages), qu'ils ne nourrissent

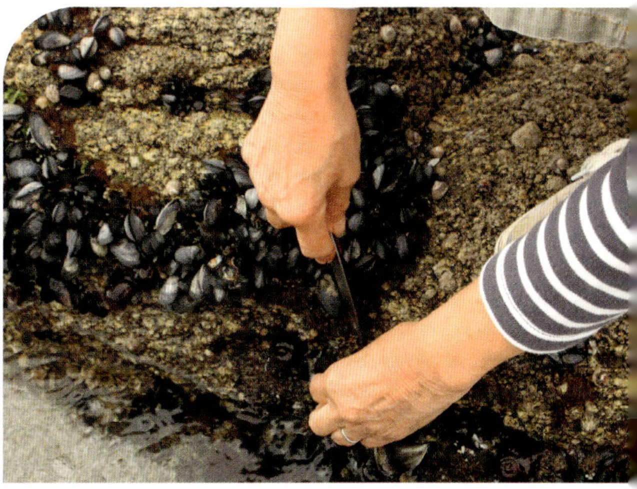

Les recommandations des autorités de santé

L'Agence nationale de sécurité sanitaire de l'alimentation, de l'environnement et du travail (Anses) a émis des recommandations. S'il est conseillé de consommer du poisson deux fois par semaine, dont un poisson gras riche en oméga-3, certaines précautions s'imposent.

- Varier les espèces autant que les lieux d'approvisionnement permet de ne pas être toujours exposé aux mêmes contaminants. Mieux vaut par ailleurs privilégier les poissons de petite taille à vie courte (sardine, maquereau, hareng), puisque ce sont les grosses espèces piscivores, au sommet de la chaîne alimentaire, qui accumulent le plus de polluants.
- Les femmes enceintes et allaitantes, ainsi que les jeunes enfants, doivent limiter ou éviter la consommation de certaines espèces présentant un risque plus important pour l'embryon et le fœtus, le nourrisson allaité et l'enfant de moins de 3 ans. À limiter : thon, lotte (baudroie), loup (bar), bonite, empereur, grenadier, flétan, brochet, dorade, raie, sabre, etc. À éviter : espadon, marlin, siki, requin et lamproie.
- Les mêmes populations, auxquelles viennent s'ajouter les personnes âgées et malades (immunodéprimées, notamment), doivent aussi éviter les poissons et coquillages crus ou insuffisamment cuits, pour se prémunir des germes pathogènes.

pas mais dont ils perturbent la croissance, la reproduction et le fonctionnement hormonal. Par ailleurs, leur composition (avec phtalates, retardateurs de flamme...), mais aussi leur propension à fixer des contaminants chimiques et biologiques (bactéries) représentent un danger qui peut se propager jusqu'à nos assiettes : des analyses de *Que Choisir* ont ainsi trouvé des microplastiques dans deux tiers des échantillons de moules, crevettes et sel examinés.

Continuer à en consommer ?

En dépit des risques sanitaires liés à la pollution, la consommation de poisson est recommandée pour ses atouts nutritionnels – le bénéfice est jugé supérieur aux risques, à condition de respecter certaines précautions (voir encadré ci-dessus).

Les précieux oméga-3 des poissons gras

Les poissons gras (sardine, saumon, maquereau, truite, thon, hareng, anguille, anchois...), qui pour la plupart comportent 7 à 15 % de lipides, présentent un intérêt majeur sur le plan nutritionnel pour leur apport en oméga-3 de type DHA et EPA.

Les oméga-3 sont des acides gras polyinsaturés ; ils comprennent l'acide alpha-linolénique (ALA), l'acide docosahexaénoïque (DHA) et l'acide eicosapentaénoïque (EPA). L'ALA peut, en principe, se transformer en DHA et EPA dans l'organisme, mais son

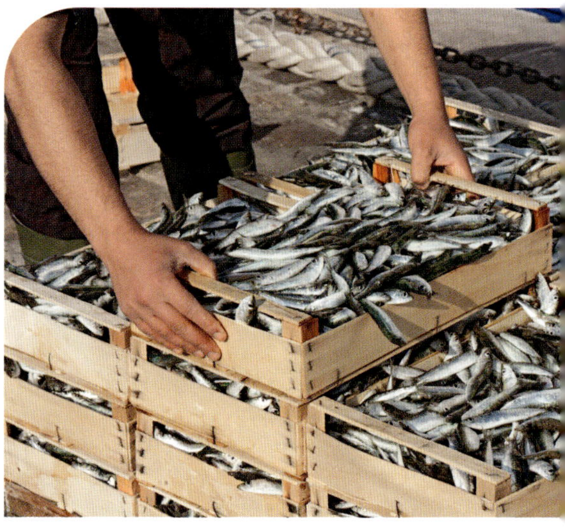

taux de conversion en DHA est faible : si l'ALA est présent dans les huiles de colza, de noix et de lin ainsi que dans les noix, la principale source directe de DHA réside dans les poissons gras et, en moindre proportion, dans quelques fruits de mer (crevette, moule...).

Les oméga-3 sont indispensables au développement et au fonctionnement du système nerveux, du cerveau et de la rétine. Un apport alimentaire satisfaisant aurait par ailleurs un effet bénéfique sur le vieillissement cérébral et protégerait contre la DMLA (dégénérescence maculaire liée à l'âge). Les études montrent aussi une action préventive sur les maladies cardiovasculaires.

D'autres qualités nutritionnelles

Les poissons sont riches en protéines équilibrées et en divers micronutriments, dont la vitamine D.

Les poissons fournissent presque autant de protéines que la viande. Dans les poissons maigres (cabillaud, sole, merlan, dorade, merlu, lieu...) et la plupart des fruits de mer, cet apport se fait sans lipides (autour de 1 %) : ils sont donc peu caloriques.

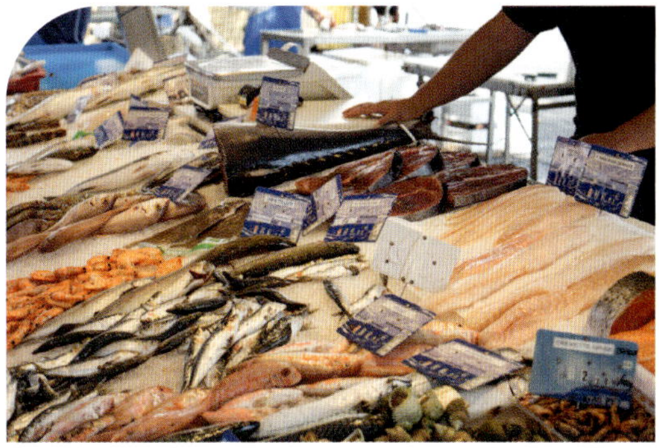

Les poissons gras sont les aliments les plus riches en vitamine D, nécessaire à l'assimilation du calcium et du phosphore, donc à la structure osseuse.

Tous les poissons apportent comme la viande de la vitamine B12, essentielle à la formation des globules rouges. Ce sont aussi de bonnes sources d'iode et de sélénium (poissons de mer), de fer (moins que la viande), de zinc, de calcium (sole, sardine, hareng). Les fruits de mer présentent les mêmes qualités, mais ils sont aussi naturellement riches en sodium (en sel donc), qu'il faudrait limiter (voir p. 56).

Acheter responsable

Selon le dernier rapport de l'Onu sur le sujet, les conditions de pêche empêchent le renouvellement d'un tiers des ressources halieutiques. Quelques conseils d'achat :

- Préférez les méthodes de pêche artisanales (lignes, casiers, filets) – la loi impose que l'étiquetage donne l'information.
- Diversifiez les espèces en optant pour les plus abondantes (lieu noir, merlan, chinchard, hareng, sardine, maquereau...) et en redécouvrant des poissons oubliés (vieille, plie, tacaud...).
- Privilégiez le poisson entier frais et l'origine France (sachant que les poissons en filets sont pour la plupart importés).
- Des labels peuvent vous aiguiller : le plus répandu, MSC (Marine Stewardship Council), se focalise sur les aspects environnementaux, mais est souvent critiqué pour des certifications parfois laxistes accordées à de gros navires ou à des méthodes de pêche impactant les habitats ; le nouvel écolabel public français « Pêche durable » certifie le respect des écosystèmes, de l'environnement, des conditions sociales et la fraîcheur des produits ; d'autres logos plus confidentiels (« Bar de ligne-Pointe de Bretagne », « Artysanal-Pêche artisanale »...) soutiennent des modes de pêche artisanaux et locaux.

À noter : l'aquaculture n'est pas sans impact écologique (élevage intensif producteur de déchets, surpêche de petits poissons nourrissant les espèces d'élevage, etc.) et ne garantit en rien l'absence de contaminants (PCB, dioxines, métaux lourds, dont le mercure...), y compris en bio.

Viande et charcuterie

En 2015, le Centre international de recherche sur le cancer (Circ), une agence de l'Organisation mondiale de la santé (OMS), publie la synthèse de plus de 800 études scientifiques portant sur le lien entre viandes ou viandes transformées (charcuteries) et cancer. En conclusion, ces deux aliments sont classés cancérogènes, avec un niveau de preuve plus solide pour la charcuterie.

De quoi parle-t-on exactement ?

Les termes employés dans la synthèse publiée par le Circ recouvrent des réalités précises, à connaître pour bien appréhender le sujet.

Les aliments concernés

Viande rouge, viande blanche, transformée, volaille... Qu'entend-on précisément par là ?

Dans les études scientifiques, les termes « viande » ou « viande rouge » englobent toutes les viandes de mammifère (bœuf, agneau, mouton, veau, porc, gibier à poil), par opposition à la volaille, sans tenir compte du distinguo que nous faisons habituellement entre viandes rouges (bœuf...) et viandes blanches (veau...).

Le terme « viande transformée » fait principalement référence aux viandes traitées par salaison, fermentation, fumaison ou autres procédés de transformation. En pratique, il s'agit surtout des charcuteries (jambons, saucissons, saucisses, bacon, pâtés).

Cancérogène probable ou certain ?

La nuance a son importance, même si dans tous les cas la vigilance est de mise.

La viande est classée cancérogène probable pour l'homme. La mention « probable » signifie que le niveau de preuve n'a pas la même solidité que des facteurs qualifiés de « certains » ou de « convaincants » comme la charcuterie, mais aussi et surtout le tabac ou l'alcool, qui font des milliers de victimes chaque année. Il n'en demeure pas moins que les deux classements, « probable » et « certain », justifient des recommandations restrictives (voir plus loin) visant à réduire l'incidence des cancers.

Par ailleurs, si les études ont bien établi que la viande et la charcuterie présentaient un danger, cela n'implique pas que le risque (la probabilité que le danger survienne) soit important. Il est ainsi évident que le niveau de risque chez les gros consommateurs de viande et de charcuterie est bien inférieur à celui qu'encourent les fumeurs.

Tous les cancers ne sont pas concernés. Dans les conclusions du Circ comme dans celles d'autres organismes tels que le World Cancer Research Fund (WCRF), organisation qui se consacre à la prévention du cancer, l'association viande/charcuterie et cancer s'applique au cancer colorectal, deuxième cancer le plus fréquent chez la femme après celui du sein, et troisième chez l'homme après ceux de la prostate et du poumon.

Quid de la volaille ?

L'étude du Circ a uniquement porté sur la viande de mammifères, car les enquêtes épidémiologiques n'indiquent pas que la volaille (dans les faits, essentiellement le poulet) présenterait les mêmes dangers. Le canard apporte quant à lui pratiquement autant de fer que la viande de bœuf, mais les scientifiques considèrent qu'ils disposent de trop peu de données pour analyser ses effets à grande échelle.

Les mécanismes à l'œuvre

Différents processus entrent en jeu dans le risque d'apparition du cancer colorectal lié à la consommation de viande.

Viande et cancer colorectal

S'il est notoire qu'une cuisson mal gérée est susceptible d'accroître les risques, on sait moins que la teneur en fer joue un rôle majeur en la matière.

Des composés néoformés – La transformation des aliments peut engendrer l'apparition de nouvelles substances, dites composés néoformés, dont certaines ont des effets toxiques sur l'organisme (voir aussi p. 48). La cuisson à haute température (poêle, gril, friture) de la viande entraîne l'émergence d'amines hétérocycliques aromatiques (AHA). La cuisson directement au contact des flammes (barbecue) génère des hydrocarbures aromatiques polycycliques (HAP), dont les benzopyrènes. La graisse de la viande qui tombe dans le feu provoque des flammes contenant des HAP qui adhèrent à la surface des aliments. Ces deux substances, AHA et HAP, sont potentiellement cancérogènes.

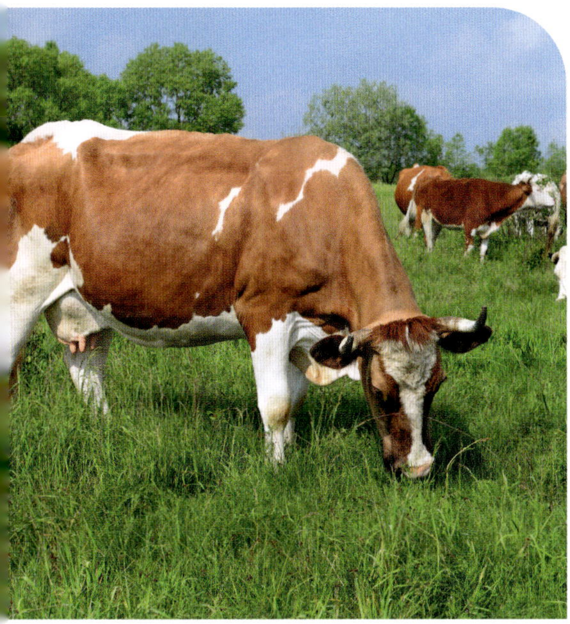

Artisanal ou industriel : une différence ?

Est-il judicieux, pour réduire les risques, de choisir des viandes ou des charcuteries de qualité (artisanales plutôt qu'industrielles, bio, Label rouge...) ?

- Ce qui est mis en cause dans le lien viande-cancer colorectal relève non pas de la qualité gustative de la viande, de l'alimentation du bétail ou de son mode d'élevage, mais de l'un de ses constituants naturels, le fer. Quant à la charcuterie, l'ajout de nitrites et de nitrates pour la conservation et la couleur est le fait tant d'artisans que d'industriels, y compris dans la filière bio.

Le fer héminique – C'est très probablement le mécanisme qui joue le plus. La viande renferme du fer dit héminique, c'est-à-dire présent dans l'hémoglobine du sang. Ce minéral est indispensable à l'organisme, car il permet le stockage et le transport de l'oxygène. Une partie du fer que nous ingérons est absorbé pour répondre à nos besoins, mais le reste se retrouve dans le côlon, où il peut devenir toxique pour les muqueuses à la suite de diverses réactions chimiques. Il catalyserait ainsi la formation de nitrosamines, des composés cancérogènes, et de produits d'oxydation des graisses polyinsaturées, également toxiques. Le bœuf contient autour de 3 g de fer pour 100 g (cela dépend des morceaux), alors que le porc ou le veau, viandes qui ont une chair plus blanche, en contiennent nettement moins (1 g pour 100 g environ) ; mais, dans l'étude du Circ, ces viandes n'ont pas été analysées isolément.

Charcuterie et cancer colorectal

Plusieurs mécanismes sont impliqués, dont certains sont communs à la viande : fer héminique, composés néoformés liés à la cuisson à haute température.

Cependant, ce sont probablement les nitrites et nitrates ajoutés à de nombreuses charcuteries qui expliquent en grande partie l'association avec le cancer colorectal. Nitrites et nitrates sont des additifs (E249 à E252 sur l'étiquetage) employés comme conservateurs pour empêcher la croissance des germes responsables du botulisme. Ils ont également pour effet d'accélérer les procédés de fabrication et de donner aux jambons la jolie couleur rose à laquelle nous sommes habitués. En interagissant avec les protéines de la viande, ils peuvent former des nitrosamines au potentiel cancérogène.

Par ailleurs, les charcuteries sont des aliments salés et caloriques ; or le sel et le surpoids sont deux facteurs associés notamment à une augmentation du risque de certains cancers.

Les recommandations nutritionnelles

La viande reste intéressante d'un point de vue nutritionnel, alors que la charcuterie peut être supprimée, sans risque de déséquilibre alimentaire.

La viande

La viande apporte des protéines, du zinc, du fer et de la vitamine B12. Il n'est donc pas recommandé de la supprimer (même si l'on peut équilibrer son alimentation sans manger de viande), mais de réduire les quantités consommées.

Les experts ont fixé le plafond à 500 g par semaine, estimant que cette quantité n'exposait pas à une augmentation significative du risque. C'est un maximum et non une portion raisonnable ou satisfaisante à atteindre. Pour les autres repas, les alternatives sont la volaille, les œufs, le poisson, mais aussi les légumineuses (lentilles, pois chiches, haricots secs...), riches en protéines.

Au barbecue, faites cuire la viande et les saucisses à la chaleur des braises, lorsqu'il n'y a plus de flammes, pour éviter la formation des HAP. De façon générale, évitez de consommer les parties carbonisées.

La charcuterie

Les recommandations sont plus sévères. La charcuterie ne présente en effet aucun atout nutritionnel – bien au contraire.

Le Programme national nutrition santé (PNNS) indique que les amateurs ne devraient pas en consommer plus de 150 g par semaine (l'équivalent de trois tranches de jambon cuit).

À noter :
– le jambon de Parme est élaboré sans additifs (pas de nitrates ni de nitrites, par conséquent) ;
– on trouve aisément aujourd'hui des jambons cuits sans nitrates et nitrites. Attention, toutefois : certains fabricants remplacent ces additifs par des bouillons ou jus à base de légumes, comme le céleri, naturellement riches en nitrates et dont les effets toxiques semblent identiques à ceux du jambon classique. Étudiez donc bien la liste des ingrédients !

Moins de viande, c'est mieux aussi pour l'environnement

La production de viande a un impact négatif sur l'environnement via les cultures fourragères (déforestation, usage de pesticides, besoins en eau) et l'élevage lui-même (émissions de gaz à effet de serre via le méthane expulsé par les ruminants, pollution de l'eau via les déchets animaux). À cet égard, la volaille et les œufs sont plus recommandables : l'Agence de la transition écologique (Ademe) estime par exemple que 1 kg de viande de bœuf équivaut à une émission de 12,78 kg de gaz à effet de serre, en équivalent CO_2, contre 2,14 kg pour le poulet. La consommation de légumineuses, considérées comme des substituts de viande pour leurs apports en protéines, est par ailleurs hautement encouragée, pour des raisons tant écologiques que nutritionnelles.

Les toxi-infections alimentaires

Des germes ou les toxines produites par certaines bactéries peuvent contaminer les aliments à chaque étape de la filière agro-alimentaire, mais aussi dans nos cuisines. Ils peuvent alors être à l'origine de toxi-infections alimentaires, bénignes dans la majorité des cas. Certaines mesures permettent de limiter leur fréquence.

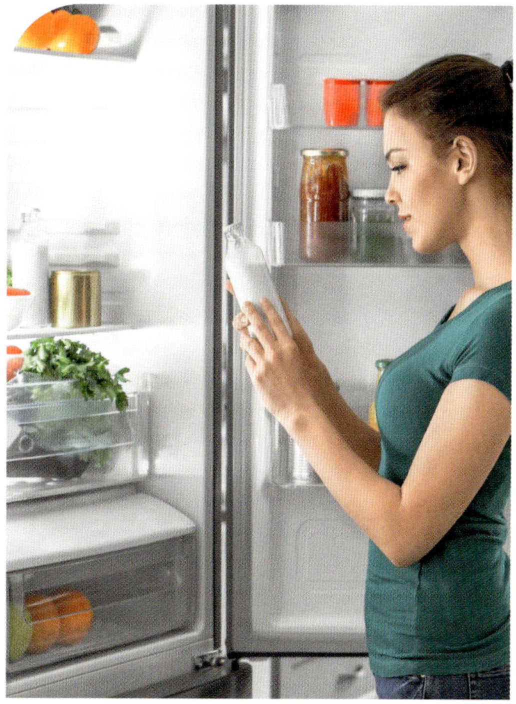

Quels sont les germes responsables ?

La plupart des germes se développent sans altérer l'aspect, le goût et l'odeur des denrées alimentaires, et sont donc indétectables par le consommateur. Les symptômes, essentiellement digestifs (douleurs abdominales, diarrhée, vomissements, parfois un peu de fièvre), surviennent quelques heures après le repas. Leur caractère souvent bénin et passager ne doit pas occulter les cas graves chez les personnes vulnérables (jeunes enfants, personnes âgées ou malades) et dans les pays où l'hygiène et les conditions de conservation restent précaires.

Les virus

Les norovirus constituent la principale cause de gastro-entérites aiguës, mais certaines hépatites sont également en cause.

La contamination alimentaire – via des coquillages, de l'eau ou des aliments manipulés par une personne infectée – ne représente qu'une minorité des transmissions. L'essentiel s'opère de personne à personne par contact direct (mains sales) ou indirect (poignée de porte, bouton de chasse d'eau, etc.), car ces virus sont tenaces. La gastro-entérite est le plus souvent sans gravité, hors menace de déshydratation chez les nourrissons et les personnes fragiles, immunodéprimées ou âgées.

Des micro-organismes utiles dans nos aliments

Des bactéries, des moisissures, des champignons microscopiques (levures) interviennent dans l'élaboration des yaourts et des laits fermentés, des fromages affinés, du vinaigre et du vin, de la choucroute ou du pain, notamment. Ils synthétisent des enzymes qui modifient les aliments (processus de fermentation), permettant de mieux les conserver (yaourts, par exemple) ou de modifier leur texture (levure pour faire lever le pain), leur goût (acidité du chou), etc.

Les hépatites A et E, qui sont habituellement bénignes, peuvent également être transmises par voie alimentaire.

Les bactéries et leurs toxines

De nombreuses bactéries peuvent contaminer les aliments.

Parmi les plus fréquentes ou préoccupantes en Europe figurent les salmonelles, les campylobacters, le *Clostridium perfringens*, les entérotoxines staphylococciques (toxines du staphylocoque doré), le *Bacillus cereus*, la listéria, certaines souches *d'Escherichia coli* et les shigelles.

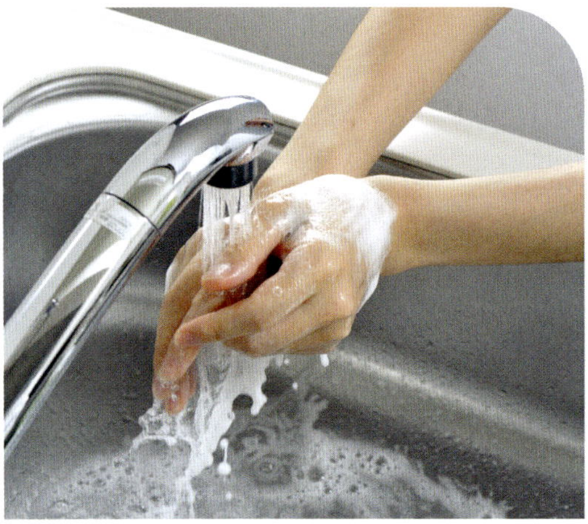

Le botulisme, toxi-infection très grave pouvant entraîner la mort via une paralysie musculaire puis respiratoire, est provoqué par l'ingestion des toxines du *Clostridium botulinum*. Il est devenu très rare en Europe, et principalement causé par des conserves ménagères mal stérilisées.

À noter : il existe aussi des toxines marines, synthétisées par des algues microscopiques, qui peuvent s'accumuler dans les poissons et les coquillages (voir p. 15), ainsi que des mycotoxines produites par des champignons microscopiques (voir encadré ci-dessous), qui peuvent être nocives pour la santé.

Les parasites

Il s'agit de vers (ténia, douve, ascaris, trichinelle, anisakis...) ou d'organismes unicellulaires comme le toxoplasme, redoutable pour le fœtus chez la femme enceinte.

Le prion

C'est un agent pathogène particulier. Il est à l'origine de l'encéphalopathie spongiforme bovine (ESB, aussi appelée « maladie de la vache folle »), qui peut se transmettre à l'homme et provoquer une forme de la maladie de Creutzfeldt-Jakob, gravissime et très rare. Les mesures sanitaires adoptées en Europe dans les années 1990 ont permis de maîtriser ce risque.

Les mycotoxines, un risque pour la santé

- Ces toxines sont produites par des moisissures (champignons microscopiques) se développant sur des végétaux comme les céréales ou les fruits oléagineux avant la récolte ou lors du stockage. Elles résistent à la cuisson, et on les retrouve dans la farine, le pain, le riz, les fruits séchés, etc., mais aussi dans le lait et la viande des animaux nourris de végétaux contaminés. Parmi les quelque 300 mycotoxines connues, certaines présentent un danger pour la santé (aflatoxines, ochratoxine A, patuline, fumonisines, etc.). L'intoxication (dose toxique en une seule ingestion) est rare, mais l'exposition prolongée a des effets nocifs, variant selon la nature de la mycotoxine : sur le foie, les reins, l'immunité, le risque de cancer...
- Au niveau individuel, la meilleure manière de se protéger est de diversifier son alimentation pour réduire l'exposition à une même mycotoxine. Il est également recommandé de conserver les denrées dans un endroit sec, de ne pas les garder trop longtemps et de jeter tout aliment (riz, blé, noix, noisettes, fruits séchés, etc.) abîmé (flétri, décoloré...) ou portant des traces de moisissures.

La contamination et le développement des germes

Les mesures de prévention contre les toxi-infections alimentaires – hygiène, conservation, cuisson – découlent des modes de contamination et de prolifération des germes.

La contamination

Les micro-organismes peuvent être présents dès le départ : dans la plante avant la récolte, dans le corps de l'animal avant l'abattage ou dans les œufs. Ils peuvent aussi contaminer l'aliment par la suite, du fait, surtout, de défauts d'hygiène : plan de travail infecté, manipulations avec des mains sales, ustensiles mal lavés, contact entre un aliment stérilisé et un autre qui ne l'est pas...

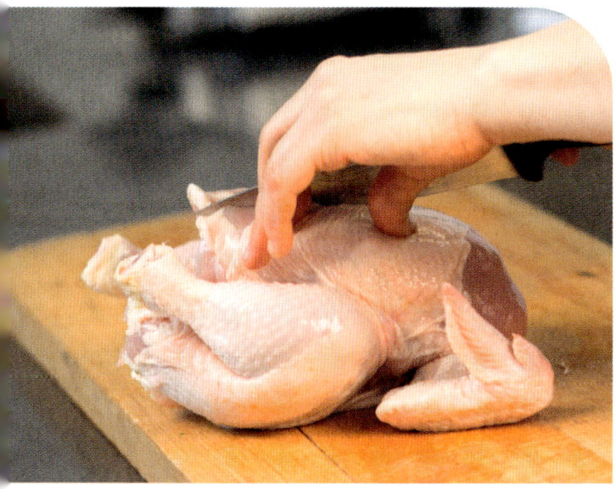

Le développement des germes

Un aliment peut être contaminé tout en restant conforme aux normes de qualité sanitaire si les germes ne sont pas assez nombreux pour causer une toxi-infection alimentaire. Mais, si les conditions s'y prêtent, leur densité s'accroît et l'aliment devient impropre à la consommation. La multiplication des germes est favorisée par deux types de facteurs :

- La composition de l'aliment, autrement dit sa teneur en eau (les produits secs sont rarement infectés), ses nutriments, sa plus ou moins grande acidité. De ce fait, certains aliments sont plus altérables que d'autres : lait, œufs, volaille, viande, poissons, coquillages, fruits et légumes.
- Les conditions extérieures, c'est-à-dire la température et la présence d'oxygène. Les mesures de prévention agissent principalement sur ces facteurs, avec pour objectif d'éliminer les germes (chaleur), d'inhiber leur croissance (froid) ou de les priver d'oxygène (conditionnement sous vide).

L'hygiène chez soi pour éviter les contaminations

Dans les entreprises agro-alimentaires, les principes d'hygiène visent à limiter (même si des cas de toxi-infections sont encore observés tous les ans) le risque de contamination via les manipulations, les ustensiles, les surfaces et les méthodes de travail – pas de contact entre des produits stérilisés, emballés dès que possible, et des aliments bruts possiblement souillés, par exemple. Ce sont peu ou prou les mêmes mesures qui doivent s'appliquer chez nous, dernier maillon de la chaîne, les cas liés aux pratiques domestiques étant somme toute assez fréquents.

Les mains

Lavez-vous soigneusement les mains au savon avant toute manipulation d'aliments et recommencez si nécessaire au cours de la préparation des plats. Séchez-les avec une serviette propre (l'humidité est propice au développement bactérien). Pansez toute blessure. Et évitez de cuisiner si vous souffrez de gastro-entérite.

Les surfaces

Nettoyez et essuyez le plan de travail avant de cuisiner et à chaque nouvelle manipulation. Par exemple, ne posez pas des crudités sur une planche ayant servi à découper un poulet cru : le poulet peut être contaminé par des salmonelles ou des campylobacters, qui seront éliminés à la cuisson mais peuvent infecter la planche, le couteau ou vos mains, avec un risque de transfert (contamination croisée) à des aliments que vous ne ferez pas cuire ou recuire (crudités, fruits, plat déjà cuit...) et qui resteront donc souillés. Il est judicieux de réserver une planche aux viandes, volailles et poissons crus, une autre aux produits déjà cuits et aux crudités. Évitez de poser des objets « sales » (sac, téléphone, clés, pièces de monnaie...) sur les surfaces de travail.

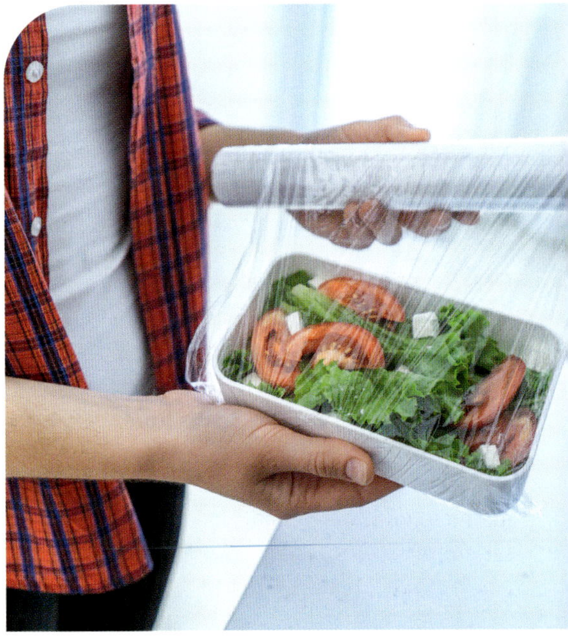

Les ustensiles

Les ustensiles de cuisine (couteaux, économe, râpe, passoire, accessoires de robot...) doivent être bien lavés et essuyés, puis rangés à l'abri dans un endroit propre. Renouvelez fréquemment les torchons et les éponges.

Le conditionnement

Conservez fromage, charcuterie, viande, poisson, reliefs de repas... dans des récipients fermés : cela évite le dessèchement et l'oxydation, mais aussi les contaminations croisées qui peuvent se produire avec un aliment cru infecté (jus de viande qui coule dans le réfrigérateur, par exemple). Nettoyez régulièrement votre réfrigérateur (immédiatement si des aliments se sont répandus).

L'œuf : un exemple de contamination

▶ Les œufs sont les premiers responsables des salmonelloses (toxi-infections alimentaires parmi les plus courantes). La coquille et même le blanc constituent une barrière efficace contre les germes. Mais une contamination peut se produire si l'œuf est fêlé ou au moment du cassage par contact avec la surface de la coquille qui, elle, peut porter des germes, lesquels vont se multiplier dans le jaune.

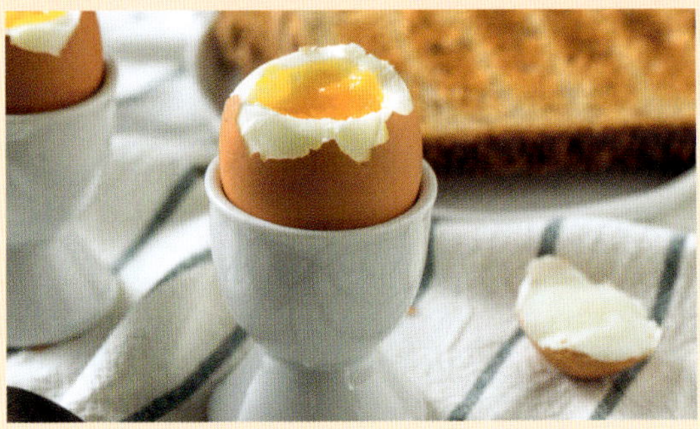

• L'œuf est l'un des rares aliments d'origine animale à pouvoir être conservé à température ambiante (c'est le cas dans les magasins). Il est pourtant recommandé de le conserver au frais. En réalité, l'essentiel est de prévenir les chocs thermiques, qui fragilisent la coquille. Évitez de ranger vos œufs dans la porte du réfrigérateur, que l'on ouvre très souvent, et laissez-les dans leur boîte. Ne dépassez pas la DCR (date de consommation recommandée) et utilisez des œufs extra-frais pour les usages crus ou peu cuits (mayonnaise, mousse au chocolat, œufs à la coque...).

Bien utiliser la chaleur et le froid

Cuisson et réfrigération n'ont pas les mêmes effets sur les germes.

La chaleur pour tuer les germes

C'est le principe des techniques de conservation industrielles : la pasteurisation, la stérilisation, les traitements à ultra-haute température (UHT) et l'appertisation (conserves) éliminent la plupart des germes.

Faites cuire la volaille et la viande (surtout hachée) à cœur et méfiez-vous des cuissons rapides au micro-ondes : l'aliment peut être bouillant à l'extérieur mais à peine chaud à l'intérieur, ce qui ne tue pas les éventuelles bactéries.

Les températures tièdes favorisent la multiplication des micro-organismes. Dès qu'ils ont un peu refroidi, placez les plats que vous venez de préparer ou les restes de repas au réfrigérateur, dans une boîte hermétique. Réchauffez-les ensuite suffisamment.

À noter : du fait de l'absence de cuisson, la consommation de denrées animales crues (viande, poisson, œuf cru de la mayonnaise) est particulièrement risquée (voir aussi encadré p. 24). Consommez-les dans les heures qui suivent l'achat, placez-les au réfrigérateur dans l'intervalle, isolées sous film étirable, et jetez les restes. Et, si vous aimez le poisson cru, vous pouvez d'abord le congeler durant sept jours pour tuer d'éventuels parasites (anisakis).

Le froid pour stopper le développement bactérien

Le froid via la réfrigération ou la congélation ne stérilise pas les aliments, mais il stoppe la croissance microbienne. S'il est capital de maintenir la chaîne du froid, c'est que les bactéries éventuellement présentes dans la denrée se remettent à proliférer à température ambiante.

Quand vous faites vos courses, terminez par les produits frais réfrigérés (viande, volaille, charcuterie, produits laitiers...) et les surgelés, à mettre dans un sac isotherme.

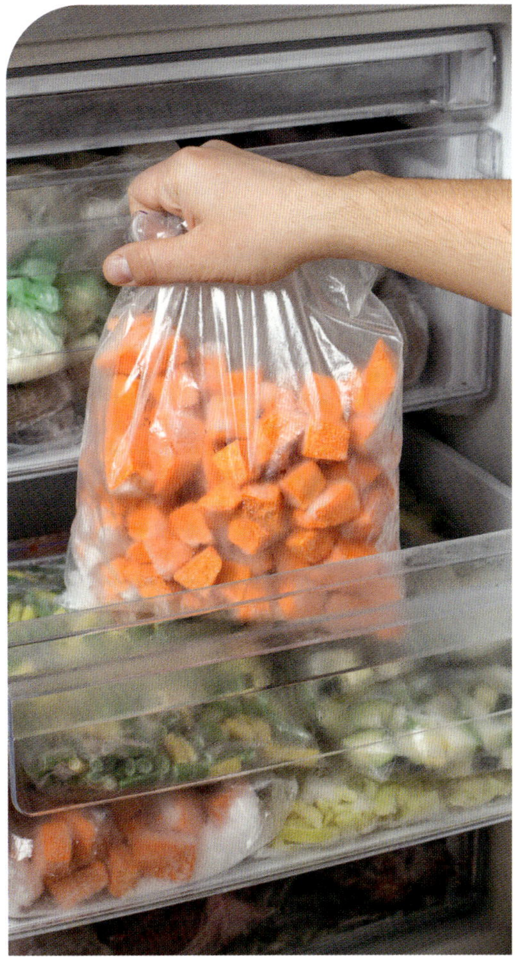

La viande, la volaille, le poisson, les fruits de mer, la charcuterie, les plats de traiteur, les sauces type mayonnaise se rangent dans la partie la plus froide du réfrigérateur (autour de 2 °C). Sortez-les au dernier moment.

Il est recommandé de ne pas recongeler un produit décongelé : quand vous décongelez une denrée éventuellement infectée, le processus de multiplication des germes est réactivé ; vous recongelez donc avec un niveau de contamination supérieur, qui pourra devenir pathogène après la seconde décongélation, les bactéries en dormance se multipliant à nouveau. Conseil : faites décongeler au réfrigérateur et cuisez suffisamment les aliments dans l'intervalle pour éliminer les germes et recongeler en toute sécurité.

L'huile de palme

Cette huile, utilisée principalement par l'industrie agro-alimentaire (80 % de la production, le reste étant majoritairement employé en cosmétique), a doublement mauvaise réputation : en matière environnementale – déforestation massive pour la culture des palmiers – mais aussi en termes de nutrition, parce qu'elle est riche en acides gras saturés, dont l'excès nuit à la santé.

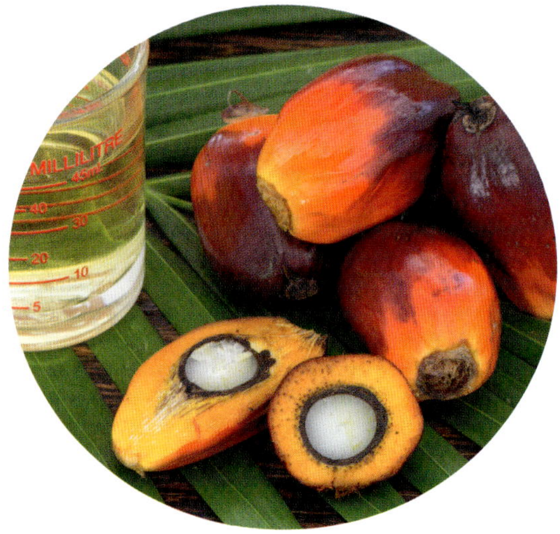

Une demande croissante, pour un impact majeur

Vous ne trouverez pas de bouteilles d'huile de palme dans les rayons de votre supermarché, mais ce n'en est pas moins l'huile la plus consommée au monde : en vingt ans, sa production a été multipliée par quatre – et cela va continuer.

Une huile bon marché et pratique

Si, hormis dans les pays producteurs, l'huile de palme n'est pas utilisée pour cuire ou assaisonner, elle est incorporée dans des produits industriels aussi divers que la célèbre pâte à tartiner, les biscuits apéritifs, les pains de mie, les biscottes, les pâtes à tarte, les glaces, les chips... Cette popularité tient à des raisons à la fois économiques et techniques.

L'« or rouge », comme on le surnomme, est extrait des fruits du palmier à huile (éléis de Guinée) qui poussent en grosses grappes rouges. La chair donne l'huile de palme, et le noyau l'huile de palmiste, utilisée dans des savons et des cosmétiques. Il s'agit d'une culture très rentable : des arbres qui donnent des fruits toute l'année – assurant donc un rendement particulièrement élevé – et des coûts de main-d'œuvre faibles concourent à faire de l'huile de palme une matière grasse bien meilleur marché que les autres huiles ou le beurre.

C'est également une huile « pratique » : semi-solide à température ambiante, facile à transporter et à travailler, elle est par ailleurs neutre en goût, se conserve longtemps, apporte du fondant comme le beurre...

Un bilan environnemental lourd

Originaires d'Afrique tropicale, les palmiers à huile sont aujourd'hui surtout cultivés en Asie, la Malaisie et l'Indonésie représentant environ 85 % de la production mondiale, mais les plantations se développent en Amérique du Sud et en Afrique.

Du fait de cette demande croissante, les palmeraies s'étendent au détriment des forêts tropicales, détruisant la flore et l'habitat de nombreux animaux, dont l'emblématique orang-outan, mais aussi les éléphants et les rhinocéros. Les populations humaines sont elles aussi lourdement impactées, surtout les communautés qui dépendent de la forêt pour leur subsistance.

À cette menace s'ajoutent les effets atmosphériques des feux de défrichement et de l'assèchement des tourbières, zones marécageuses qui stockent une grande quantité de carbone et constituent un précieux écosystème. Or la libération de gaz carbonique due à ces feux crée une pollution dont les conséquences néfastes sur la santé se font sentir bien au-delà des sites de plantation. Par ailleurs, l'émission de ce gaz à effet de serre contribue au réchauffement climatique.

Enfin, cette culture a recours à des pesticides particulièrement toxiques, dont on connaît les effets délétères en matière de pollution des sols et de l'eau, y compris dans les plantations certifiées « durables » (voir p. 28).

Un bilan nutritionnel désastreux...

Les lipides sont indispensables à l'organisme, mais ils n'ont pas tous le même intérêt ; l'huile de palme est particulièrement néfaste.

Certains lipides en excès favorisent les maladies cardiovasculaires. C'est le cas de divers acides gras saturés, notamment ceux que l'on trouve dans les huiles végétales de coco et de palme (voir encadré ci-dessous). Ainsi, cette dernière est composée à 50 % d'acides gras saturés (contre 7 % dans l'huile de colza, 12 % dans l'huile d'olive, qui sont les deux huiles les plus recommandées).

Les acides gras saturés se subdivisent en plusieurs types dans l'huile de palme, dont l'acide palmitique, qui domine largement (43 g/100 g) et serait l'un des plus nocifs pour le système cardiovasculaire (athérosclérose, un dangereux dépôt de plaques de lipides sur la paroi des artères) et le métabolisme (diabète de type 2).

Quelles solutions ?

C'est une chose entendue : l'huile de palme est un mauvais choix, tant nutritionnellement qu'au plan environnemental. Dès lors, comment réagir ?

Une alimentation plus saine

Pour limiter votre consommation d'huile de palme, le premier réflexe à adopter est d'étudier la liste des ingrédients figurant sur l'emballage, et notamment l'origine des matières grasses qui y est indiquée.

Les familles de lipides

Les graisses sont formées de trois familles d'acides gras dans des proportions variables.

- Les acides gras saturés sont surtout présents dans les graisses animales (beurre, crème, fromage, viande, charcuterie), mais on en trouve également dans des matières grasses végétales. Les deux principaux sont l'acide stéarique (présent notamment dans les graisses animales), qui est neutralisé par notre corps, et l'acide palmitique, qui, lui, serait particulièrement délétère.
- Les acides gras mono-insaturés comprennent principalement l'acide oléique (70 % de l'huile d'olive et présent dans l'huile de colza). Ce sont aussi les graisses majoritaires dans les volailles. L'acide oléique est considéré comme neutre vis-à-vis du système cardiovasculaire.
- Les acides gras polyinsaturés sont subdivisés en deux sous-groupes : les oméga-3, rares et recherchés (voir p. 16) et les oméga-6, très présents dans notre alimentation et qu'il faudrait réduire, parce qu'ils contreviennent aux bénéfices des oméga-3.

À noter : les acides gras trans sont des acides gras insaturés (mono- ou polyinsaturés) dont la conformation chimique a été modifiée par hydrogénation partielle, procédé qui permet de solidifier les huiles, d'améliorer la texture, la stabilité et la conservation des aliments (biscuits, viennoiseries, quiches, pain de mie...). Une consommation excessive de trans est associée à un risque accru de maladies cardiovasculaires.

En sachant que la meilleure façon de réduire les mauvaises graisses tout en mangeant plus sainement est de renoncer le plus possible aux aliments industriels au profit d'une cuisine maison élaborée à partir d'ingrédients bruts.

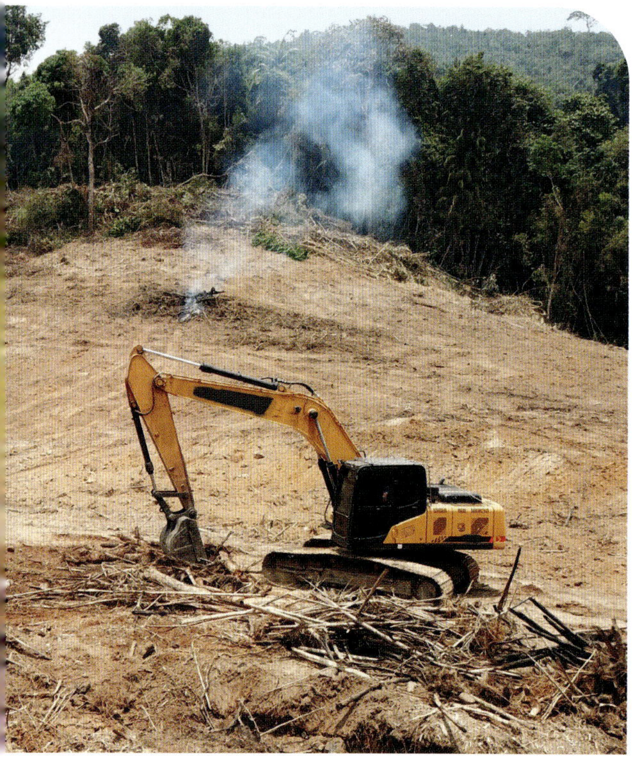

Et pour le reste ?

Au niveau environnemental, le problème se révèle beaucoup plus délicat et plus complexe qu'on ne le dit trop souvent.

Le boycott des produits contenant de l'huile de palme pour encourager les industriels à employer d'autres matières grasses ne semble pas une option pertinente : les matières premières de substitution, comme le soja ou le colza, ont en effet un rendement agricole bien moindre que celui du palmier à huile. Outre les problèmes de coût induits, leur usage croissant exigerait donc d'étendre davantage encore les surfaces de culture (on parle de dizaines de millions d'hectares).

Dans ces conditions, une solution serait de privilégier une production responsable, en incitant notamment à planter des palmiers sans déforester. La certification RSPO (Roundtable on sustainable palm oil), créée en 2004, est censée garantir que l'huile de palme utilisée n'a pas exigé la destruction d'une forêt primaire (entre autres). Si cette certification représente un progrès, les normes imposées aux palmeraies restent encore trop laxistes (elles n'interdisent pas la destruction de tourbières ou de forêts secondaires, elles autorisent l'usage de pesticides proscrits en Europe, etc.), et la traçabilité des huiles est encore trop incertaine pour que l'on puisse parler de filière durable.

Des conditions de travail exécrables

Selon un rapport d'Amnesty International publié fin 2016, la production d'huile de palme serait entachée de graves atteintes aux droits humains en Indonésie. L'enquête de l'organisation a notamment mis au jour les faits suivants :
- des femmes forcées à travailler de longues heures sous peine de voir leur rémunération réduite, payées en dessous du salaire minimum – pas plus de 2,50 $/jour dans certains cas –, en emploi précaire, sans retraite ni assurance maladie ;
- des enfants, âgés de 8 ans pour les plus jeunes, employés à des tâches dangereuses et physiquement très pénibles, contraints d'abandonner l'école pour aider leurs parents dans les plantations ;
- des ouvriers souffrant de graves lésions liées aux insecticides utilisés, travaillant en extérieur, à 20 m de haut, sans tenue de protection adaptée dans un environnement excessivement risqué (feux de forêt), avec des objectifs de productivité ridiculement élevés, etc.

Les produits ultratransformés

Aux excès de sucres, de graisses, de sel caractérisant la malbouffe s'ajoutent les méfaits de ce que l'on appelle l'ultratransformation alimentaire. Cette approche est récente, liée à la part croissante qu'occupent les produits industriels dans notre alimentation. Elle repose sur l'idée que la consommation d'aliments très transformés a des effets néfastes sur la santé, au même titre que les déséquilibres nutritionnels.

Qu'est-ce qu'un aliment ultratransformé ?

La qualité des aliments est traditionnellement définie par leur composition en nutriments (protéines, lipides, glucides), en fibres et en micronutriments (vitamines, sels minéraux). En 2009, le professeur de nutrition brésilien Carlos Monteiro introduit une autre dimension avec le concept d'aliments ultra-transformés (dits aussi AUT). Indépendamment des déséquilibres alimentaires et des excès caloriques, l'ultratransformation pourrait, en tant que telle, être liée à un risque accru de surpoids et de certaines pathologies chroniques – diabète de type 2, maladies cardiovasculaires, etc. (voir p. 32).

Un groupe d'aliments hétérogènes

Les aliments ultratransformés sont une catégorie de produits industriels (lesquels ne sont pas tous des AUT) très présente dans les linéaires : ils fourniraient environ un tiers des apports énergétiques dans les pays occidentaux. Ils sont très variés, des plats tout prêts aux sodas en passant par les barres chocolatées, les soupes déshydratées, les céréales du petit déjeuner... Ils ne répondent pas à une définition unique, mais présentent deux caractéristiques : des procédés industriels qui modifient à l'extrême les ingrédients et/ou la présence de nombreux additifs.

Les procédés de transformation

Un minimum de transformation (cuisson, fermentation, mise en conserve...) est nécessaire pour rendre les aliments bruts comestibles ou plus agréables à consommer (c'est le principe de la cuisine !), pour détruire les micro-organismes pathogènes et assurer la conservation. Mais les procédés appliqués dans l'« ultratransformation » peuvent être bien plus agressifs. De nombreuses techniques sont employées : prétraitement par friture, raffinage, hydrolyse (décomposition chimique), hydrogénation partielle des matières grasses, déshydratation, ajout d'air ou d'eau pour augmenter le volume... Les plus représentatifs sont sans doute le cracking et la cuisson-extrusion.

- Le cracking – Les ingrédients bruts sont broyés et passés dans une centrifugeuse pour être désintégrés en plusieurs fractions dites technologiques (amidon, protéines, lactose, sirop de glucose-fructose...). Ces dernières sont ensuite vendues séparément pour être incorporées à quantité de préparations industrielles.
- La cuisson-extrusion – Les ingrédients sont injectés dans un tube sous pression, où ils sont malaxés, cuits et mis en forme. Les applications sont multiples : céréales du petit déjeuner, biscuits apéritifs, fromages fondus, viandes restructurées, aliments pour animaux, etc.

L'effet matrice

Les aliments ne se réduisent pas à la somme de leurs différents composants : leur structure physique, ou « matrice », définie par l'agencement et l'interaction de ces composants (nutriments et micronutriments, fibres, antioxydants, eau), confère elle aussi des propriétés nutritionnelles, lesquelles sont affectées par les procédés industriels (voir encadré p. 29). Cette décomposition des aliments, qui joue vraisemblablement sur la satiété et le métabolisme des nutriments, est au cœur du concept d'aliments ultratransformés – au même titre que la présence d'additifs.

Comment reconnaître les aliments ultratransformés ?

Les produits ultratransformés sont souvent qualifiés de « faux aliments », car ils n'ont plus rien à voir avec les ingrédients d'origine. Dans la plupart des saucisses, nuggets et cordons-bleus industriels, par exemple, les morceaux de viande ou de volaille sont remplacés par une mixture homogène composée d'eau, d'un peu de viande, de restes de carcasse, de cartilage, de graisse, d'additifs…, le tout moulé à la forme souhaitée.

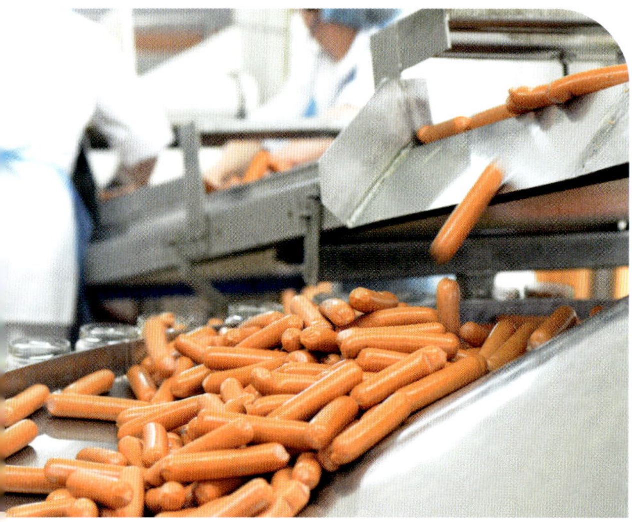

Les soupes déshydratées : ultratransformées !

Quoi de plus sain qu'une bonne soupe ? Et une soupe déshydratée, c'est si facile à préparer ! Un peu d'eau chaude, on mélange, et le cocktail de vitamines et de minéraux est prêt. Seulement voilà… les soupes déshydratées sont l'archétype de l'aliment ultratransformé. En plus des procédés de traitement des denrées (dénaturées par la déshydratation), la liste des ingrédients est souvent parlante : pour l'une des plus vendues, par exemple, 10 légumes, mais aussi 16 composants typiques de l'ultratransformation – additifs, huile de palme, sirop de glucose, sucre, exhausteur de goût, amidon de pomme de terre, glutamate, etc. Sans compter le sel, en quantité… industrielle. On est loin des préparations maison. Fuyez !

Autre trait commun : la majorité d'entre eux sont produits par des géants de l'agro-alimentaire, qui sont capables de déployer des stratégies marketing très puissantes (publicité, packaging) pour séduire les consommateurs – y compris les enfants.

Mais l'étiquetage peut, entre autres choses, aider à distinguer le vrai du faux.

Une longue liste d'ingrédients

Cette liste est présentée sur l'étiquetage par ordre de poids décroissant. Plus elle est longue, plus les matières premières sont susceptibles d'avoir subi des traitements importants, et plus il y a d'additifs.

Des ingrédients « inconnus »

Sauf exception, vous ne les trouverez pas dans les rayons alimentaires des magasins.

Ce sont des fragments d'ingrédients issus du lait, de l'œuf, de la pomme de terre, du soja, du riz, du blé, du maïs… Ils sont transformés en poudre ou en sirop, puis réassemblés pour former des produits finis. De ce procédé appelé cracking ou craquage (voir encadré p. 29), les industriels extraient du gluten, du sirop de glucose-fructose, de l'amidon, des protéines (de soja, d'œuf, de lait), du lactose, etc.

Les huiles partiellement hydrogénées, obtenues par des techniques industrielles, sont elles aussi des composants classiques des denrées ultratransformées. Elles génèrent des acides gras trans, nocifs pour la santé cardiovasculaire.

Des additifs et des arômes

Les additifs et les arômes sont la règle dans les produits ultratransformés. Ces ajouts peuvent être utiles, notamment pour assurer la bonne conservation des denrées. Mais la plupart ne répondent à aucune nécessité (colorants, agents de texture, exhausteurs de goût, édulcorants, arômes). Ils visent à rendre le produit plus appétissant et conforme aux attentes des consommateurs. C'est aussi une façon de redonner de la saveur, de la tenue et du liant à des ingrédients affadis ou dépourvus de consistance à la suite des traitements subis.

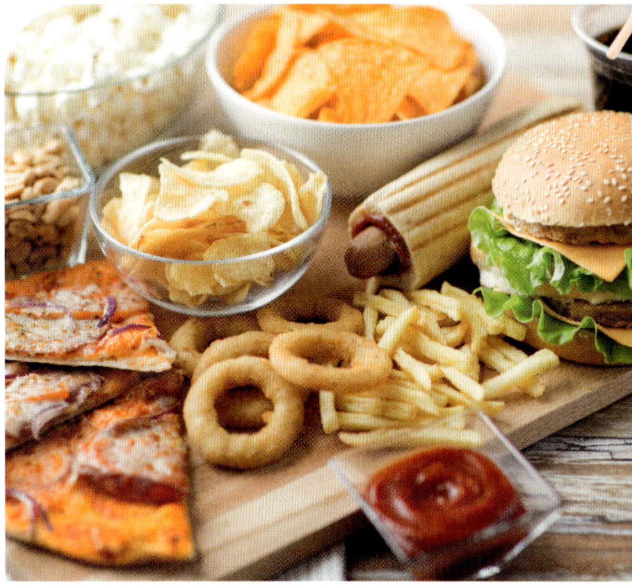

Méfiez-vous des allégations « santé »

Quantité de produits présentés comme « sains » ou « diététiques » ne sont ni plus ni moins des aliments ultratransformés.

- Le label bio porte sur les méthodes de culture et d'élevage : il ne garantit pas une meilleure qualité nutritionnelle.
- Dans les produits allégés, la diminution des sucres ou des matières grasses est le plus souvent compensée par des additifs (dont des édulcorants intenses) et des ingrédients technologiques censés redonner texture et goût.
- Les galettes végétariennes (depuis 2020, ces produits n'ont plus droit à l'appellation « steak », l'utilisation de dénominations animales étant désormais interdite aux produits végétaux) sont le résultat de formules industrielles combinant sous-produits végétaux et additifs.
- Certaines préparations sans gluten cumulent tous les défauts de la nourriture industrielle : additifs et ingrédients transformés pour compenser l'absence de gluten, combinaisons augmentant rapidement la glycémie (taux de glucose sanguin), ajout de matières grasses les rendant parfois plus caloriques que leurs équivalents à base de blé.
- Un produit estampillé « complet » ou « riche en… (vitamine, sel minéral) » peut faire croire à un bénéfice santé alors qu'il est par ailleurs déséquilibré et bourré d'additifs.
- Certains packagings font croire à de la cuisine maison, à des préparations saines (soupes, poêlées de légumes…). La liste des ingrédients permet bien souvent de mesurer l'écart entre la promesse et la réalité. À titre d'exemple : de l'amidon transformé de pomme de terre ou des épaississants dans des carottes râpées !

Aliments ultratransformés et maladies

De nombreuses études internationales établissent un lien entre la consommation régulière d'AUT et un risque accru de surpoids et de maladies chroniques (diabète de type 2, maladies cardiovasculaires, cancers...). En France, des travaux très poussés ont été menés au sein d'un dispositif nommé NutriNet-Santé, qui suit depuis 2009 quelque 170 000 volontaires pour mieux évaluer les relations entre nutrition et santé.

Un risque accru de diabète de type 2

Selon une étude d'observation menée sur 104 707 participants de la cohorte NutriNet-Santé et publiée en 2019, une proportion plus élevée d'aliments ultratransformés serait associée à un risque accru de diabète de type 2. La relation de cause à effet n'est pas établie, et ces résultats doivent être confirmés. Cependant, deux facteurs pourraient accélérer la survenue d'un diabète chez une personne à risque.

- Plus les aliments glucidiques (céréales, pomme de terre...) sont transformés et fragmentés, plus la glycémie risque de grimper rapidement (index glycémique élevé). Les céréales du petit déjeuner (voir p. 40) et les galettes de riz soufflé, pourtant présentées comme des en-cas diététiques, sont parfois qualifiées de « bombes glycémiques ».
- Le raffinage des céréales, le pressage des fruits et, plus globalement, la déconstruction des ingrédients diminuent les teneurs en fibres. Or les fibres ralentissent l'absorption des glucides pendant la digestion et pourraient, par le biais de leur fermentation, favoriser le maintien de la glycémie.

Un risque accru de maladies cardiovasculaires

Une consommation élevée d'aliments ultratransformés est associée à des risques accrus de maladies cardiovasculaires. Tel est le résultat, notamment, d'une autre étude d'observation de NutriNet-Santé menée sur 105 159 participants, publiée elle aussi en 2019. Ces conclusions doivent être confirmées et la causalité reste à établir, mais elles sont assez solides pour justifier un principe de précaution.

Un risque accru de cancer

En suivant durant huit ans (2009-2017) 104 980 participants de la même cohorte NutriNet-Santé, les chercheurs de l'Institut national de la santé et de la recherche médicale (Inserm) ont observé qu'une augmentation de 10 % de la part des aliments ultratransformés dans les menus augmentait d'environ 10 % le risque de développer un cancer, notamment du sein. Là encore, les mécanismes en jeu ne sont pas élucidés, mais les AUT conjuguent plusieurs facteurs de risque avérés ou probables. Ils sont pauvres en fibres (protectrices), ils favorisent le surpoids (à risque pour certains cancers), renferment des additifs et des composés néoformés, dont certains sont potentiellement cancérogènes.

Un facteur de surpoids et d'obésité

Plusieurs études internationales ont par ailleurs établi un lien entre les AUT et le surpoids ou l'obésité. Les aliments ultratransformés sont bien souvent

Faut-il bannir les aliments ultratransformés ?

Dans les années 1960-1970, les produits prêts à l'emploi étaient perçus comme un progrès, nous libérant des corvées de cuisine. De fait, ils sont pratiques, souvent moins chers que les produits frais, appréciés dans la mesure où ils répondent à notre appétence pour le gras, le sucré et le salé. Mais on connaît aujourd'hui leurs méfaits sur la santé. Le message est donc clair : privilégiez les ingrédients bruts et la cuisine maison, et envisagez les AUT en dépannage ou pour un repas pris sur le pouce, non comme des denrées du quotidien.

caloriques, mais les procédés de transformation eux-mêmes auraient aussi leur part de responsabilité.

Les produits industriels ont plutôt des consistances molles, friables ou visqueuses, qui restent peu de temps en bouche et retardent la sensation de satiété. Comparez des nuggets avec du blanc de poulet, des chips avec des pommes de terre entières, des céréales du petit déjeuner avec du pain...

Les textures et les goûts sont formulés pour plaire et inciter à surconsommer avec des ajouts de sel, de sucre, de gras, d'amidon modifié donnant du croustillant, d'arômes, etc.

Rappelons enfin que les aliments glucidiques ultratransformés génèrent des pics glycémiques qui favorisent le stockage du glucose sous forme de graisse.

Les hypothèses explicatives de l'Inserm

Les chercheurs de l'Inserm ont constaté des associations entre la consommation d'aliments ultratransformés et un risque accru de certaines pathologies. La moindre qualité nutritionnelle de ces aliments entre, bien évidemment, en ligne de compte, mais des facteurs intrinsèques de l'ultratransformation pourraient également jouer.

L'exposition aux additifs

On l'a dit, la présence d'additifs est une des spécificités des AUT. Or, si plus de 300 d'entre eux sont autorisés dans l'Union européenne et qu'ils sont pour la plupart inoffensifs, certains posent ou pourraient poser problème.

Les évaluations scientifiques montrent ainsi qu'une partie des additifs peut avoir des effets toxiques. C'est le cas des nitrites (voir p. 19-20), mais aussi d'autres conservateurs, de colorants, d'exhausteurs de goût, d'agents de texture ou d'édulcorants intenses (voir p. 50).

Qui plus est, leur consommation régulière expose à des « cocktails » dont l'interaction pourrait exacerber leurs effets néfastes.

Des produits toxiques issus des procédés de transformation

La transformation des aliments, notamment la cuisson à haute température, peut générer l'apparition de composés absents à l'origine, comme les hydrocarbures aromatiques polycycliques (HAP) ou l'acrylamide, tous deux potentiellement cancérogènes (voir aussi p. 48).

La contamination par l'emballage

Les composés des matériaux d'emballage (plastique, encre, colle, aluminium...) peuvent migrer vers les aliments sous l'influence de la température (plats chauffés encore emballés), de la composition du produit (richesse en lipides, acidité) ou simplement du temps de contact – les produits ultratransformés sont souvent de longue conservation. Certains de ces composés non alimentaires sont toxiques pour l'organisme (voir p. 43).

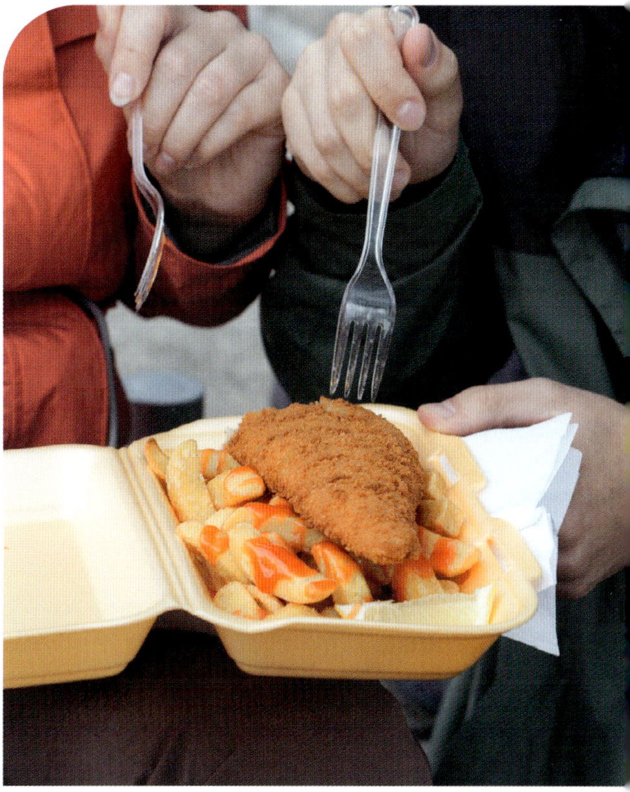

Une classification des aliments selon leur degré de transformation

À côté du Nutri-Score, qui informe sur la qualité nutritionnelle (voir encadré p. 39), deux systèmes de notation établissent un classement selon le degré de transformation.

La classification Nova

Elle a été développée en 2010 par le Pr Carlos Monteiro. Elle comprend quatre groupes, dont les trois premiers devraient constituer l'essentiel de nos menus. On peut la retrouver notamment dans l'application *Open Food Facts*.

Groupe 1 (aliments bruts ou peu transformés)
Ce sont les fruits, les légumes, les légumineuses, les céréales, la viande et la volaille, le poisson, les œufs, le lait. Ils sont vendus au naturel ou peuvent avoir subi des traitements minimes (congélation, pasteurisation, emballage sous vide, ébullition ou rôtissage, fermentation non alcoolique, broyage...).

Groupe 2 (ingrédients culinaires transformés)
Ce sont le beurre, les huiles, le sucre, le sel, la farine, le vinaigre... qui servent à préparer, assaisonner ou cuire des aliments du groupe 1. Les procédés de transformation comprennent le pressage, le raffinage, le broyage, le séchage, la fermentation, etc. Certains minéraux et additifs sont admis (iode dans le sel...).

Groupe 3 (aliments transformés)
Ce sont les conserves de fruits, de légumes ou de poissons, le fromage, le pain frais... Ils sont surtout composés d'aliments du groupe 1 et d'ingrédients du groupe 2. Ils font appel à divers procédés de conservation, de cuisson, de fermentation. Certains additifs (conservateurs, antioxydants) sont admis.

Groupe 4 (aliments ultratransformés)
Ce sont les plats, collations, boissons... issus de procédés de fabrication industriels (chauffage à haute

L'habit ne fait pas (toujours) le moine

En matière alimentaire, rien n'est évident... Attention aux fausses certitudes ! Par exemple :

- Le yaourt, un produit tout simple ?
Un yaourt nature ne contenant que du lait – on en trouve heureusement en magasin – est bien sûr peu transformé ; mais un yaourt allégé aux fruits peut contenir de nombreux additifs (amidon, édulcorants, texturants...) et des arômes plus ou moins naturels : il est ainsi clairement ultratransformé.
- Un 100 % pur jus d'orange est un produit brut – qui demeure très sucré, et doit donc être consommé avec modération. Mais de nombreuses boissons aux fruits, dont les étiquettes affichent des fruits à foison, sont classés Nova 4 et Siga 7.
- Les saucisses, rien ne peut les sauver ?
Si les listes d'ingrédients de nombreuses knacks sont longues comme le bras, avec colorants, nitrites et autres additifs à gogo, on peut trouver des saucisses fabriquées plus traditionnellement et sans nitrites, qui ne relèvent donc pas de la classe des ultratransformés.

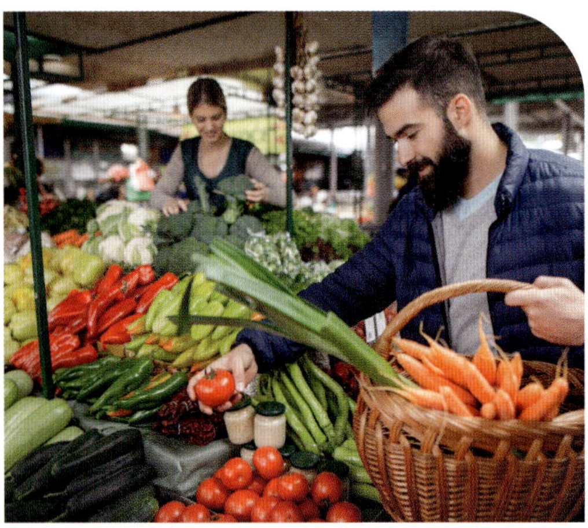

température, extrusion, cracking…), incorporant des ingrédients fractionnés, de l'huile hydrogénée, des arômes et des additifs « cosmétiques » (colorants, exhausteurs de goût…).

La classification Siga

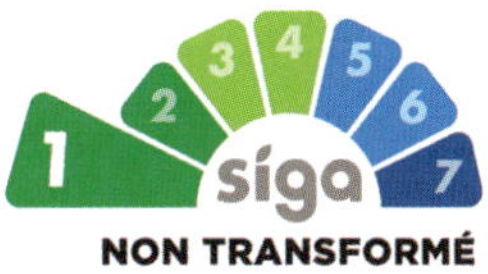

Plus récent, l'indice Siga, créé par une société française, introduit davantage de nuances en établissant des subdivisions au sein de trois grandes catégories d'aliments. Certains fabricants et distributeurs ont d'ores et déjà décidé d'apposer l'indice en question sur les produits qu'ils vendent. Vous pouvez scanner ceux qui vous intéressent avec l'application *Siga*.

Groupe 1 (aliments pas ou peu transformés)

– Aliments bruts, sans traitement autre que le pelage et la découpe.

– Aliments peu transformés et ingrédients culinaires. Ils font appel à des procédés simples comme la cuisson ou le pressage.

Trop d'informations ?

Si l'on hésite entre deux produits, le Dr Mathilde Touvier, directrice de recherche à l'Inserm et coordonnatrice de l'étude NutriNet-Santé, recommande de regarder d'abord le Nutri-Score (voir encadré p. 39) et de choisir le mieux noté. Si la note est identique, on peut tenir compte de la liste des ingrédients pour évaluer le degré de transformation. Pour elle, la composition nutritionnelle reste donc un critère essentiel. On sait avec certitude qu'une alimentation trop grasse, trop sucrée, trop salée est un facteur de risque pour la santé, alors que le niveau de preuve pour les aliments ultratransformés est à l'heure actuelle indiscutablement moins solide.

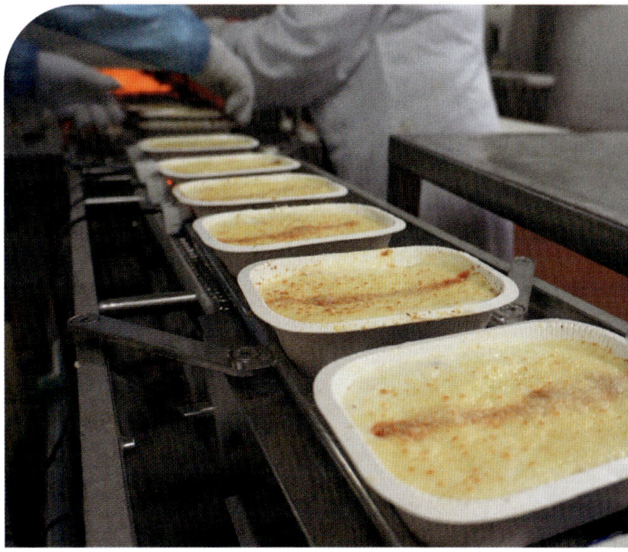

Groupe 2 (aliments transformés)

– Aliments transformés équilibrés : ils intègrent un niveau basique de transformation, tel que l'ajout raisonnable de sel, de sucres ou de matières grasses à des ingrédients pas ou peu transformés.

– Aliments transformés « gourmands » : ils présentent des quantités élevées de matières grasses, de sucres et/ou de sel.

Groupe 3 (aliments ultratransformés)

– Aliments ultratransformés « équilibrés » : ils ne contiennent qu'un marqueur de l'ultratransformation (ingrédient industriel, additif) et ont un profil nutritionnel équilibré. Des plats complets, des soupes, des desserts lactés peuvent appartenir à cette catégorie, qui se rapproche du sous-groupe des aliments transformés équilibrés.

– Aliments ultratransformés « gourmands » : ils ne comprennent eux aussi qu'un marqueur de l'ultratransformation, mais leur teneur en matières grasses, en sucres et/ou en sel est élevée.

– Aliments ultratransformés à limiter : ils incorporent plusieurs marqueurs d'ultratransformation.

À noter : dans l'approche nutritionnelle de Siga, la notation ne prend en compte le sel, les sucres et les graisses présents dans l'aliment que quand ils ont été ajoutés (et non la teneur totale de ces éléments dans le produit). C'est une nuance importante pour les personnes devant surveiller de telles teneurs.

Les plats industriels

Recettes classiques ou cuisine d'ailleurs, boîtes à pâtes, plats végétariens… l'offre est vaste dans les rayons des supermarchés, qu'il s'agisse de plats frais, sous vide, en conserve ou surgelés. Les plats cuisinés du commerce sont bien évidemment très pratiques, mais ils concentrent pour la plupart d'entre eux les nombreux travers de la nourriture industrielle.

Des plats peu nourrissants

Plus un aliment est riche en nutriments et micronutriments utiles et protecteurs sans être par trop calorique, plus sa valeur nutritive est élevée. C'est le cas de la plupart des aliments simples, peu ou pas transformés : légumes, fruits, légumineuses, pâtes et autres produits céréaliers simples, œufs, laitages nature, viandes, poisson…Mais les plats tout prêts ?

Un apport calorique souvent correct…

La plupart des plats industriels fournissent entre 400 et 500 kcal pour une portion d'environ 350 g, ce qui semble raisonnablement équilibré pour un déjeuner, par exemple. Mais attention à certaines préparations, qui se révèlent bien plus caloriques (760 kcal dans une boîte de pâtes à la carbonara…) : pensez à regarder le tableau nutritionnel.

Les plats dits allégés ne sont quant à eux intéressants que si l'allègement porte sur les ingrédients (peu de sauce, moins de corps gras, plus de légumes, une viande maigre…) et non sur une diminution du poids (moins de 300 g) ou l'ajout d'eau (une technique assez classique !), qui vous laissera sur votre faim.

… mais peu d'ingrédients nobles

C'est notamment là que le bât blesse. Pour abaisser les coûts de fabrication, les industriels réduisent la part des ingrédients les plus onéreux comme la viande, le poisson ou les légumes, et « gonflent » leurs recettes avec de l'eau, un surplus de féculents, des matières grasses. Dès lors, la qualité n'est généralement pas au rendez-vous – les nutritionnistes parlent de « calories vides ».

La réglementation contraint les industriels à indiquer les quantités (en pourcentage du total) des ingrédients qui sont cités ou mis en avant sur le packaging (le veau dans une « blanquette de veau », le saumon et l'oseille dans un « saumon à l'oseille ») et à établir la liste des composants par ordre d'importance. Même si les informations ne sont pas toujours simples à décrypter ni 100 % fiables, on peut ainsi se faire une idée de leur volume dans le total – et donc de la qualité du plat – en décryptant l'étiquetage.

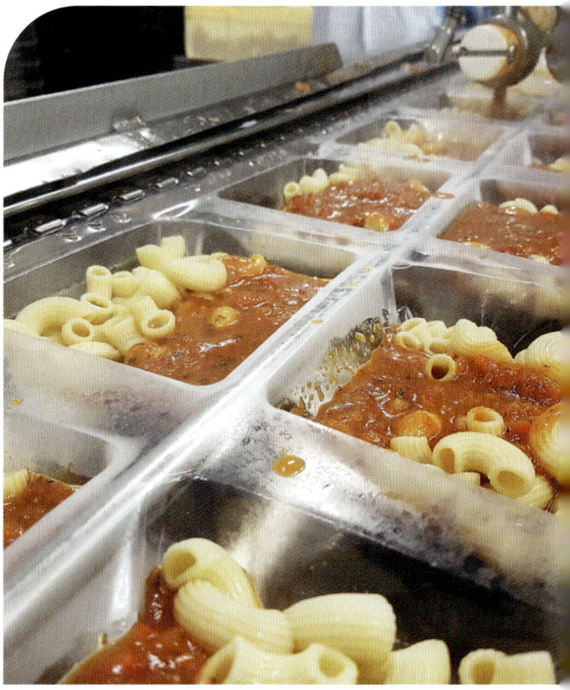

Ne vous fiez jamais ni à la photo de l'emballage ni à l'intitulé prometteur de la recette. La viande, le poisson ou les fruits de mer, tout autant que les légumes si appétissants sur le visuel, peuvent ne représenter qu'une part bien modeste de l'assiette ! Les exemples ne manquent pas : un « colin d'Alaska au riz basmati » qui ne compte que 40 g de poisson, des « saucisses aux lentilles » dans lesquelles ces deux ingrédients ne totalisent que 43 % du poids, du « poulet aux légumes et boulghour » ne contenant que 15 % de poulet et 20 % de légumes, un « poisson aux légumes » dans lequel l'essentiel des légumes est constitué de pommes de terre, etc. Là encore, référez-vous à la liste des ingrédients (et si le pourcentage des ingrédients nobles n'est pas indiqué, c'est mauvais signe !).

Des déséquilibres nutritionnels

À la (très) faible proportion d'ingrédients de qualité s'ajoute une composition nutritionnelle souvent médiocre, voire franchement mauvaise.

Trop de matières grasses

Les lipides sont fournis par les ingrédients (viande, charcuterie, fromage...) et par les matières grasses (crème, margarine, huile) qui composent les sauces. Les plats industriels sont souvent trop gras et riches en graisses saturées – à limiter –, voire en huile partiellement hydrogénée – encore plus néfaste pour la santé cardiovasculaire (voir encadré ci-contre). Autant que possible, privilégiez des plats à moins de 6 g de lipides pour 100 g (soit 21 g dans une portion de 350 g).

Des protéines en quantité indigente

Un plat cuisiné complet devrait dans l'idéal procurer l'équivalent d'une portion de 120 g de viande ou de poisson, soit plus ou moins 30 g de protéines. C'est malheureusement rarement le cas. Un autre critère qui permet de juger de la qualité d'un plat industriel est le rapport protéines sur lipides : si celui-ci est inférieur à 1, c'est que la préparation est excessivement grasse et que la source de protéines est associée à trop de lipides.

Huiles hydrogénées et acides gras trans

L'hydrogénation de l'huile est un procédé industriel consistant à solidifier une matière grasse liquide en ajoutant de l'hydrogène, afin d'obtenir des textures particulières et d'allonger la durée de conservation des produits (biscuits, viennoiseries, pâtes à tarte...). Généralement, ce processus est interrompu à un stade intermédiaire, d'où le terme d'huile ou graisse « partiellement » hydrogénée. Cette transformation modifie la nature chimique des graisses : elle génère des acides gras trans particulièrement nocifs pour la santé cardiovasculaire. Les plats industriels figurent au nombre des produits contenant le plus d'huiles hydrogénées, de même que les frites, chips et autres aliments frits, ainsi que les viennoiseries et biscuits industriels, barres chocolatées et pâtes à tartiner.

Des fibres quasi inexistantes

Les produits industriels sont en général pauvres en fibres, du fait des faibles teneurs en légumes, du choix de céréales raffinées mais aussi des procédés d'ultratransformation (voir p. 29).

Trop de sel, parfois trop de sucre

Les plats cuisinés contiennent en moyenne 0,9 g de sel pour 100 g, soit un peu plus de 3 g pour 350 g, alors qu'il est recommandé de ne pas dépasser la limite de 5 g par jour (voir p. 56). Certains plats renferment en outre des sucres qui, comme le sel, sont des exhausteurs de goût bon marché.

Des aliments ultratransformés

Les aliments ultratransformés se caractérisent par la présence de nombreux additifs et composés issus du fractionnement des matières premières alimentaires (amidon modifié, protéines de lait ou de soja, etc.). C'est le cas de la grande majorité des plats préparés, car les procédés d'ultratransformation sont avantageux pour les industriels de l'agro-alimentaire : moindre coût de fabrication, goûts et textures qui ne changent pas d'une préparation à l'autre, stabilité des mélanges et plus longue conservation. La vigilance s'impose : de nombreuses études suggèrent en effet un lien entre la consommation régulière d'aliments ultratransformés et un risque accru de certaines pathologies.

Une longue liste d'additifs

Émulsifiants, liants, exhausteurs de goût, arômes... Ces éléments donnent du corps à des sauces à base d'eau, rehaussent la saveur d'ingrédients de piètre qualité, garantissent un aspect et une texture standardisés et allongent la durée de conservation. Une nouvelle fois, les mentions figurant sur l'emballage peuvent être trompeuses. Un produit qui se vante en gros caractères d'être « sans colorant et sans exhausteur de goût » peut très bien intégrer quantité d'autres additifs nocifs pour la santé (voir aussi p. 50) – et signalés en tout petit dans la liste des ingrédients.

Des ingrédients déstructurés

Ce sont toutes ces fractions d'aliment brut que l'on trouve dans beaucoup de produits industriels, et qui n'existent pas dans les cuisines familiales : protéines de soja ou de pois, amidon de féculents, lactose, glucose-fructose, etc. Ces ingrédients associés aux additifs composent des formules qui modifient les propriétés nutritionnelles des aliments, provoquant ainsi des effets délétères : hausse plus rapide de la glycémie, faible satiété, avec à terme un risque accru de surpoids, de diabète de type 2, etc. (voir p. 32).

Se montrer sélectif

Les modèles d'alimentation santé prônent une cuisine simple, élaborée à partir d'ingrédients bruts. Le mieux est donc de ne recourir à ces plats que ponctuellement, en sélectionnant dans la mesure du possible les produits les plus corrects.

Attention aux promesses marketing

N'accordez pas foi aux allégations nutritionnelles ou de santé figurant sur l'emballage : ce sont avant tout des arguments promotionnels. Ne vous fiez pas non plus aux signatures de chefs, qui ne garantissent en rien la qualité du plat proposé. Si ce que vous mangez est décevant, il y a peu de chances que le chef souriant vienne s'excuser...

Des ingrédients bruts qui font gagner du temps

Cuisiner est certes plus long que de réchauffer un plat, mais, en s'aidant d'ingrédients gagne-temps quasi équivalents aux produits frais, on peut facilement se nourrir sainement. Sélectionnez des denrées industrielles peu transformées et rapides à préparer : légumes nature surgelés, conserves brutes, coulis de tomate, mélanges céréales-légumineuses précuits, conserves de poisson (maquereau, sardine, thon...), etc.

- Restez toutefois vigilant quand vous choisissez vos produits « bruts » : certains mélanges de légumes surgelés sont en fait des produits ultratransformés (cuisinés avec des matières grasses peu recommandables, saupoudrés d'exhausteurs de goûts et autres colorants...), et on a vu des conserves de poisson ou des sauces en bocal qui n'étaient pas aussi simples qu'elles en avaient l'air !

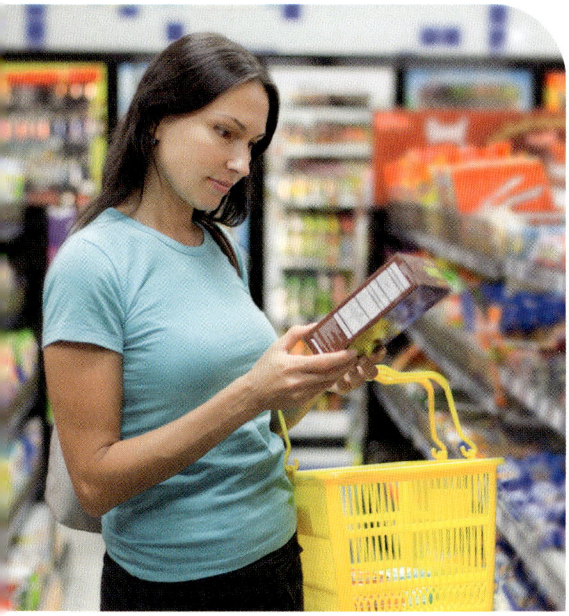

La liste des ingrédients

Étudiez-la soigneusement, elle est votre meilleur atout pour savoir ce que vous vous apprêtez (ou non !) à manger.

◆ On l'a dit, la liste des ingrédients donne une idée de la part des composants nobles (viande, poisson, fruits de mer, légumes) par ordre décroissant. Dans les plats cuisinés, cette liste est parfois scindée en deux parties (la viande ou le poisson d'un côté, l'accompagnement de l'autre) : dans ce cas, le premier ingrédient n'est pas nécessairement le plus abondant. À la dégustation, voyez si la portion de viande ou de poisson est correcte, la quantité de légumes satisfaisante, si le plat baigne dans la sauce... Le cas échéant, cela vous évitera de renouveler l'expérience !

◆ Plus la liste est longue, plus le plat recèle d'additifs et d'ingrédients déstructurés, extraits des matières premières alimentaires. Préférez la farine à l'amidon, les œufs aux protéines d'œufs, le lait au lactose... Repérez également les matières grasses employées, afin d'écarter les huiles hydrogénées (voir encadré p. 37), ainsi que les sucres ajoutés, qui apparaissent sous des termes variés, typiques de l'ultratransformation : saccharose, dextrose, sirop de glucose-fructose, maltodextrine...

Le Nutri-Score pour une évaluation rapide

NUTRI-SCORE
A B C D E

▶ Sur les emballages, quand il est présent, le logo Nutri-Score permet d'évaluer d'un seul coup d'œil la plus ou moins grande qualité nutritionnelle des denrées (de A/vert pour les mieux classés à E/rouge). Il aide à sélectionner les produits les plus sainement composés et, surtout, à comparer entre eux des articles de même gamme : des plats industriels, des sauces, des desserts lactés, des biscuits...

• Cet étiquetage, qui a vu le jour grâce, notamment, à l'action de l'UFC-Que Choisir depuis 2014, est hélas toujours facultatif, en raison de la législation européenne (et du lobbying intensif de l'industrie agro-alimentaire, dont on imagine assez facilement les sentiments à son égard). Si plusieurs pays européens ont peu à peu adopté eux aussi le Nutri-Score (Allemagne, Belgique, Pays-Bas, Espagne...), le caractère uniquement « volontaire » de ce logo en limite beaucoup la portée. En attendant sa généralisation, n'hésitez pas à consulter l'application gratuite *QuelProduit* de l'UFC-Que Choisir, qui fait aussi le point sur les additifs.

Le tableau nutritionnel

Le tableau nutritionnel se révèle lui aussi très utile : vous y trouverez les apports caloriques et les teneurs en protéines, en matières grasses (dont les acides gras saturés), en glucides (dont les sucres) et en sel. Prenez le temps de le lire, c'est un indicateur indiscutablement précieux.

Muesli et céréales du petit déjeuner

Les céréales du petit déjeuner sont souvent présentées comme des alternatives intéressantes au traditionnel pain-beurre-confiture. Prêtes à l'emploi, elles encouragent les enfants à manger le matin, et sont déclinées en gammes « équilibre » pour plaire aux adultes. Or, à quelques exceptions près, ces produits cochent toutes les cases de la malbouffe et de l'ultratransformation alimentaire.

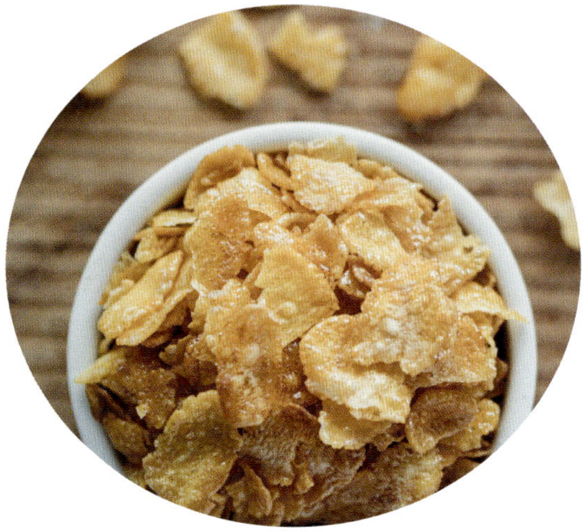

Un des emblèmes de l'ultratransformation

Les traitements industriels, l'ajout d'additifs, l'usage d'ingrédients fractionnés, l'enrichissement en vitamines et en sels minéraux sont typiques de l'ultratransformation alimentaire (voir aussi p. 29).

Pain de mie et pain brioché industriels

Autres classiques du petit déjeuner, les pains de mie et brioches industriels sont également classés parmi les aliments ultratransformés en raison de leurs additifs et composés fractionnés (amidon de blé ou de riz...). Ils comprennent généralement beaucoup de sucres et de matières grasses, et leur texture molle rassasie moins bien que les pains à la mie un peu dense.

Les procédés de fabrication

Les céréales du petit déjeuner sont des produits technologiques, qui n'ont plus grand-chose à voir avec leurs ingrédients d'origine – blé, maïs, riz, orge ou avoine. Pour obtenir ces croquettes bien croustillantes, les matrices alimentaires sont déstructurées et soumises à des traitements intenses, dont une cuisson à très haute température de l'amidon qui peut générer l'apparition de substances potentiellement toxiques, comme l'acrylamide (voir p. 48).

Pour réaliser des pétales (flakes), les grains sont décortiqués, concassés et mélangés à d'autres ingrédients (eau, sucre, sel, malt), puis cuits à la vapeur, séchés et enfin aplatis par des cylindres. La cuisson-extrusion est aussi employée, y compris pour d'autres formes (billes, anneaux, rectangles). Les céréales sont cuites, broyées, mélangées à des matières sucrantes, du chocolat, des graisses pour composer une pâte qui sera mise en forme. Les versions soufflées sont obtenues en soumettant les grains cuits à une décompression brutale qui fait gonfler leurs parois. Dans les céréales éclatées, les grains (riz surtout) sont cuits entiers à la vapeur avec du sucre, du sel, etc., puis laminés et passés au four à haute température.

Les flocons d'avoine, beaucoup plus simples, sont faits de grains aplatis pour former des flocons, qui sont cuits et séchés. Dans les mueslis, ils sont mélangés à différents ingrédients (fruits secs et oléagineux, notamment).

Des additifs et des ingrédients fractionnés

La liste des ingrédients est souvent très longue, avec des additifs, des arômes, des fractions d'ingrédients comme le sirop de glucose, le fructose, l'amidon de maïs, l'extrait de malt d'orge... Une composition bien plus artificielle que celle des pains de boulangerie.

Vitamines et minéraux : des ajouts souvent opportunistes

Ces enrichissements donnent une image santé qui peut rassurer, alors qu'ils sont la plupart du temps inutiles – l'ajout de fer peut néanmoins présenter un intérêt pour les végétariens ou les personnes consommant peu de viande et de poisson.

Les paquets pour adultes, qui prétendent être plus diététiques, ne sont pas moins caloriques ni moins transformés que les autres : ils sont simplement plus riches en vitamines, minéraux et/ou fibres.

Une mauvaise qualité nutritionnelle

Les céréales du petit déjeuner sont majoritairement considérées comme des produits sucrés, à l'égal des biscuits et des sodas. Seules les céréales complètes, source de fibres, et sans ajout de sucres, sont classées parmi les produits céréaliers.

Très sucrées, peu rassasiantes

Les céréales du petit déjeuner sont essentiellement composées de glucides. Ceux-ci viennent de l'amidon des céréales, mais aussi des sucres ajoutés (saccharose, sirop de glucose...), du miel, du chocolat ou des fruits séchés. Une portion standard (60 g) de céréales pour enfants peut renfermer jusqu'à 25 g de sucres !

Du fait des procédés de fabrication, l'amidon est plus vite absorbé par l'organisme, ce qui provoque une hausse rapide de la glycémie (taux de glucose sanguin) et retarde la satiété : à déconseiller aux personnes diabétiques ou prédisposées à cette maladie !

Parfois chargées en lipides

Si la majorité des céréales sont pauvres en lipides (moins de 5 %), celles qui sont fourrées au chocolat et aux noisettes peuvent dépasser 15 % de matières grasses – dont, souvent, de l'huile de palme. Certains mueslis également, en raison de l'ajout de fruits oléagineux, mais les lipides sont alors en majorité insaturés – considérés comme neutres ou bénéfiques pour la santé cardiovasculaire.

Attention au sel dans certains paquets

Vérifiez les teneurs sur l'étiquetage nutritionnel, car les écarts peuvent être conséquents : de très raisonnables voire nulles dans la plupart des produits pour enfants à des niveaux élevés dans certaines gammes pour adultes – 1 à 2 g de sel pour 100 g, alors qu'il ne faudrait pas dépasser 5 g par jour.

Des céréales de bonne composition

Il existe des produits recommandables...

- Les flocons d'avoine nature, sans sucres ajoutés, sont des aliments peu transformés. Ils apportent notamment des fibres solubles rassasiantes, qui aident à réguler la glycémie. Les grains étant consommés entiers, mieux vaut les choisir bio, pour éviter les résidus de pesticides chimiques de synthèse.
- Les mueslis (mélange de flocons d'avoine, de fruits secs et oléagineux) sont en général assez caloriques (autour de 400 kcal pour 100 g contre 75 kcal pour des flocons d'avoine nature), mais de bonne composition si vous les choisissez sans sucres ajoutés, sans additifs ni ingrédients fractionnés.
- Les céréales enrichies en fibres ont un intérêt particulièrement en cas de paresse intestinale, mais doivent être introduites progressivement pour éviter des troubles digestifs (elles sont déconseillées chez l'enfant).

Les emballages alimentaires

Nécessaires au transport mais également à la sécurité sanitaire des aliments et à l'information des consommateurs, les emballages présentent pour certains des risques réels de migration de substances indésirables vers les denrées. Leur mauvais bilan écologique conduit en outre à imaginer des alternatives, notamment au tout-plastique. Mais que valent-elles ? Et qu'en est-il du recyclage de ces éléments jetables ?

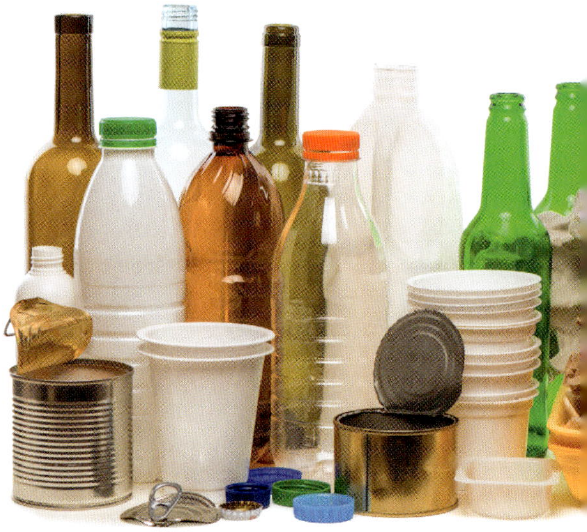

Un problème sanitaire multiforme

On entend par « emballages alimentaires » tous les conditionnements destinés à être en contact direct avec les aliments.

Quels emballages ?

Les emballages recouvrent des systèmes complexes et multiformes. Le règlement européen distingue dix-sept types de matériaux pouvant se trouver en contact avec des aliments. Ils sont principalement constitués de plastique, verre, papier et carton, métal, bois, liège, caoutchouc ou silicones, avec une apparition plus récente de matériaux dits « actifs et intelligents » (antimicrobiens, dotés de capteurs de température...) ou encore « biosourcés » (plastiques issus de déchets végétaux...). Mais on trouve aussi des céramiques ou des produits textiles.

Une réglementation lacunaire

L'interaction entre le contenu et le contenant peut affecter l'aspect, le goût, le parfum, la consistance, etc., ainsi que la sécurité sanitaire du produit si des substances indésirables migrent de l'emballage vers la denrée. C'est pourquoi les emballages sont encadrés par la réglementation européenne ou nationale. Ils doivent répondre au principe d'inertie : ne pas libérer de constituants dans une quantité dangereuse pour la santé, ni entraîner de modification inacceptable de la composition de la denrée, ni altérer ses caractéristiques organoleptiques. Mais l'obligation de résultat ne vaut que pour les substances interdites ou faisant l'objet de limites de migration.

Or seuls quatre types de matériaux (plastiques, céramiques, cellulose et matériaux dits intelligents) sur les dix-sept existants sont soumis à une réglementation européenne fixant les limites de substances autorisées, les modalités d'usage, etc. Les autres font l'objet d'arrêtés pris au niveau national. Et neuf États membres seulement réglementent les papiers et cartons alimentaires, par exemple – pas la France, qui n'encadre que les silicones, les caoutchoucs, les aciers inoxydables et l'aluminium.

De plus, les limites de migration spécifiques de contaminants (voir p. 43) sont discutables et ne tiennent pas compte d'un éventuel effet cocktail (voir p. 140).

Différentes voies d'exposition

Même si l'inertie est la règle, des échanges plus ou moins importants surviennent parfois, selon le type d'emballage et d'aliment, les procédés de conditionnement, les situations de contact (température, durée...) et certains facteurs externes (agitation du contenu, passage au micro-ondes...).

La sorption – Des composés de l'aliment (assaisonnement, jus acide, sauce...) sont absorbés par l'emballage. Il en résulte une dégradation de la qualité organoleptique et nutritionnelle de l'aliment, mais également une dégradation de l'emballage, qui devient moins protecteur.

La perméation – On nomme ainsi l'échange de substances volatiles (présentes dans l'air) entre l'aliment et l'extérieur, lui-même augmenté par la sorption qui a endommagé l'emballage. La perméation présente ainsi des risques de contamination de l'aliment par l'air ambiant.

La migration – C'est l'aspect le plus discuté s'agissant des emballages : il s'agit du transfert de constituants du matériau vers l'aliment. Or certains de ces composés peuvent s'avérer nocifs pour la santé (voir plus loin). Les pouvoirs publics ont donc défini pour chaque substance autorisée des limites de migration spécifiques (LMS). C'est principalement la responsabilité du fournisseur de matériaux (fabricant, transformateur, importateur ou vendeur) qui est engagée. En France, la DGCCRF procède à des contrôles de conformité vérifiant que la migration mesurée est inférieure à la LMS. En cas de fraude avérée et/ou de risque caractérisé, elle peut imposer le retrait des produits du marché. Mais la DGCCRF ne peut pas tout contrôler, loin s'en faut...

> **Nouveaux matériaux : beaucoup d'incertitudes**
>
> **La recherche s'intensifie nettement autour des nouveaux matériaux pour l'emballage, de la cellulose jusqu'aux matériaux « intelligents » qui intègrent des nanotechnologies. Or ces nouveaux matériaux ne sont pas forcément dénués de risques pour la santé. Certains cartons ont par exemple été mis en cause pour la présence de substances nocives telles que des filtres UV. De même, les risques de relargage de substances par les barquettes en cellulose sont à ce jour très mal estimés.**

Les contaminants incriminés

L'évaluation du risque associé aux migrations de composés des emballages vers les aliments doit tenir compte à la fois du type d'emballage, du composé considéré, mais aussi de l'exposition estimée de la population à ces composés. De nombreuses substances sont en effet théoriquement toxiques pour la santé, mais, dans les faits, les risques sont parfois très difficiles à mesurer.

Des composés aussi divers qu'inquiétants

Au fil des années, différentes substances ont été pointées du doigt, selon les types d'emballages. Les plus préoccupantes sont les suivantes :

Les huiles minérales, des mélanges complexes issus du pétrole brut, sont les contaminants les plus redoutés. Elles sont constituées d'hydrocarbures saturés d'huile minérale (Mosh) et d'hydrocarbures aromatiques d'huile minérale (Moah). Or Mosh et Moah sont toxiques par ingestion, peuvent s'accumuler dans l'organisme, particulièrement dans les ganglions lymphatiques et le foie, et y produire des réactions inflammatoires dont on ignore les conséquences exactes sur la santé. Les Moah sont de plus classés cancérogènes possibles par le Centre international de recherche sur le cancer (Circ), certains étant aussi reconnus génotoxiques et mutagènes par l'Autorité européenne de sécurité des aliments (Efsa). Le carton et les emballages à base de papier recyclé représentent la première source de migration des Mosh et des Moah vers les aliments, mais des encres d'impression et des colles sur des emballages de semoule, fécule, pâtes, lentilles, etc., et des additifs dans des emballages en plastique ou en toile de jute ou de sisal peuvent également être impliqués.

À noter : les encres d'impression à base d'huiles minérales dans les emballages alimentaires sont soumises à un malus depuis juillet 2017 et seront interdites en 2022.

Des composés de dégradation ou des additifs utilisés dans les emballages plastiques peuvent eux aussi poser problème :
– les phtalates, dont plusieurs sont classés perturbateurs endocriniens et présumés toxiques pour la reproduction par l'Agence européenne des produits chimiques (Echa). Leur emploi dans les matériaux au contact des aliments est réglementé via la fixation de limites de migration, et les analyses effectuées en 2019 par l'agence attestent des teneurs très inférieures aux seuils établis (voir aussi p. 268). L'Efsa souligne toutefois que l'on ne sait pas grand-chose sur l'éventuelle nocivité de l'exposition combinée à plusieurs phtalates ;
– le bisphénol S, une substance chimique de synthèse qui vient notamment se substituer au bisphénol A, interdit en France dans tous les contenants alimentaires depuis le 1er janvier 2015 (voir encadré p. 273) ;
– les microplastiques, produits de la dégradation des emballages plastiques (voir p. 271), interrogent aussi de plus en plus.

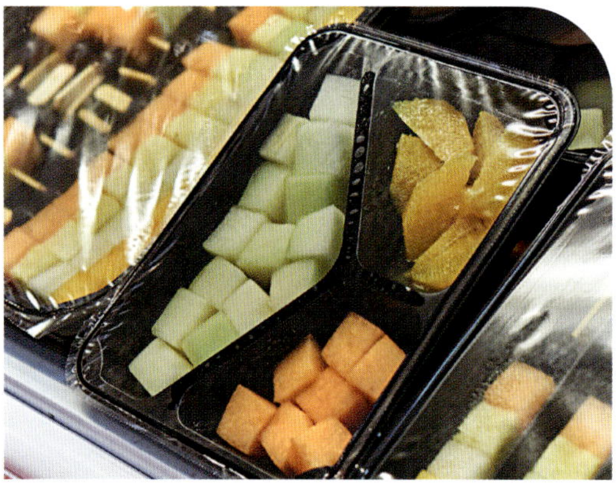

Une contamination par des éléments-traces métalliques (ETM) est parfois constatée au contact de l'étain, de l'aluminium ou du fer s'agissant de rares produits en conserve, principalement.

Enfin, dans les emballages non plastiques, se pose aussi la question des composés perfluorés (PFAS), utilisés dans les emballages carton ou papier (par exemple ceux qui entourent les produits de fast-food), qu'ils étanchéifient (contre l'eau, l'huile…) et rendent plus résistants. Ces polluants ont des effets avérés (maladie thyroïdienne, incidence sur le cholestérol, cancer du rein ou des testicules…) et suspectés (cancer du sein, hypertension pendant la grossesse, augmentation du risque de fausse couche…) sur la santé. Or il existe un risque de migration vers les aliments, notamment quand ils sont chauds.

Le défi des substances non intentionnelles

De nouvelles problématiques interrogent les spécialistes. Les emballages contiennent des substances non intentionnelles, qui peuvent être des impuretés, des intermédiaires de réaction, des substances formées lors du processus de production, des produits de dégradation ou de réaction, par exemple avec l'aliment. Selon le règlement européen, la nocivité éventuelle de telles substances, quand on peut prédire leur présence, doit être évaluée. Par exemple, la mélamine employée dans des contenants en plastique ou comme revêtement de canettes, papiers et cartons, présente une faible toxicité quand elle est isolée, mais des études ont montré que son association avec l'acide cyanurique (produit notamment lors du processus de fabrication de la mélamine) conduit à la formation de cristaux aux effets délétères sur les reins. Un tel risque doit donc être anticipé. Cependant, les spécialistes se heurtent là à un vrai défi : comment prédire toutes les interactions possibles entre plusieurs molécules ? D'autant que, plus le cocktail est riche, plus les combinaisons sont complexes (voir p. 141).

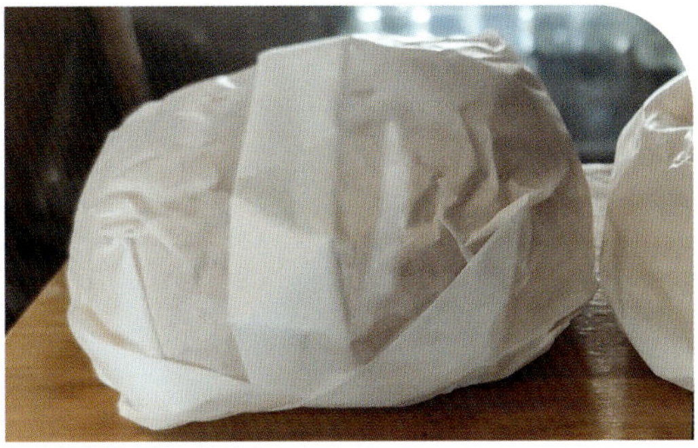

Une exposition problématique

Conclure quant aux risques réels de chaque substance pour toute la population n'est pas une tâche évidente. Cependant, certains signaux imposent la vigilance :

- Suite à l'avis de l'Efsa considérant l'exposition aux Mosh et surtout aux Moah comme particulièrement préoccupante, l'Anses a recommandé en 2017 de réduire la contamination des denrées alimentaires par les huiles minérales, en privilégiant les encres, colles ou autres additifs qui en sont exempts ou en ajoutant des barrières physiques entre l'emballage et l'aliment (sachet protecteur, par exemple).
- L'étude Esteban (voir p. 59), qui a pour objectif d'estimer l'exposition de la population de 6 à 74 ans à plusieurs substances potentiellement nocives, et notamment dans l'alimentation, a montré en 2019 des expositions généralisées aux phtalates, bisphénols et perfluorés entre autres, avec des niveaux d'imprégnation plus élevés chez les sujets de 6 à 17 ans. L'exposition, cependant, ne provient pas uniquement des emballages alimentaires.
- Certaines analyses récentes de données alimentaires avancent des chiffres vertigineux concernant les microplastiques : un Américain pourrait, selon son âge et son sexe, ingérer jusqu'à plus de 50 000 microparticules par an. Si l'on ne connaît pas avec certitude l'impact de ces derniers sur la santé, ce constat ne peut qu'inquiéter.
- Des chercheurs alertent aussi sur l'accumulation dans l'organisme (dans le sang, le foie, les reins) des composés perfluorés, et en particulier les PFOA (acide perfluoro-octanoïque) et PFOS (sulfonate de perfluoro-octane), qui sont des polluants extrêmement persistants. Leur demi-vie, soit le temps nécessaire à la dégradation de la moitié de leur quantité initiale, est de quatre à cinq ans, contre quelques heures seulement pour le bisphénol A. Selon Santé publique France, la contamination humaine est généralisée, avec de fortes concentrations pour une personne sur seize. On sait aussi que ces substances peuvent passer de la mère à l'enfant ; selon une évaluation de l'Efsa en 2020, les plus jeunes sont tout particulièrement concernés. Une étude récente de *Que Choisir* montre que ces composés peuvent être présents dans les emballages de fast-food, notamment.

Conserver, cuire et réchauffer

Les migrations de l'emballage vers l'aliment sont généralement faibles et en deçà des valeurs réglementaires. Cependant, certaines pratiques peuvent accroître le risque. Adoptez les bons gestes :

- Pour la conservation de vos aliments après achat, privilégiez les matières inertes comme le verre. Ôtez riz, pâtes et autres aliments secs de leurs emballages en carton avant de les transvaser dans des bocaux, par exemple.
- En 2015, l'Anses a émis plusieurs recommandations sur le bon usage des emballages en cuisine :
  - concernant le micro-ondes, commencez par vérifier que le contenant est compatible avec cet usage (présence d'une indication du fabricant) et en bon état. Ne recyclez pas les emballages à usage unique, comme les barquettes alimentaires, en récipients micro-ondables et privilégiez un temps de chauffage plus long mais à plus faible puissance ;
  - concernant les aliments acides (tomates, recettes citronnées...), évitez de les stocker ou de les faire cuire au four en papillote d'aluminium : l'acidité accroît la migration de l'aluminium vers les aliments.

Emballages, le grand gâchis environnemental

Recyclables ou non, les emballages portent un coût environnemental important du fait même de leur production et de leur transport. Selon Citeo, l'éco-organisme chargé du financement et de l'organisation du recyclage, on compte chaque année près de 5 millions de tonnes d'emballages (dont plus de 1 million de tonnes de plastiques) en France. Le tri permet d'en recycler 70 %, soit 3,6 millions de tonnes d'après les chiffres 2019. Le reste est brûlé ou enfoui, occasionnant pollutions et rejets de gaz à effet de serre. Cela sans compter les 8 millions de tonnes de déchets plastiques, surtout des emballages, qui finissent tous les ans dans les océans, majoritairement en provenance de pays en développement où les filières de collecte sont mal organisées.

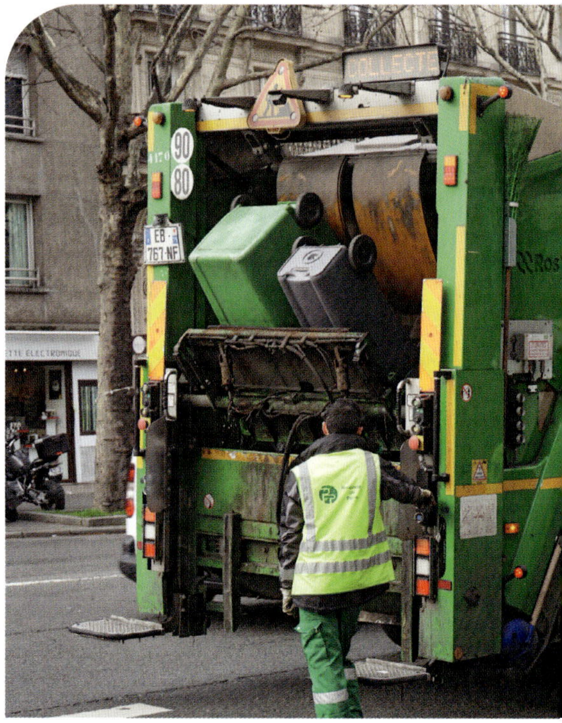

Les limites du recyclage

Le taux avancé par Citeo, et largement vanté par les industriels du secteur, se veut rassurant, avec 70 % de nos emballages recyclés – chiffre qui prend en compte à la fois le tri effectué par les consommateurs et celui opéré par les centres de tri. Pourtant, quand on y regarde de plus près, les choses sont un peu moins reluisantes :

- Les taux de recyclage sont très variables : 100 % pour l'acier, 85 % pour le verre, 57 % pour les briques en papier-carton, 5 % pour les plastiques hors bouteilles et flacons – contre 61 % pour ces derniers.
- À ce jour, une grande quantité de plastiques ne peuvent pas encore être recyclés (voir p. 271 et encadré ci-dessous)...

Non au PET opaque !

Ces dernières années, on a vu apparaître puis se développer des bouteilles de lait en PET opaque non recyclables. Ce matériau est une vraie calamité : si, quand il ne représentait qu'une faible quantité des emballages, il pouvait entrer dans la filière de recyclage du PET, ce n'est plus possible depuis que les tonnages explosent. Ce qui signifie que, en plus de n'être ni recyclable ni recyclé, le PET opaque perturbe désormais le tri. Contrairement à ce que demande depuis bien longtemps l'UFC-Que Choisir, ce plastique n'est pas interdit par les pouvoirs publics, alors même que des alternatives recyclables, comme le PEHD, existent. Et ce n'est pas le pauvre malus appliqué aux bouteilles de lait concernées qui change beaucoup les choses...

Donc : évitez ces dernières, plus lisses, plus brillantes et plus fines que celles en PEHD, qui n'ont pas d'opercule en aluminium et portent en dessous soit le chiffre 1, soit aucun chiffre ; préférez celles qui arborent un 2 ou la mention PEHD (voir aussi encadré p. 267).

◆ Le processus ne produit pas forcément un nouvel emballage alimentaire. Le plastique, comme le papier ou le carton, ne peuvent d'ailleurs être recyclés qu'un nombre de fois limité, leurs propriétés étant altérées à chaque occurrence, contrairement au verre et au métal.

◆ Les choses progressent malgré tout, avec l'extension des consignes de tri – ECT (voir aussi p. 271) : fin 2020, 30 millions de Français pouvaient de fait trier une grande partie de leurs emballages (hors éléments de calage en polystyrène expansé) et papiers, contre 24 millions mi-2019.

Réduire le gaspillage

Mieux que le recyclage : la réduction des déchets au quotidien. Quelques gestes peuvent y contribuer.

◆ Réduisez votre consommation d'emballages : préférez l'eau du robinet à l'eau en bouteille (voir p. 83), adoptez chariots et cabas, emportez vos propres emballages réutilisables pour acheter en vrac (voir encadré ci-contre), privilégiez marchés et magasins de producteurs qui utilisent moins d'emballages, achetez du café moulu et non en capsules, misez sur les formats familiaux (au lieu de portions individuelles), pensez aux pots en verre pour les yaourts, bannissez les multi-emballages (gâteaux présentés en sachets, rangés dans une barquette plastique, elle-même placée dans du carton, le tout entouré d'un film imprimé...).

◆ Préférez le carton aux plastiques pour les riz, pâtes et légumineuses, et n'hésitez pas à les vider ensuite dans des contenants en verre pour limiter la migration de composés problématiques (voir p. 43). Pour le lait, choisissez des briques ou du plastique mat, épais et grumeleux (PEHD). Privilégiez les emballages constitués d'un seul matériau, pour faciliter le recyclage.

◆ Adoptez les bons réflexes : jetez les emballages recyclables dans la poubelle concernée (en vrac, pas dans un sac, même ouvert) ; videz bien les emballages mais ne les lavez pas, ne les emboîtez pas ; compactez les cartons mais pas les bouteilles, qui pourraient être mal reconnues ; séparez autant que possible les divers matériaux d'un même emballage (carton et plastique, par exemple).

Acheter en vrac, une solution d'avenir

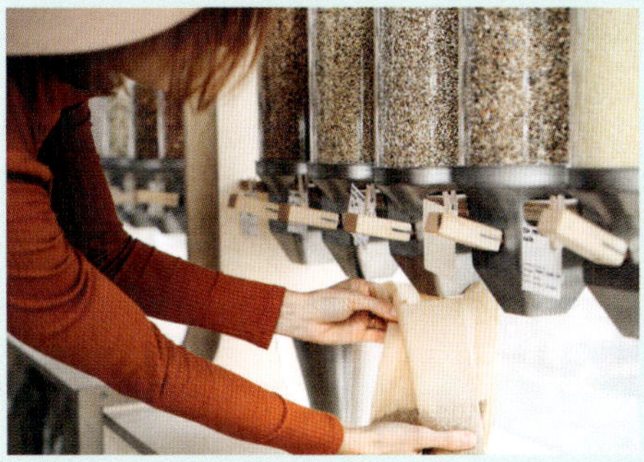

▶ Le vrac présente l'immense avantage de nous débarrasser d'un certain nombre d'emballages. Ainsi, un rapport de 2020 du Réseau Vrac a montré que les magasins spécialisés économisent – en moyenne – 1 tonne d'emballages par boutique et par an.

On n'en est pas pour autant – loin de là – au zéro déchet : l'acheminement des denrées se fait en général dans des sacs de papier multicouche, des fûts métalliques ou des bidons de plastique ni très écologiques ni dénués de substances indésirables susceptibles de migration ; par ailleurs, les magasins proposent souvent des sachets en kraft ou en carton, avec parfois des fenêtres en plastique. Prenez l'habitude d'apporter vos propres contenants pour rendre ce vrac le plus vertueux possible.

Un enjeu majeur du vrac concerne le risque sanitaire : les emballages protègent de fait les denrées ; si l'on veut s'en passer, il faut une manutention scrupuleuse concernant l'hygiène, de la part des professionnels comme des consommateurs. Mais bonne nouvelle : un test mené par *Que Choisir* en 2020 n'a pas révélé de problèmes sanitaires importants. Mais la filière devra confirmer ce savoir-faire lorsque des denrées plus sensibles, comme les produits laitiers, seront proposées.

Les substances néoformées

La transformation des aliments est une pratique courante de l'agroalimentaire. Mais les réactions en jeu sont susceptibles de produire des substances « néoformées » potentiellement néfastes pour la santé. Cuisiner chez soi des produits bruts peut aussi présenter un risque, dont il est possible de se prémunir.

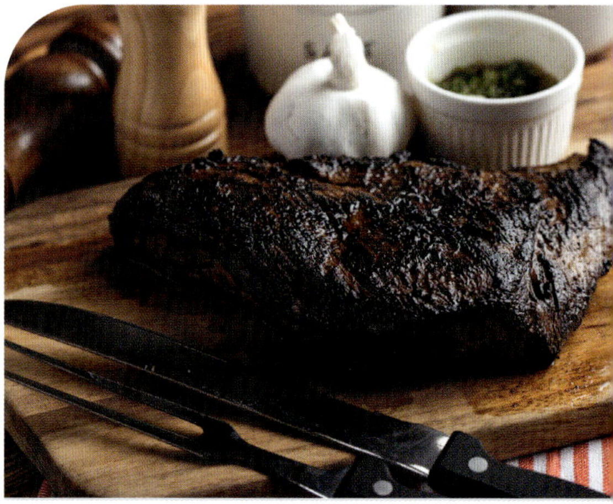

Quels composés et quels risques ?

Les composés néoformés apparaissent lors de divers processus : fermentation (pains, yaourts, fromages, choucroute...), fumage (poissons...), séchage (herbes aromatiques...) et cuisson à plus de 120 °C, que ce soit à la poêle, au four, au gril ou au barbecue. Hydrocarbures aromatiques polycycliques (HAP), acrylamide, furane, 3-MCPD... l'Agence de sécurité sanitaire de l'alimentation, de l'environnement et du travail (Anses) recense, sans prétention d'exhaustivité, plusieurs dizaines de composés néoformés à surveiller.

Comment et où se forment-ils ?

En fonction de l'aliment, de la température et du temps de réaction, différentes réactions chimiques peuvent se produire. Principalement :

La « réaction de Maillard », qui intervient entre un sucre et un acide aminé, touche des aliments riches en amidon, tels que le pain ou les pommes de terre, que l'on cuit à plus de 120 °C. Si elle participe à la qualité organoleptique (saveur, parfum, consistance...) de l'aliment, cette réaction aboutit aussi à la formation de substances indésirables : des composés aromatiques comme les amines hétérocycliques aromatiques (AHA), l'acrylamide ou le furane.

L'oxydation, elle, concerne surtout les lipides et peut produire des composés toxiques tels que l'acroléine. Toutes les denrées contenant des lipides y sont donc sujettes, et plus particulièrement celles que l'on expose à des températures élevées (huiles,

Les enfants sont les plus concernés

Du fait de leur faible poids corporel, les enfants en bas âge sont plus exposés.

- Dans une étude de 2016, l'Anses juge la situation préoccupante concernant l'acrylamide et le furane. Veillez à ne pas donner aux moins de 3 ans des biscuits qui ne leur sont pas destinés (préférez la mention « moins de 36 mois »). Les seuils indicatifs pour l'acrylamide sont d'ailleurs plus bas pour cette catégorie d'âge.
- De nouveaux seuils réglementaires pour les contaminants à base de glycérol (EG, 3-MCPD et 2-MCPD) ont été définis en 2018 pour mieux protéger les jeunes enfants, mais l'Efsa note que les nourrissons alimentés uniquement à base de lait maternisé peuvent légèrement dépasser ce seuil.

graisses animales et végétales) ou qui sont cuites (viandes, aliments frits...).Il faut par ailleurs savoir que certains composés néoformés, comme les HAP obtenus à la combustion de matières organiques, peuvent se retrouver dans de nombreux types de denrées (viandes cuites au gril ou au barbecue, poissons fumés, tisanes...). D'autres sont plus spécifiques, comme l'acrylamide dans les céréales (céréales du petit déjeuner, mais aussi biscuits, biscottes...) et les pommes de terre (frites, chips, pommes de terre sautées), le carbamate d'éthyle dans les fruits et légumes (en jus, marinés, en conserve ou séchés), les AHA dans les poissons et produits carnés cuits au-delà de 120 °C, les esters de chloropropanols (3-MCPD) et de glycidol dans les matières grasses raffinées (margarine, biscuits...).

Quels risques ?

Selon l'Autorité européenne de sécurité des aliments (Efsa), plusieurs substances néoformées sont suspectées d'être néfastes pour la santé :

- Les esters de glycidol sont considérés comme génotoxiques et cancérogènes, en plus de présenter des risques pour les reins et la fertilité masculine, tout comme le 3-MCPD.
- Le furane pourrait entraîner des lésions hépatiques à long terme.
- L'acrylamide est classé cancérogène et génotoxique probable.
- Certaines molécules de HAP sont également jugées cancérogènes et génotoxiques, voire, comme le benzo(a)pyrène, reprotoxiques et potentiellement perturbatrices endocriniennes.

> **Une réglementation insuffisante**
>
> **S'il existe des seuils réglementaires concernant les contaminants à base de glycérol (EG, 3-MCPD et 2-MCPD), ce n'est pas le cas s'agissant d'autres contaminants. De fait, la Commission européenne n'a toujours pas établi de limites pour l'acrylamide, les valeurs émises n'étant pour l'heure qu'indicatives. L'UFC-Que Choisir appelle en conséquence à une réglementation contraignante.**

Comment s'en protéger ?

Des gestes simples permettent de réduire à la maison l'exposition à ces substances. Et de bons réflexes peuvent limiter les risques présentés par les produits du commerce.

Adopter de bons gestes à la maison

Il est possible de réduire de 70 à 80 % sa consommation d'acrylamide ou de HAP par de bonnes pratiques culinaires :

- Choisissez les pommes de terre recommandées pour la préparation des frites et des pommes sautées, et ne les stockez pas au réfrigérateur, ce qui augmente le taux de sucre et donc d'acrylamide.
- Ne cuisez pas à l'excès le pain, les frites ou les pommes sautées (la couleur doit être dorée et non brune), et veillez si possible à ce que la température de cuisson ou de friture ne dépasse pas 120 °C.
- Modérez votre consommation d'aliments gras et frits.
- Lors de vos barbecues, ne grillez pas les viandes à la flamme, ce qui génère des HAP.

Bien sélectionner ses produits

Nombre de publications ont mis en avant les risques sanitaires liés aux aliments « ultratransformés » (voir p. 29). La présence de composés néoformés toxiques est une des hypothèses avancées pour expliquer ces dommages.

La Commission européenne n'établit que de rares seuils réglementaires ou valeurs indicatives visant à protéger les consommateurs (voir encadré ci-contre). Et comme il n'existe aucune obligation d'étiquetage en la matière... N'hésitez pas à consulter les tests *Que Choisir* sur les produits susceptibles de contenir des composés néoformés.

Les additifs dans l'alimentation

Ils sont plus de 300 à être autorisés dans l'Union européenne et font l'objet d'une évaluation par l'Autorité européenne de sécurité des aliments (Efsa). Si la majorité ne semble pas présenter de risque pour la santé, des publications scientifiques jettent régulièrement le doute sur certaines substances. Selon l'analyse de l'UFC-Que Choisir, un quart d'entre eux posent tout de même question. Revue de détail pour vous repérer.

Plus d'additifs que d'aliments bruts

E102, E250, E501… les additifs désignés sur les étiquettes des produits alimentaires industriels par ces codes un rien obscurs représentent pour certains de véritables outils technologiques, quand d'autres (et parfois les mêmes !) font figure de dangers pour la santé des consommateurs.

De quoi s'agit-il ?

Selon la définition établie par le règlement européen, un additif alimentaire est une « substance habituellement non consommée comme aliment en soi et non utilisée comme ingrédient caractéristique dans l'alimentation, possédant ou non une valeur nutritive et dont l'ajout est intentionnel dans les denrées alimentaires, dans un but technologique ». Certains composants sont cependant exclus de cette définition : les arômes, concernés par une autre réglementation, des édulcorants et amidons modifiés, la pectine liquide, la caséine et l'inuline, ainsi que les « auxiliaires technologiques » dont la présence dans le produit fini est résiduelle et non intentionnelle.

Un encadrement au niveau européen

Les additifs employés dans l'industrie sont parmi les substances alimentaires les plus réglementées d'Europe. Sauf rares dérogations (voir encadré p. 51), leur usage doit être étiqueté et fait l'objet d'une liste positive d'autorisation par type de denrée alimentaire. Celle-ci peut être assortie ou non d'une dose journalière admissible (DJA), dont le but est de protéger le consommateur sur le long terme.

La Commission européenne encadre leur usage en arbitrant entre les évaluations sanitaires réalisées par l'Efsa et le besoin technologique revendiqué par les industriels. Le règlement CE/1333/2008 prévoyait la réévaluation, au plus tard en 2020, de tous les additifs autorisés à la date du 20 janvier 2009. Une réévaluation qui a pris du retard et n'a toujours pas été rendue publique à l'heure où nous écrivons ces lignes. Il faut toutefois noter que, depuis 2011, une dizaine d'entre eux ont été retirés du marché pour des raisons de sécurité ou à cause de données insuffisantes concernant leur éventuelle toxicité, tandis qu'une douzaine d'autres n'ont jamais pu obtenir d'autorisation.

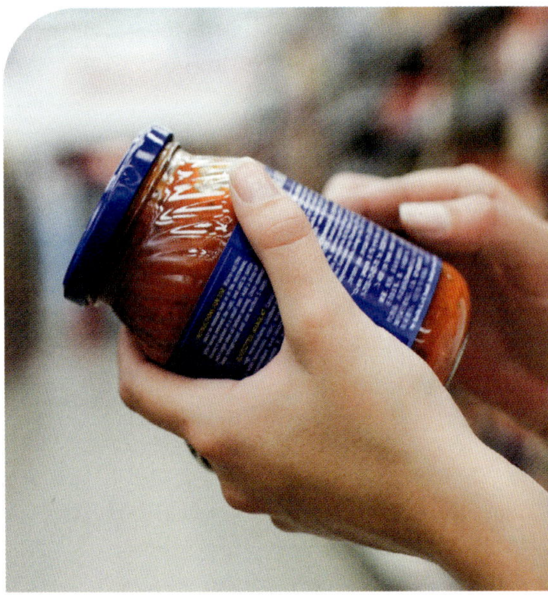

L'étiquetage est-il fiable ?

A priori, oui, puisque leur mention est obligatoire… à ceci près qu'il existe des dérogations. Les additifs supports d'autres additifs (servant à diluer, disperser, dissoudre ou modifier physiquement un autre additif), ainsi que tous ceux qui sont utilisés dans les boissons alcoolisées (voir p. 85), sont exemptés de cette obligation. Attention également à certains ingrédients vecteurs, non identifiés comme additifs, mais qui contiennent des substances qui, elles, le sont. Il en est ainsi de composés tels que les extraits de levure, les extraits de soja, la levure hydrolysée ou autolysée, l'isolat de protéine, qui peuvent apporter du glutamate, alors non étiqueté comme additif – et autorisant ainsi, au passage, la mention « sans glutamate ajouté ». La problématique est la même s'agissant de la plupart des jambons se revendiquant « sans nitrites ou nitrates » (voir p. 19).

Comment les reconnaître ?

Dans les listes d'ingrédients qui figurent sur les étiquettes des produits alimentaires, les additifs sont indiqués soit en clair (par exemple « poudre à lever », « bicarbonate de sodium »), soit à l'aide d'un code précédé du nom de la catégorie, par exemple « colorant E102 ». Tous les additifs sont identifiés par un code fixé au niveau européen, qui se compose de la lettre E suivie d'un numéro permettant d'identifier la catégorie :

- E100 et suivants pour les colorants ;
- E200 et suivants pour les conservateurs (antimicrobiens, antifongiques, antimoisissures…) ;
- E300 et suivants pour les antioxydants (parfois également indiqués comme régulateurs d'acidité ou acidifiants) ;
- E400 et suivants pour les agents de texture (émulsifiants, stabilisants, épaississants, gélifiants…) ;
- E600 et suivants pour les exhausteurs de goût ;
- E500, E900 ou E1000 et suivants quand différentes fonctions cohabitent.

Sont-ils tous utiles ?

Dans cette jungle de substances chimiques ou naturelles, tous les additifs ne sont pas à mettre dans le même panier.

Certains sont utiles. Ils peuvent notamment servir à conserver les aliments, à éviter les risques bactériens ou fongiques.

D'autres sont purement cosmétiques, comme les colorants, ou, pire, servent à masquer la mauvaise qualité organoleptique (saveur, parfum, texture…) des produits qu'ils agrémentent.

À quoi sommes-nous réellement exposés ?

Évaluer un risque, c'est prendre en compte un danger et l'exposition des consommateurs à ce danger. Mais il n'est pas toujours aisé de déterminer précisément quelles quantités d'additifs sont consommées, ni comment et à quoi les additifs exposent les consommateurs.

Le problème de l'évaluation des risques

L'analyse de notre exposition à ces substances n'en est qu'à ses débuts dans le milieu scientifique, et la tâche s'avère ardue face au nombre de molécules concernées. On l'a dit, la réévaluation de ces additifs sur le marché européen par l'Efsa, qui devait s'achever fin 2020, a pris du retard. Le travail est titanesque, mais, surtout, les données robustes, requises auprès de toutes les parties intéressées (industriels, laboratoires privés ou publics), font défaut. Par ailleurs, les études portant sur l'action simultanée de plusieurs substances sont systématiquement exclues. Pourtant, un possible effet cocktail, décuplant les incidences néfastes de chacun des additifs pris séparément, n'est pas à exclure, puisqu'il est d'ores et déjà acquis que l'interaction d'additifs avec d'autres

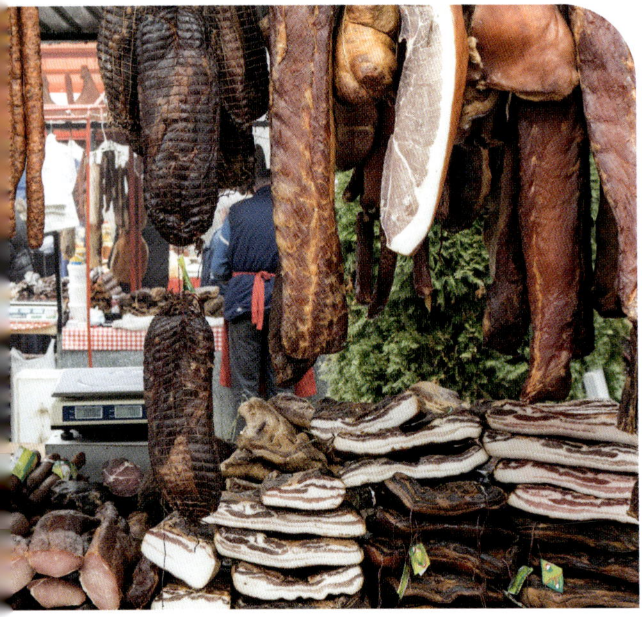

molécules produit des composés toxiques (nitrites + acides aminés = nitrosamines, par exemple). Résultat : si l'agence peut définir pour certains composés des DJA temporaires, moyen de pression sur les industriels pour obtenir plus de données en cas d'alerte, d'autres substances restent autorisées alors même que les données sont insuffisantes.

S'appuyant sur la bibliographie scientifique internationale et les avis rendus par l'Efsa, *Que Choisir* propose une grille d'appréciation de tous les additifs alimentaires autorisés, des plus acceptables à ceux qu'il faudrait éviter. N'hésitez pas à consulter l'ensemble de la liste mise à disposition gratuitement sur son site (www.quechoisir.org, en tapant « additifs alimentaires » dans le moteur de recherche), qui classe les additifs en quatre couleurs, de vert à rouge (voir encadré p. 53).

91 additifs problématiques

Le travail d'analyse de *Que Choisir* (voir ci-dessus) a permis d'identifier 91 substances indésirables à des degrés divers. À noter : certains types de produits peuvent intégrer un ou plusieurs additifs de ce type, comme divers sodas, la charcuterie ou encore les chewing-gums.

Les aliments ultratransformés

- La part des aliments ultratransformés (voir p. 29) s'accroît dans l'alimentation de nombreuses populations, notamment dans les pays développés. Des études réalisées dans plusieurs de ces pays montrent de fait qu'ils comptent pour 25 à 50 % des calories que nous ingérons quotidiennement. Nombre d'entre eux, tels les soupes instantanées, les biscuits, gâteaux et confiseries industriels, les céréales du petit déjeuner (voir p. 40), le jambon et les plats industriels (voir p. 36), contiennent parfois de véritables cocktails d'additifs.
- L'équipe de recherche en épidémiologie nutritionnelle, Eren, de l'université Paris-XIII, a publié en 2020 une étude décomptant la présence d'additifs dans 126 000 références du marché français. Les résultats révèlent que 54 % environ des produits contiennent au moins un additif et plus de 11 % en contiennent au moins cinq. La même équipe (et d'autres chercheurs dans le monde) a également montré une corrélation entre le niveau de consommation d'aliments ultratransformés (très riches en additifs, donc) et le développement de cancers, de troubles intestinaux, de maladies cardiovasculaires, avec un effet sur la surmortalité (voir p. 32).
- Eren a par ailleurs lancé en 2019 une vaste étude sur les additifs, qui permettra d'estimer l'exposition réelle en croisant les données de composition avec des dosages effectués dans différents types d'aliments et des cohortes de suivi nutritionnel, comme les cohortes NutriNet-Santé (voir p. 32), Epic (cancer et nutrition) et Esteban.

19 additifs à éviter

Dix-neuf additifs sont classés en rouge, « à éviter », soit dans la catégorie la plus risquée (voir encadré ci-contre).

Des colorants – Les colorants azoïques E102, 104, 110, 122, 124, 129 ont été mis en cause par une étude en 2007 : associés au conservateur benzoate de sodium (E211), ils pourraient entraîner une hyperactivité chez les enfants. Si l'Efsa a atténué ces conclusions, il reste qu'elles démontrent un impact significatif sur des individus sensibles : les aliments contenant ces additifs (on en trouve dans des confiseries et boissons, par exemple) doivent d'ailleurs mentionner obligatoirement « peut avoir des effets indésirables sur l'activité et l'attention chez l'enfant ». Par ailleurs, deux caramels à base d'ammoniaque (E150c et d), présents notamment dans des vinaigres, des sauces ou des sodas, peuvent contenir deux composés néoformés indésirables : le THI (acetyltetrahydroxy-butylimidazole), immunotoxique, et le 4-MI (4-methylimidazole), classé cancérogène possible par le Centre international de recherche sur le cancer (Circ). Pour ces deux colorants, l'exposition des enfants comme des adultes peut dépasser la DJA fixée.

Des conservateurs – Sont concernés l'acide benzoïque et ses dérivés E210 à 213, qu'on trouve dans des œufs de lump et taramas, par exemple ; les nitrites et nitrates E249 à 252, très employés dans les jambons et charcuteries pour prévenir le botulisme, et qui peuvent se transformer dans l'organisme en nitrosamines (voir p. 19), classées cancérogènes probables par le Circ ; l'acide borique E284 et un dérivé E285, certes peu utilisés sauf dans le caviar (dont la DJA n'est pas dépassée et pour cause !) mais classés reprotoxiques probables en Europe et suspectés d'être des perturbateurs endocriniens.

Un antioxydant – Le butylhydroxyanisol (BHA) E320, présent dans des chewing-gums, des céréales du petit déjeuner, des préparations pour gâteaux, des soupes, etc., est classé cancérogène possible par le Circ et de plus suspecté d'être un perturbateur endocrinien.

Rouge, orange, jaune, vert, qu'est-ce à dire ?

Les quatre catégories établies par *Que Choisir* pour vous permettre de vous y retrouver dans les dangers potentiels des additifs pour la santé humaine correspondent à des critères précis :

- Rouge, « à éviter » – Effets indésirables critiques mis au jour par tout un faisceau d'études, avec un dépassement de DJA signalé dans des populations sensibles comme les enfants.
- Orange, « peu recommandable » – Effets indésirables là encore pointés par nombre d'études, mais avec un niveau de preuve quant à la santé humaine encore insuffisant et des limites d'usage assurant (en théorie) la sécurité du consommateur.
- Jaune, « tolérable » – Allergies possibles chez les personnes sensibles, désagréments intestinaux à forte dose ou autres effets indésirables en cas de dépassement de la DJA chez les forts consommateurs.
- Vert, « acceptable » – Aucun risque connu pour l'heure.

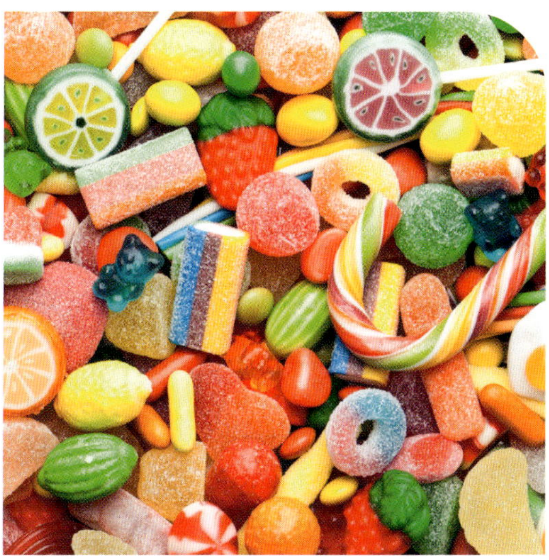

72 additifs peu recommandables

Soixante-douze additifs sont, eux, classés orange, soit « peu recommandables », avec un faisceau d'études pointant des effets indésirables (voir encadré p. 53). Parmi ceux-ci :
– les additifs à base d'aluminium E173 (décoration et emballage des aliments), E520 à 523 (cerises confites), E541 (gâteaux recouverts de pâte à sucre), etc. ;
– les phosphates E450 à 452 (biscuits infantiles, produits laitiers, crèmes glacées, farines, céréales de petit déjeuner, sauces, crustacés et mollusques, soupes et potages, gâteaux apéritifs...) ;
– les émulsifiants E432 à 436 (produits laitiers aromatisés, lait de coco, crèmes glacées, compléments alimentaires, chewing-gums, pâtisseries, bouillons et potages...) ;
– les glutamates E620 à 625 (très nombreux produits, mais interdits en alimentation infantile) ;
– certains édulcorants intenses (E950, E951 – aspartame –, E952, 954 et 955, 962...), présents dans de nombreux produits allégés.

Moins d'additifs dans les produits bio

Seuls 48 additifs sont autorisés en bio, ce qui est toujours mieux que plus de 300 ! Mais l'évaluation réalisée par *Que Choisir* en 2018 a relevé au moins trois additifs douteux, dont deux classés en rouge, le nitrite de sodium (E250) et le nitrate de potassium (E252), utilisés dans les charcuteries. Le phosphate de calcium (E341), classé orange, est quant à lui un antioxydant qui pourrait augmenter le risque de maladies cardiovasculaires, notamment chez les insuffisants rénaux.

Que faire en pratique ?

Avec un tel constat, bien choisir ses aliments semble relever du défi. L'UFC-Que Choisir a donc interpellé les pouvoirs publics pour réclamer l'interdiction des additifs les plus problématiques – sans succès. Il reste que mieux vaut s'abstenir de consommer des produits en contenant.

Procéder avec méthode

Éviter les additifs (autant que possible), c'est bien ; le faire judicieusement, c'est mieux.

- Votre premier agent de renseignement est la liste des ingrédients, à étudier attentivement. Vous pouvez consulter l'évaluation *Que Choisir* régulièrement mise à jour pour faire le point (voir p. 53).
- Vous pouvez également utiliser l'application gratuite *QuelProduit* de l'UFC-Que Choisir qui, quand vous scannez le code-barres d'un produit alimentaire, vous indique les additifs problématiques.

Quelques pas timides côté français...

- Suite à des travaux de l'Institut national de recherche pour l'agriculture, l'alimentation et l'environnement (Inrae) et à un avis de l'Agence nationale de sécurité sanitaire de l'alimentation, de l'environnement et du travail (Anses), le gouvernement français a décidé de suspendre l'utilisation du dioxyde de titane (TiO_2), colorant utilisé majoritairement dans les confiseries, depuis le 1er janvier 2020. Mais il ne s'agit pour le moment que d'une suspension, les décisions définitives en la matière se prenant au niveau de la Commission européenne. Pour devenir pérenne, une telle interdiction devra donc tenir compte d'un avis émis par l'Efsa dans le cadre de sa réévaluation de la substance.
- De même, si en 2018 une commission d'enquête parlementaire sur l'alimentation industrielle a préconisé de réduire, pour l'ensemble de l'agroalimentaire, l'emploi des additifs d'ici à 2025 aux seules substances autorisées dans l'alimentation biologique et d'en limiter le nombre dans un même produit, ce n'est là qu'une recommandation.

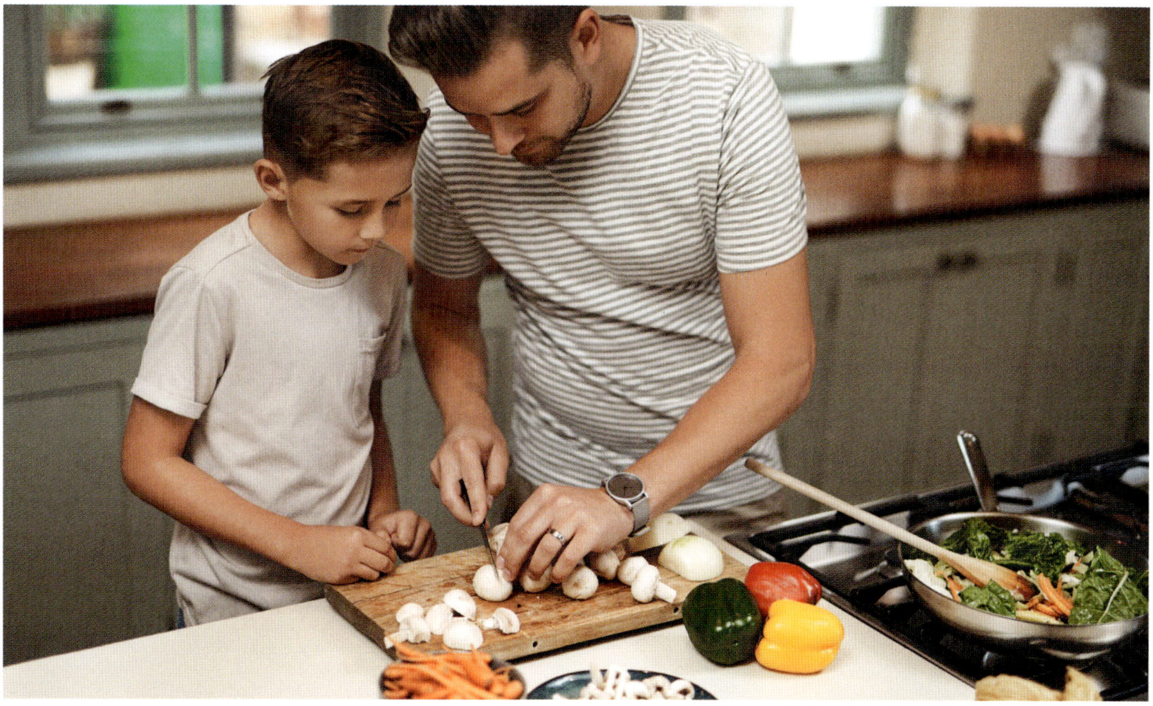

Enfin, on ne le répétera jamais assez – et le dernier Programme national nutrition santé (PNNS) l'a intégré à ses recommandations : privilégiez les produits bruts et la cuisine maison !

Mettre la pression sur les industriels ?

La mouvance du « clean-labelling », cette volonté des industriels et des distributeurs de simplifier les recettes et d'éliminer les additifs sous la pression des consommateurs, s'amplifie ces dernières années, avec des annonces « chocs » de certains ténors de l'agro-alimentaire et de la grande distribution.

Le dernier rapport de l'Observatoire de la qualité de l'alimentation (Oqali) sur l'utilisation des additifs dans les produits transformés (2019) observe une augmentation des produits sans additifs.

Cette « prise de conscience » des industriels est à relativiser : ainsi, les jambons sans nitrites, principaux concernés par cette diminution, peuvent incorporer à leur place des bouillons de légumes… contenant naturellement des nitrates, aux effets similaires (voir aussi p. 20).

Quand ils veulent…

Les industriels sont tout à fait capables de se passer des colorants artificiels – quand ils le veulent bien. Ainsi, suite à la suspension en France du dioxyde de titane (voir encadré p. 54), une grande marque de confiseries a modifié la formule d'un de ses articles vedettes en remplaçant le dioxyde de titane par de l'amidon de riz, avant d'annoncer qu'elle supprimait tous les colorants artificiels d'ici à 2025.

Par ailleurs, des entorses pures et simples à la réglementation ont toujours lieu, comme le pointe régulièrement la DGCCRF. En 2017, des analyses ont ainsi révélé, chez près de 20 % des fournisseurs du colorant E120 (acide carminique), l'utilisation d'un dérivé non autorisé à destination de boissons, sirops et confiseries pour enfants.

Le sel

Le sel, via sa teneur en sodium (un peu moins de 400 mg de sodium pour 1 g de sel), est indispensable au bon fonctionnement de l'organisme. Cependant, il est trop présent dans notre alimentation, ce qui a des effets délétères sur la santé. Quels sont les aliments les plus riches en sel et comment réduire ces apports ?

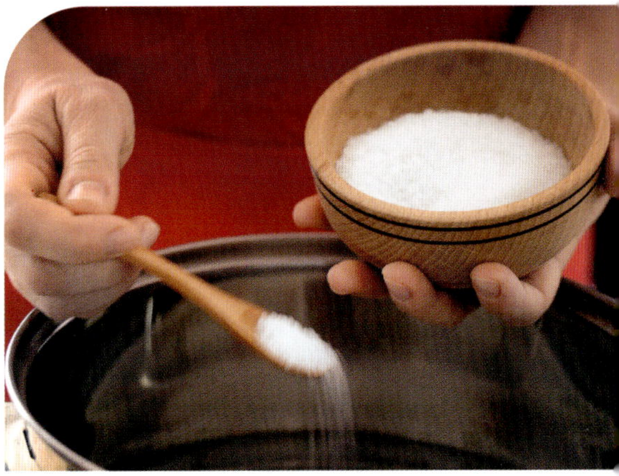

Nous consommons trop de sel

Selon l'étude individuelle nationale des consommations alimentaires (INCA 3) publiée en 2017, les hommes consomment en moyenne 9 g de sel par jour, les femmes 7 g. C'est sans doute un peu plus en réalité, car les oublis sont fréquents dans les déclarations des participants aux enquêtes alimentaires.

Un abus dangereux pour la santé

Une consommation excessive de sel favorise l'hypertension artérielle, laquelle est un facteur de risque de maladies cardiovasculaires et d'aggravation de l'insuffisance rénale. Elle pourrait également jouer un rôle dans l'apparition du diabète de type 2 et de certaines maladies auto-immunes comme la sclérose en plaques. Par ailleurs, l'excès de sel contribue à la perte de calcium (lequel participe à la qualité osseuse) dans les urines.

Les objectifs de réduction

Le Programme national nutrition santé (PNNS) vise un objectif intermédiaire de 8 g/jour chez l'homme et 6,5 g chez la femme. Mais l'objectif final, inspiré des recommandations de l'Organisation mondiale de la santé (OMS), est bien plus exigeant encore : moins de 5 g/jour.

Pas de régime sans sel

L'objectif est la modération et non la suppression. Les régimes sans sel stricts (moins de 2 g/jour) ne sont plus prescrits, car ils présentent un risque pour la santé : dénutrition, déshydratation – surtout chez les personnes âgées –, crampes, insomnie, fatigue chronique, faiblesse musculaire.

D'où vient le sel que nous consommons ?

La grande majorité de nos apports (autour de 80 %) provient du sel « caché » dans les produits transformés, d'origine industrielle ou artisanale. Le reste est issu du sel de table utilisé en cuisine ou dans l'assiette, auquel s'ajoute le sodium naturellement présent dans les aliments bruts (viande, fruits de mer, certains légumes...).

Les apports majeurs

Le pain, les charcuteries et les fromages sont les sources les plus importantes de sel.

Le pain n'est pas l'aliment le plus salé, mais c'est notre première source de sel, parce que nous en consommons chaque jour. En moyenne, il renferme près de 1,6 g de sel pour 100 g (4 g dans une baguette).

Les charcuteries sont toutes très salées avec, en moyenne, 2,5 g de sel pour 100 g – mais plus de 4,5 g pour le jambon ou le saucisson.

Les fromages renferment en moyenne 1,3 g de sel pour 100 g. Les plus salés sont les bleus, la mimolette vieille et la feta. L'emmental (0,5 g), les chèvres frais ou le saint-nectaire sont moins salés.

D'autres sources importantes

Il faut citer les plats cuisinés (pizzas, cordons-bleus...), les soupes, les conserves, les produits apéritifs, les sauces, les condiments et produits en saumure (moutarde, cornichons, anchois...), ainsi que certaines eaux (sodiques ou bicarbonatées, eaux gazeuses). Des produits sucrés peuvent aussi contenir une quantité significative de sel : 1 à 2 g pour 100 g dans la plupart des céréales du petit déjeuner, autour de 1 g dans nombre de biscuits et de viennoiseries.

Comment réduire l'apport en sel ?

L'appétence pour le sel n'est pas innée : les petits pots du commerce ne sont pas salés, et l'enfant les mange sans problème. Elle apparaît au moment de la diversification chez le nourrisson, puis se développe dans les premières années, avec les habitudes alimentaires.

Un petit effort...

Vous pouvez donc vous en déshabituer progressivement en ajoutant de moins en moins de sel à vos plats et en étant attentif aux choix des produits consommés. Si, après quelques semaines, les préparations industrielles vous semblent trop salées, voire désagréables, c'est bon signe...

Privilégiez les aliments bruts, non transformés, à cuisiner chez soi.

Relevez vos plats avec des légumes et des herbes aromatiques (champignons, poivron, poireau, herbes de Provence...), des épices (cumin, curry...), de l'ail, ainsi que des assaisonnements acides (vinaigre, citron, tomates).

Rincez les conserves de légumes avant de les consommer.

Ne posez pas de salière sur la table.

Certains boulangers proposent du pain sans sel sur commande, vous en trouverez également dans les magasins de surgelés.

Limitez bien sûr les produits les plus salés (voir plus haut), et vérifiez la teneur en sel sur les étiquettes.

Testez les aliments à teneur réduite en sel (charcuteries notamment).

Évitez les eaux plates ou pétillantes riches en sodium, ainsi que les eaux adoucies (référez-vous à l'étiquetage des eaux minérales).

Et les sels de substitution ?

Les sels de substitution ne sont pas la solution : ils ne jouent que sur la consommation domestique (la salière), très minoritaire dans nos apports, et maintiennent l'appétence pour le sel. Par ailleurs, ils comprennent du chlorure de potassium : ils ne sont donc pas recommandés aux personnes devant aussi modérer leurs apports en potassium (insuffisants cardiaques ou rénaux).

Pourquoi tant de sel dans les aliments industriels ?

Le salage a longtemps été, avec le fumage et le séchage, un moyen de conservation de la viande et du poisson. Cette propriété reste exploitée dans l'élaboration des charcuteries, poissons fumés et fromages. Le sel joue aussi un rôle technologique en retenant l'eau dans les aliments (pain, jambon, etc.). Toutefois, si les entreprises et les artisans salent souvent plus que nécessaire, c'est également parce que le sel améliore à peu de frais le goût des aliments qu'ils proposent.

Les pesticides dans l'alimentation

Le terme « pesticides » recouvre de très nombreuses substances insecticides, herbicides ou encore fongicides, dont l'action toxique est pointée du doigt pour la santé et pour l'environnement. Les liens entre pesticides et pathologies ont été établis s'agissant d'une exposition professionnelle, mais de plus en plus d'indices suggèrent également des effets délétères chez les consommateurs.

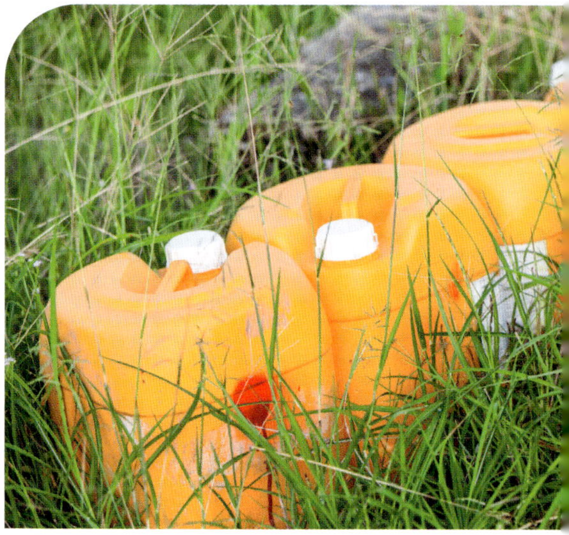

S'agissant de l'agriculture, 1 000 substances actives environ ont été commercialisées. Depuis la mise en œuvre d'une procédure communautaire d'évaluation, 74 % d'entre elles ont été retirées du marché dans au moins un État membre.

Ce qu'il faut savoir sur les pesticides

Les pesticides sont des substances utilisées pour prévenir, contrôler ou éliminer des organismes jugés nuisibles. On peut aussi utiliser en agriculture le terme de produits phytosanitaires ou phytopharmaceutiques. Dans la définition de la réglementation européenne, ils incluent également les produits zoosanitaires, les traitements conservateurs du bois, les biocides – pesticides à usage domestique, contre les poux, les mites, les cafards (voir p. 178)...

Différentes classifications

Les pesticides peuvent être classés de différentes façons :

– selon leur cible : herbicides, insecticides, fongicides, antiparasitaires, biocides... ;

– en fonction de leur appartenance à des familles chimiques : dithiocarbamates, organophosphorés, pyréthrinoïdes, néonicotinoïdes...

Une réglementation nationale et européenne

La réglementation est assurée tant au niveau européen que national. L'Autorité européenne de sécurité des aliments (Efsa) évalue chaque substance active, tandis que les États membres évaluent et autorisent les produits finaux.

- Au niveau de l'UE, les substances actives autorisées sont inscrites sur une liste positive (règlement CE n° 1107/2009). Les limites légales de résidus de pesticides dans l'alimentation humaine ou animale sont régies par le règlement CE n° 396/2005.
- Au niveau national, le produit est autorisé par l'État français après avis de l'Agence nationale de sécurité sanitaire de l'alimentation, de l'environnement et du travail (Anses).

Le mauvais élève français

La France se situe au 2e rang européen des ventes de substances actives, et les efforts affichés pour en réduire l'utilisation ne sont guère suivis d'effets.

Le premier plan Écophyto, lancé dans la foulée du Grenelle de l'environnement en 2008, et qui visait à réduire de 50 % l'usage des pesticides sur dix ans, a été un échec cuisant.

Deux autres plans ont été successivement lancés, Écophyto II en 2015, Écophyto II+ en 2019. Pour le moment, le bilan est tout aussi mauvais. La cible intermédiaire d'une baisse de 25 % en 2020 n'est pas atteinte, celle d'une baisse de 50 % en 2025 semble hors de portée. Le recours aux pesticides aurait grimpé de 25 % en France lors de la dernière décennie...

Une imprégnation de toute la population

De nombreux travaux montrent une présence généralisée des résidus de pesticides tant dans l'environnement (eau, air, sol) que dans les denrées alimentaires. Un rapport de l'Efsa de 2016 évaluait ainsi à près de 43 % la proportion d'aliments en contenant, certes dans les limites autorisées, et à 2,6 % ceux qui dépassaient ces seuils. Des études françaises et internationales ont en outre révélé que les matrices biologiques humaines (sang, urines, sang du cordon ombilical, lait, graisse sous-cutanée) sont contaminées par des résidus de pesticides, et que l'ensemble de la population est exposé.

Un programme national de biosurveillance

Les voies d'exposition de la population générale sont multiples et chroniques.

L'Étude nationale nutrition santé (ENNS) sur des échantillons de 2006-2007 avait montré des niveaux français d'imprégnation aux organophosphorés et pyréthrinoïdes parmi les plus élevés en référence à des pays comparables.

Depuis, des études sur des cohortes tentent de mieux caractériser cette exposition et la part contributive des différentes sources (alimentation, eau de consommation, air intérieur et extérieur...), au sein d'un programme national de biosurveillance : il s'agit de l'étude transversale Esteban (Étude de santé sur l'environnement, la biosurveillance, l'activité physique et la nutrition), et de l'étude Elfe (Étude

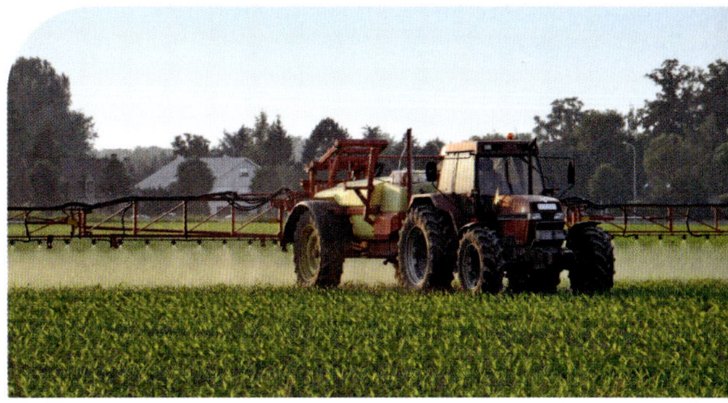

Les voies d'exposition en milieu rural

Même si l'OMS considère que l'exposition aux pesticides provient surtout de l'alimentation, il ne faut pas négliger d'autres voies (aériennes, cutanées...). Celles-ci sont majoritaires chez les agriculteurs, pour qui le risque est bien documenté. Des études de la cohorte Elfe sur les femmes enceintes ont montré l'influence du lieu de vie, par exemple près de cultures, dans l'imprégnation à certains pesticides. Or de plus en plus de données suggèrent une association de cette exposition avec le développement de diverses pathologies.

D'où la bataille du collectif de maires « anti-pesticides » et d'associations pour obtenir une plus grande distance sans traitement à proximité des riverains. Mais, si le décret d'utilisation des pesticides de décembre 2019 a finalement intégré de tels écarts de sécurité (5 m pour les légumes et les céréales, 10 m pour la vigne et les arbres fruitiers – des limites déjà considérées comme nettement insuffisantes pour protéger les riverains), des chartes d'engagement départementales ont dans les faits réduit ces distances, respectivement à 3 et 5 m.

longitudinale française depuis l'enfance), cette dernière s'attachant plus précisément à l'incidence de l'exposition durant la grossesse.

Des mesures de résidus qui posent question

Des programmes de surveillance permettent par ailleurs d'estimer les niveaux de contamination des denrées brutes agricoles et de l'eau (voir p.79). Les résultats et analyses des différents pays européens sont compilés par l'Efsa.

Des limites maximales de résidus (LMR) réglementaires sont fixées pour chaque couple végétal/pesticide, en mesurant la dose maximale sans effet toxique sur des animaux de laboratoire et en appliquant des facteurs de sécurité importants (de l'ordre de 100). Or les quantités retrouvées sont le plus souvent inférieures aux LMR réglementaires.

Mais de plus en plus de scientifiques pointent les limites d'une telle approche, qui ne tient compte ni du risque des expositions à faible dose s'agissant de substances potentiellement perturbatrices endocriniennes (voir encadré p. 105) ni du risque de l'effet cocktail (voir aussi p. 140) : les niveaux de pesticides sont évalués un à un, les LMR n'intégrant pas de données sur les effets simultanés et potentiellement synergiques de telles molécules. Or des chercheurs de l'Institut national de recherche pour l'agriculture, l'alimentation et l'environnement (Inrae) ont montré les conséquences d'une action combinée de pesticides sur le métabolisme des rats.

Enfin, s'il existe des limites concernant l'eau et les aliments, ce n'est pas le cas pour l'air, qui est pourtant un vecteur important d'exposition, notamment des populations riveraines des cultures.

Quelles sont les denrées les plus concernées ?

Les données des plans de surveillance nationaux ne sont guère communiquées et difficilement exploitables par le grand public.

Les données 2017 de la DGCCRF (publiées en 2019) concernant les résidus de pesticides retrouvés dans les aliments en France donnent les résultats suivants : si le taux de non-conformité (dépassement de LMR, substances actives interdites en France...) est faible (3 % pour les fruits, 2,4 % pour les légumes), une part importante des échantillons (bio et non bio confondus) est bien contaminée, à hauteur de 63 % pour les fruits, 43 % pour les légumes, 53 % pour les céréales et 23 % pour les produits transformés.

Parmi les fruits les plus contaminés : cerise, raisin, pomme, nectarine/pêche, fraise et agrumes (clémentine/mandarine, pamplemousse, orange) ; pour les légumes : salades vertes, céleri-branche, céleri-rave, herbes fraîches, endive. En fin de classement, prune/mirabelle, avocat et kiwi d'une part,

Privilégiez les céréales complètes bio

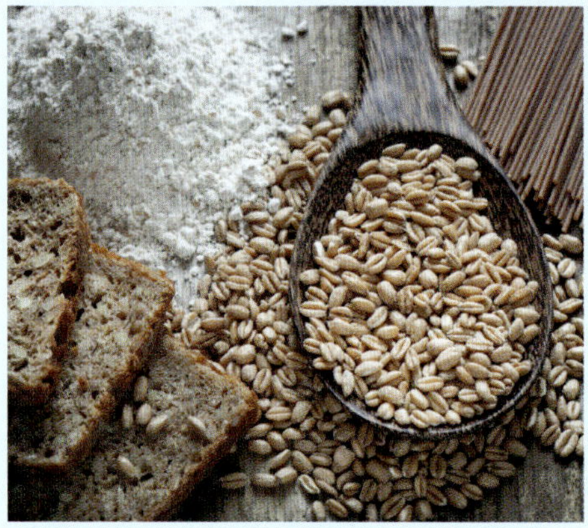

Tout le monde vous le dira : les céréales complètes (pâtes, riz, semoule) sont bien meilleures pour la santé, plus riches en fibres, en vitamines et en sels minéraux que les céréales raffinées. De même, les farines complètes ou semi-complètes sont préférables aux farines blanches, et le pain complet ou bis plus sain que le pain blanc. Oui, mais attention : préférez-les bio, les résidus de pesticides chimiques (interdits en bio) se concentrant dans l'enveloppe externe des grains, laquelle est conservée en totalité ou en partie dans les produits peu ou pas raffinés.

betterave, asperge et maïs doux d'autre part. Un test *Que Choisir* sur les fruits a montré en 2016 que, sur 21 échantillons de fraises conventionnelles, 12 contenaient au moins 5 molécules, dont des perturbateurs endocriniens (PE) ou des substances cancérogènes, mutagènes, reprotoxiques (CMR) possibles, probables, voire certains. Sur 27 échantillons de raisin conventionnel, 18 étaient dans le même cas.

L'ONG Générations Futures a pour sa part publié, en septembre 2020, une étude nuançant les chiffres de la DGCCRF en distinguant les échantillons bio des non bio (fruits et légumes) : le taux de fruits conventionnels contaminés monte à près de 67 %, et celui des légumes à 45 % (le bio étant peu touché).

Quels sont les risques ?

De fortes suspicions existent sur le rôle des pesticides dans le développement de pathologies chroniques (cancers, troubles neurologiques ou de la reproduction...). Cependant, les données sont encore trop parcellaires en ce qui concerne les expositions non professionnelles.

Différents types de toxicité

Toutes les molécules ne se valent pas, mais toutes présentent des risques.

Le Centre international de recherche sur le cancer (Circ) a évalué une soixantaine de pesticides. Il a classé l'arsenic (insecticide) et le pentachlorophénol (antifongique du bois) cancérogènes certains pour l'homme ; le glyphosate (herbicide) et plusieurs insecticides, dont le malathion et le diazinon, cancérogènes probables ; et plus d'une vingtaine de molécules, cancérogènes possibles.

Certaines substances, tels les organochlorés désormais interdits, sont des PE, avec des effets nocifs pour les individus et leur descendance. Dans la famille toujours autorisée des dithiocarbamates, plusieurs molécules sont suspectées de l'être.

Les fongicides inhibiteurs de la succinate déshydrogénase (SDHI), utilisés contre certains champignons et moisissures affectant les cultures, font quant à eux l'objet d'un âpre débat. Si des scientifiques soutiennent que ces substances, qui bloquent la respiration cellulaire, ont une action chez la plupart des êtres vivants, y compris les humains, l'Anses a conclu en 2019 qu'il n'y avait pas matière à s'alarmer – au vu des données actuelles (voir p. 63).

Et puis il y a les risques environnementaux. Selon le rapport de novembre 2015 du Commissariat général au développement durable, 92 % des points de surveillance sur les cours d'eau français montrent la présence d'au moins un pesticide. Et l'action létale des néonicotinoïdes (voir aussi p. 63) a été largement prouvée sur les abeilles à de très faibles doses. Or, sans abeille, pas de pollinisation, ce qui à terme pourrait mettre en danger les récoltes elles-mêmes.

Des risques professionnels difficilement transposables au grand public

Des études épidémiologiques ont mis en évidence des liens entre l'exposition chronique aux pesticides dans un cadre professionnel et l'augmentation du risque d'apparition de pathologies cancéreuses (prostate, lymphome non hodgkinien, myélome multiple ou cancer de la moelle osseuse), neurologiques (maladie de Parkinson) ou reproductives. Cependant, les personnes concernées (en France, 1 à 2 millions d'agriculteurs et d'employés d'usines de production) sont exposées à des doses plus élevées que la population générale.

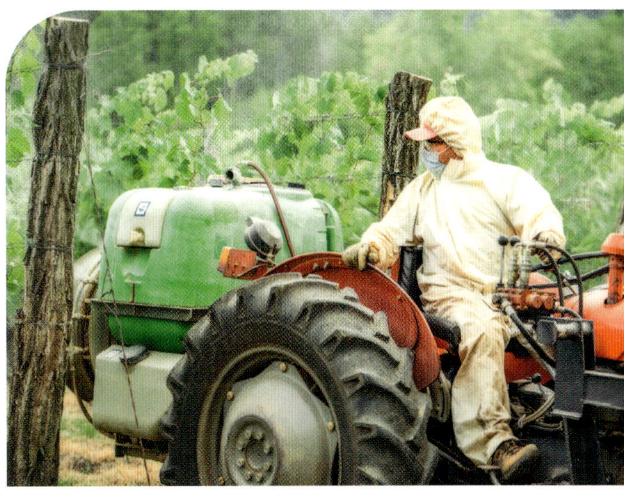

Fruits et légumes : bénéfiques même non bio

Si les résidus de pesticides sont à éviter, ils ne doivent pas nous faire renoncer à la consommation régulière de fruits et de légumes (le célèbre « 5 fruits et légumes par jour »). Cette consommation est associée notamment à une diminution du risque de divers cancers et de maladies cardiovasculaires. Qu'ils soient ou non issus de l'agriculture biologique, fruits et légumes présentent d'indiscutables atouts pour la santé : des antioxydants protecteurs, des vitamines, des minéraux (magnésium, potassium, calcium, fer, cuivre...) et des fibres. De plus, ils sont peu caloriques et favorisent la stabilité du poids. Profitez-en !

Quelques études ont toutefois montré une augmentation de certains cancers en zone d'épandage de pesticides dans la population riveraine, ou chez des enfants dont les parents sont des utilisateurs de ces produits à la maison ou au jardin, en particulier pendant la grossesse ou la petite enfance. Ces études demandent à être confirmées.

Dans son expertise collective de 2013, l'Institut national de la santé et de la recherche médicale (Inserm) pointe un risque accru en période prénatale et périnatale, ainsi qu'au cours de la petite enfance (augmentation du nombre de fausses couches, malformations congénitales, tumeurs cérébrales infantiles, leucémies). Ce travail est en cours d'actualisation.

Il reste beaucoup à faire...

L'absence, pour l'heure, de limitations plus strictes limite les marges de manœuvre.

Réduire l'exposition alimentaire

La réglementation ne permettant pas pour l'heure de garantir l'absence de pesticides en agriculture conventionnelle, se tourner vers le bio est en l'état le seul geste permettant de diminuer significativement son exposition alimentaire. Pour plusieurs raisons :

Même s'il est recommandé de laver et d'éplucher ses fruits et légumes, ces pratiques ne suffisent pas : des tests *Que Choisir* sur des pommes ont ainsi montré une faible diminution du nombre de molécules et du taux de résidus (12 % au lavage, 50 % à l'épluchage, alors que la peau est riche en composés bénéfiques). Cela pourrait s'expliquer notamment par l'usage de pesticides en enrobage de semences, conçus pour pénétrer dans la plante et donc rester dans le fruit, ou par la présence de pesticides peu solubles dans l'eau.

Attention aux termes d'« agriculture raisonnée » ou « maîtrisée », qui ne constituent pas une garantie, tout comme aux allégations « sans résidu de pesticides » ou « cultivé sans pesticides de synthèse » (voir encadré p. 63).

Seule l'agriculture biologique (voir p. 71) tire correctement son épingle du jeu. De récents tests *Que Choisir* sur des fruits (pommes, poires, raisins et fraises) n'ont identifié qu'un échantillon de raisin bio contenant des résidus préoccupants, la plupart des autres en étant totalement dépourvus. Plus largement, les résultats de l'étude BioNutriNet sur la cohorte NutriNet-Santé montrent que les urines de consommateurs réguliers de produits bio recèlent moins de résidus de pesticides organophosphorés et pyréthrinoïdes que celles des personnes se four-

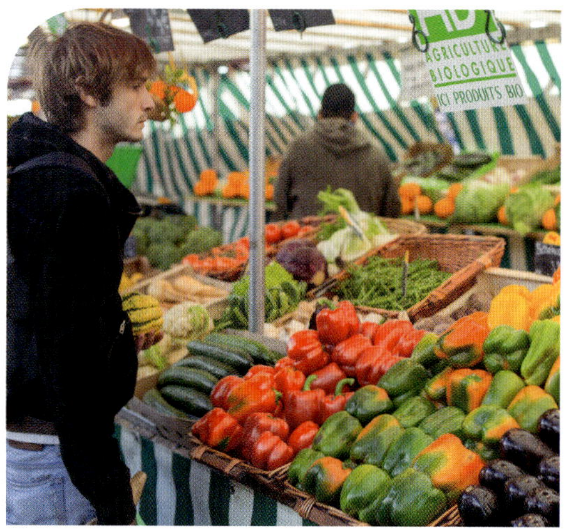

nissant surtout en agriculture conventionnelle (voir aussi encadré ci-contre). La même étude suggère qu'une forte consommation d'aliments bio réduirait le risque de cancers (voir p. 73) et de diabète de type 2 – même si le lien de cause à effet n'est pour l'heure pas démontré, non plus que le rôle des pesticides dans cette association.

Et côté santé publique ?

En matière de réduction de l'usage des pesticides, si l'affichage politique est imposant, la mise en œuvre des objectifs visés est très décevante.

Évoquée en 2017 pour une mise en œuvre au plus tard « dans les trois ans », l'interdiction du glyphosate est aujourd'hui différée. Vivement critiquée par des écologistes concernant les conditions d'attribution d'une étude clé sur le potentiel cancérogène du produit, l'Anses a annoncé en octobre 2020 des restrictions d'utilisation de 80 % en viticulture et de 60 % en arboriculture fruitière et pour les grandes cultures (céréales, colza, tournesol). Mais les défenseurs de l'environnement craignent que de telles mesures ne pérennisent l'emploi du glyphosate et ne repoussent d'autant une interdiction totale.

L'Anses a aussi été accusée par certains d'avoir négligé les alertes environnementales et sanitaires sur les fongicides SDHI.

« Sans pesticides », vraiment ?

« Sans résidus de pesticides », « cultivé sans pesticides »... De telles promesses sont censées assurer au consommateur une démarche vertueuse des producteurs concernant la santé et l'environnement – qui plus est à un prix moindre que le bio. À ceci près que des contrôles effectués par la DGCCRF en 2018 (et publiés en 2020) sur 94 produits affichant ce type d'allégations ont révélé que plus d'un tiers d'entre eux présentaient des résidus de pesticides. D'autres contrôles ont été effectués en 2019, mais les résultats n'ont pas été communiqués à l'heure où nous écrivons ces lignes.

Plus récemment, la réautorisation de l'usage des néonicotinoïdes (interdits depuis 2018) par dérogation sur les cultures de betteraves sucrières a été perçue comme un très mauvais signe concernant l'ambition écologique déclarée des autorités. Avec trente autres organisations, l'UFC-Que Choisir avait dénoncé ce projet de loi. En vain, malheureusement (voir encadré ci-dessous).

Et pourtant, des alternatives existent

Tant sur la question des néonicotinoïdes que dans d'autres domaines, comme celui du glyphosate, et quoi que prétendent les partisans du tout-chimique, des solutions agronomiques existent ou sont en développement.

- En février 2020, 84 organismes de recherche européens, dont l'Inrae pour la France, se sont engagés sur une feuille de route ambitieuse « Pour une agriculture sans pesticide chimique ». Cet engagement fait écho au Pacte Vert pour l'Europe, le « Green Deal » annoncé par la Commission européenne en décembre 2019 pour permettre une transition écologique durable à l'échelle du continent. Les pistes évoquées sont multiples : mieux utiliser l'agro-écologie (rotations longues, coccinelles, semis tardifs, etc.), exploiter le potentiel de la sélection végétale (sélection de variétés mieux armées contre les insectes – betteraves résistantes aux pucerons, par exemple), développer l'utilisation du numérique, etc. Reste à savoir si les filières concernées et la volonté politique suivront, sachant que ces méthodes sont plus coûteuses et ne constituent pas une assurance tous risques.

Le soja

Le soja se révèle intéressant pour sa richesse en protéines, une qualité qui fait écho aux recommandations actuelles, visant à réduire la part des protéines animales dans nos menus. Cependant, il renferme des composés particuliers, les isoflavones, dont les effets sur l'organisme restent incertains.

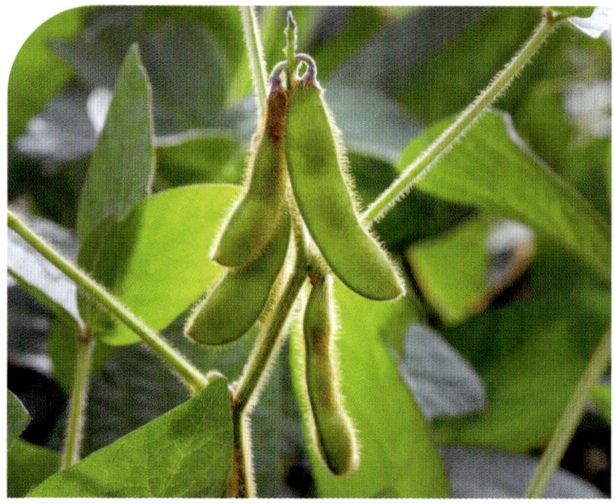

Les qualités nutritives

Le soja appartient à la famille des légumineuses comme les lentilles, mais il est traité à part en nutrition. Il est avant tout apprécié pour ses protéines, même s'il apporte aussi quelques sels minéraux (potassium, fer, zinc...) et des vitamines du groupe B. Ses lipides sont en majorité insaturés, plus recommandés que les graisses saturées, avec néanmoins un excès d'oméga-6 par rapport aux oméga-3.

Les protéines du soja

Si le soja est un ingrédient classique des régimes végétariens et végétaliens, c'est justement en raison de son apport en protéines.

Sa teneur en protéines est en effet supérieure à celle des autres légumineuses : environ 12 g/100 g dans la graine cuite (en conserve), contre 8-10 g dans la lentille (en conserve également).

Comme celles des autres légumineuses, les protéines du soja fournissent de la lysine, un acide aminé essentiel, mais sont déficitaires en méthionine, un autre acide aminé essentiel. Cependant, ces protéines seraient plus nutritives que celles des autres légumineuses en raison de leur bonne digestibilité (assimilation par le tube digestif). Par ailleurs, ce déficit en méthionine ne pose pas de problème si l'alimentation comprend aussi des denrées animales ou si l'on consomme des céréales (qui apportent la méthionine manquant aux légumineuses).

Choisir des produits peu transformés

Le soja est malléable, et son goût neutre se prête à de multiples préparations. Or, contrairement à l'image véhiculée par ce végétal, celles-ci ne sont pas toujours très saines : certains plats, notamment ceux

Le soja dans nos assiettes

À côté des produits à base de soja (boissons, tofu, desserts, graines toastées, farine, sauce, plats industriels...), ce végétal est présent de façon cachée dans quantité d'aliments.

- La lécithine de soja est un additif couramment employé pour faciliter et stabiliser les mélanges d'ingrédients. Des protéines de soja texturées peuvent être ajoutées pour augmenter le volume de certaines préparations (boulettes de bœuf, saucisses de porc...) à moindre coût.
- Sans compter les apports indirects, difficiles à quantifier, via les produits issus d'animaux nourris aux tourteaux de soja...

qui cherchent à imiter la viande, le poulet, le jambon, sont élaborés à partir d'ingrédients fractionnés (protéines de soja, lécithine de soja, amidon) typiques de la nourriture ultratransformée (voir aussi p. 29) ; ils peuvent comprendre de nombreux additifs et arômes, et se révéler très gras. Privilégiez les produits les plus simples, à cuisiner soi-même.

Les isoflavones : des incertitudes

Les isoflavones sont des composés naturellement présents en faible quantité dans de nombreux végétaux, mais qui abondent dans le soja. Elles sont qualifiées de phyto-œstrogènes, car elles ont une action en partie similaire à celle des hormones féminines.

Aliment santé ou perturbateur endocrinien ?

L'action hormonale des isoflavones du soja est considérée comme inoffensive ou protectrice par les uns, mais à risque de perturbation endocrinienne par les autres.

Les travaux sur le lien entre cancer du sein et soja donnent des résultats contradictoires. Des observations en Asie rapportent un effet protecteur chez les femmes asiatiques faisant une consommation élevée de soja. Ce bénéfice n'est pas retrouvé dans les études menées en Europe et en Amérique du Nord. Par ailleurs, une étude française, publiée en 2019, sur des femmes de plus de 50 ans suggère une association entre la prise de compléments alimentaires à base d'isoflavones et l'accroissement du risque de certaines formes de cancer du sein, avec un risque plus élevé encore chez les femmes ayant des antécédents familiaux de cancer du sein.

La consommation régulière de soja pourrait agir comme un perturbateur endocrinien sur le développement du fœtus et de l'enfant. Elle pourrait dérégler les cycles menstruels et altérer ultérieurement la fertilité masculine. Les preuves restent modestes, car peu d'études sont disponibles.

Par leur action hormonale, les isoflavones pourraient enfin perturber la fonction thyroïdienne et aggraver une hypothyroïdie en interférant avec les médicaments prescrits pour la compenser.

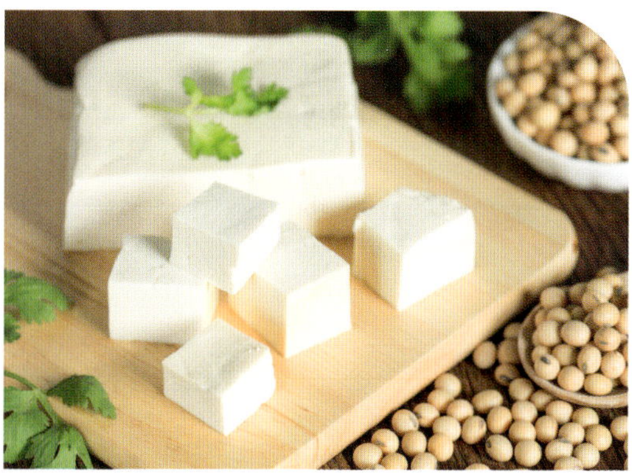

Les recommandations : un principe de précaution

Le soja présente des qualités nutritionnelles, mais il est conseillé d'en limiter la consommation en raison des incertitudes pesant sur les isoflavones.

La teneur en isoflavones n'est pas précisée sur l'étiquetage, et les tests réalisés par *Que Choisir* montrent que certains produits (graines apéritives, par exemple) peuvent exposer à une quantité importante, à laquelle s'ajoutent les isoflavones présentes dans le soja « caché » (voir encadré p. 64). En 2005, l'Agence nationale de sécurité sanitaire de l'alimentation, de l'environnement et du travail (Anses) avait fixé une limite d'exposition quotidienne (1 mg d'isoflavones par kilo de poids corporel, soit 60 mg si l'on pèse 60 kg) qui n'a pas été suivie par les industriels et qui, de plus, est aujourd'hui jugée insuffisamment protectrice.

En attendant une réévaluation des effets des isoflavones sur la santé et la fixation de doses maximales réglementaires, il est recommandé de limiter la consommation de denrées à base de soja à une seule portion quotidienne (un plat, un dessert, une boisson…).

Les aliments à base de soja sont dans tous les cas fortement déconseillés pour la femme enceinte, le nourrisson (préparations en poudre à base de soja) et l'enfant jusqu'à 3 ans.

Les organismes génétiquement modifiés (OGM)

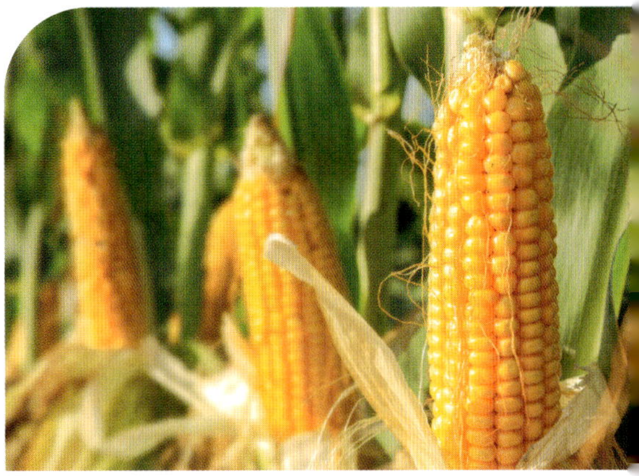

Si les risques pour la santé que pourraient présenter les OGM ne sont pas à ce jour caractérisés, il est désormais clairement établi que les solutions agronomiques qu'ils apportent s'accompagnent de nouveaux dangers pour la sécurité alimentaire et pour l'environnement. En France, les consommateurs y sont peu exposés, du moins directement, via l'alimentation, mais l'étiquetage reste incomplet et peu lisible.

Différents types de cultures plus ou moins contrôlées en Europe

Le terme d'OGM recouvre des caractéristiques et des techniques diverses d'obtention d'organismes, pas toutes couvertes jusqu'ici par la réglementation européenne.

Pourquoi modifier un organisme ?

Un organisme génétiquement modifié (OGM) est un organisme vivant (animal, végétal, micro-organisme), capable de se reproduire, dont le matériel génétique a été modifié selon un processus qui ne se produit pas naturellement.

Les OGM (soja, maïs, coton, colza et, dans une moindre mesure, riz, aubergine, pomme de terre ou betterave) sont censés faciliter le travail des agriculteurs de diverses manières :

- La plante devient productrice d'une toxine Bt (pour *Bacillus thuringiensis*, une bactérie du sol comportant le gène de la toxine en question) ciblant les ravageurs comme la pyrale ou la chrysomèle du maïs. Il s'agit par exemple du maïs MON 810 commercialisé par Monsanto dans certains pays d'Europe (voir p. 67).
- La plante devient tolérante à un herbicide : on la qualifie de plante TH. C'est le cas des OGM tolérants au glyphosate (comme le maïs NK603), un herbicide total que l'on associe systématiquement à leur culture (il tuera les « mauvaises herbes », mais pas cette plante). Dans le monde, une grande majorité des OGM cultivés appartiennent à cette famille.
- Il existe maintenant de nombreux OGM combinant les deux approches, et de nouvelles caractéristiques sont en développement (résistance à la sécheresse, développement de qualités organoleptiques...).

À noter : plusieurs applications apparaissent également dans le domaine animal, mais elles restent localisées aux États-Unis et au Canada, où un saumon transgénique à croissance décuplée a par exemple été autorisé à la vente en 2016.

De la transgenèse aux nouvelles techniques de sélection

Les modalités d'obtention d'organismes génétiquement modifiés ont été définies au niveau européen dans la directive 2001/18/CE (par exemple pour une semence). Cependant, les techniques ont largement évolué depuis :

La transgenèse a longtemps été la principale technique d'obtention des OGM. Il s'agit d'introduire dans le génome un ou plusieurs gènes provenant du génome d'une autre espèce vivante.

Depuis le milieu des années 2000, de nouvelles techniques de modification du génome se sont développées (on parle de NBT, *new breeding techniques*), comme le système Crispr-Cas9 (des « ciseaux moléculaires », revenant à couper un fragment d'ADN et à le remplacer par une autre séquence, qui rendent la modification d'ADN plus simple). Ces techniques, qui peuvent là encore générer des variétés tolérantes aux pesticides notamment, ne sont toujours pas couvertes par la réglementation européenne (voir encadré ci-dessous).

Des OGM non cultivés en France ?

Si les surfaces de culture des plantes OGM ne cessent d'augmenter dans le monde, les principaux producteurs demeurent les États-Unis, le Brésil, l'Argentine, le Canada et l'Inde. En Europe, la procédure d'autorisation pour dix années englobe une évaluation des risques pour la santé et l'environnement ainsi qu'un plan de surveillance, avec une consultation préalable du public.

La population y étant massivement opposée, les OGM obtenus par transgenèse ne sont quasiment pas cultivés en Europe. Seul le MON 810 est autorisé, mais les surfaces sont minimes (moins de 0,1 % des espaces mondiaux dédiés). Cette culture est interdite en France depuis 2008.

Cependant, des milliers d'hectares en France sont cultivés avec des plantes issues de nouvelles techniques (NBT), comme la mutagenèse aléatoire ou ciblée (voir aussi encadré ci-dessous). Des OGM sont également cultivés – en milieu confiné – à des fins de recherche ou industrielles, ou pour l'alimentation animale.

Par ailleurs, de nombreux OGM peuvent être importés en France. Quelque 130 variétés sont ainsi autorisées à l'importation dans l'Union européenne (dont une majorité de maïs, mais aussi des sojas, des colzas, des cotons, une betterave et des œillets). La plupart sont destinés à l'alimentation animale, mais certains peuvent être utilisés comme ingrédients dans des plats destinés à nos assiettes.

Des risques mal évalués

Les risques des OGM pour la santé des consommateurs restent hypothétiques. En revanche, dans les domainse agronomique, environnemental et économique, les incidences de l'utilisation des OGM, de l'aveu même des pouvoirs publics, ne sont pas nulles.

Les OGM ne semblent pas être des poisons en soi

À ce jour, aucune étude ne démontre formellement une toxicité aiguë ou chronique des OGM pour l'homme via la consommation alimentaire.

Les « OGM cachés » bientôt inclus dans la réglementation

En France, le 7 février 2020, le Conseil d'État a tranché, après un avis similaire de 2018 de la Cour de justice de l'Union européenne : toutes les plantes obtenues via des techniques récentes (depuis les années 2000) doivent faire l'objet du même encadrement que les plantes transgéniques. Une victoire importante pour leurs opposants, qui avaient saisi le Conseil d'État en 2014. Une révolution pour l'agriculture française, ces VRTH (variétés rendues tolérantes aux herbicides) représentant en 2017 27 % des surfaces cultivées de tournesol, 20 % des surfaces d'endives et 2 % des surfaces de colza, et ce en échappant à toute obligation d'évaluation des risques, d'étiquetage et de traçabilité. Le gouvernement était censé modifier en ce sens l'article D531-2 du Code de l'environnement, ce qui n'était pas encore fait à l'heure où nous écrivons ces lignes.

Récemment, plusieurs travaux d'envergure ont été menés au niveau européen (Grace et G-TwYST) ou français (GMO 90+) : sur le moyen terme comme sur le long terme (de six mois à deux ans), avec le MON 810 ou le NK603, tous les résultats ont été négatifs dans la recherche de pathologies induites.

Des évaluations et des études qui pourraient être améliorées

Conclure de ces travaux que tout risque est écarté serait néanmoins une erreur.

- Les conclusions ne portent que sur les plantes transgéniques testées. Si le statut OGM n'est pas en soi synonyme de poison, cela ne signifie pas que toutes les plantes OGM soient inoffensives.
- Les mesures de pesticides résiduels dans l'alimentation, regroupées au niveau de l'UE par l'Autorité européenne de sécurité des aliments (Efsa), ne prennent pas en compte la présence possible de composés de dégradation des herbicides dans les aliments dérivés d'OGM. Or les effets de tels composés sont mal connus, et les trois études évoquées ne permettent pas d'évaluer le risque qui pourrait leur être associé.
- Les résidus d'herbicides, ou de produits de dégradation de ces derniers, sont présents en très faible quantité dans les aliments, bien en deçà des seuils de sécurité définis au niveau européen. Cependant, le potentiel perturbateur endocrinien de telles molécules pourrait être important à des concentrations très faibles. Pour de tels effets, des études beaucoup plus longues, y compris sur plusieurs générations, seraient nécessaires.

Toujours plus de produits de traitement

L'utilisation des OGM n'a en rien réduit la quantité de produits phytosanitaires – au contraire : les résistances des mauvaises herbes et des ravageurs se développant, les agriculteurs utilisent de plus en plus de traitements, voire combinent plusieurs molécules sur une même parcelle OGM. Des produits assez anciens, plus toxiques, comme l'herbicide 2,4-D, sont de nouveau utilisés. Dans son rapport sur les VRTH (voir encadré p. 67) de novembre 2019, l'Agence nationale de sécurité sanitaire de l'alimentation, de l'environnement et du travail (Anses) pointe les risques de contamination des milieux aquatiques, très peu testés en France pour les résidus de pesticides concernés.

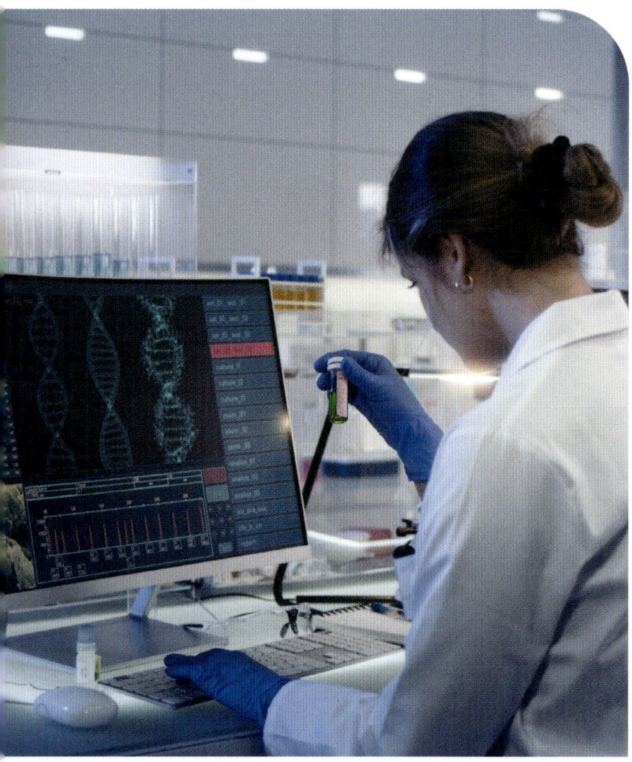

Des incidences agro-économiques lourdes

Choisir des produits dérivés des OGM, c'est soutenir un mode de développement qui n'est pas sans risque ni pour les agriculteurs, ni pour la sécurité alimentaire, ni pour l'environnement :

- Les semences OGM sous brevet impliquent une dépendance des agriculteurs aux grandes multinationales, les forçant à acheter des produits phytosanitaires associés (pesticides notamment) et favorisant les grosses exploitations, avec des promesses d'amélioration de rendements loin d'être toujours tenues.

La réduction espérée – et si largement vantée par les promoteurs des OGM – de l'usage des produits phytosanitaires n'a pas non plus été observée (voir encadré p. 68).

L'homogénéité génétique des cultures est un danger en cas de modification des conditions de culture, dont le changement climatique. La dissémination accidentelle sur des cultures classiques environnantes peut provoquer une « contamination croisée » : les caractères de la plante modifiée passent alors aux cultures non OGM.

Les nouveaux OGM (les NBT, voir p. 67) posent également question quant à la mutagenèse utilisée, qui n'est jamais totalement ciblée et peut avoir un impact sur des éléments auxquels elle n'était pas destinée, et sur la topologie de l'ADN, dont on ne connaît pas les effets, lesquels ne sont ni recherchés ni évalués.

Un étiquetage alimentaire incomplet et peu lisible

Les OGM autorisés à l'importation pouvant se retrouver dans notre alimentation, mieux vaut apprendre à lire les étiquettes. Il existe en France deux types d'étiquetage permettant aux consommateurs de (tenter de) s'y repérer.

L'étiquetage obligatoire

Dans l'UE, les produits contenant plus de 0,9 % d'OGM par ingrédient doivent être étiquetés comme tels (règlement 1829/2003), avec des libellés strictement établis : « contient [nom de l'ingrédient] génétiquement modifié », « produit à partir de [nom de l'ingrédient] génétiquement modifié », etc.

Vu la réticence des consommateurs en Europe, de tels produits sont aujourd'hui rarissimes sur le marché. Il s'agit principalement d'articles importés des États-Unis ou d'Asie (huile de soja ou de colza...). Il reste que cette règle d'étiquetage connaît des exceptions importantes – c'est par ce biais que les OGM se faufilent dans nos assiettes :

- les produits animaux ou issus d'animaux nourris avec des OGM, alors que cet usage représente 80 % des importations européennes d'OGM ;
- les OGM « cachés », obtenus par les nouvelles techniques de mutagenèse (voir encadré p. 67) ;
- les produits utilisés en collectivité, dans les cantines ou les restaurants.

L'étiquetage volontaire « sans OGM »

Depuis 2012, un étiquetage volontaire a été prévu par décret pour permettre aux consommateurs de mieux exercer leur libre choix. Il concerne :

- les légumes « sans OGM < 0,1 % » (soit la limite de détection). Attention, cette allégation n'est possible que si une alternative OGM existe (principalement maïs et soja) ;

Sans OGM, mais sans le dire

Il est des produits qui ne l'affichent pas, mais sont pourtant sans OGM. C'est le cas de ceux qui sont certifiés biologiques, avec une limite à 0,9 % par ingrédient pour le label bio européen et à 0,1 % dans certains cahiers des charges privés (Bio Cohérence, Demeter, Nature et Progrès). Des produits Label Rouge (volailles fermières de l'Ardèche, Blason Prestige) et AOC (crème et beurre de Bresse, comté) excluent dans leur cahier des charges l'usage des OGM au-delà de 0,9 %. Des producteurs en vente directe revendiquent la même limite (Consommer sans OGM en Bretagne, Centre, Pays de la Loire...), tandis que des marques distributeurs (Carrefour, Auchan, Picard) et privées (Fermiers de Loué, Labeyrie...) ont également investi le créneau.

– les produits animaux « nourris sans OGM < 0,1 % ou à 0,9 % » pour la viande ou « issus d'animaux nourris sans OGM < 0,1% ou à 0,9 % » pour le lait, les œufs, les fromages et les produits transformés. Le seuil de 0,9 % reste largement choisi pour sa marge de sécurité (en deçà, on considère qu'il peut s'agir de contamination fortuite) ;
– le miel et les produits de la ruche « sans OGM dans un rayon de 3 km ». Les OGM n'étant pas autorisés à la culture, il s'agit de la totalité des produits, même si très peu sont étiquetés !

Ces étiquetages volontaires restent peu utilisés par les industriels, mais ils sont aussi peu lisibles, car souvent cantonnés à la liste des ingrédients. En effet, pour que la mention soit apposée sur le devant de l'emballage, l'ingrédient ainsi valorisé doit représentre plus de 95 % de la denrée (maïs ou saumon fumé, par exemple). Les produits transformés auront ainsi peu de chances de pouvoir être étiquetés.

Les OGM hors du champ alimentaire

Les OGM sont présents dans un large éventail de produits du quotidien, issus par exemple de cultures où ils sont dominants mondialement. Comme ces produits ne sont pas destinés à l'alimentation, ils échappent à l'obligation européenne d'étiquetage.

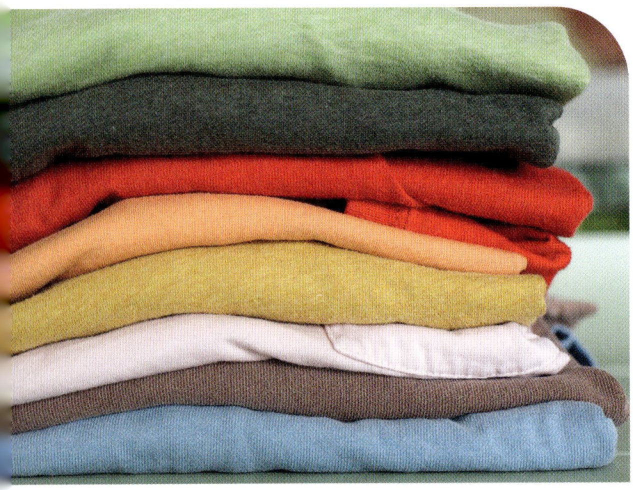

Des vêtements sans OGM

Si vous achetez des textiles en coton biologique, celui-ci ne peut être OGM. Le label Oeko-Tex, par exemple, a lancé en 2018 un test moléculaire pour aider les entreprises à tester facilement leurs produits en coton, sachant que 70 à 80 % de la production mondiale est OGM. Par ailleurs, le lin français (ou européen) peut se révéler un choix judicieux si vous souhaitez éviter à tout prix les OGM dans vos vêtements, car il n'existe pas de culture de lin OGM commercialisée. Quant à la laine, choisissez-la bio également, pour éviter les OGM dans la nourriture animale.

Le textile – Tous nos vêtements et textiles en coton, s'ils ne sont pas labellisés (voir encadré ci-dessus) sont issus majoritairement de coton OGM, que l'on retrouve aussi dans le domaine médical et hygiénique.

Les billets de banque en euros – Ils sont fabriqués à partir de coton transgénique de provenance américaine.

Les encres végétales – Elles sont pour la plupart dérivées du soja, et donc de soja transgénique, majoritaire au niveau mondial.

Les bioplastiques, notamment le plastique de maïs, et les agrocarburants, présentés comme des alternatives « écologiques » à la pétrochimie, sont issus d'OGM.

Des œillets, qui ont été modifiés de façon à changer leur couleur, sont autorisés à l'importation dans l'Union européenne.

Dans le domaine de l'industrie, les OGM sont utilisés pour la production de molécules, de même que, dans le domaine médical, pour celle de médicaments. Il est ainsi devenu extrêmement compliqué de trouver de l'insuline, des vaccins ou des hormones de croissance qui ne seraient pas à base de micro-organismes transgéniques élevés en milieu confiné. Ces derniers peuvent également être utilisés comme vecteurs de thérapie génique.

Le bio

La consommation de produits bio répond à plusieurs motivations : une meilleure santé, le respect de la planète, le bien-être animal. Mais quels sont plus précisément les critères distinguant les denrées labellisées bio de leurs équivalents conventionnels et quels sont leurs atouts au regard des attentes des consommateurs ?

Le mode de production bio

L'agriculture dite « biologique » a recours à des pratiques agricoles et d'élevage soucieuses des équilibres naturels, dans le respect de règles bien définies.

Les cultures bio

Elles obéissent à des critères précis.

- Les semences sont issues de l'agriculture biologique ; elles sont sélectionnées pour leur résistance aux maladies (des dérogations sont toutefois possibles en cas d'indisponibilité).
- Les produits phytosanitaires de synthèse (engrais, herbicides, fongicides, insecticides) sont interdits. Seules certaines substances naturelles de traitement des cultures (extraits de plantes, préparations à base de sels minéraux comme le cuivre ou le soufre), dont la liste est établie par la réglementation bio, sont autorisées – même si toutes ne sont pas anodines (voir p.74) –, de même que des fertilisants naturels comme le fumier ou le compost.
- L'utilisation d'OMG (voir p. 66) est interdite, mais une présence fortuite ne dépassant pas le seuil de 0,9 % est tolérée.
- Les plantes doivent être essentiellement nourries par le sol : les cultures hors sol ne sont pas autorisées (sauf pays du nord de l'Europe).
- La rotation des cultures (alternance d'espèces végétales sur une même parcelle) est préconisée pour limiter l'épuisement des sols et enrayer le développement des mauvaises herbes. Des techniques naturelles sont mises en place : désherbage mécanique ou thermique, paillage, insectes auxiliaires pour combattre les ravageurs.

L'élevage bio

Il doit se conformer aux principes du bio (alimentation, traitements) et respecter le bien-être animal. Les principales mesures sont les suivantes :

- L'alimentation des animaux est bio à 95 % minimum (100 % pour les herbivores) et provient de l'exploitation elle-même ou d'exploitations locales (à défaut, de régions proches). Les jeunes mammifères sont nourris au lait maternel ou naturel.
- Hors vaccinations et traitements obligatoires, le recours aux médicaments vétérinaires doit être limité (une à trois fois par an selon la durée de vie de l'animal).
- Les animaux sont élevés de manière extensive, avec accès aussi souvent que possible à des espaces de plein air ou à des pâturages pour les ruminants.

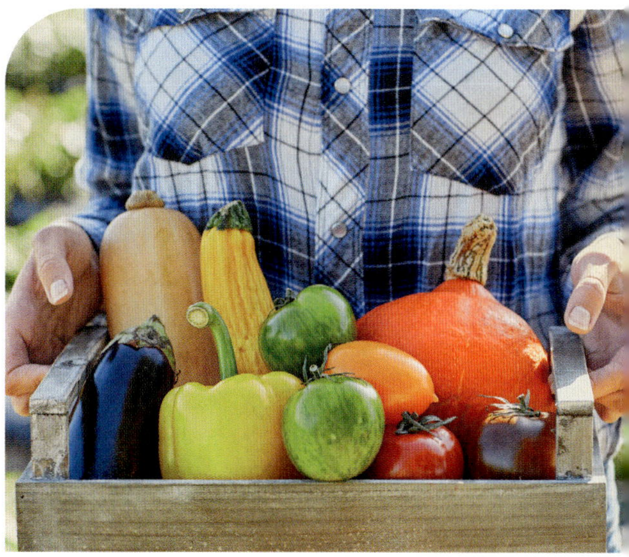

À l'intérieur des bâtiments, la densité est limitée et la surface paillée. L'élevage hors sol est proscrit.

Le gavage des volailles est interdit. L'écornage des bovins ou l'épointage du bec des poules pondeuses ne sont possibles qu'à titre exceptionnel, pour éviter que les animaux ne se blessent.

La reproduction recourt de préférence à des méthodes naturelles (mais l'insémination artificielle reste autorisée).

L'aquaculture bio répond à un cahier des charges similaire : alimentation issue de l'agriculture bio, pas de produits carnés ni de farines de viande, densité réglementée, limitation des traitements, etc.

Les aliments labellisés bio

Tous les aliments à base de matières premières agricoles peuvent prétendre bénéficier du label bio : fruits et légumes, céréales, viandes et volailles, poissons et fruits de mer d'élevage, œufs, lait. Il en est de même pour les produits transformés (farine, fromage, biscuits, plats préparés...) et les boissons – hormis l'eau.

Les garanties

Le label officiel bio (voir encadré ci-dessous) garantit que le produit est 100 % bio ou, pour les aliments transformés, qu'il contient au moins 95 % d'ingrédients bio (pourcentage de matière sèche).

Les exceptions – dans la limite de 5 % – concernent des ingrédients non disponibles en bio appartenant à une liste préétablie ou ponctuellement autorisés.

Le nombre d'additifs autorisés est limité à 48 (contre environ 300 dans les produits conventionnels). Les arômes doivent être naturels et non synthétiques. Comme pour les additifs, le règlement énumère les auxiliaires technologiques autorisés.

L'enrichissement en vitamines, minéraux, antioxydants est interdit, sauf exigence réglementaire.

Les traitements ionisants (technique de conservation par irradiation) sont proscrits.

À noter : les produits agricoles non transformés et les denrées composées d'un unique ingrédient végétal (un jus de pomme, par exemple) peuvent porter l'indication « produit en conversion vers l'agriculture biologique » s'ils se trouvent dans la phase intermédiaire entre conventionnel et bio.

Les labels bio

Petit rappel des principaux labels...

- Les labels officiels :

– le logo bio européen (Eurofeuille) : c'est le label officiel, obligatoire sur les produits préemballés, mais facultatif pour le vrac et les importations ;

– le logo français AB, qui répond aux mêmes exigences, est conservé car mieux connu des Français. Mais son affichage est facultatif (sauf exceptions – escargots, lapins... – non couvertes par le règlement UE).

- Les autres labels :

– Bio Cohérence reprend les anciens cahiers des charges français du bio, plus stricts que les exigences européennes. Il garantit notamment une production française issue de fermes 100 % bio ;

– Demeter prône l'agriculture biodynamique, soucieuse de la santé des sols et du respect des rythmes cosmiques. Aucun pesticide n'est autorisé ;

– Nature & Progrès encourage le respect de la saisonnalité et la relocalisation, les fermes et ateliers à taille humaine, ou encore les circuits courts ;

– les labels du commerce équitable (Ecocert équitable, Bio équitable, Bio solidaire) allient agriculture biologique, commerce équitable et responsabilité sociétale des entreprises (pratiques éthiques, approvisionnement responsable...).

Dernier-né de cette sphère, le label Biologique-Français-Équitable renforce les exigences en matière d'approvisionnement local, de qualité de vie des paysans, de biodiversité, etc.

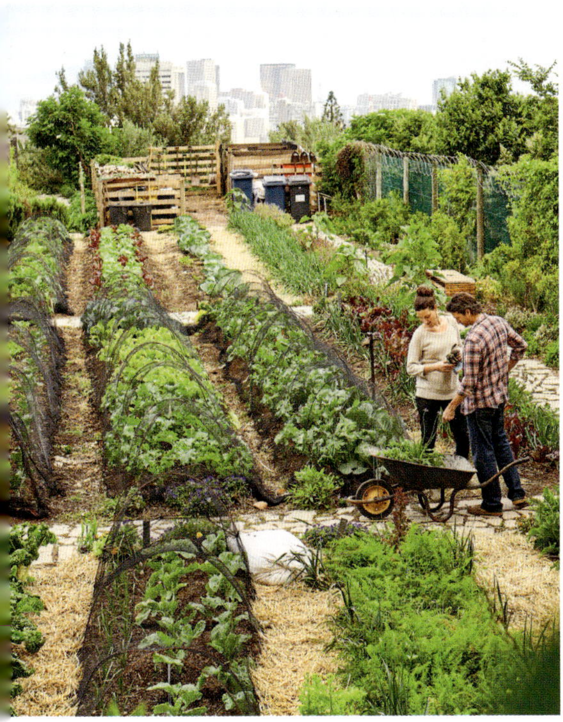

Meilleur pour la santé ?

Préserver sa santé et bien se nourrir sont les motivations principales de se tourner vers le bio. Si l'intérêt sanitaire semble limité concernant la production animale – hormis l'usage restreint d'antibiotiques, qui réduirait le risque de résistance à ces traitements –, il n'en est pas de même pour les végétaux.

Le danger des pesticides

Le Haut Conseil de la santé publique recommande de « privilégier les fruits et légumes cultivés selon des modes de production diminuant l'exposition aux pesticides », en notant que cette préconisation relève d'un principe de précaution. Une précision qui traduit les incertitudes entourant la question épineuse des dangers ou de l'innocuité des pesticides présents à dose résiduelle dans les aliments.

En 2018, une étude épidémiologique réalisée auprès de 69 000 participants de la cohorte française NutriNet-Santé relève un moindre risque de certains cancers (cancer du sein après la ménopause, lymphome non hodgkinien) chez les personnes consommant souvent du bio, comparé à celles qui ne le font quasiment jamais. Si le lien de cause à effet reste à confirmer – d'autres facteurs pourraient jouer, les adeptes du bio ayant souvent un mode de vie plus protecteur –, le faisceau de preuves grandit. Fin 2020, toujours dans le cadre de NutriNet-Santé, c'est une baisse du risque de diabète de type 2 qui a été notée.

La toxicité des pesticides est avérée pour les agriculteurs qui les manipulent et les épandent – sans compter les risques pour leur famille et les riverains exposés via l'air et l'eau contaminée. Les études des dernières années ont ainsi établi, parmi ces populations, un lien entre exposition aux pesticides et des pathologies telles que la maladie de Parkinson, le cancer de la prostate et certains cancers hématologiques. En ce sens, le choix du bio représente un atout certain pour la santé.

À noter : les pesticides ne sont pas les seuls polluants de l'environnement. Bio ou pas, les denrées

L'étiquetage des produits préemballés

Seuls les produits contenant au moins 95 % d'ingrédients bio peuvent comporter les termes « biologiques » ou « bio » dans leur dénomination de vente. En deçà, la précision « bio » n'est donnée qu'au niveau de la liste des ingrédients, assortie du pourcentage d'ingrédients concernés (« X % des ingrédients agricoles sont issus de l'agriculture biologique »).

- **Le logo biologique européen (Eurofeuille) doit obligatoirement figurer sur l'étiquetage (voir aussi encadré p. 72), accompagné du numéro d'agrément de l'organisme certificateur (OC).**
- **Au-dessous de ce logo doit figurer l'origine des ingrédients. Mais elle est le plus souvent réduite à « UE », « non UE », voire « UE/non UE » en cas de mélange.**

végétales et animales peuvent être contaminées par d'autres substances présentes dans le sol, l'eau et l'air (dioxines, PCB...).

Quels végétaux en première ligne ?

Le bio, qui ne doit pas comporter de résidus de pesticides chimiques de synthèse, se révèle particulièrement intéressant pour les variétés qui subissent le plus de traitements en agriculture conventionnelle.

Parmi les fruits les plus concernés, on peut citer la pomme, la cerise, la fraise ou le raisin (mieux vaut aussi privilégier des agrumes bio ou « non traités après récolte » si on prélève le zeste). Pour les légumes, les salades vertes, le céleri-branche, le céleri-rave, l'endive... Et même s'ils sont bio, lavez soigneusement les fruits et légumes dont vous consommez la peau (souvent la partie la plus riche en fibres et micronutriments) pour enlever les traces de terre, les saletés dues aux manipulations...

Pour les céréales complètes (riz, farine, pain...), le bio est préférable, car les pesticides sont concentrés dans l'enveloppe des graines, conservée dans les céréales peu ou non raffinées.

Et côté qualité nutritionnelle ?

Les produits bruts bio contiennent-ils davantage de composés bénéfiques (vitamines, sels minéraux, antioxydants, fibres) que leurs équivalents conventionnels ? La réponse est mitigée.

Certains travaux montrent une légère supériorité du bio pour la teneur en antioxydants et en fibres, notamment, d'autres concluent à l'absence de différence significative. Et il n'y aurait pas de gain concernant les vitamines et les minéraux. La valeur nutritionnelle des végétaux, comme leur goût d'ailleurs, dépend peut-être du mode de culture bio, mais aussi d'autres paramètres : variété, qualité du sol, irrigation, densité de culture, cueillette à bonne maturité, fraîcheur.

Bio ou non, les fruits et légumes doivent être achetés très frais, sous peine d'avoir perdu une grande partie de leurs vitamines : attention, donc, aux étals bio défraîchis par manque de débit. Choisissez si possible des modes d'approvisionnement directs (marché, cueillette, producteurs).

« Bio », c'est bien ; « équilibré », c'est mieux

En matière d'alimentation-santé, le premier critère est le choix du menu – beaucoup de fruits et de légumes, des légumineuses, des céréales complètes, de bonnes graisses, peu de viande, très peu de charcuterie ou pas du tout (nitrites et nitrates sont admis en bio, voir encadré p. 19), etc. Car, si les produits bio sont exempts de pesticides chimiques de synthèse et recèlent moins d'additifs, ils peuvent présenter les mêmes défauts que le conventionnel : ultratransformés, trop gras, trop sucrés, trop salés.

Mieux pour l'environnement ?

Le bio est associé à une agriculture durable, protégeant mieux l'environnement et la biodiversité.

Un atout : l'absence d'intrants chimiques

L'absence de pesticides et d'engrais chimiques de synthèse fait que l'agriculture bio pollue moins. Les méthodes de culture et d'entretien des sols participent également à la préservation de la biodiversité.

À noter néanmoins : les produits phytosanitaires naturels autorisés en bio ne sont pas tous neutres vis-à-vis de l'environnement et de la faune. Le cuivre, par exemple, employé comme fongicide et bactéricide dans les vignes et les cultures maraîchères, s'accumule dans le sol et peut en altérer l'équilibre.

Une ombre : l'industrialisation du bio

La demande croissante de produits bio encourage des modes de culture plus intensifs, des importations lointaines et une offre hors saison, toutes pratiques polluantes et contraires à l'esprit du bio.

À noter : les serres chauffées sont autorisées en bio, mais la vente de fruits et légumes d'été (tomates, courgettes, poivrons, aubergines et concombres) est interdite entre le 21 décembre et le 1er mai (donc pas de tomates bio élevées sous serres chauffées, par exemple, pendant cette période). Par ailleurs, à compter de 2025, les producteurs auront l'obligation d'utiliser exclusivement des énergies renouvelables pour chauffer les serres.

Et les émissions de gaz à effet de serre ?

L'agriculture bio contribue moins aux émissions de gaz à effet de serre que l'agriculture conventionnelle : elle ne nécessite pas de fabrication d'engrais et de pesticides chimiques, et elle accroît la teneur en matières organiques dans les sols, ce qui retient plus de carbone. L'augmentation des surfaces cultivées en bio contribuerait donc à la lutte contre le réchauffement climatique.

Des travaux, vivement promus par les partisans de l'agriculture conventionnelle, suggèrent que l'adoption du bio à grande échelle aurait un effet négatif sur l'environnement, en raison de ses rendements plus faibles qui mobilisent plus de terre. Mais ce raisonnement est battu en brèche par de nombreux scientifiques, dont ceux de l'Institut national de recherche pour l'agriculture, l'alimentation et l'environnement (Inrae) : ces travaux lacunaires n'intègrent ni l'impact sur la biodiversité, ni la présence de pesticides dans le sol, l'eau et les aliments, ni même l'appauvrissement du sol – auquel le bio remédie...

Les importations de produits bio

Environ 30 % des produits bio consommés en France sont importés. La moitié vient des pays de l'UE, soumis au même cahier des charges que nous. Pour le reste, la législation impose depuis le 1er janvier 2021 (nouveau règlement relatif à la production bio adopté en 2018) un renforcement des dispositions régissant l'importation de denrées bio, afin d'offrir aux consommateurs des garanties jugées insuffisantes dans le régime antérieur (autorisations d'exporter accordées sans contrôles satisfaisants, manquements à la réglementation sur les pesticides ou les additifs, etc.). Il reste que les moyens font défaut, notamment à la DGCCRF, pour assurer des contrôles exhaustifs.

La question du bien-être animal

Le label bio garantit des conditions d'élevage plus respectueuses du bien-être animal. Le mode d'abattage est quant à lui soumis à la réglementation générale : bio ou pas, l'animal doit être étourdi avant d'être tué – hormis certains abattages rituels, autorisés à titre dérogatoire en élevage conventionnel. Les associations de protection animale militent toutefois pour une différenciation plus forte des modes d'abattage, afin de limiter la souffrance des bêtes.

Une production locale ?

Dans l'esprit du consommateur, le bio va souvent de pair avec un approvisionnement local. Pourtant, si environ 70 % de nos besoins en bio sont couverts par la production agricole nationale, les circuits courts ne sont sollicités qu'à hauteur de 15 % environ. Par ailleurs, la France, qui figure parmi les principaux exportateurs de céréales, manque de céréales bio (même si les conversions en bio sont en hausse).

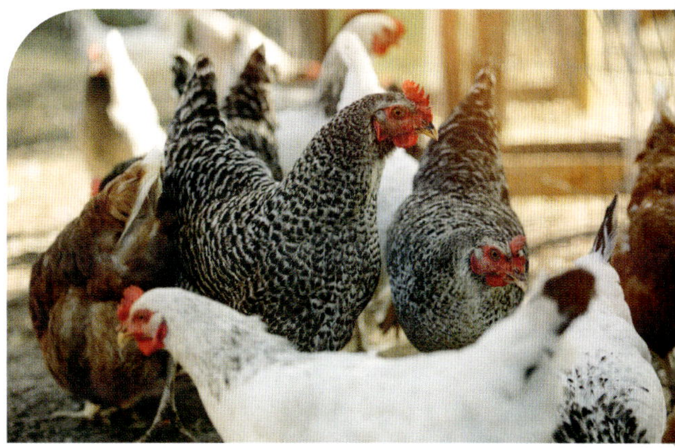

Les édulcorants

Les édulcorants, additifs qui remplacent le sucre, sont-ils utiles pour maîtriser son poids ou aider au contrôle de la glycémie si l'on est diabétique ? Les observations ne montrent d'efficacité sur aucun de ces paramètres, qui constituent les deux raisons pour lesquelles on les consomme. Par ailleurs, la question de l'éventuelle toxicité des édulcorants intenses comme l'aspartame reste débattue.

Il y a édulcorant et édulcorant...

On distingue deux grands types d'édulcorants : les édulcorants dits de charge (ou polyols) et les édulcorants intenses. Ces deux familles peuvent être associées au sein d'un même produit. Vous pouvez les repérer sur l'étiquetage avec la dénomination de la denrée ainsi que dans la liste des ingrédients (voir encadré p. 77).

Les édulcorants de charge ou polyols

Ces édulcorants (sorbitol, mannitol, maltitol, isomalt, lactitol, xylitol...) sont dits de charge car ils accroissent le volume des denrées sans augmenter de façon significative leur valeur énergétique. Ils peuvent être naturels (extraits de végétaux) ou obtenus par synthèse chimique. Ils sont considérés sans risque pour la santé, hormis des désagréments digestifs en cas d'excès. Ce qu'il faut retenir :

- Leur pouvoir sucrant est assez proche de celui du saccharose (sucre de table), entre 0,5 et 1,4.
- À la différence des édulcorants intenses, ils apportent des calories, mais en moyenne deux fois moins que le sucre (2 à 2,5 kcal/g au lieu de 4 kcal).
- On les trouve dans des confiseries (bonbons et chewing-gums), des pâtisseries, des crèmes glacées, du chocolat...
- Ils n'occasionnent pas la formation de caries et n'ont pas d'effet sur la glycémie.
- Ils sont mal absorbés par l'intestin et fermentent dans le côlon, provoquant ballonnements, diarrhée et flatulences lorsqu'ils sont consommés en excès. Leur usage n'est pas autorisé dans les boissons, car les quantités alors nécessaires pourraient engendrer des troubles digestifs (voir aussi encadré p. 77).

Les édulcorants intenses

Le plus connu – et le plus controversé – est l'aspartame, mais cette famille comprend aussi l'acésulfame K, le sucralose, les glycosides de stéviol (extraits des feuilles de *Stevia rebaudiana*, ou stévia), etc.

- Leur pouvoir sucrant est considérablement plus important que celui du saccharose (ou sucre de table) : l'aspartame, par exemple, a un pouvoir sucrant 200 fois supérieur à celui du sucre.
- Ils n'apportent aucune calorie ou presque : seuls l'aspartame et le sucralose fournissent 4 kcal/g, comme le sucre, mais on en utilise des centaines de fois moins.

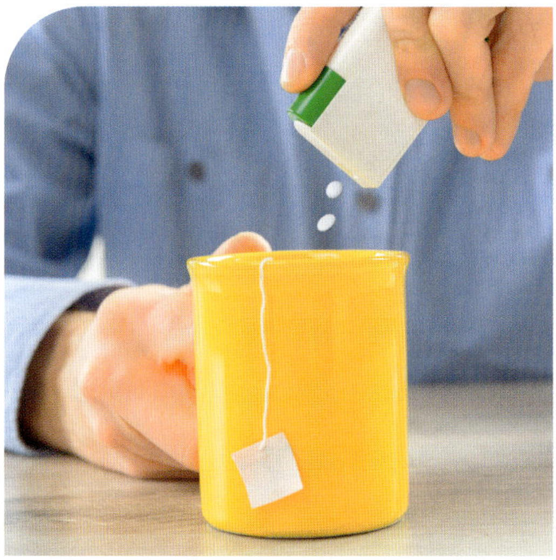

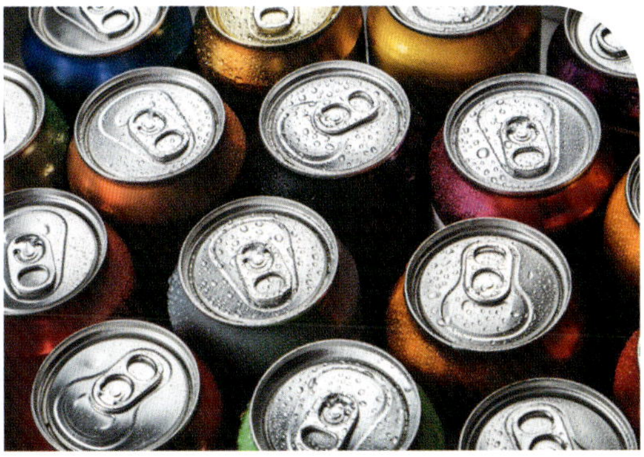

Ils sont vendus en tant que tels (édulcorants de table) ou incorporés à des boissons, des desserts, des produits chocolatés...

La dégradation de l'aspartame entraîne la production de phénylalanine, dangereuse pour les personnes souffrant de phénylcétonurie (voir encadré ci-dessous).

Ces édulcorants font l'objet de controverses sur leur innocuité, notamment l'aspartame, associé à divers effets néfastes, dont une cancérogénicité – capacité à provoquer des cancers – qui n'est pour l'heure pas établie, mais pas non plus écartée. Sur la base de publications scientifiques et d'avis de différentes autorités sanitaires, *Que Choisir* estime qu'il est préférable d'éviter les six édulcorants suivants : l'aspartame (E951), l'acésulfame K (E950), le sel d'aspartame acésulfame (mélange des deux précédents, E962), l'acide cyclamique et ses sels (E952), la saccharine (E954), le sucralose (E955).

Un intérêt pour la santé ?

En dehors même de toute toxicité, la première raison qui doit inciter à éviter les édulcorants est l'absence d'effet bénéfique avéré. Un avis de l'Agence nationale de sécurité sanitaire de l'alimentation, de l'environnement et du travail (Anses) a ainsi conclu en 2015 que les études disponibles ne permettaient pas de prouver que la consommation d'édulcorants présentait un intérêt sur la maîtrise du poids (prévention du surpoids, perte de poids) ni sur le contrôle de la glycémie chez le diabétique. Pire, certaines études suggèrent un lien entre édulcorants intenses et troubles de la régulation du glucose.

Les édulcorants et la perte de poids

Assez logiquement, on pourrait attendre des édulcorants qu'ils aident à garder la ligne, voire à perdre du poids. Pourtant, comme pour les produits allégés en matières grasses, leur efficacité sur le long terme n'est pas démontrée.

Des règles d'étiquetage précises

Comme tous les ingrédients d'un produit alimentaire, les édulcorants doivent figurer sur l'étiquetage. Ils peuvent apparaître sous leur nom complet et/ou, comme l'impose la réglementation européenne sur les additifs, sous leur nom de code en E suivi de trois chiffres. Par ailleurs :

- Les denrées ou les boissons contenant un édulcorant doivent porter la mention « avec édulcorant » à côté de la dénomination de vente.
- Les édulcorants de table vendus directement aux consommateurs doivent porter la mention « édulcorant à base de... » complétée par le nom de l'édulcorant en question.
- Les édulcorants de table contenant des polyols et tout aliment ou boisson en comptant plus de 10 % doivent indiquer « une consommation excessive peut avoir des effets laxatifs ».
- En présence d'aspartame (et/ou de sel d'apartame acésulfame dans les édulcorants de table), il doit être précisé « contient une source de phénylalanine », les personnes souffrant de phénylcétonurie (maladie métabolique génétique) ne devant pas en consommer.

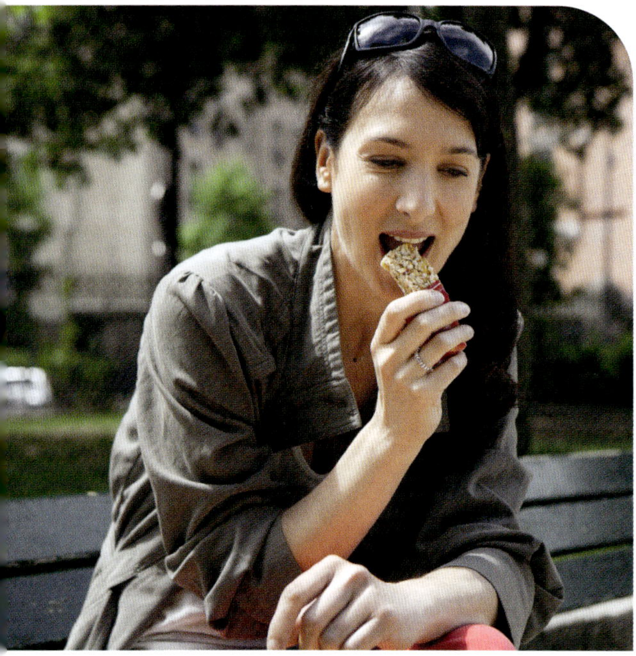

Les édulcorants entretiennent l'appétence pour le sucré alors qu'il est plus efficace, pour prévenir le surpoids, de se désaccoutumer du goût du sucre.

Les édulcorants chez le diabétique

Différentes études suggèrent que la consommation régulière d'édulcorants intenses pourrait être associée à une perturbation de la flore intestinale engendrant un trouble de la régulation du glucose qui favoriserait la survenue d'un diabète de type 2. Des liens ont également été établis entre la consommation de boissons light ou de sucrettes et un risque accru de diabète de type 2 (supérieur à celui des sodas sucrés !), la relation de cause à effet restant toutefois à confirmer.

L'économie calorique liée aux édulcorants est le plus souvent minime (le sucre du café ou du yaourt), sauf pour ceux qui consomment des boissons sucrées en quantité (voir encadré ci-contre).

Les édulcorants de charge fournissent quand même des calories : autour de 230 kcal pour 100 g de bonbons ou de chewing-gums sans sucres. Si on ne consomme pas de confiseries habituellement, mais que l'on s'autorise celles-ci parce qu'elles sont sans sucre, l'apport calorique est net !

La consommation de produits allégés (en sucres, en matières grasses ou les deux) peut inciter à manger davantage par un mécanisme de compensation calorique. Elle a aussi un effet permissif chez certains – on peut s'accorder un gâteau puisqu'on sucre son café ou son thé avec un édulcorant.

Dans certains produits avec édulcorant (chocolat, biscuits, crèmes glacées, etc.), la teneur en matières grasses est supérieure à celle d'un équivalent standard, d'où des apports caloriques comparables ou sans différence notable. À noter aussi : les produits dits « light » sont souvent chargés en d'autres additifs (épaississants, gélifiants, acidifiants, conservateurs...) et arômes pour compenser l'absence de sucres et/ou de matières grasses.

Boissons sucrées, boissons light

La différence est flagrante : 84 kcal et 20 g de sucres dans un verre (20 cl) de soda sucré, moins de 2 kcal dans la même quantité de soda avec édulcorants.

- L'absorption de sucres sous forme de boisson est un facteur majeur de surpoids, car les liquides ne procurent pas de sensation de rassasiement.
- Les boissons light, qui représentent une part significative de la consommation d'édulcorants intenses, séduisent donc ceux qui souhaitent continuer à boire des sodas sans prendre de poids ou les diabétiques, qui doivent éviter les boissons sucrées. En consommer à petite dose, une fois par semaine par exemple, ne pose pas de problème. En revanche, en consommer régulièrement entretient le goût pour le sucre et l'habitude de boire autre chose que de l'eau, seule boisson indispensable à l'organisme. Sans compter les soupçons pesant sur la sécurité des édulcorants intenses – précisément ceux qui sont utilisés dans les boissons « light ».

L'eau

L'eau du robinet compte parmi les produits les plus contrôlés en France. Des alertes répétées, notamment sur la présence de pesticides, ont soulevé des doutes quant à d'éventuels risques pour la santé. Mais, à de rares exceptions près, sa qualité est très satisfaisante. Quant au match eau du robinet-eau en bouteille, pour des raisons tant écologiques qu'économiques, il n'est plus à rejouer.

L'eau du robinet

L'eau du robinet, ou de distribution publique, est issue de plus de 33 000 captages, situés en majorité dans des eaux souterraines mais aussi dans des eaux superficielles (cours d'eau, lacs...). Elle doit être conforme à des exigences sanitaires définies par décret, permettant d'assurer que la consommation de l'eau pendant une vie entière n'induit pas d'effet néfaste sur la santé.

Évaluation de la qualité de l'eau

La réglementation européenne déclinée dans le droit national français impose la surveillance de près de 60 paramètres microbiologiques, physico-chimiques, radiologiques et organoleptiques. En France, l'eau est traitée (voir encadré p. 80) de façon à éliminer les micro-organismes (bactéries, virus, parasites), les contaminants chimiques (pesticides, nitrates...) et les excès de sels minéraux (fluor, sodium...).

La présence de micro-organismes résulte d'une dégradation de la qualité de la ressource, d'un manque d'entretien des ouvrages de captage, d'une défaillance du traitement de désinfection ou d'une contamination de l'eau au cours du transport ou du stockage. Les pathologies induites pour le consommateur sont le plus souvent bénignes (troubles gastro-intestinaux, diarrhées...).

La qualité radiologique dépend de la nature des terrains géologiques traversés par l'eau. Les eaux souterraines de régions granitiques, mais aussi des eaux superficielles en fonction de leurs roches réservoirs, peuvent présenter une radioactivité naturelle importante.

Les nitrates proviennent de l'environnement ou d'une contamination par des activités humaines (rejets urbains ou industriels, pollution agricole par des engrais minéraux et organiques). Ils se transforment dans l'organisme en nitrites, qui peuvent notamment occasionner un mauvais transport de l'oxygène dans le sang. Les femmes enceintes et les nourrissons sont les populations les plus sensibles.

Les pesticides sont parfois retrouvés du fait du ruissellement ou de l'infiltration dans les sols. Le danger principal est lié à des intoxications aiguës, mais les risques d'une exposition à long terme à de faibles doses sont encore méconnus (voir p. 58).

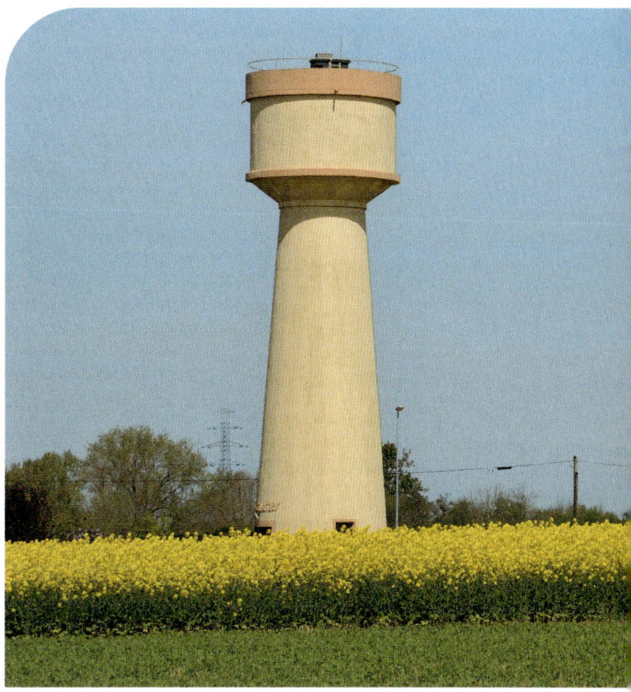

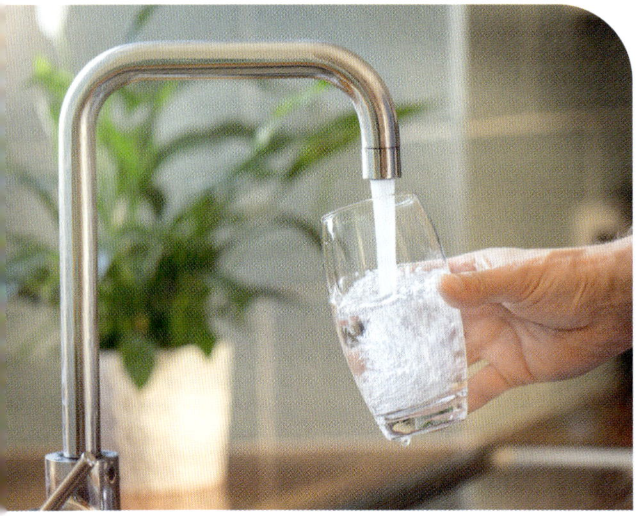

De coûteux traitements et des permis de polluer

Si l'eau fournie à plus de 90 % des consommateurs échappe aux pesticides, ce n'est pas grâce aux pratiques vertueuses des agriculteurs, mais parce que la quasi-totalité de l'eau prélevée en France subit de très coûteux traitements de dépollution, estimés entre 750 millions et 1,3 milliard d'euros annuels. Un budget payé à 86 % par les consommateurs. L'UFC-Que Choisir exige depuis plusieurs années la mise en œuvre du principe pollueur/préleveur-payeur, afin de faire supporter ce coût par ceux qui polluent l'eau ou en prélèvent le plus. Suite aux conclusions décevantes des Assises de l'eau en 2019, l'association déplore encore une fois que de réelles mesures de protection de l'eau ne soient toujours pas mises en place. Le développement de l'agriculture bio et des zones boisées dans les aires de captage reste malheureusement marginal. Pire : un arrêté de 2017 a permis à certains départements de revoir la protection des cours d'eau à la baisse s'agissant des pesticides.

Divers composants peuvent aussi migrer des canalisations dans l'eau :
- des installations anciennes dans les immeubles construits avant les années 1950 peuvent libérer du plomb. La limite de qualité pour la teneur en plomb a été abaissée de 25 µg/l à 10 µg/l en 2013, conformément à la valeur recommandée par l'OMS ;
- le chlorure de vinyle monomère (CVM), un gaz organique utilisé pour l'élaboration du PVC, peut se retrouver dans l'eau suite à des rejets industriels ou provenir de canalisations réalisées dans ce matériau. Or le CVM est classé cancérogène certain par le Centre international de recherche sur le cancer (Circ) depuis 1987 ; cependant, l'exposition est très faible via l'eau du robinet, et aucun lien n'a été établi dans ce cadre avec le développement de cancers ;
- le nickel, le cuivre et l'épichlorhydrine, qui peuvent également migrer depuis les canalisations, font eux aussi partie des critères surveillés.

Outre ces composants contrôlés, des substances émergentes encore non réglementées, présentes à de très faibles concentrations, font l'objet de campagnes de mesures dans le cadre d'un programme de l'Agence nationale de sécurité sanitaire de l'alimentation, de l'environnement et du travail (Anses). Il s'agit principalement de résidus de médicaments (à usage humain mais surtout vétérinaire, notamment antibiotiques) ; de composés perfluorés (PFAS, pour substances per- et polyfluoroalkylées), de polluants très persistants présents dans quantité de produits de consommation courante (voir notamment p. 274 et encadré p. 275) ; de perchlorates (utilisation industrielle principalement militaire) ; ainsi que de sous-produits pouvant résulter de l'étape de désinfection de l'eau.

Un constat globalement positif

Le suivi sanitaire de l'eau comprend la surveillance exercée par l'instance responsable de la production et de la distribution de l'eau (maire, président de collectivité productrice ou distributrice d'eau, ou exploitant privé), ainsi que le contrôle sanitaire mis en œuvre par les Agences régionales de santé (Ars), qui donne lieu chaque année à plus de 300 000 prélèvements d'eau et à 12 à 15 millions d'analyses. Vous pouvez vous renseigner sur le site du ministère de la Santé, solidarites-sante.gouv.fr (onglet « Santé et environnement », puis « Eau du robinet », enfin, dans le menu de droite, « Eau potable »).

La dernière synthèse disponible (données 2018) montre de très bons résultats : les paramètres fixés en matière bactériologique étaient respectés pour 97,6 % de la population, pour 90,6 % concernant les pesticides, 97,6 % s'agissant des nitrates.

Que Choisir a publié une carte interactive sur la qualité de l'eau du robinet en France. Si le bilan est là encore largement positif, mieux vaut vivre en ville que dans un village, a fortiori à proximité de zones de cultures intensives : les non-conformités bactériennes concernent de très petits réseaux desservant moins de 500 habitants, principalement dans des départements de montagne ; côté pesticides, c'est environ 3 % de la population qui est exposée à des dépassements ponctuels, voir fréquents, des seuils réglementaires, dans les zones de grandes cultures, viticulture, maraîchage intensif ou culture du maïs ; enfin, on relève de rares cas de présence de nitrates (certaines régions cumulant pesticides et nitrates) en Seine-et-Marne ou en Beauce. N'hésitez pas à consulter la carte interactive de *Que Choisir*, en libre accès sur quechoisir.org, pour connaître la qualité de l'eau dans votre commune.

Ce constat globalement rassurant masque toutefois une triste réalité : les ressources en eau sont largement polluées, rendant les traitements indispensables (voir encadré p. 80). Mais des défauts dans ces traitements eux-mêmes ont été observés, avec la présence de chlorites, signes d'une surchloration mal contrôlée, pour 1,5 million de Français. Or une étude récente sur les pathologies liées à la chloration de l'eau a estimé que plus de 2 800 cancers de la vessie en Europe pourraient être évités par un meilleur traitement de l'eau.

L'eau du robinet convient pour les biberons

Souvent présentées comme nécessaires pour la préparation des biberons, les eaux en bouteille ne sont ni mieux ni moins bien adaptées à cet usage que l'eau du robinet, selon l'Anses. L'agence rappelle par ailleurs ses conseils de préparation : laisser couler l'eau du robinet quelques secondes avant de remplir le biberon ; utiliser uniquement de l'eau froide (l'eau au-delà de 25 °C pouvant contenir plus de bactéries et de minéraux) et nettoyer régulièrement la tête du robinet ; ne jamais utiliser de systèmes de filtration ou d'adoucissement, car ils favorisent le développement de micro-organismes. Assurez-vous que vos canalisations ne sont pas en plomb (notamment dans les logements antérieurs à 1948, si elles n'ont pas été changées entre-temps), ce qui rend l'eau impropre à la préparation des biberons. En cas d'utilisation d'une eau en bouteille, veillez à ce qu'elle soit adaptée aux nourrissons et réfrigérez toute bouteille entamée, qui doit être consommée rapidement.

Les bonnes pratiques à adopter

Certains gestes permettent de profiter au mieux de l'eau du robinet.

Pour la stocker, évitez d'utiliser une bouteille en plastique, car le chlore peut réagir avec ce matériau. Privilégiez le verre, plus résistant. L'eau peut

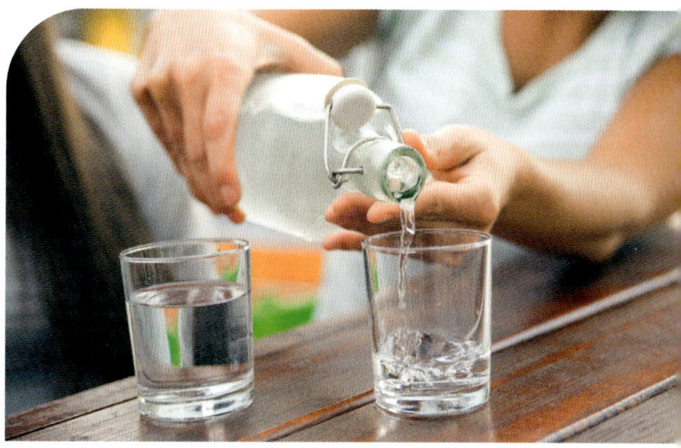

être gardée au réfrigérateur jusqu'à quarante-huit heures. Il est indispensable de laver régulièrement les contenants en utilisant un écouvillon, pour éliminer tout résidu organique (potentiellement bactérien) sur les parois.

Censées éliminer le goût de chlore, le calcaire, le plomb et les résidus de matière organique, les carafes filtrantes ne sont pas toujours des alliées santé. En 2017, l'Anses publiait ainsi un rapport qui, sans se montrer alarmant, expliquait que « l'usage de carafes filtrantes peut conduire au relargage de différents contaminants (ions argent, sodium, potassium, ammonium) dans l'eau de boisson, à un abaissement du pH, voire à une altération de la qualité microbiologique de l'eau ». Des tests *Que Choisir* avaient de leur côté montré que, à défaut d'un parfait entretien, du changement régulier du filtre, d'une conservation au réfrigérateur et d'une consommation dans les vingt-quatre heures, la qualité de l'eau était dégradée par la carafe filtrante. Si le goût et l'odeur du chlore vous dérangent, vous pouvez facilement les éliminer en laissant reposer l'eau trente minutes en carafe avant de la consommer.

L'eau en bouteille

Selon les chiffres de la Fédération européenne des eaux en bouteille (EFBW), 8,8 milliards de litres d'eau en bouteille ont été consommés par les Français en 2019, soit près de 133 litres par habitant. Si la qualité sanitaire est globalement au rendez-vous, le bilan environnemental n'est pas reluisant.

Des minéralisations parfois trop importantes

Il existe deux catégories d'eaux en bouteille : les eaux minérales naturelles et les eaux de source, d'origine souterraine dans les deux cas, comme les deux tiers de l'eau du robinet distribuée en France.

Les eaux minérales présentent la spécificité de n'être pas soumises à la même réglementation que l'eau du robinet. En premier lieu, si leur composition doit rester stable dans le temps, peu de traitements leur sont autorisés, et aucun en matière de désinfection. Ensuite, elles ne répondent pas aux mêmes limites : plusieurs seraient même exclues du réseau public de distribution pour non-conformité aux critères de potabilité, leur teneur en certains minéraux dépassant les seuils autorisés dans ce cadre : 5 mg/l de fluor, par exemple, contre 1,5 mg/l pour l'eau courante. Or, si certains minéraux, comme les sels de bicarbonate, le chlorure de sodium, de potassium, le magnésium, peuvent avoir leur intérêt, particulièrement en période de canicule pour compenser les pertes liées à la déshydratation, une forte

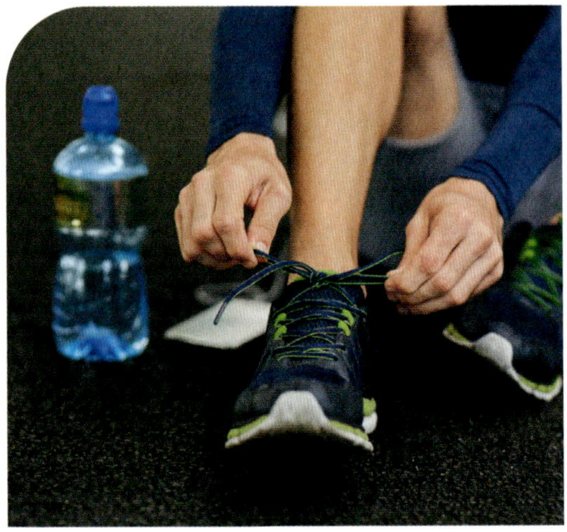

Attention aux eaux aromatisées

Certaines boissons aromatisées à base d'eau minérale sont parfois présentées comme des substituts à celle-ci. Or elles contiennent non seulement des doses non négligeables de sucre, mais aussi des additifs dont il faut se méfier. C'est le cas par exemple du colorant carmin E120, classé « peu recommandable » par *Que Choisir* (voir encadré p. 53). Rappelons que l'eau claire est la seule boisson conseillée.

minéralisation peut se révéler délétère à terme : au-delà de 250 mg/l, les sulfates provoquent des diarrhées ; au-delà de 900 mg/jour chez l'adulte, le calcium peut induire des calculs rénaux, etc. Certaines eaux minérales ne doivent donc pas être consommées quotidiennement. Vérifiez bien leur composition, obligatoirement indiquée sur l'étiquette.

Les eaux de source, elles, sont soumises aux mêmes critères de potabilité que l'eau du robinet. En revanche, tout comme les eaux minérales, elles ne peuvent subir de traitements de désinfection. Leur composition étant susceptible de varier dans le temps (une même appellation peut couvrir des sources de différentes régions), là encore, scrutez les étiquettes en quête du nom de la source et de la composition de l'eau – surtout de sa teneur en minéraux.

La question du plastique

Certaines études ont fait grand bruit sur une possible contamination de l'eau en bouteille par des microplastiques (fragments de 5 mm maximum, la plupart étant microscopiques et invisibles à l'œil nu). S'il est vrai que les contenants ne sont pas inertes au contact de l'eau, les industriels ont l'obligation de respecter des limites réglementaires de migration des composés. Faut-il alors s'inquiéter ?

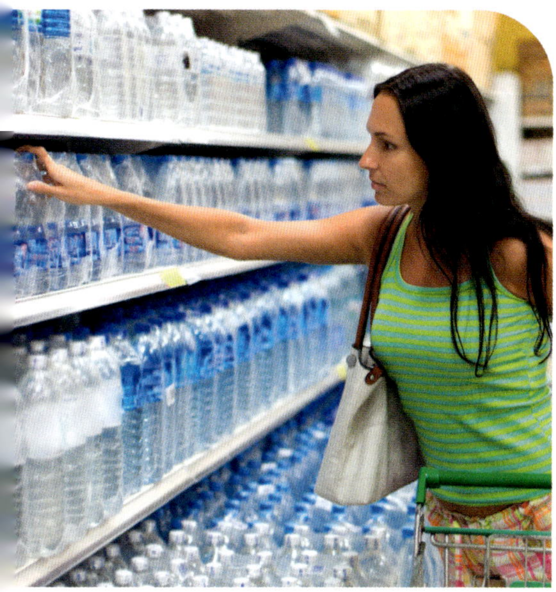

En 2019, *Que Choisir* a testé 20 marques d'eau en bouteille et 7 eaux du robinet. Les résultats sont plutôt rassurants : aucun microplastique n'a en effet été détecté dans les eaux du robinet ni dans 11 des marques de bouteille testées. Les autres en contenaient à l'état de traces, ce qui n'a rien d'inquiétant et pourrait être dû à des contaminations aériennes des échantillons au cours du test. Toutefois, les procédés d'analyse étant appelés à évoluer, rien ne dit que de nouvelles alertes n'émergeront pas dans le futur.

Côté environnemental, les choses se gâtent. Notre consommation de plastique est frénétique, et les bouteilles d'eau y contribuent significativement (10 kg de bouteilles en plastique par an et par personne). Même si elles pourraient être recyclées à hauteur de 60 %, selon la Chambre syndicale des eaux minérales, la mise en décharge, le tri, le recyclage lui-même, la fabrication de nouvelles bouteilles et le transport aggravent encore leur bilan carbone. Le plastique non recyclé termine souvent sa course dans les rivières et les océans, où sa dégradation en microplastiques est très rapide et son élimination prend au contraire des siècles (voir aussi p. 46 et 271).

Une eau qui vaut de l'or

Nul ne peut plus ignorer le lourd bilan écologique du transport par camion ainsi que la problématique des déchets plastiques. D'un point de vue écologique, la question ne se pose donc pas entre eau en bouteille et eau du robinet. Pour le porte-monnaie aussi, la balance penche clairement vers l'eau de distribution, puisqu'il s'agit de l'eau de boisson la plus économique : 0,003 €/l en moyenne, soit 2 €/an pour 1,5 l/jour, même s'il existe de très grandes variations de tarif en fonction des opérateurs et des villes. Ce prix explose quand on passe aux bouteilles : 0,20 €/l d'eau de source, 0,40 €/l d'eau minérale, soit entre 110 et 220 €/an, sans parler du coût des bouteilles de 33 cl ou 50 cl achetées à l'unité...

Vins et alcools

L'absorption régulière d'alcool, ce n'est un secret pour personne, induit des risques majeurs pour la santé et la vie en société, que seule une maîtrise de la consommation peut modérer. D'autant plus que, si la filière vinicole travaille à limiter la présence de contaminants dans sa production, celle-ci renferme encore trop souvent un cocktail de molécules toxiques.

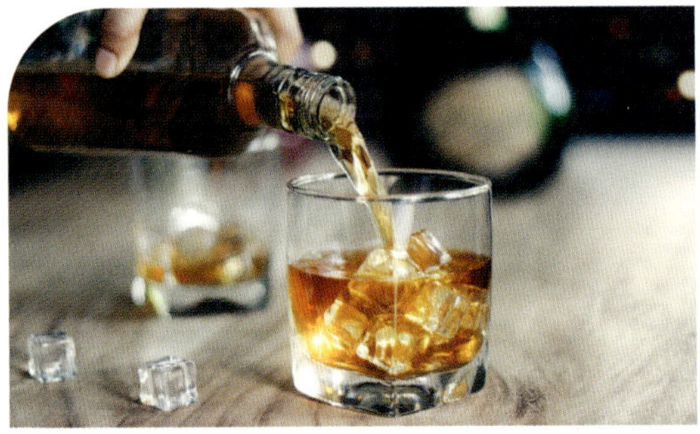

L'alcool : un poison à large spectre

L'alcool est un composé reconnu hautement toxique pour l'organisme à de multiples niveaux. La quantité ingérée est en conséquence un élément déterminant en matière de santé.

Des statistiques alarmantes

Une vaste étude publiée par la revue *The Lancet*, menée dans 195 pays, établit que la consommation d'alcool a conduit en 2016 à 2,8 millions de morts dans le monde et a été le principal facteur de risque de mortalité prématurée et de handicap entre 15 à 49 ans. Elle montre par ailleurs une augmentation du risque de mortalité à partir d'un verre par jour. Le faible effet cardioprotecteur attribué par certaines études à un verre de vin est ainsi totalement annulé par le risque accru de cancers et d'autres maladies.

Des risques sanitaires élevés

L'alcool peut causer fatigue, troubles du sommeil, problèmes de mémoire et de concentration, etc. Mais il y a pire… Selon les spécialistes et les autorités sanitaires, il est impliqué dans le développement d'au moins 23 pathologies graves :

- cancers (colorectal, de la bouche, de l'œsophage, du larynx/pharynx, du foie, du sein). L'alcool est d'ailleurs classé cancérogène certain par le Centre international de recherche sur le cancer (Circ) depuis 1988 ;
- maladies cardiovasculaires (fibrillation atriale, AVC hémorragique, hypertension) et neurologiques (épilepsie, démences, neuropathies) ;
- affections diverses – diabète, cirrhose, pancréatite.

Des risques sociaux attestés

Une consommation excessive d'alcool conduit à l'accroissement ou à la recrudescence de risques sociaux et psycho-sociaux : accidents de la route, violence domestique, auto-agressivité, rapports sexuels non protégés ou non désirés…

Bien gérer sa consommation

Depuis janvier 2019, Santé publique France recommande de ne pas consommer plus de 10 verres « standard » (10 g d'alcool pur, soit 10 cl de vin à 12°, un demi de bière à 5°, 2,5 cl de whisky à 40°…) par semaine, pas plus de 2 verres par jour, avec des jours sans alcool.

Il est en outre conseillé de réduire à chaque occasion la quantité totale d'alcool ingérée, de boire lentement, en mangeant et en alternant avec de l'eau, d'éviter les lieux et activités à risque (conduite automobile, manipulation d'outils, sports dangereux...) et de s'assurer de la possibilité de rentrer chez soi en toute sécurité. La législation autorise la conduite avec une alcoolémie à 0,5 g/l, sachant qu'il existe déjà un sur-risque au-dessous de cette limite.

Chez les femmes enceintes, les possibles dommages infligés au fœtus nécessitent d'arrêter toute consommation d'alcool dès le projet de grossesse. Cette abstinence doit être poursuivie pendant toute la durée de l'allaitement.

Une composition qui pose question

Même si les risques sont négligeables par rapport à l'impact de l'alcool lui-même sur la santé, ces boissons contiennent bien plus que du raisin et des céréales. Encore faut-il savoir de quoi il retourne : vins et alcools bénéficient en effet d'une dérogation à l'obligation européenne d'étiquetage des ingrédients et des additifs utilisés dans les denrées alimentaires. Seuls le taux d'alcool, la présence d'allergènes et celle (ou non) de sulfites doivent être indiqués.

Des résidus de pesticides

La culture conventionnelle de raisins mais aussi de céréales, dans le cas de boissons alcoolisées comme la bière ou le whisky (orge ou malt), implique l'usage de nombreux traitements phytosanitaires. De fait, plusieurs analyses montrent la présence de résidus de pesticides dans ces boissons, avec parfois jusqu'à 15 molécules différentes par bouteille – même si ces quantités restent inférieures aux LMR (limites maximales de résidus autorisées par la réglementation européenne, voir aussi p. 58).

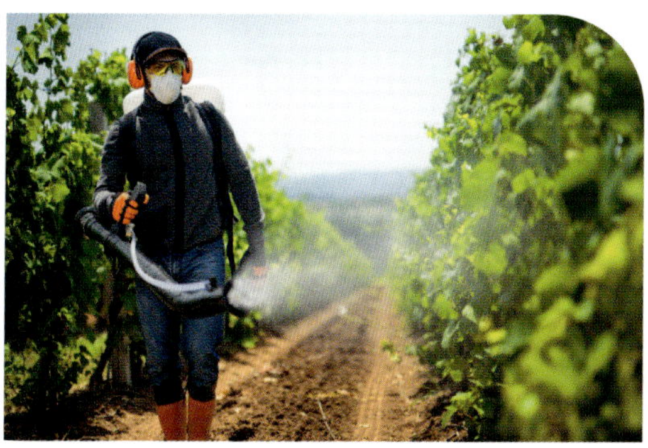

Des résidus de fongicides (qui représentent 80 % des pesticides utilisés dans la vigne) sont souvent présents dans les bouteilles.

La présence d'insecticides, dont certains néonicotinoïdes, est aussi constatée.

Des traces d'herbicides, comme le glyphosate, contaminent des produits tels que la bière.

À savoir : le label bio garantit l'absence d'intrants et de pesticides chimiques de synthèse lors de la culture de la vigne, mais pas lors de la vinification.

Des additifs nombreux

Une cinquantaine d'additifs sont autorisés en viticulture traditionnelle : des « auxiliaires technologiques » utilisés dans la fabrication du produit (colle de poisson, protéines de lait ou d'œuf, copeaux de chêne...) ou des agents de conservation (soufre, crospovidone...).

Nombre de ces additifs sont inoffensifs, mais on ne peut que déplorer l'absence d'information du consommateur. Par ailleurs, certains sont des allergènes possibles (protéines de lait ou d'œuf...) – raison pour laquelle ils doivent être étiquetés (voir plus haut).

Les sulfites (dioxyde de soufre) sont quant à eux susceptibles de provoquer réactions cutanées, problèmes digestifs et difficultés respiratoires. Utilisés pour empêcher l'oxydation du vin, le développement de bactéries et donc permettre le vieillissement, ils sont omniprésents dans les bouteilles. Leur présence doit être indiquée dès lors qu'elle dépasse 10 mg/l, ce qui est presque toujours le cas ; cependant, les étiquettes ne précisent pas la teneur exacte.

Des phtalates issus de plastiques

Des tests *Que Choisir* ont également mis en évidence, dans des vins et des whiskys, la présence de phtalates, des perturbateurs endocriniens jugés toxiques pour la reproduction (voir p. 268). Leur emploi dans les matériaux au contact des aliments est réglementé, mais les migrations ne sont jamais totalement éliminées, en particulier vers l'alcool.

Cosmétiques

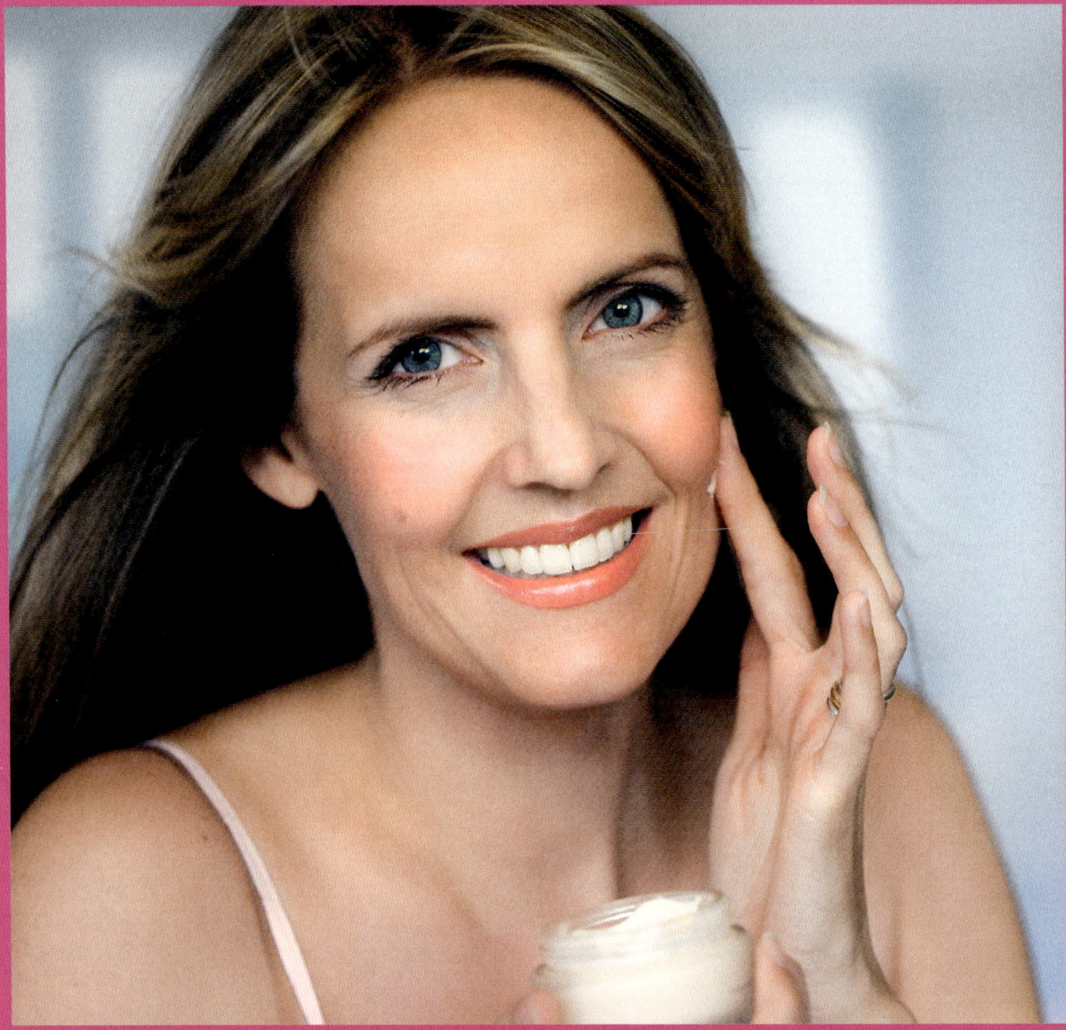

Les ingrédients indésirables

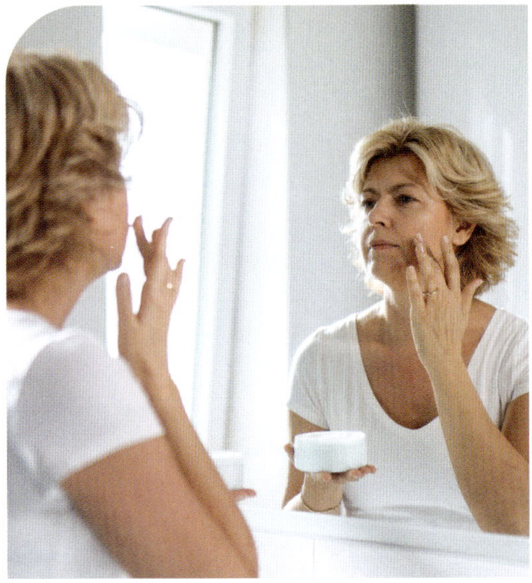

Les composés indésirables ne sont pas rares dans les produits cosmétiques. Ils peuvent entraîner des effets néfastes à court terme – irritations ou allergies – comme à plus long terme, avec des désordres hormonaux susceptibles de toucher de nombreux organes. Cependant, l'étiquetage des ingrédients étant obligatoire, il est possible d'éviter les plus préoccupants d'entre eux en apprenant à les repérer.

Différents types de substances

La notion d'ingrédient indésirable recouvre différents types de substances, qui n'ont pas toutes la même nocivité : les perturbateurs endocriniens, les allergènes, les irritants et des composants présentant une toxicité sur le génome, ou encore sur le foie et le sang, etc. Certains peuvent entrer dans plusieurs catégories, en étant par exemple à la fois des perturbateurs endocriniens et des allergènes. L'UFC-Que Choisir relève ainsi plus de 140 ingrédients indésirables dans les cosmétiques.

Les perturbateurs endocriniens

Ils sont omniprésents dans notre environnement, dans la sphère cosmétique mais aussi dans l'alimentaire, l'aménagement intérieur ou les plastiques.

Parabens : faire le tri

Se revendiquer « sans parabens » fait vendre. Pourtant, tous ne sont pas des perturbateurs endocriniens.

- Les plus préoccupants ont été interdits en 2014, tandis que ceux à courte chaîne (methyl- et ethylparaben) ont été blanchis par les experts français et européens. Encore autorisés, le butyl- et le propylparaben sont quant à eux classés parmi les perturbateurs endocriniens les plus nocifs (voir tableau p. 89). Un bon moyen mnémotechnique pour vous y retrouver ? Ceux qui commencent par « P » ou par « B » ne sont « pas bons » !
- Les parabens sont quelquefois remplacés par des conservateurs guère plus reluisants, comme la methylisothiazolinone (MIT) ou la methylchloroisothiazolinone (MCIT), deux puissants allergènes (voir p. 90). Et certaines gammes « sans parabens » contiennent d'autres produits néfastes, comme l'ethylhexyl methoxycinnamate, un filtre UV qui perturbe les œstrogènes et la fonction thyroïdienne.

Toxicité des ingrédients indésirables

Ingrédient indésirable	Type de toxicité	Produits non rincés				Produits rincés			
		Femmes enceintes	Tout petits	Enfants et adolescents	Adultes	Femmes enceintes	Tout petits	Enfants et adolescents	Adultes
BHA	Perturbateur endocrinien	▲	▲	▲	▲	▲	▲	▲	△
BHT	Perturbateur endocrinien	◐	◐	◐	◐	◐	◐	◐	◐
Butylparaben & propylparaben	Perturbateurs endocriniens	▲	▲	▲	▲	▲	▲	▲	△
Ethylhexyl methoxycinnamate	Perturbateur endocrinien	▲	▲	▲	▲	▲	▲	▲	△
Methylchloroisothiazolinone & methylisothiazolinone (MCIT & MIT)	Allergènes	▲	▲	▲	▲	△	▲	△	△
Triclosan	Perturbateur endocrinien	▲	▲	▲	▲	▲	▲	△	△
Phenoxyethanol	Toxique pour le foie et pour le sang	●	▲	◐	●	●	△	◐	●
Cyclopentasiloxane, cyclotetrasiloxane, cyclomethicone	Perturbateurs endocriniens	△	△	△	△	△	△	△	◐
Acide salicylique	Perturbateur endocrinien	◐	◐	◐	◐	◐	◐	◐	◐
Benzophenone-1 et 3	Perturbateurs endocriniens, allergènes	▲	▲	△	◐	△	△	◐	●
Butylphenyl methylpropional	Perturbateur endocrinien, toxique pour le foie et le sang	△	△	△	△	△	△	△	◐
Resorcinol	Perturbateur endocrinien, irritant	▲	▲	▲	▲	▲	▲	▲	△
Sodium lauryl sulfate, ammonium lauryl sulfate	Irritants	△	△	△	△	◐	△	◐	◐

● Absence de risque ◐ Risque limité △ Risque moyen ▲ Risque significatif

Femmes enceintes · Tout petits (0–3 ans) · Enfants et adolescents (3–16 ans) · Adultes

Le terme « endocrinien » renvoie au système hormonal (voir p. 104). En désorganisant des mécanismes très complexes (reproduction, métabolisme, croissance...), les perturbateurs endocriniens risquent d'entraver le fonctionnement de divers organes (thyroïde, cœur, reins, ovaires, testicules, pancréas...).

Ces substances peuvent avoir un effet néfaste à de très faibles doses. Il est par ailleurs difficile de mesurer les risques liés aux expositions multiples (le fameux « effet cocktail » qui décuplerait les actions combinées de différentes molécules, voir p. 140), sur les expositions longues ou à des périodes critiques du développement.

Dans les cosmétiques, des substances considérées comme telles peuvent être utilisées pour leurs propriétés conservatrices, antibactériennes, antioxydantes, colorantes, ou encore comme filtres UV. L'UFC-Que Choisir, s'appuyant sur des instances scientifiques reconnues – en France, l'Agence nationale de sécurité du médicament (ANSM) ; en Europe, le Comité scientifique pour la sécurité des consommateurs (CSSC, un groupe d'experts de la Commission européenne chargé d'évaluer la sécurité des ingrédients cosmétiques), etc. –, classe 14 substances dans cette catégorie. Pour connaître les plus nocifs, voir tableau ci-dessus.

Les 26 substances parfumantes allergènes à étiquetage obligatoire

- Alpha-isomethyl ionone
- Amyl cinnamal
- Amylcinnamyl alcohol
- Anise alcohol
- Benzyl alcohol
- Benzyl benzoate
- Benzyl cinnamate
- Benzyl salicylate
- Butylphenyl methylpropional
- Cinnamal
- Cinnamyl alcohol
- Citral
- Citronellol
- Coumarin
- Eugenol
- Evernia furfuracea extract
- Evernia prunastri extract
- Farnesol
- Geraniol
- Hexyl cinnamal
- Hydroxycitronellal
- Hydroxyisohexyl 3-cyclohexene carboxaldehyde*
- Isoeugenol
- Limonene
- Linalool
- Methyl 2-octynoate

** Interdit dans les nouveaux produits depuis août 2019.*

Les allergènes

Ces substances peuvent déclencher ou favoriser une allergie, des irritations ou des démangeaisons de la peau ou des muqueuses. Dans les cosmétiques, les allergènes sont souvent des parfums et des conservateurs, mais aussi les colorants utilisés dans les teintures capillaires.

Vingt-six « substances parfumantes » particulièrement allergisantes (voir liste ci-dessus) sont obligatoirement étiquetées dès lors qu'elles sont présentes au moins à hauteur de 0,001 % dans les produits non rincés et de 0,01 % dans les produits rincés. S'il existe bien un niveau admissible maximal d'usage, les personnes sensibles peuvent néanmoins développer des allergies à ces produits (voir aussi encadré p. 93). Même si leur utilisation ne provoque pas chez vous de réaction cutanée, mieux vaut les éviter, surtout si vous présentez un terrain allergique, car leur contact régulier sensibilise la peau pour l'avenir.

La methylisothiazolinone (MIT) ou la methylchloroisothiazolinone (MCIT), des substances visant à remplacer les parabens en tant que conservateurs (voir aussi encadré p. 88), sont également de redoutables allergènes. Elles sont d'ailleurs interdites en mélange depuis 2016 dans les produits non rincés – la MIT est même proscrite seule, dans les mêmes produits, depuis 2017. Rincées ou non, fuyez les références qui en contiennent.

Le lyral interdit

Largement utilisé comme parfum de synthèse, le lyral, aussi dénommé HICC ou encore hydroxyisohexyl 3-cyclohexene carboxaldehyde, qui présente un effet allergisant très élevé, est interdit par un règlement européen dans les nouveaux produits depuis août 2019... mais peut encore se trouver dans d'anciennes références en vente jusqu'en août 2021. Prudence, donc, surtout si vous avez tendance à utiliser de vieux produits stockés à la maison.

Les irritants

On peut en citer trois principaux (voir tableau p. 89) : le resorcinol (un colorant), également considéré par l'Agence nationale de sécurité sanitaire de l'alimentation, de l'environnement et du travail (Anses) comme perturbateur endocrinien et « substance extrêmement préoccupante » ; et les sodium et ammonium lauryl sulfate (des tensioactifs). Les deux derniers sont présents dans un grand nombre de références (shampooings, gels douche, dentifrices...), mais il s'agit le plus souvent de produits rincés, avec des doses généralement limitées (voir aussi p. 137), donc présentant moins de risques.

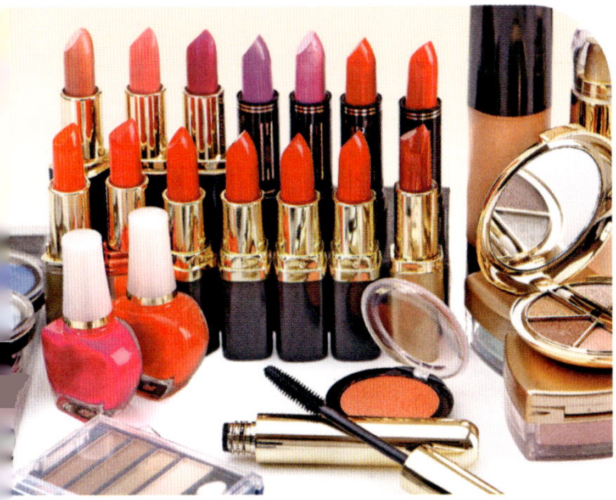

Autres effets toxiques

Certains ingrédients présentent d'autres types de toxicité vis-à-vis de divers fonctions ou organes.

C'est le cas par exemple des huiles minérales et des hydrocarbures de synthèse, susceptibles de générer des composés indésirables appelés Mosh *(Mineral Oil Saturated Hydrocarbons)* et Moah *(Mineral Oil Aromatic Hydrocarbons)*. Ils sont notamment utilisés dans les baumes et rouges à lèvres (voir p. 111). Ils peuvent s'accumuler dans l'organisme, particulièrement dans les ganglions lymphatiques et le foie, et y produire des réactions inflammatoires dont on ignore les conséquences exactes sur la santé. Les Moah sont par ailleurs considérés comme cancérogènes certains par le Centre international de recherche sur le cancer (Circ).-

Une autre substance est classée « cancérogène possible » par le Circ : le BHA (un antioxydant), qui serait aussi (de même que le BHT, un composé proche) potentiellement toxique pour la reproduction, en plus d'être un perturbateur endocrinien.

Par ailleurs, plusieurs études (notamment une de l'Institut national de la recherche agronomique, Inra, en 2016) ont jeté le doute sur le dioxyde de titane, laissant craindre une cancérogénicité de cette substance sous forme nanoparticulaire par ingestion. Or ce composé est interdit comme additif alimentaire depuis le 1er janvier 2020, mais toujours autorisé en cosmétique : si le risque est limité quand il est employé comme colorant dans le maquillage ou filtre UV dans les crèmes solaires – il n'est alors pas censé être ingéré –, il vaut mieux être prudent en ce qui concerne les dentifrices (voir p. 103) ou les baumes à lèvres (voir p. 115), que l'on peut ingérer.

Les cyclotetrasiloxane et cyclomethicone (des émollients) sont classés toxiques pour la reproduction, en plus d'une activité de perturbateurs endocriniens, tout comme le butylphenyl methylpropional, ou BMHCA (un parfum). Ce dernier a été mis en cause par le CSSC du fait de sa génotoxicité, ce qui signifie que la substance est susceptible de compromettre l'intégrité du génome ou patrimoine génétique.

Enfin, le phenoxyethanol (un conservateur) est toxique pour le foie et le sang. Cet ingrédient fait depuis des années l'objet d'une bataille d'experts entre ANSM et CSSC. Dans un avis de 2012, l'ANSM avait considéré que la teneur maximale fixée par la réglementation (1 % dans le produit final) n'était pas assez protectrice pour les tout-petits dans les articles leur étant destinés. En mars 2019, l'agence a recommandé que tous les produits non rincés qui en contiennent portent une mention selon laquelle ils ne peuvent être utilisés sur le siège des enfants de moins de 3 ans, et que sa concentration soit restreinte à 0,4 % dans toutes les gammes destinées aux plus jeunes. Mais cet avis n'a pas été suivi d'effets.

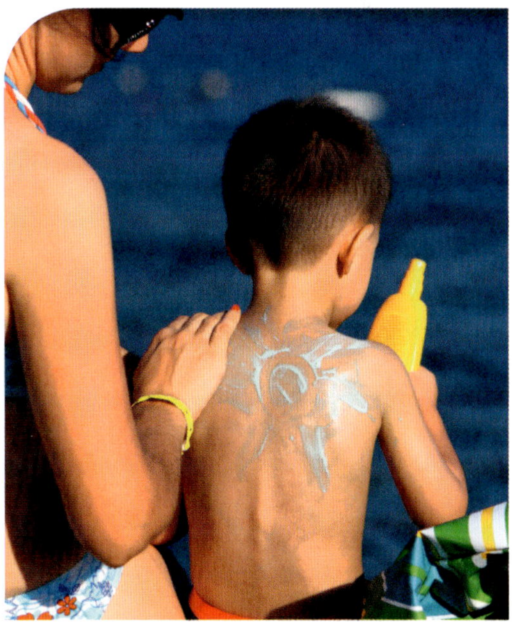

Des risques différents selon les usages

Les ingrédients indésirables ne présentent pas le même risque selon le type de produits où on les retrouve, ainsi que leur mode d'utilisation, la durée et le nombre d'expositions étant déterminants.

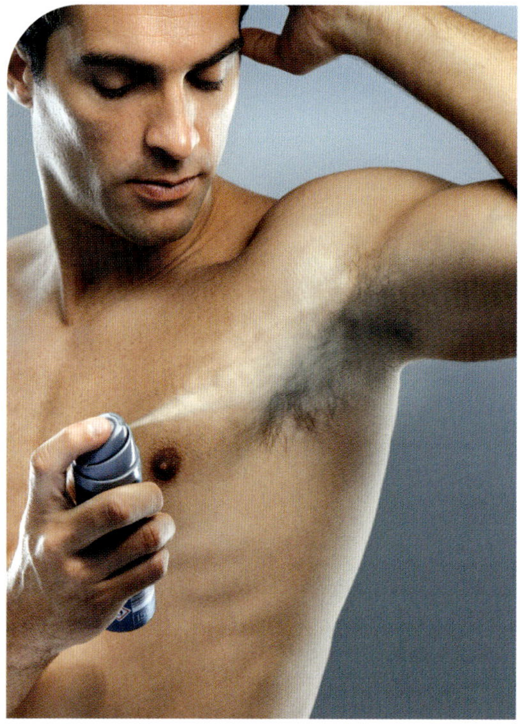

Rincés ou non rincés

Le fait de demeurer en contact avec la peau ou les muqueuses de manière prolongée est un facteur de nocivité. Ainsi, le risque est plus élevé pour les produits non rincés (comme les crèmes hydratantes ou le maquillage) que pour les produits rincés (tels les shampooings et les gels douche). C'est pourquoi certaines substances interdites dans les premiers restent autorisées dans les seconds – comme le mélange MIT/MCIT (voir p. 90) – et que les seuils réglementaires peuvent varier – comme pour les 26 substances parfumantes provoquant le plus d'allergies (voir encadré p. 90). D'où un degré de nocivité différent selon les produits (voir tableau p. 89).

Inhalés ou ingérés

Le risque peut aussi être accru dans certains cas.

- Les formules en spray, les aérosols et les poudres projettent plus de substances, pas toujours saines, dans l'air ambiant. Celles-ci sont alors potentiellement inhalées en profondeur, avec des conséquences possibles sur les voies respiratoires.
- Baumes et rouges à lèvres doivent faire l'objet d'une attention particulière, car ils sont fortement susceptibles d'être ingérés. Or on y trouve des ingrédients comme les Mosh et Moah (voir p. 111), dont l'usage est strictement limité en alimentaire, et le dioxyde de titane qui, lui, y est interdit (voir p. 115).

Une aide au décryptage des étiquettes

La liste des ingrédients mentionne ceux-ci par ordre décroissant de concentration (ce qui explique que les allergènes, présents en faible quantité, figurent souvent en fin de liste) sous l'appellation officielle de la nomenclature INCI (*International Nomenclature for Cosmetic Ingredients*), obligatoire depuis 1999 en Europe. Les termes en latin désignent souvent des extraits végétaux (donc d'origine naturelle – ce qui ne les rend pas inoffensifs), les termes en anglais, les molécules de synthèse ou des ingrédients d'origine naturelle, mais ayant été transformés. Difficile de déchiffrer ce sabir et de mémoriser ce qui est toxique ou non ! L'UFC-Que Choisir a donc conçu l'application mobile gratuite *QuelProduit*, qui recense, entre autres, plus de 120 000 cosmétiques. En scannant un article, vous avez accès à toutes informations utiles sur sa composition, selon la population concernée (tout-petits, femmes enceintes, enfants et adolescents, adultes).

Des risques différents selon les âges

La toxicité potentielle d'un ingrédient n'est pas la même selon que l'usager du produit cosmétique est un tout-petit (0-3 ans), dont les organes sont en développement, un enfant ou un adolescent, chez qui la puberté n'est pas terminée, un adulte aux organes matures ou une femme enceinte, dont le fœtus est très vulnérable aux perturbateurs endocriniens.

Pour les bébés

Beaucoup de produits destinés aux tout-petits sont proposés en grande surface et parapharmacie. S'ils sont plutôt plus « sains » que les articles tout public, ils sont souvent inutiles et pas toujours sûrs pour cette population particulièrement à risque.

- Évitez les références contenant du savon (voir p. 131) : la peau des bébés est plus fine et plus fragile que celle des adultes, et le savon est trop agressif pour elle.
- Procédez autant que possible à un rinçage soigneux, à l'eau claire, même quand figure la mention « sans rinçage » (eau micellaire, lait de toilette…).
- Soyez particulièrement vigilant avec les produits destinés au lavage du siège : les changes sont fréquents (on estime à 4 000 en moyenne le nombre de changes au cours des trois premières années), donc l'exposition à des substances nocives peut être importante, d'autant que celles-ci peuvent pénétrer la peau si elle est abîmée ou irritée. De manière générale, nettoyer le siège simplement avec un gant de toilette ou un carré de coton et un produit lavant sans savon puis rincer à l'eau claire est préférable aux lingettes. Si vous comptez utiliser ces dernières, n'hésitez pas à consulter des tests comparatifs et l'application *QuelProduit* de l'UFC-Que Choisir (voir encadré p. 92) pour vous guider dans votre choix.
- Traquez les perturbateurs endocriniens, extrêmement dangereux pour les tout-petits (voir encadré p. 106). Là encore, *QuelProduit* peut vous aider.
- Oubliez enfin les parfums, eaux de toilette et huiles essentielles, susceptibles de déclencher des allergies.

Une réglementation trop peu protectrice

▶ Plusieurs substances indésirables sont soumises à restriction par la réglementation. Le cas échéant, les teneurs maximales autorisées par les autorités sanitaires dérivent de la « dose sans effet toxique observé » chez l'animal (Noael), à laquelle on applique une marge de sécurité. Or la pertinence de ces méthodes d'évaluation est vivement critiquée par les toxicologues : elles ne tiennent pas compte des effets à très petites doses qui peuvent être observés avec des substances allergènes ou des perturbateurs endocriniens, ce qui questionne les seuils de risque définis. Par ailleurs, ce qu'on appelle l'effet cocktail ne peut pas non plus être estimé, la nocivité des molécules étant évaluée une à une, sans prendre en compte l'exposition conjuguée des individus à de multiples substances.

Pour les enfants

Là encore, la vigilance s'impose, les articles pour les « kids » pouvant se révéler superflus, voire nocifs.

- Attention au piège des parfums artificiels, sources d'allergies.
- Ne cédez pas non plus aux sirènes du marketing s'agissant de produits inutiles chez les enfants : crème hydratante, bain de bouche ou déodorant avant l'adolescence.
- Il n'est pas nécessaire d'acheter des produits rincés (gels douche et shampooings) spécifiques. Toute la famille peut partager les mêmes, pour peu que leur composition soit correcte.

À la puberté

À cet âge, évitez autant que possible les substances indésirables, notamment les perturbateurs endocriniens. Ingrédient phare des produits contre l'acné,

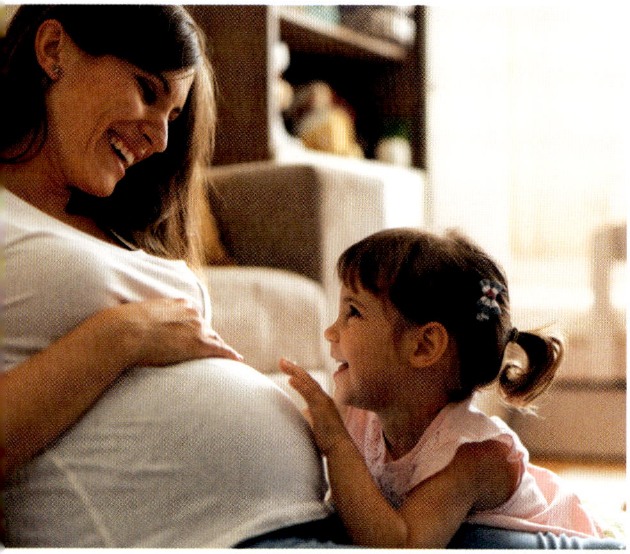

l'acide salicylique pourrait poser problème, avec des effets sur la testostérone et d'autres hormones masculinisantes. Si les experts du CSSC jugent son usage sûr aux limites actuelles de concentration autorisées, des investigations sont en cours (voir encadré p. 119).

Pendant la grossesse

Durant cette période, mieux vaut vous débarrasser des tous les produits qui ne sont pas indispensables et être vigilante quant aux autres. De nombreuses substances traversent le placenta, et les cocktails de molécules doivent être regardés avec méfiance concernant le développement des organes du fœtus.

Petit manuel du bon acheteur

Le marketing ne reculant devant rien, la communication dit et cache ce qu'elle veut...

Ne succombez pas aux allégations

Il n'existe pas de label garantissant de façon indépendante l'absence de perturbateurs endocriniens, d'allergènes ou d'autres ingrédients indésirables.

- L'allégation « sans parabens » ne signifie pas que le produit est sûr (voir encadré p. 88).
- « Testé sous contrôle dermatologique », « peaux sensibles », etc., sont des mentions non réglementées : les fabricants doivent juste prouver qu'ils ont mis des moyens en œuvre, non qu'ils ont obtenu des résultats.

« Bio » ne signifie pas « exempt de risque »

Les labels fiables en ce domaine (voir encadré p. 120) garantissent une composition principalement à base de substances naturelles, issues pour une part de l'agriculture biologique, sans colorants ni parfums de synthèse, sans éthers, dérivés de glycol ou de paraffine. Mais certains ingrédients controversés peuvent être intégrés dans les formules, notamment des huiles essentielles prisées des fabricants bio.

Attention également : la mise en avant d'un ingrédient naturel n'est pas synonyme d'innocuité.

Et l'environnement ?

- Certains ingrédients sont susceptibles de générer une pollution pour l'environnement, dans la mesure notamment où ils ne sont pas biodégradables et où les stations d'épuration ne parviennent pas toujours à les éliminer. Parmi eux, des matières plastiques comme le polyethylene des rouges à lèvres et les PEG (polyéthylène glycol) des crèmes solaires (entre autres), le methyl methacrylate des vernis ou les polyquaterniums des laques et des shampooings, que l'on retrouve sous forme de microplastiques (voir p. 248), les silicones (présents dans les produits capillaires) ou certains filtres minéraux ou chimiques contenus des crèmes solaires (impact très délétère du dioxyde de titane et de l'oxyde de zinc de ces filtres sur les coraux). Les cosmétiques biolabellisés excluent généralement de tels ingrédients (sauf les filtres solaires).

Les nanoparticules

Substances de taille infinitésimale, les nanoparticules ont petit à petit envahi les biens de consommation courante (alimentation, vêtements, cosmétiques, emballages, jouets, médicaments…). Mais les risques potentiels sont mal cernés, et la réglementation encore lacunaire.

Taille mini, mais usages multiples

Les nanoparticules issues de la nanotechnologie développée depuis les années 1990 recouvrent une réalité dont la définition ne donne pas toujours lieu à consensus. Il s'agit de particules infiniment petites, inférieures à 100 nanomètres (nm), sachant que 1 nanomètre = 1 milliardième de mètre, soit le même rapport qu'entre le diamètre de la Terre et celui d'une bille. C'est cette petite taille qui induit des propriétés largement prisées.

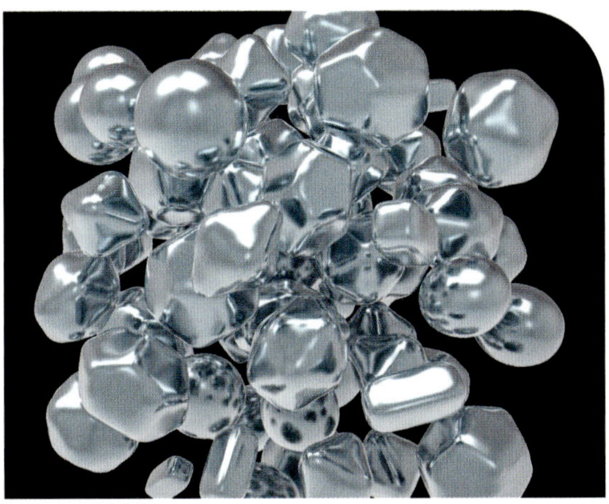

Qu'entend-on par nanomatériaux ?

Bien qu'il s'agisse d'un enjeu majeur pour la défense des consommateurs, il n'y a pas de définition réglementaire applicable à tous les domaines où de telles substances sont utilisées. Celle-ci n'existe que pour les denrées alimentaires, les cosmétiques et les biocides (pesticides et antibactériens à usage domestique).

- Dans l'alimentation et en cosmétique, le nanomatériau manufacturé est un « matériau produit intentionnellement ». La notion d'intentionnalité a son importance : elle est ainsi invoquée par certains industriels pour tenter de contourner l'obligation d'étiquetage (voir p. 99).
- Dans le domaine des biocides, n'est considéré comme nanomatériau qu'un produit dont au moins la moitié des particules sont de taille nanométrique.

Des matériaux aux propriétés spécifiques

Selon le rapport R-nano 2019 du ministère de la Transition écologique, paru en juin 2020, près de 400 000 tonnes de substances à l'état nanoparticulaire sont produites ou importées chaque année en France, afin d'être introduites dans les produits de consommation courante les plus divers.

Quel est l'intérêt ? À l'échelle nanométrique, des matières très communes acquièrent des caractéristiques aussi intéressantes que diverses : électrique, catalytique, optique ou encore biologique. À titre d'exemple, l'argent devient antibactérien, l'or catalyseur, des isolants se font conducteurs… D'où des potentialités nouvelles dans de multiples secteurs.

Les « nanos » sont partout

En une décennie, les nanomatériaux manufacturés sont passés du monde de la recherche à la commercialisation dans des secteurs extrêmement variés. Outre l'alimentation, les cosmétiques et les biocides déjà évoqués, on peut citer par exemple :
- le bâtiment (le dioxyde de titane rend les vitres et les revêtements de surface autonettoyants) ;
- l'agriculture (la silice nano améliore l'homogénéité des intrants, ce qui les rend plus faciles à épandre) ;

– les tissus, textiles et l'habillement (le nanoargent fait office d'agent antimicrobien, la silice nano rend des vêtements déperlants, voir aussi encadré p. 245) ;
– les équipements de sport (les nanotubes de carbone donnent des accessoires légers et solides, tels que raquettes de tennis, clubs de golf ou cadres de vélo) ;
– les produits électroniques (les « nanos » réduisent le poids et la consommation d'énergie, augmentent la vitesse des ordinateurs et la capacité de stockage des disques durs) ;
– les jouets, les pneus, les encres, les plastiques, etc. ;
– sans oublier le domaine médical (nanomatériaux utilisés comme excipients, nanovecteurs permettant de mieux cibler les cellules malades et de protéger les tissus sains, etc.).

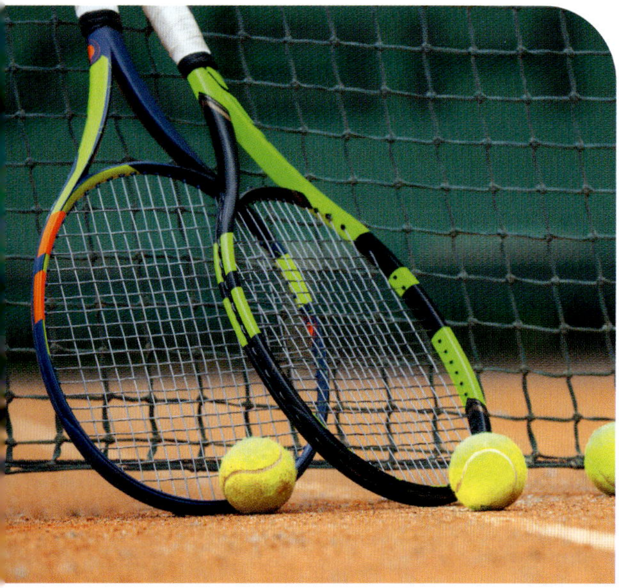

Des risques mal caractérisés

Si la métamorphose subie par les particules lors du passage à l'état nanoparticulaire ouvre d'innombrables perspectives technologiques, elle explique aussi la difficulté d'en évaluer les risques, tant pour la santé humaine que pour l'environnement.

Pourquoi s'inquiète-t-on ?

Les propriétés et les usages des nanoparticules soulèvent de multiples questions.

Leur taille infime favorise la pénétration dans l'organisme par diverses voies (voir plus loin) et le franchissement des barrières biologiques (de l'intestin ou des poumons vers le sang, du sang vers le cerveau...).

Plus une particule est petite et plus sa surface relative est importante, ce qui démultiplie les interactions avec l'organisme ou l'environnement.

Leurs propriétés physico-chimiques se voient modifiées, et ces changements parfois imprévisibles rendent complexe l'évaluation des risques.

Pour une même particule, différents paramètres font varier les effets, comme la forme, la taille précise, l'agglomération, les enrobages utilisés autour de la particule. Ce qui complique encore les choses.

L'exposition de la population à ces composés est encore assez mal connue, faute de traçabilité et d'étiquetage (voir p. 98).

Les voies d'exposition

Les nanoparticules peuvent pénétrer l'organisme par plusieurs voies : pulmonaire, cutanée, digestive et, dans un contexte médical, par voie parentérale (administration de médicaments ou nutrition par injection ou perfusion...).

Voie pulmonaire par inhalation – Les particules sous forme de poudre sont très volatiles. Comme avec les particules ultrafines de l'air (de 20 à 1 000 nm), il y a pénétration jusqu'aux compartiments alvéolaires des poumons, avec des réactions inflammatoires et une possible aggravation des maladies respiratoires. Certaines particules peuvent alors s'accumuler dans des organes secondaires, voire franchir la barrière placentaire en cas de grossesse. Sous forme d'aérosol, les nanomatériaux peuvent pénétrer l'organisme par les fosses nasales, avec un accès direct au cerveau via les nerfs olfactifs. Si cela représente un risque, cela constitue aussi un potentiel en médecine pour la délivrance ciblée de médicaments.

Voie cutanée – Si le contact avec la peau évoque évidemment les cosmétiques, sont aussi concernés les pansements, les vêtements, etc. Des

Une autorisation de mise sur le marché, comme pour les médicaments ?

En raison de leur taille minime, susceptible d'accroître leur potentiel toxique, et de leur comportement imprévisible, les nanoparticules sont des substances préoccupantes. Le Comité de la prévention et de la précaution (CPP), un groupe d'experts placé sous l'égide du ministère de la Transition écologique, a donc évoqué l'idée, en 2020, d'une autorisation préalable de mise sur le marché, à l'instar de ce qui se fait en matière de médicaments. Pour chaque produit, le rapport bénéfice/risque de l'introduction de nanoparticules serait évalué. Un tel système aurait pu permettre, en son temps, de s'interroger sur la pertinence de bonbons plus brillants (grâce au dioxyde de titane nano) ou de chaussettes moins malodorantes (via le nanoargent).

nanoparticules issues d'encres ont ainsi été retrouvées dans les ganglions lymphatiques de personnes tatouées. Concernant les cosmétiques, de nombreux scientifiques s'inquiètent du risque de passage transcutané des nanomatériaux, en particulier sur une peau irritée (coup de soleil) ou dans les zones de flexion, mais les connaissances sont encore bien lacunaires (voir aussi encadré p. 99). Pour ce qui est du nanoargent, différentes études concluent à une pénétration possible, voire importante, sur peau lésée – ce qui est le cas par exemple avec certains pansements. Mais l'impact sur la santé est encore à l'état d'hypothèse.

Voie digestive – L'exposition provient du relargage à partir des emballages alimentaires, ou directement de l'alimentation, mais aussi des dentifrices et des médicaments. Jusqu'à la suspension en France du dioxyde de titane (TiO_2) nanométrique en tant qu'additif E171 alimentaire (voir p. 99), l'exposition par cette voie était la plus conséquente (jusqu'à 1 mg/kg/jour, notamment chez l'enfant). Pour l'heure, le TiO_2 reste autorisé dans les dentifrices et médicaments (voir p. 99), et d'autres additifs pouvant contenir des nanomatériaux sont toujours utilisés, comme les colorants E172 (oxyde de fer), E174 (argent) ou le dioxyde de silicium anti-agglomérant E551, très présent dans le sel et le sucre, ainsi que dans les soupes industrielles ou le café. Cette voie est particulièrement complexe à étudier du fait de la diversité des composés, mais aussi de leur cycle de vie (stockage, cuisson, interactions diverses...).

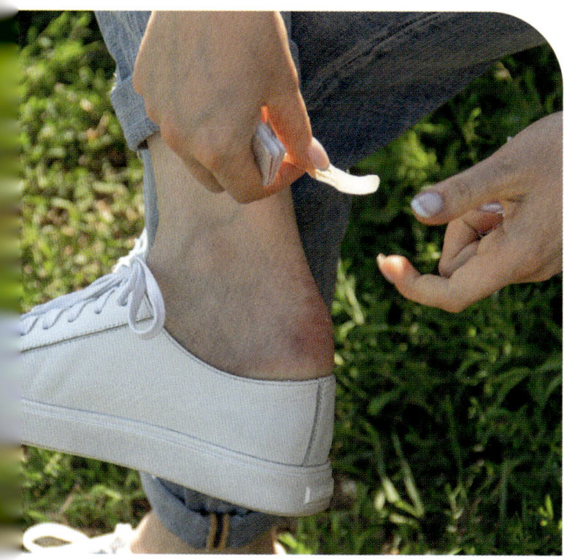

Quelles sont les pathologies redoutées ?

La toxicité de certains nanomatériaux est aujourd'hui un secteur actif de recherche, mais la tâche est titanesque, et les études visant à protéger notre santé sont plus de dix fois moins nombreuses que celles qui s'intéressent aux pistes d'applications industrielles... Cela explique en partie que les données soient encore très partielles et ne permettent pas de conclure de manière définitive.

Des recherches ont montré une génotoxicité, mais le potentiel cancérogène est encore mal évalué. Une éventuelle biopersistance fait craindre un risque de toxicité chronique, voire de développement de cancers suite à une inflammation chronique.

Plusieurs études récentes ont attesté une baisse des défenses immunitaires et l'apparition de lésions précancéreuses chez des rats exposés par ingestion au dioxyde de titane nano. Et le Centre international de recherche sur le cancer (Circ) classe le dioxyde de titane (sous forme micro- et nanométrique) cancérogène possible par inhalation, après des études chez l'animal (mais, point rassurant, les études du Circ n'ont pas montré d'association entre exposition aux particules de TiO_2 et augmentation des cancers du poumon chez des professionnels du secteur, a priori le public le plus à risque).

D'autres études évoquent chez le rat exposé à des nanoparticules de titane par absorption digestive de possibles effets sur le foie (œdème) et sur la sphère cardiaque.

Les nanotubes de carbone (eux aussi classés cancérogènes possibles par le Circ), dans les équipements sportifs notamment, pourraient pour leur part, inhalés sous forme d'agrégats, être à l'origine de plaques neurales et de mésothéliomes (cancers) de la plèvre.

Par ailleurs, au regard du risque de passage des barrières biologiques, les chercheurs s'interrogent sur la possible neurotoxicité et/ou immunotoxicité de certains de ces nanomatériaux…

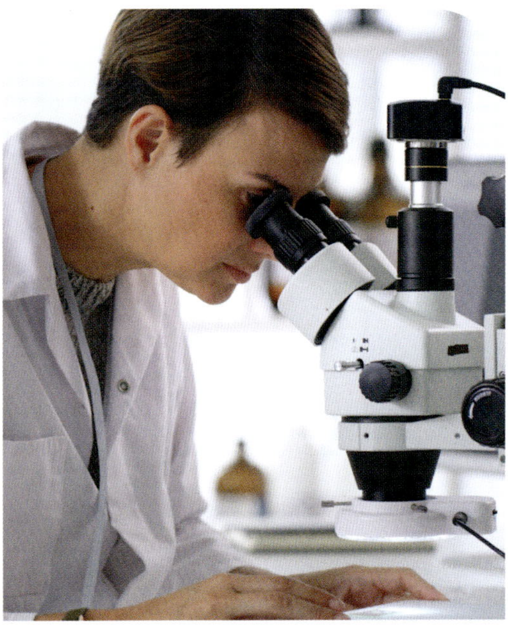

Un impact aussi sur l'environnement

Le risque environnemental est encore moins bien cerné que le risque sanitaire. De nombreuses études interrogent ainsi les effets sur les écosystèmes marins, la pollution de l'air, de l'eau et des sols, la toxicité des boues d'épuration épandues dans les champs et qui contiennent des nanomatériaux provenant des cosmétiques ou de l'alimentation… La question se pose par exemple concernant les vêtements antibactériens ou anti-odeurs traités au nanoargent : ce dernier part très rapidement au lavage et se retrouve ainsi dans l'environnement, avec des conséquences mal connues. Or, de par sa fonction biocide, il peut compromettre alors l'efficacité des stations d'épuration qui ont recours aux bactéries.

Étiquetage : des trous dans la raquette

La réglementation imposée aux producteurs et aux utilisateurs industriels de nanomatériaux est très lacunaire, puisqu'elle ne concerne que trois secteurs. De plus, elle est rarement respectée… et souvent contournée.

Des règles très variables

En matière alimentaire (depuis décembre 2014), cosmétique et de biocides (respectivement depuis juillet et septembre 2013), une mention [nano] doit apparaître sur la liste des ingrédients après chaque ingrédient concerné, quelle que soit la proportion de nanoparticules pour les deux premiers domaines, à partir du seuil de 50 % pour les biocides. Mais rien n'est prévu pour les médicaments ni pour aucun autre produit (textile, matériel de sport, etc.).

Par ailleurs, des incohérences sur les règles d'usage apparaissent. Alors que le dioxyde de titane E171 est interdit en France depuis le 1er janvier 2020 dans l'alimentation, il est toujours autorisé, on l'a dit, dans les dentifrices et les médicaments. Or, dans les dentifrices, il fait seulement office de colorant (et on peut l'avaler...) ! De même, si le bénéfice apporté par les médicaments est estimé supérieur aux risques du TiO_2 par les agences sanitaires, on se demande pourquoi les industries pharmaceutiques ne travailleraient pas à exclure cet excipient le plus souvent non essentiel. Le TiO_2 n'est en effet une substance active des médicaments que dans de très rares cas.

Des interprétations douteuses et des négligences

La mention [nano] apparaît trop peu souvent sur nos cosmétiques et quasiment jamais dans le secteur alimentaire. Des tests *Que Choisir* de 2018 ont ainsi montré de larges cas de non-conformité aux obligations d'étiquetage : 80 % des produits contenant des nanoparticules ne le signalaient pas ! Comment expliquer un tel décalage ?

- Certains industriels jouent sur la notion d'« ajout non intentionnel » pour ne pas étiqueter correctement.
- Il faut dire à leur décharge qu'ils peuvent ignorer la présence de nanomatériaux dans leurs formules. En effet, leurs fournisseurs que sont les fabricants d'ingrédients peuvent ne pas les avoir prévenus ou leur avoir affirmé que leurs produits n'en contiennent pas.
- Il n'existe pas de méthode de référence permettant de vérifier si un produit contient ou non des nanos. Cette absence de processus réglementaire conduit à l'échange d'informations et notamment de certificats fantaisistes. Très peu d'industriels ont d'ailleurs la capacité de mener des tests avant la mise en vente de leurs produits pour s'assurer que les ingrédients utilisés sont ou non nanos.
- Enfin, les contrôles sont encore beaucoup trop parcellaires sur ces questions. Et ceux qu'a pu effectuer la DGCCRF sont bien peu encourageants.

Que faire en pratique ?

Mêmes si les risques (ou leur absence) sont incertains, voici quelques conseils si vous souhaitez appliquer le principe de précaution.

- Dans l'alimentation, attention à plusieurs colorants : évitez les E172 (oxyde de fer) et E174 (argent), qui peuvent figurer sous forme nano sans que ce soit indiqué. Attention également au E551 (dioxyde de silicium), encore largement utilisé comme antiagglomérant.
- En cosmétique, il est difficile de trancher concernant les produits solaires, les bénéfices des filtres minéraux contenant des fractions nanos se révélant intéressants et les alternatives organiques n'étant pas toutes sans danger (voir p. 126). Retenez qu'il vaut mieux éviter de s'en asperger le visage pour prévenir toute inhalation et d'en étaler sur une peau blessée pour limiter les risques de pénétration cutanée.

Pour les autres cosmétiques, outre les filtres superflus, évitez les colorants potentiellement nanos : titanium dioxyde ou CI77891, zinc oxyde ou CI77947, iron oxyde ou CI77489/CI 77491/CI77492/CI77499, carbon black ou CI77266.

- Les vêtements dits « antibactériens » et autres chaussettes « anti-odeurs » contiennent a priori du nanoargent polluant, qui n'a pas lieu d'être hors du milieu hospitalier – et qui pourrait en outre favoriser les résistances bactériennes (voir aussi encadré p. 245).
- Concernant les médicaments, pour tout ce qui est en vente libre, il est possible de trouver des spécialités sans nanos (essentiellement du dioxyde de titane ou E171) ; pour ce qui est sur prescription, s'il n'existe pas d'alternative, la présence de nano n'est pas une raison suffisante pour renoncer à un traitement.

Les dentifrices

Alliés incontournables de l'hygiène bucco-dentaire, les dentifrices doivent être sélectionnés avec soin. En ce domaine, deux grandes règles s'imposent : scruter attentivement la liste des ingrédients et ne pas se fier aux allégations marketing, pour la plupart infondées.

À quoi servent les dentifrices ?

Deux brossages des dents de deux minutes par jour sont recommandés. Encore faut-il bien choisir son dentifrice. Par ailleurs, il importe de veiller au confort du brossage qui, lui, permet, d'éliminer la plaque dentaire.

Lutter contre les caries : la teneur en fluor est essentielle

C'est prouvé, l'usage d'un dentifrice fluoré est un excellent moyen de prévenir les caries. De récentes publications montrent également une action thérapeutique en présence avérée de caries.

Pour un adulte, avec une teneur en fluor de 1 000 ppm, les résultats sont déjà probants, sachant que l'efficacité augmente avec la teneur, au moins jusqu'à 2 500 ppm. Optez donc pour un dentifrice suffisamment fluoré. La plupart des références du marché affichent entre 1 000 et 1 500 ppm sur leur emballage, la teneur en composés fluorés s'exprimant parfois en mg/100 g de dentifrice (soit 100 à 150 mg/100 g).

Attention, cependant, un excès de fluor peut entraîner une fluorose, qui se traduit par la formation de taches blanches ou brunâtres sur les dents, avec une fragilisation de l'émail. Aux concentrations indiquées plus haut, le risque ne concerne pas les adultes, mais il faut être prudent pour les enfants : pendant la période de minéralisation de la dentition, le risque de fluorose est majoré. Jusqu'à 6 ans, choisissez un dentifrice « spécial enfant », dont la teneur n'excède pas les 500 ppm (50 mg/100 g).

À noter : la plupart des références bio, même celles destinées aux adultes, ne contiennent pas de fluor dans leurs formules. Il s'agirait d'éviter les fluoroses, un risque qui en réalité ne concerne pas les adultes, sauf à consommer pendant des années une eau trop fluorée.

L'importance du brossage pour éliminer la plaque dentaire

L'action mécanique de la brosse à dents constitue le principal facteur d'élimination de la plaque dentaire, l'action du dentifrice à cet effet n'étant pas démon-

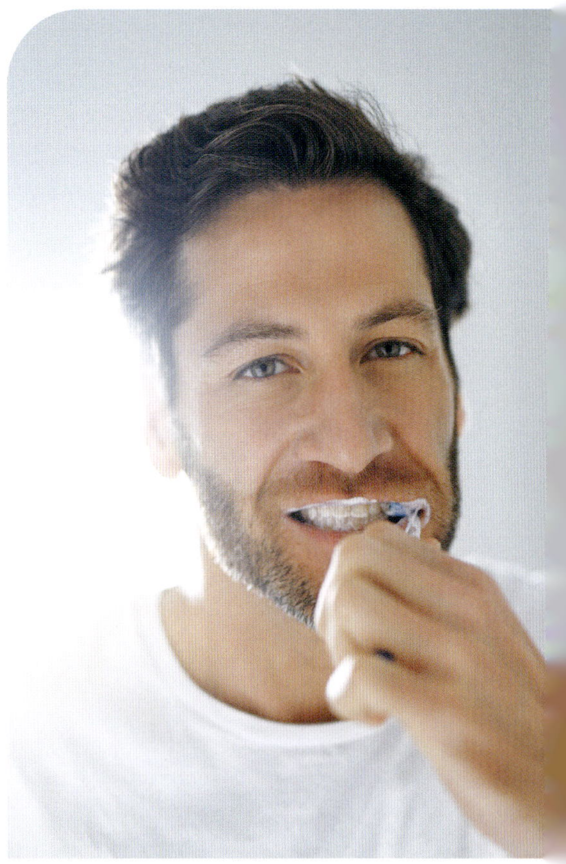

trée. Cependant, l'opération est plus agréable avec cette pâte, ce qui contribue à adopter de meilleures habitudes !

La plaque dentaire est une substance claire qui se dépose à la surface des dents. Elle résulte de l'amas de bactéries pas toutes saines. Elle apparaît après les repas et peut être éliminée par le brossage des dents. À défaut, elle s'accumule en un film plus épais et se minéralise sous forme de tartre, impossible à éliminer au brossage.

Les bactéries cariogènes peuvent coloniser cette plaque et produire des acides qui attaquent l'émail des dents en utilisant le sucre des aliments : ce sont les caries.

Les bactéries accumulées produisent des toxines qui s'en prennent à la gencive. En réponse, les défenses immunitaires réagissent, ce qui peut entraîner une inflammation des gencives appelée gingivite.

La gingivite non soignée peut évoluer vers une parodontite, une maladie qui touche les tissus de soutien de l'organe dentaire (gencive, puis os alvéolaire). La parodontite sévère peut aller jusqu'à la destruction de l'os, des recherches récentes ayant même montré un sur-risque cardiovasculaire associé.

Appliquer de bons protocoles d'hygiène

Voici quelques conseils pour effectuer un brossage des dents efficace.

Quelle dose et quel outil ?

La bonne dose de dentifrice à appliquer, pour les adultes comme pour les enfants, est d'environ la taille de l'ongle de l'auriculaire. Inutile d'en rajouter… En ce qui concerne la brosse à dents, sur le long terme (quant à la perte de dents, par exemple), brosses manuelle ou électrique semblent aussi valables. En revanche, pour ce qui est de la plaque dentaire et de la gingivite, plusieurs études sérieuses ont conclu à une meilleure efficacité des brosses électriques. Quoi qu'il en soit, choisissez une brosse à petite tête et souple pour accéder à tous les espaces de la bouche et ne pas agresser les gencives. Rincez-la soigneusement, séchez-la et entreposez-la de préférence à l'air libre. Changez-en quand les poils s'ébouriffent.

Comment procéder efficacement ?

Pour le brossage, adoptez la méthode préconisée par les dentistes : brossage du haut et du bas séparément, en mouvement rotatif de la gencive vers le bout de la dent, en suivant un trajet pour n'oublier aucune dent. Le tout deux fois par jour, à raison de deux minutes au minimum à chaque fois.

Il est par ailleurs conseillé de procéder, après le brossage, au passage d'un fil dentaire (si l'espace entre les dents est serré) ou d'une brossette interdentaire (si l'espace est plus large), afin d'éliminer les résidus présents entre les dents, ce qui réduit les risques de plaque dentaire et de gingivite. Préférez le fil de soie, non susceptible de vous exposer aux PFC (composants chimiques perfluorés).

Bains de bouche inutiles

Sans problème bucco-dentaire particulier, les bains de bouche à usage quotidien (à différencier des produits thérapeutiques prescrits ponctuellement par votre dentiste et qui ont, eux, le statut de médicament) sont à proscrire. S'ils peuvent apporter un peu de fluor, un dentifrice fluoré protège déjà des caries. Leur action contre la plaque dentaire et les gingivites est modéré. L'utilisation prolongée modifie aussi la flore microbienne à l'intérieur de la bouche, avec à la clé un risque accru d'infection bactérienne et de mycose. Par ailleurs, les produits contenant de la chlorhexidine, même à faible concentration, peuvent à l'usage colorer les dents, les prothèses dentaires et la langue en brun, modifier le goût et provoquer une desquamation intense ou une allergie.

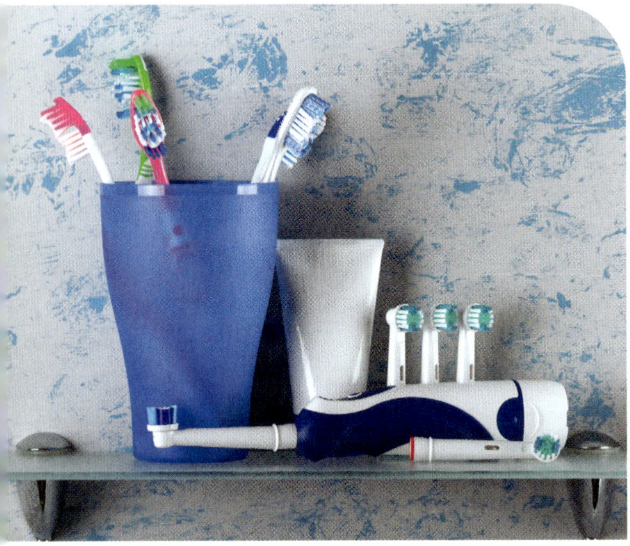

Attention aux allégations infondées

Certains dentifrices alignent presque une dizaine d'allégations sur leurs emballages : « Renforce les gencives », « spécial dents sensibles », « anti-tartre », etc. Autant de slogans fantaisistes.

Aucune preuve obtenue

Certains dentifrices peuvent avoir le statut de médicament (haute teneur en fluor ou contenant par exemple du nitrate de potassium contre l'hypersensibilité dentaire), d'autres celui de cosmétique (c'est le cas de la plupart des références vendues en grande surface et en pharmacie). Si les premiers ont obtenu une autorisation de mise sur le marché (AMM) décernée à l'issue d'études cliniques et sont exclusivement vendus en officine, les seconds n'ont à prouver aucune allégation. Or ces dernières sont bien souvent abusives. Par exemple :

- Rien ne peut efficacement éliminer le tartre, hormis un détartrage chez le dentiste. Même si des ingrédients, tel le chlorure de zinc, sont reconnus comme des actifs inhibiteurs de tartre, les données scientifiques sont pour l'heure trop parcellaires aux concentrations envisagées.
- De même, aucun produit n'a prouvé son efficacité formelle et directe contre les parodontites.
- Le traitement de la mauvaise haleine persistante ne peut se limiter à l'usage d'un dentifrice. Ce désagrément provient généralement d'un problème bucco-dentaire, d'une diminution de la production de la salive ou de troubles gastriques qui doivent être traités.

L'arnaque des dentifrices blanchissants

La vente des dentifrices blanchissants s'est considérablement développée ces dernières années. Ils sont censés s'employer au quotidien et devraient en conséquence avoir une composition sûre, ne pas exposer le consommateur à des substances à risque ni endommager l'émail des dents. Un test *Que Choisir* sur 19 dentifrices « blancheur » a malheureusement montré qu'il existe un fossé entre les allégations des emballages et l'effet réel. En plus d'être peu efficaces,

Disparition des « bars à sourire »

Les ventes de dentifrices blanchissants ont été boostées par la disparition quasi totale des bars à sourire. Et pour cause : les produits de blanchiment utilisés, qui contiennent du peroxyde d'hydrogène, ont été réservés à l'usage professionnel en cabinet dentaire par une directive européenne de 2011. Seuls les produits comportant moins de 0,1 % de cette substance sont encore en vente libre, mais à cette concentration on ne peut espérer une meilleure performance que celle des dentifrices blanchissants. Si vous tenez à retrouver des dents plus blanches, vous n'avez d'autre choix que de passer par le dentiste, moyennant plusieurs centaines d'euros, non pris en charge par l'Assurance maladie.

certains de ces produits contiennent des substances indésirables comme le triclosan (voir plus loin) ou sont abrasifs pour l'émail. À éviter, donc.

Des composés toxiques sournois

Les dentifrices peuvent comporter des substances indésirables, ce qui est d'autant plus problématique que ces produits sont susceptibles d'être en partie ingérés, notamment par les plus jeunes.

Les substances à traquer

La lecture des emballages permet de détecter la présence de différentes substances nocives. N'hésitez pas non plus à vous reporter à des tests comparatifs et/ou à l'application gratuite *QuelProduit* de l'UFC-Que Choisir, qui analyse plus de 3 000 références de dentifrices. À fuir en particulier :

– les perturbateurs endocriniens tels que le butylparaben, le propylaparaben (aussi appelé p-hydroxybenzoate de propyle pour les références vendues en pharmacie) ou le sodium propylaparaben (aussi appelé p-hydroxybenzoate de propyle sodique) – voir encadré p. 88 et tabeau p. 89 ;

– le triclosan, doublement indésirable : perturbateur endocrinien également (voir tableau p. 89), c'est en outre un antibactérien auquel les microbes peuvent devenir résistants ;

– le sodium lauryl sulfate, tensioactif assez souvent employé dans les dentifrices, qui permet aux corps gras de se disperser dans l'eau, mais est un irritant notoire (voir p. 90 et tableau p. 89).

Le cas délicat du dioxyde de titane

Depuis le 1er janvier 2020, le dioxyde de titane, ou additif E171, est interdit dans les denrées alimentaires. Cette restriction ne concerne pas les dentifrices, dans lesquels il est fréquemment employé comme agent blanchissant (noté CI 77891). Or, dans la mesure où cet additif peut être présent sous forme nanoparticulaire, taille infime à laquelle il acquiert de nouvelles propriétés suspectées de toxicité (voir p. 95), et où un dentifrice est susceptible d'être ingéré en petites quantités, on ne peut que recommander la prudence en la matière. Choisissez si possible des références qui en sont dépourvues, surtout pour les enfants, qui ont tendance à mal recracher.

Des alternatives écologiques ?

Le dentifrice bio permet de s'affranchir des conservateurs ou d'autres ingrédients de synthèse, comme les parabens ou le triclosan, mais le sodium lauryl sulfate est toujours autorisé par certains labels. La mention « bio » ne garantit pas non plus l'absence d'allergènes (voir p. 122), et malheureusement, pour la plupart, ces dentifrices ne contiennent pas de fluor (voir p. 100).

Quant à faire son dentifrice à la maison, la chose n'est pas simple. Il est difficile d'obtenir une pâte homogène, les recettes proposées manquent de fluor, et le risque microbiologique est réel, tant lors de la préparation qu'à la conservation (manque de stabilité dans le temps). Si vous souhaitez tout de même vous lancer, attention à ne pas forcer la dose d'abrasif comme le bicarbonate de soude.

Des logos sans valeur

Des logos d'organismes comme l'Union française pour la santé bucco-dentaire (UFSBD) ou encore la Fédération dentaire internationale (FDI) fleurissent sur nombre d'étiquetages. Ne vous laissez pas influencer : ce sont les fabricants qui les sollicitent pour des questions de marketing. L'UFSBD ne prend en compte que la teneur en fluor et une abrasivité limitée, la FDI le respect de la norme (teneur minimale en fluor, pas d'ingrédients interdits...). Ces « cautions » ne garantissent qu'un effet de prévention de la carie, en aucune manière la réalité des allégations éventuelles, l'innocuité ou l'action blanchissante, par exemple.

Les perturbateurs endocriniens

Qui n'a pas déjà entendu parler de perturbateurs endocriniens ? Dès qu'on s'intéresse aux toxiques de l'environnement quotidien, le terme surgit. Bien des domaines sont en effet concernés : la sphère cosmétique, de nombreux produits d'hygiène, le secteur alimentaire, les plastiques, l'ameublement, les équipements électroniques…

Qui sont-ils et comment opèrent-ils ?

Les perturbateurs endocriniens (ou PE) désignent en fait une grande variété de composés, quasi omniprésents dans notre environnement. Sont ainsi réunies sous ce terme des substances utilisées dans une large gamme d'emplois : retardateurs de flamme, plastifiants, revêtements, pesticides, mais aussi agents antibactériens, antioxydants, colorants, filtres UV et conservateurs…

Une définition basée sur trois critères

Nombre de définitions coexistent pour caractériser les perturbateurs endocriniens. Celle qu'a établie l'Organisation mondiale de la santé (OMS) en 2002 est la plus acceptée, tant par les institutions que par la communauté scientifique. Elle parle de « substances chimiques d'origine naturelle ou artificielle étrangères à l'organisme qui peuvent interférer avec le fonctionnement du système endocrinien et induire ainsi des effets délétères sur la santé de cet organisme, de ses descendants ou de sous-populations ».

Le terme endocrinien renvoyant aux glandes endocrines, celles qui sécrètent des hormones, les perturbateurs endocriniens sont donc des éléments capables d'interagir avec nos systèmes hormonaux. Et c'est bien là le problème, puisque le corps humain est régi par de nombreuses hormones, qui interviennent notamment dans le métabolisme, la reproduction, le système nerveux ou encore la croissance.

Après des années de tergiversations, l'Union européenne est parvenue tant bien que mal à établir sa propre définition en 2017. Selon les critères retenus par la Commission, une substance peut être qualifiée de perturbateur endocrinien si :
- elle a un effet indésirable sur un organisme ou sur celui de ses descendants ;
- elle a un mode d'action de type hormonal ;
- l'effet indésirable est une conséquence directe de son mode d'action hormonal.

Cette définition a toutefois été vivement critiquée par plusieurs associations et ONG, jugeant le niveau

Les instances européennes à la peine

L'exécutif européen a promis de « minimiser l'exposition des citoyens aux PE au-delà des pesticides et des biocides ». Dans cette optique, il a mis en place, fin 2010, une consultation des « parties prenantes ». Mais, après avoir longuement tergiversé sur la définition même des PE (voir ci-dessus), la Commission tarde à adopter une réglementation plus stricte. Or, parmi les « spécialistes » consultés figurent des personnalités contestées, aux compétences très relatives, soupçonnées de conflits d'intérêts pour avoir récemment collaboré aux activités d'industriels de la chimie, de l'agro-alimentaire, des pesticides et des cosmétiques, qui s'activent ardemment à entraver l'établissement d'un cadre réglementaire plus restrictif.

Des effets difficiles à mesurer

Si l'adage de Paracelse « la dose fait le poison » est valable pour nombre de produits toxiques, il ne s'applique pas aux perturbateurs endocriniens.

- Comme les hormones naturelles, les PE peuvent agir à une dose infinitésimale, avec parfois un effet toxique non proportionnel à leur concentration. Certains PE seraient ainsi plus redoutables à faible dose. Une propriété qui complique tant l'encadrement réglementaire de ces molécules que la recherche sur leurs méfaits pour la santé.
- Par ailleurs, les effets toxiques peuvent s'additionner ou entrer en synergie (ce que l'on appelle l'effet cocktail, voir p. 140), avec des implications encore mal évaluées, et sans doute bien supérieures à leur nocivité respective.
- Enfin, les PE peuvent avoir des répercussions sur la santé de plusieurs générations, notamment sur la descendance des individus exposés, ainsi que l'a montré le cas du Distilbène (médicament œstrogénique largement prescrit aux femmes enceintes dans les années 1950 à 1970 pour limiter le risque de fausse couche, à l'origine de malformations génitales et de stérilité chez leurs enfants voire petits-enfants).

de preuve exigé inatteignable : les effets néfastes devant être « avérés », il faut démontrer le lien de causalité entre mode d'action et méfaits observés. Les PE « présumés » ou « soupçonnés » sont dès lors exclus de la réglementation. Or ils constituent la majorité des perturbateurs endocriniens, du fait de preuves scientifiques souvent jugées insuffisantes.

Leurs cibles dans l'organisme

Le système endocrinien – celui qui peut être déréglé par les PE – regroupe l'ensemble des organes sécrétant des hormones, tels que les ovaires, les testicules, l'axe hypothalamo-hypophysaire (localisé dans le cerveau, et jouant un rôle majeur dans la reproduction), la thyroïde, etc. Ces organes libèrent diverses hormones (œstrogènes, progestérone, testostérone, thyroxine...) dans la circulation sanguine, afin d'agir sur certaines fonctions de l'organisme, comme la reproduction, la croissance, le métabolisme, le développement des organes sexuels ou encore celui du cerveau. Par exemple, la sécrétion d'œstrogènes et de progestérone par les ovaires permet entre autres la maturation de l'ovule, l'ovulation et la préparation de la cavité utérine en vue d'une grossesse.

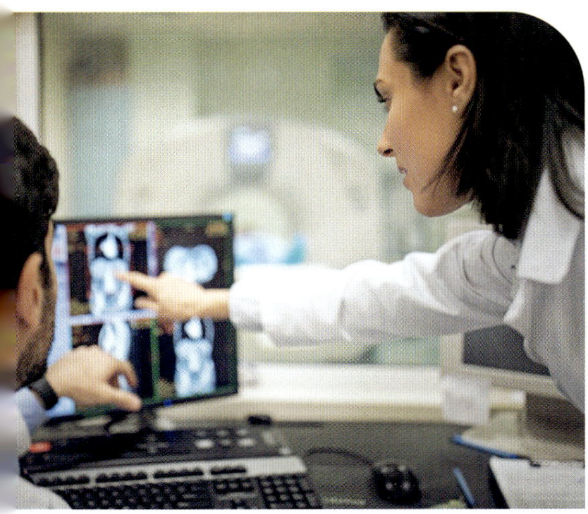

Plusieurs modes d'action

Parce qu'ils « ressemblent » à certaines de ces hormones, les perturbateurs endocriniens sont susceptibles d'altérer leur fonctionnement. On parle notamment d'effets hormono-mimétiques : les PE agissent alors comme une « fausse clé » ayant la capacité de se glisser dans la même « serrure » et/ou d'ouvrir la même « porte » qu'une hormone sécrétée par un organe donné. Divers modes d'action coexistent :

Modification de la production hormonale – En interférant avec les mécanismes de synthèse, de transport ou d'excrétion des hormones naturelles, les PE peuvent modifier la production de celles-ci par nos organes. Par exemple : l'aromatase est la seule enzyme capable de transformer la testostérone en œstrogènes ; le blocage de son activité aura donc une incidence sur les fonctions reproductrices, avec excès de testostérone et/ou manque d'œstrogènes.

Action agoniste – En se substituant aux hormones auxquelles ils ressemblent au niveau de leurs récepteurs cellulaires, les PE peuvent mimer l'action de celles-ci, et ainsi entraîner une réponse injustifiée, inadaptée ou excessive, à un moment inadéquat. Par exemple, les bisphénols A et S, qui ont une activité œstrogénique, peuvent prendre la place des œstrogènes endogènes (de l'organisme) sur leurs récepteurs et perturber le système reproducteur.

Action antagoniste – En se fixant aux récepteurs hormonaux sans les activer, les perturbateurs endocriniens peuvent empêcher les hormones naturelles d'agir, puisque celles-ci ne sont plus en mesure de se fixer à leurs récepteurs. En d'autres termes, la « bonne clé » ne peut entrer dans la serrure où une « fausse clé » se trouve déjà.

Modification des concentrations sanguines – En se liant aux protéines de transport dans le sang, les perturbateurs endocriniens peuvent modifier les quantités d'hormones naturelles présentes dans la circulation sanguine.

Des âges particulièrement vulnérables

Nous ne sommes pas tous égaux face aux risques des molécules indésirables, et c'est particulièrement vrai pour les perturbateurs endocriniens. Le moment de l'exposition, par exemple, semble déterminant : mieux vaut ainsi éviter au maximum les PE lors de la gestation (grossesse), durant la petite enfance et à la puberté (qui débute parfois avant 10 ans). Ces périodes clés coïncident en effet avec la formation et la maturation d'organes hormonodépendants (système reproducteur, système nerveux, thyroïde…). Femmes enceintes, bébés et adolescents doivent donc se tenir autant que faire se peut à l'écart des perturbateurs endocriniens, ce qui passe notamment par une grande vigilance et une grande modération quant à l'utilisation régulière de produits cosmétiques.

Quels risques, et comment s'en prémunir ?

On l'a dit, les perturbateurs endocriniens sont des poisons du quotidien. Pour limiter l'exposition de chacun, surtout des plus fragiles (notamment les tout-petits) à ces substances dangereuses, mieux vaut commencer par tenter de repérer les éléments susceptibles d'en contenir.

Les principales voies d'exposition

Les PE peuvent pénétrer dans l'organisme par un contact cutané (produits cosmétiques, d'hygiène ou d'entretien), par ingestion (pesticides dans les fruits et légumes, hormones dans la viande et les produits laitiers, emballages plastiques…) ou encore par inhalation (polluants atmosphériques, poussières, retardateurs de flamme…). Petit tour d'horizon de ce que des tests *Que Choisir* (et d'autres) ont révélé.

Le bisphénol A, désormais interdit au contact alimentaire (voir p. 272), peut toutefois être présent dans d'anciens ustensiles et récipients – ou encore échapper aux contrôles. Par ailleurs, son cousin le bisphénol S, très souvent utilisé en remplacement, pourrait avoir, selon plusieurs études, les mêmes propriétés de PE.

En matière alimentaire, certains pesticides, PE avérés (voir p. 61), se retrouvent dans des fruits et légumes ; des phtalates ont été identifiés dans des huiles, des vins, des whiskys, sans doute contaminés lors de la fabrication ; des composés perfluorés (voir p. 44) ont été détectés dans les emballages de fast-food, etc.

L'analyse de poussières d'aspirateur atteste la présence de phtalates (voir p. 268) et de retardateurs de flamme bromés (voir ancadré p. 219). Ces derniers sont notamment utilisés en aménagement intérieur, par exemple dans l'ameublement et les équipements électriques.

♦ Plusieurs insecticides sont soupçonnés d'être des perturbateurs endocriniens (voir p. 179).

♦ Les phtalates peuvent également être utilisés, en santé, dans l'enrobage des gélules et comprimés à libération retardée.

♦ Des jouets et matériels pour enfants (voir p. 262) peuvent contenir divers PE (phtalates, BPA, retardateurs de flamme...).

♦ Concernant les cosmétiques, où les PE sont omniprésents, voir p. 88.

Quel impact sur la santé ?

De ces différents modes d'action découlent diverses conséquences, selon les propriétés du PE considéré (à caractère œstrogénique, thyroïdien...), le moment de l'exposition, la dose, etc.

Influences des PE sur nos organes

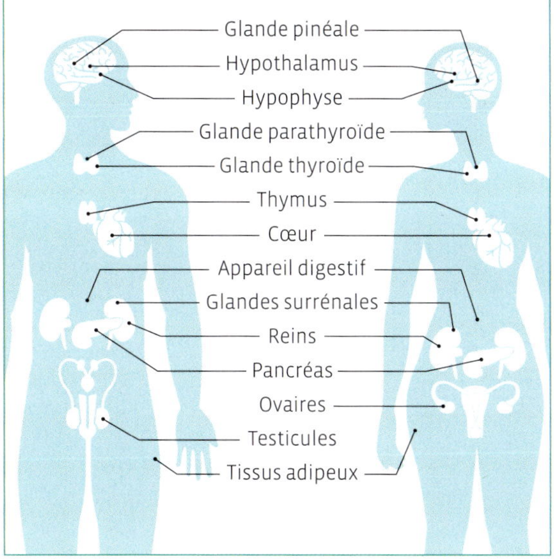

♦ Par exemple, les perturbateurs endocriniens peuvent :
- altérer le bon développement des organes reproducteurs (malformations, notamment en cas d'exposition in utero) et les fonctions reproductrices (stérilité, infertilité) ;
- entraîner l'apparition de tumeurs dans les organes hormonodépendants (testicules, ovaires, sein...) ou de maladies métaboliques (obésité, diabète...) ;
- compromettre le développement cérébral et/ou cognitif ;
- participer au développement de troubles métaboliques (obésité, diabète de type 2...), etc.

En réalité, la liste de leurs potentiels méfaits sur la santé est longue – proportionnelle à l'importance des mécanismes hormonaux dans le corps humain (voir schéma ci-contre).

Les bons réflexes pour se protéger

Voici quelques recommandations pour limiter l'exposition à ces redoutables substances.

♦ Alimentation – Pour les biberons, préférez le verre au plastique. Privilégiez également le verre pour réchauffer les aliments, plutôt que des contenants en plastique (notamment les barquettes des plats industriels) ou les cartons et papiers plastifiés des fast-foods, pizzas, sandwichs, etc., pour éviter le phénomène de migration (voir aussi p. 42).

♦ Santé et beauté – En cas de grossesse, évitez autant que possible les antalgiques (paracétamol, aspirine) et l'ibuprofène, soupçonnés d'être des perturbateurs endocriniens et donc d'avoir des effets nocifs sur le fœtus. En ce qui concerne les cosmétiques, privilégiez les produits sans PE (voir p. 88), tout particulièrement quand ils ne se rincent pas. Attention aussi aux produits de soin destinés aux bébés (voir p. 93).

♦ Textiles – Défiez-vous des vêtements antibactériens (chaussettes et sous-vêtements « antitranspirants » pour sportifs...), qui peuvent contenir du triclosan (voir tableau p. 89) ; des tissus imperméables, déperlants ou « infroissables », qui recèlent souvent des composants perfluorés (voir p. 244) ; et, de manière générale, des textiles « antitaches » ou hydrofuges.

♦ Plastique – De nombreux objets en plastique contiennent des perturbateurs endocriniens (voir p. 266). Limitez-en l'usage au maximum, surtout avec des tout-petits (jouets, rideaux de douche, meubles pour enfants, ustensiles de cuisine...).

♦ Soignez l'air intérieur à la maison (voir p. 144) pour éviter les PE dans les poussières, les produits d'entretien, de décoration, etc. Et veillez bien sûr à aérer régulièrement.

Déodorants et antitranspirants

Entre cosmétique et produit d'hygiène, les déodorants et antitranspirants sont d'usage quotidien. Mais que recèlent-ils au juste pour pouvoir promettre « une fraîcheur intense » pendant vingt-quatre, quarante-huit, voire soixante-douze heures ? Et doit-on craindre ou non les sels d'aluminium dont on entend tellement parler ? Voici quelques informations pour éviter les sueurs froides...

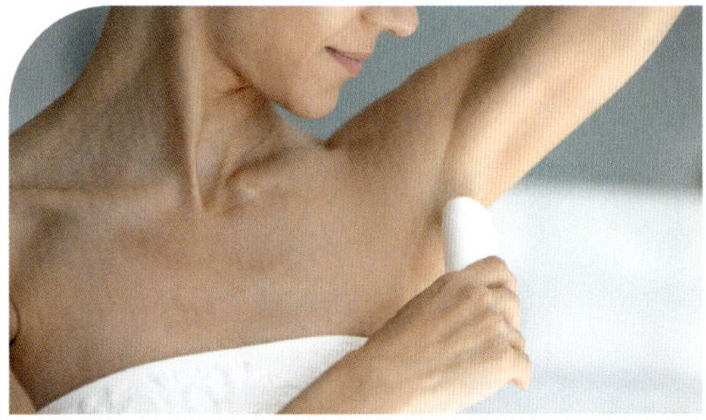

Déodorants et antitranspirants : quelle différence ?

Le terme « déodorant » désigne couramment tous les cosmétiques destinés à lutter contre la transpiration. Pourtant, il existe deux catégories de produits distincts par leur composition et leur mode d'action.

Les déodorants masquent les odeurs

Les déodorants ne modifient pas la production de sueur, mais s'attaquent aux effluves, principalement à l'aide d'antiseptiques et de parfums.

L'alcool est l'antiseptique le plus fréquemment employé. Sans toxicité, il s'évapore rapidement, mais est desséchant et irrite les épidermes délicats.

Les parfums, d'une infinie variété, masquent avec plus ou moins de discrétion les odeurs. Mais dans cette catégorie d'actifs figurent de nombreux allergènes (voir encadré p. 90) !

Beaucoup de déodorants contiennent également des substances qui absorbent partiellement la transpiration : talc, argile, voire bicarbonate de soude, un composé usuel dans les déodorants bio.

Théoriquement, les déodorants ne renferment pas de sels d'aluminium, mais, en pratique, les exceptions ne sont pas rares. Un déodorant qui promet plus de douze heures d'efficacité est souvent un antitranspirant qui ne dit pas son nom !

Les antitranspirants bloquent la sudation

Aussi dénommés antiperspirants ou antisudoraux, les antitranspirants empêchent l'écoulement de la sueur. L'actif essentiel ? Les sels d'aluminium (voir

Eccrine et apocrine

Nous avons deux types de glandes sudoripares pour deux types de sueur.

- Les glandes eccrines, présentes partout sur le corps, produisent une sueur surtout composée d'eau et de sels minéraux – essentiellement du chlorure de sodium, d'où le goût salé de la peau. La sueur eccrine régule la température corporelle ; elle n'est pas malodorante.
- Les glandes apocrines se localisent principalement sous les aisselles et dans les zones génitales. Elles exècrent une sueur riche en acides gras dont raffolent les bactéries de la flore cutanée, d'où un processus de biodégradation à l'origine des effluves désagréables.

Aluminium dans les cosmétiques : la fin d'une longue polémique ?

Longtemps suspectés de jouer un rôle dans la maladie d'Alzheimer ou de favoriser l'apparition de divers cancers, dont celui du sein, les sels d'aluminium ont fait l'objet en 2020 d'un avis très rassurant du Comité scientifique pour la sécurité des consommateurs (CSSC), le groupe d'experts relevant de la Commission européenne qui s'occupe (entre autres produits) des cosmétiques : il estime « sûre l'utilisation de l'aluminium dans les antitranspirants [...] dans les concentrations usuelles des formules commercialisées ». L'Agence nationale de sécurité du médicament et des produits de santé (ANSM) invite quant à elle au principe de précaution en conseillant de ne pas appliquer des produits qui en recèlent sur une peau irritée ou après rasage.

encadré ci-dessus et p. 280), notés dans la liste des ingrédients aluminum chlorohydrate, aluminum chlorohydrex, aluminum zirconium et leurs dérivés. Au contact de la peau, ils provoquent une petite réaction inflammatoire qui obture les pores. Une partie de la sudation se trouve ainsi bloquée. Les sels d'aluminium sont par ailleurs de bons antiseptiques.

Mode d'application et substances problématiques

Comme tous les cosmétiques industriels ou presque, déodorants et antitranspirants présentent leur lot de composés indésirables.

Spray ou bille ?

Une grande partie de la vaporisation étant perdue avant d'atteindre son objectif, les actifs, dont les sels d'aluminium et les parfums, sont particulièrement concentrés dans les sprays. Or, à chaque utilisation, un nuage de microgouttelettes éparpille dans l'air ces actifs, qui peuvent être inhalés. Par ailleurs, les formules en spray émettent des composés organiques volatils (COV), dont on connaît la nocivité ; et ceux-ci sont principalement imputables aux hydrocarbures des gaz de propulsion (butane, propane et isobutane), lesquels sont très inflammables, ce qui constitue un risque supplémentaire.

Les formats en stick ou à bille sont donc préférables. Néanmoins, ils présentent plus souvent que les sprays des conservateurs problématiques, tels que le phenoxyethanol (toxique pour le foie) ou le BHT, un perturbateur endocrinien. Et ce ne sont pas là les seuls ingrédients malheureux...

Les substances dont il faut se méfier

Certaines ont si mauvaise presse qu'elles ont quasiment disparu, mais d'autres demeurent bel et bien présentes.

- Les déodorants sans alcool doivent trouver un autre antiseptique performant et, dans certains cas heureusement très rares, il peut s'agir de triclosan. Ce puissant biocide, perturbateur endocrinien, est strictement réglementé : sa concentration est limitée à 0,3 % dans les cosmétiques, dont les déodorants à bille ou en stick, et son usage est interdit dans les aérosols.
- Les sels d'aluminium combinés avec du zirconium (aluminum zirconium tetrachlorohydrex gly) sont également proscrits dans les aérosols. Le zirconium est un excellent antitranspirant, mais les suspicions sur sa toxicité hormonale ne sont pas levées. Son usage obéit à des normes strictes.
- Les parabens se font globalement rares. Toutefois, quelques déodorants contiennent encore du propylparaben, un perturbateur endocrinien (voir encadré p. 88).
- Le cyclopentasiloxane (silicone D5) a d'excellentes propriétés lubrifiantes et adoucissantes, et l'on en trouve parfois dans les formats en bille ou en stick. Également suspecté d'être un PE, il est en outre nocif pour l'environnement.

Les produits de maquillage

Quatre Françaises sur cinq font usage de maquillage, au moins ponctuellement. Une pratique esthétique qui s'installe le plus souvent à l'adolescence, et de plus en plus précocement. Ce qui invite à la prudence, en matière de santé (d'autant que ces produits restent des heures au contact de la peau) comme d'environnement.

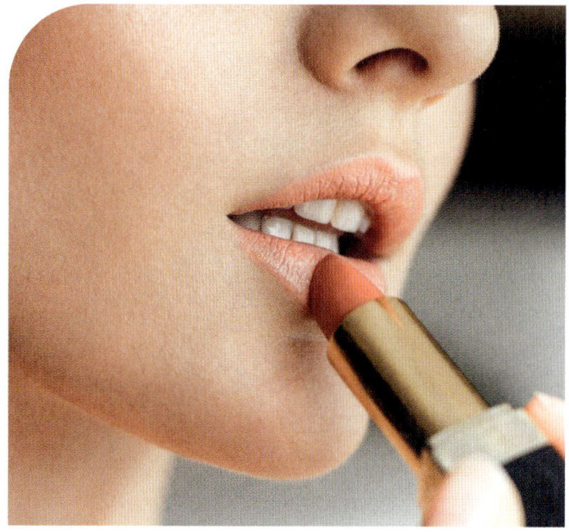

Les formulations de base des principaux produits

La composition des produits de maquillage varie selon leur texture. On distingue ainsi les formules anhydrides (sans eau), tels que les fards poudreux et les rouges à lèvres, des émulsions, mélanges d'une phase aqueuse et d'une phase grasse, base des fonds de teint fluides, par exemple.

Rouges, gloss et baumes à lèvres

Parfois proches en composition de base, ils diffèrent par certains ingrédients spécifiques. Mais ils partagent une certaine nocivité en cas d'ingestion.

Un rouge à lèvres classique est un bâton de cire pigmenté enrichi d'huiles. Ce qu'il faut savoir :
– la cire, matière à la fois solide dans le tube et facile à étaler sur les lèvres, peut être synthétique (synthetic wax, polyisobutene, polyethylene...) ou d'origine naturelle (euphorbia cerifera wax – candellila –, cera alba – cire d'abeille –, copernicia cerifera cera – carnauba...) ;
– les huiles empêchent l'assèchement des cires, permettent la dispersion des pigments dans le mélange de substances et augmentent l'adhérence du rouge sur les lèvres, tout en lui conférant brillance et onctuosité. La paraffine liquide (paraffinum liquidum) ou la gelée de pétrole (petrolatum jelly), ingrédients pétrochimiques, sont fréquentes dans les formules conventionnelles. Côté huiles naturelles, celles de ricin (ricinus communis seed oil), d'amande douce (prunus amygdalus dulcis oil) ou de pépins de raisin (vitis vinifera seed oil) comptent parmi les plus couramment employées.

Rouges à lèvres : attention, risque infectieux !

Une étude britannique a révélé, dans plusieurs échantillons de rouges à lèvres, la présence de diverses bactéries et de staphylocoques. Si votre bâton de rouge a quelque peu traîné au fond d'un sac ou d'un placard, essuyez-en soigneusement l'extrémité avec un mouchoir en papier (ou une compresse) imbibé d'alcool.
Par ailleurs, le risque viral n'est pas non plus inexistant : baumes, gloss et rouges à lèvres seraient des vecteurs majeurs de propagation de l'herpès, virus très contagieux. Ne les prêtez pas !

Attention à la péremption !

En 2015, des chercheurs de la London Metropolitain University ont découvert dans des échantillons de maquillage périmés six bactéries hautement pathogènes, susceptibles de provoquer acné, infections cutanées, vaginales, des voies urinaires et respiratoires, méningites, gastro-entérites, etc. Une autre recherche menée par l'université d'Aston (Birmingham) en 2019 a pour sa part trouvé de nombreux agents infectieux dans les pinceaux et, surtout, dans les éponges de maquillage, qui se révèlent de véritables nids à microbes.

Or les cosmétiques affichent deux indications de péremption :

- à côté du dessin d'un sablier ou de la mention « à utiliser avant le » figure la date d'expiration, ou date jusqu'à laquelle le produit est sûr tant qu'il n'est pas entamé ;
- la PAO (période après ouverture), signalée par le dessin d'un pot ouvert, précise la durée pendant laquelle le produit peut être utilisé sans danger après ouverture : trois mois (3 M), six mois (6 M), un an (12 M), etc.

Si le risque d'infection grave est faible, celui de contracter une conjonctivite ou un impétigo est élevé. Évitez les produits de beauté périmés, nettoyez puis désinfectez vos accessoires de maquillage et renouvelez-les régulièrement.

Émulsions épaissies avec des agents de viscosité, les gloss ne comportent généralement pas de cire. Pour obtenir l'effet scintillant, des paillettes réfléchissantes (particules de mica) sont ajoutées.

Rouges et gloss ont notamment en commun de contenir des pigments, lesquels peuvent comporter plusieurs substances indésirables (voir p. 114).

Pigments en moins, la composition des baumes à lèvres diffère peu de celle des rouges. Mais on trouve en plus des substances aux vertus hydratantes synthétiques (mais pas forcément issues de la pétrochimie, par exemple des triglycérides) ou naturelles (butyrospermum parkii (shea) butter – beurre de karité –, argania spinosa kernel oil – huile d'argan...).

Quand elles sont issues de la pétrochimie, cires et huiles de synthèse peuvent receler des Mosh et des Moah, des hydrocarbures nocifs par ingestion – les Moah sont notamment classés cancérogènes certains par le Centre international de recherche sur le cancer – Circ (voir p. 91). Or les baumes à lèvres sont susceptibles d'être utilisés par toute la famille, dont les enfants et les femmes enceintes, et les gloss sont très prisés des adolescentes. Attention à l'heure du choix ! D'autant que tout cosmétique issu de la pétrochimie pose (aussi) un problème environnemental. Les étiquettes étant bien difficiles à décrypter (voir encadré p. 92), n'hésitez pas à consulter l'application gratuite *QuelProduit* de l'UFC-Que Choisir.

Le mascara

Inventé vers 1880 par Eugène Rimmel, le mascara, dans sa version la plus simple, est une émulsion visqueuse et très pigmentée qui colore les cils. Si, un temps, on a pu redouter des formulations contenant notamment du formaldéhyde, des nitrosamines, des

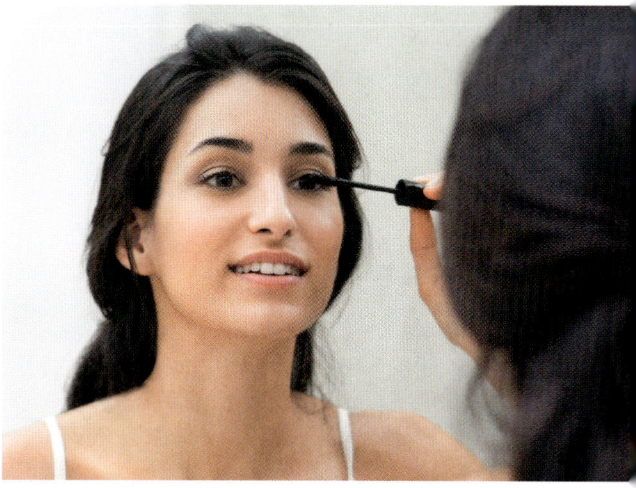

métaux lourds et des hydrocarbures aromatiques polycycliques (HAP), tous ingrédients problématiques à des degrés divers, des tests *Que Choisir* ont montré que c'était désormais rarissime – et à des taux infimes pour les produits fabriqués en Europe. Attention, en revanche, aux importations, particulièrement d'Asie.

Les mascaras résistants à l'eau, ou « waterproof », sont quant à eux élaborés avec des gommes et des cires, pétrochimiques et/ou naturelles.

Substances filmogènes qui « gainent » les cils, les bien peu écologiques huiles de silicones (ingrédients se terminant par « cone » ou « xylane ») sont quasi omniprésentes. Dans les mascaras promettant « volume et longueur », on peut les trouver associées à des fibres de viscose ou de soie (hydrolysed silk) qui étoffent les cils mais aussi les alourdissent, ce qui peut provoquer leur chute en cas d'usage régulier.

À noter : une étude britannique récente a pointé les dangers d'une utilisation quotidienne de mascara – risque d'infection de l'œil, perturbation du film lacrymal pouvant provoquer un assèchement inflammatoire, à terme perte des cils, etc. Pour éviter de tels désagréments, deux recommandations : se démaquiller très soigneusement les cils et les laisser nus le plus souvent possible.

Les fards en poudre

Libres ou compactes, les poudres pour le maquillage des yeux, des joues ou du teint se composent pour l'essentiel de talc (60 à 80 %), de kaolin, d'amidon de blé (triticum vulgare starch), de maïs (zea mays starch) ou, plus traditionnellement, de riz (oryza sativa starch) – d'où, jadis, l'appellation de poudre de riz.

Un agent de cohésion et un antiagglomérant stabilisent les mélanges poudreux.

Des pigments colorent les fards (voir p. 114), des nacres (nacre powder) leur donnent des reflets irisés et du mica des effets lumineux. Or les particules de nacre et de mica peuvent être irritantes quand elles pénètrent dans l'œil. Dans les fards crémeux, poudres et pigments sont dispersés dans un liant gras, type paraffine (d'origine pétrochimique) et/ou huile végétale de coco ou de ricin.

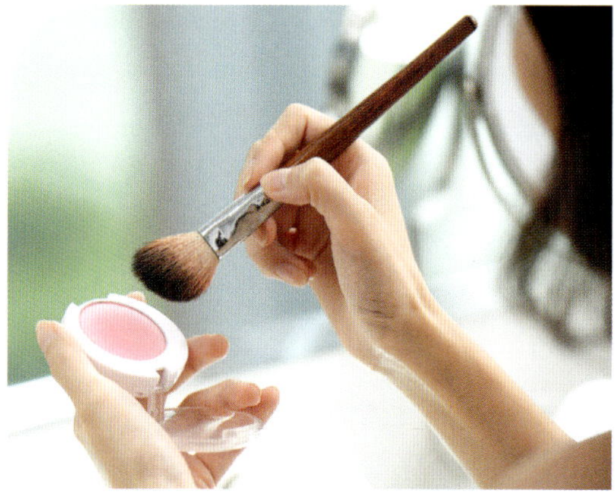

Les fonds de teint

Il existe deux formes de fond de teint : les crémeux et les compacts. Leur composition (pigments dispersés dans un corps gras) est proche, les compacts ne différant que par l'ajout d'une dose de cire.

Grâce aux colorants de synthèse, certaines marques de cosmétiques proposent désormais plus de 50 nuances de fond de teint, pour s'approcher au mieux de toutes les carnations. Mais les pigments utilisés peuvent poser problème (voir p. 114).

BB et CC crèmes

Les BB crèmes (*blemish balm*, ou baume anti-imperfections) et les CC crèmes (*color correction*, ou correction de la couleur) sont des émulsions colorées qui promettent un teint unifié, mais aussi une hydratation en profondeur, une protection anti-UV performante, voire un effet raffermissant et anti-rides. Une polyvalence attractive ! Mais qui trop embrasse mal étreint… Des tests *Que Choisir* ont ainsi montré que, si la correction du teint est correcte dans la majorité des cas, les qualités hydratantes se révèlent décevantes, voire nulles, et la protection contre les UV très insuffisante. Quant aux vertus anti-âge, inutile d'en parler.

Et, grâce à l'ajout de polymères filmogènes et de silicones, les émulsions ont gagné en fluidité. Mais attention, les silicones sont polluants, non biodégradables, parfois aussi comédogènes, et le cyclopentasiloxane et le cyclomethicone sont suspectés de perturbation endocrinienne. Les celluloses ou les extraits d'algues, les alginates (algin, algae exopolysaccharides), polymères naturels, offrent une bonne alternative.

Les vernis à ongles

Les formules de vernis à ongles qui « tiennent longtemps », « sèchent rapidement », « offrent un brillant incomparable » font pour cela appel à nombre de substances peu recommandables.

Leur composition associe résines, plastifiants et colorants. Elle comporte de nombreuses substances nocives. Parmi les plus redoutables :

– le formaldéhyde, excellent durcisseur, est un perturbateur endocrinien classé cancérogène certain, et très irritant pour les voies respiratoires ;

– le toluène ou le benzène, utilisés comme solvants, sont des hydrocarbures aromatiques volatils très toxiques par inhalation. Ils peuvent provoquer nausées, vertiges et céphalées. Un usage prolongé de ces substances expose à des risques de cancer et de détérioration du système nerveux central ;

– les styrènes/acrylates copolymères (agents filmogènes), les phtalates (utilisés comme fixateurs) ou encore le triphenyl phosphate (un plastifiant) sont tous des perturbateurs endocriniens ;

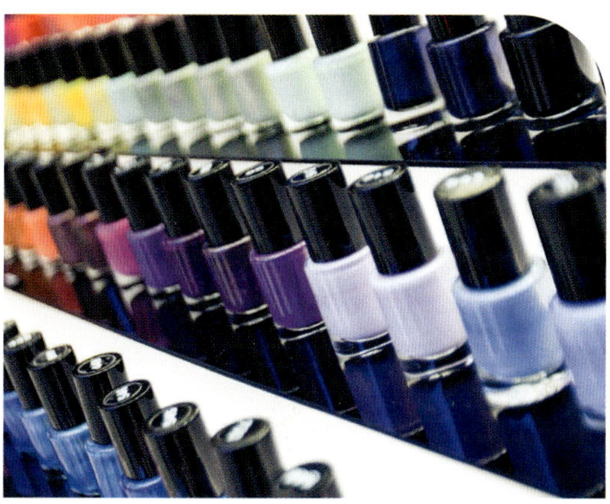

Qu'en est-il des « faux ongles » ?

En 2016, l'Agence nationale de sécurité du médicament et des produits de santé (ANSM) a publié un avis déconseillant la pose d'ongles artificiels, tant à la résine qu'au gel durcissant sous UV. Elle signale ainsi que les allergies au gel, à la colle ou à la résine ne sont pas rares, entraînant un eczéma autour de l'ongle et/ou sur le visage, voire un décollement de l'ongle. De plus, une infection sous la prothèse est possible : l'ongle naturel jaunit ou verdit, avec inflammation du pourtour due le plus souvent à une mycose. Les substances incriminées sont l'acétaldéhyde, classé cancérogène possible, le toluène et les monomères méthacryliques. L'ANSM déconseille particulièrement le recours à ces techniques aux femmes enceintes.

– le methyl methacrylate (méthacrylate de méthyle), un polymère filmogène de synthèse, est très allergisant. Interdite aux États-Unis, cette molécule peut endommager la peau et les ongles.

Les formules sont parfois contaminées par des nitrosamines (substances dérivées des nitrates), cancérogènes probables, et divers métaux lourds – dans les pigments (voir p. 115).

Trouver un vernis correct est donc compliqué, d'autant que, comme l'ont montré des tests *Que Choisir*, même des articles étiquetés « naturels » ne sont pas dénués de composés toxiques. Une utilisation modérée est donc de mise – et l'abstinence conseillée aux femmes enceintes et allaitantes, ainsi qu'aux adolescentes, particulièrement sensibles aux perturbateurs endocriniens. N'hésitez pas à consulter l'application *QuelProduit*, qui peut vous guider.

À noter : qui dit vernis dit dissolvant. Il en existe avec ou sans acétone. Cette dernière a mauvaise réputation : c'est un irritant cutané, oculaire et respiratoire notoire. À deux nuances près : si vous rincez vos ongles après application, l'agression de la peau s'en trouve considérablement amenuisée ; et si vous aérez la pièce pendant l'utilisation et après (ce qui est aussi conseillé lors de la pose du vernis), l'inhalation est infime. Les articles sans acétone lui substituent souvent de l'ethyl acetate, moins nocif pour la peau mais présentant la même toxicité par inhalation. Par ailleurs, les allergènes pullulent dans certaines références – butylphenyl methylpropional, citronellol, hexyl cinnamal, etc. (voir encadré p. 90) –, et on peut y trouver des perturbateurs endocriniens – benzophenone-1 et 3, BHT (voir tableau p. 89)... Là encore, l'application *QuelProduit* peut vous aider.

Des composants spécifiques : les pigments

En matière de substances indésirables, les produits de maquillage sont des cosmétiques comme les autres. Ils peuvent receler des conservateurs problématiques (butylparaben, propylparaben, phenoxyethanol, MIT, MCIT...), des antioxydants contestés (BHT, BHA...), des filtres UV suspects (ethylhexyl methoxycinnamate, dioxyde de titane...), des allergènes, des silicones toxiques pour la reproduction, etc. (voir p. 88-94).

Mais une de leurs spécificités tient à l'emploi de multiples pigments, broyés et dispersés dans le cosmétique. Obtenir une teinte particulière – un rose tendre pour un blush, un gris lumineux pour un fard à paupières, par exemple – suppose parfois l'utilisation d'une bonne quinzaine de pigments différents, d'où la si longue liste de références CI (Colour Index International) dans bien des compositions.

Des couleurs naturelles

Les pigments naturels, végétaux ou animaux, sont identifiables par une indexation débutant par CI 75. Mais ils sont peu employés en cosmétique. À l'exception de rares réactions allergiques, ces pigments ne présentent pas de toxicité connue.

Maquillage pour enfants : prudence !

Anniversaire, fête de l'école, Halloween... Les petits adorent se grimer à la première occasion. Attention, les coffrets de maquillage qui leur sont destinés doivent être utilisés avec parcimonie et réservés aux plus de 3 ans. Des tests *Que Choisir* ont en effet décelé dans certaines palettes la présence de substances hautement indésirables, notamment :

- du plomb, parfois à des taux limites. Le système nerveux en développement des plus jeunes étant très vulnérable à la toxicité du plomb, d'infimes doses suffisent à perturber les fonctions cognitives ;
- du nickel, en proportions souvent nettement supérieures aux critères de pureté exigibles dans de tels produits. Une situation très préoccupante quand on sait qu'entre 8 et 10 % de la population mondiale serait allergique au nickel et que ce taux serait en progression chez les plus jeunes.

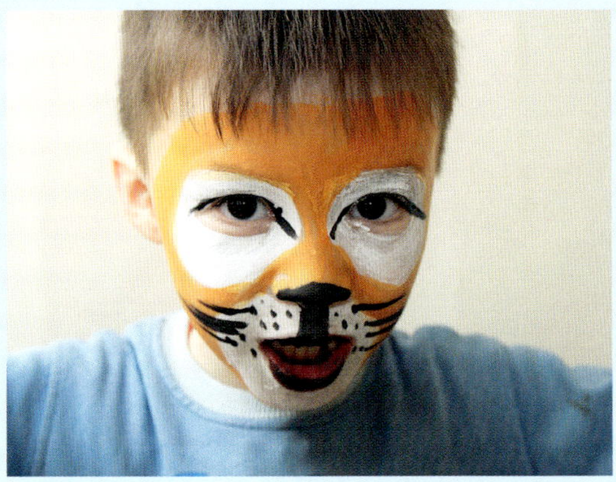

Dans tous les cas, en fin de journée, nettoyez bien la peau de l'enfant à l'eau et au savon (utilisez éventuellement auparavant un lait démaquillant sur les traces les plus tenaces), et n'hésitez pas à appliquer ensuite une crème hydratante de bonne composition.

Les minéraux constituent l'autre source de pigments naturels. Inorganiques (sans carbone), ce sont majoritairement des oxydes métalliques. Leurs références commencent par CI 77. Ils peuvent receler des métaux lourds (voir plus bas). Par ailleurs, de nombreux rouges à lèvres comportent du dioxyde de titane (CI 77891), colorant suspecté d'avoir des effets cancérogènes (du moins quand il se présente sous forme de nanoparticules).

Des couleurs synthétiques

Toutes les références ne débutant ni par CI 77 ni par CI 75 correspondent à des colorants synthétiques issus de la chimie organique. Bien moins coûteux que les pigments naturels, souvent plus stables et plus commodes d'emploi, ils offrent aussi une palette de nuances beaucoup plus étendue et sont massivement employés dans les cosmétiques conventionnels. Mais ils sont polluants à produire, rarement biodégradables et souvent écotoxiques.

Les colorants azoïques figurent dans cette catégorie. Les plus dangereux, ceux libérant des amines aromatiques cancérogènes, ont été prohibés par la législation européenne et ne sont pas utilisés en cosmétique. Les autres ne présentent pas a priori de danger sanitaire, sauf cas particuliers (une intolérance à l'aspirine peut par exemple prédisposer à une allergie à certains de ces colorants). Cela dit, des recherches sont en cours, en Allemagne notamment, concernant le CI 18050, un colorant azoïque rouge se transformant dans l'organisme en aniline, composé éminemment toxique. Il est d'ailleurs interdit dans les cosmétiques en contact avec les muqueuses.

Le cas des métaux lourds : des « impuretés » à surveiller

Hautement toxiques, les métaux lourds (plomb, cadmium, mercure, nickel, chrome, cobalt…) sont strictement prohibés dans les cosmétiques. Cependant, présents dans la nature, ils constituent des impuretés inévitables des matières inorganiques pigmentant le maquillage. En tant qu'impuretés, les métaux lourds ne sont jamais mentionnés dans la liste des ingrédients. La réglementation européenne tolère leur présence à l'état de traces, mais elle ne définit pas des seuils clairs d'acceptabilité.

Le plomb – Dans les rouges à lèvres, l'emploi du minium (théroxyde de plomb) comme pigment orangé est révolu depuis longtemps, mais on peut encore déceler des traces de plomb dues à d'autres colorants. Toutefois, les taux relevés sont bien en deçà des seuils d'alerte. Plus inquiétant : des tests *Que Choisir* ont détecté du plomb dans des palettes de maquillage de carnaval destinées aux enfants (voir encadré p. 114).

Le nickel – Métal hautement allergisant, il est présent à l'état de trace dans certains oxydes de fer, pigments inorganiques très courants. Les plus à craindre seraient les CI 77489 et CI 77492, colorants jaunes usuels dans les fonds de teint ; le CI 77491, colorant rouge omniprésent dans les blushs, les fonds de teint et les rouges à lèvres ; et le CI 77499, colorant noir très utilisé dans les fards à paupières, cils et sourcils. En général, les taux relevés sont extrêmement faibles, mais, chez des personnes réactives, des concentrations minimes peuvent suffire à déclencher un eczéma.

Attention au khôl « véritable »

Le khôl dans le monde arabe ou le surma en Inde et au Pakistan sont des maquillages traditionnels pour les yeux, fabriqués à base de sulfure de plomb. Ces cosmétiques sont très toxiques : leur usage prolongé expose au saturnisme. Des études montrent ainsi que le plomb pénètre dans l'organisme via la muqueuse et le réseau capillaire de l'œil.

Les khôls élaborés à partir d'antimoine (lui aussi métal lourd), plus rares et souvent parés de vertus prétendument médicinales, sont également dangereux. L'antimoine est un perturbateur endocrinien possiblement cancérogène.

Si ces produits sont strictement interdits à la commercialisation en Europe, ils y circulent tout de même. Bannissez-les.

Les soins hydratants

Quel organe mesure 2 m² et pèse près de 5 kg, compte 2 millions de pores et autant de glandes sébacées, protège des rayons du soleil, fabrique de la vitamine D et régule la température du corps ? La peau ! En prendre soin n'est pas une simple coquetterie. Encore faut-il trouver des produits adaptés, sans composés indésirables.

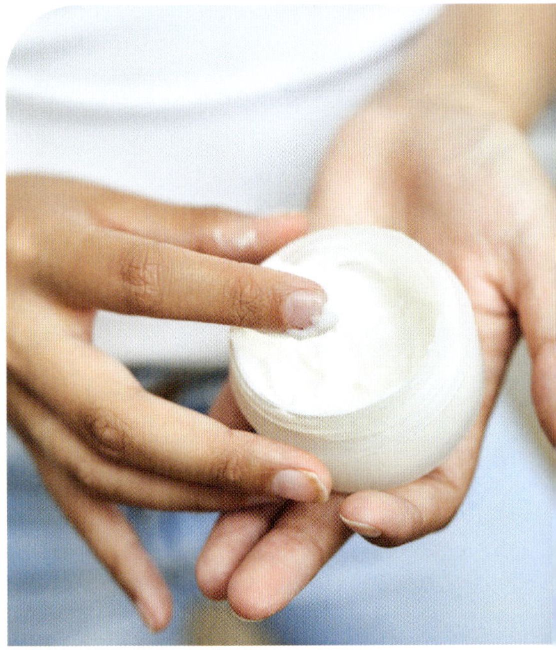

Maintenir ou restaurer l'hydratation

Quand elle n'est pas irritée et hors pathologie spécifique, la peau conserve naturellement son film hydrolipidique protecteur et n'a besoin d'aucune assistance cosmétique. Toutefois, la chaleur, le froid, la pollution, mais aussi l'eau et le savon (et autres détergents) peuvent altérer ce film (voir encadré ci-dessous). Sans cette protection, la peau se déshydrate et se défend moins bien contre les agressions. Le premier rôle des dermocosmétiques est donc l'hydratation. En réalité, il ne s'agit pas seulement d'apporter de l'eau, mais aussi (et surtout) de limiter l'évaporation de celle que contient la peau en déposant une pellicule graisseuse sur la couche cornée.

Quelques mots sur la peau

D'un point de vue anatomique, la peau est structurée en trois couches.

- L'hypoderme, couche profonde, est un tissu adipeux traversé par les vaisseaux sanguins et les nerfs.
- Le derme, couche intermédiaire, est un tissu conjonctif qui soutient l'épiderme. Là se trouvent les fibroblastes, cellules qui produisent le collagène et l'élastine essentiels à l'élasticité de la peau.
- L'épiderme, couche superficielle, est composé de kératinocytes. Ces cellules cutanées en constant renouvellement sont produites dans la strate la plus profonde de l'épiderme, la couche basale. En migrant vers la surface de la peau, elles s'aplatissent et deviennent les cornéocytes, qui composent la strate externe de l'épiderme, nommée couche cornée.
- Dans le derme et l'hypoderme se trouvent les follicules pileux ; les glandes sudorales, qui sécrètent la sueur aqueuse ; et les glandes sébacées, qui fabriquent le sébum. Cette substance hydr0olipidique (mélange de graisse et d'eau) forme un film protecteur sur la peau.

Tout un jeu de textures

Que ce soit pour le visage, le corps ou les mains, les produits hydratants sont des émulsions résultant d'un mélange entre une phase aqueuse et une phase huileuse. Le degré de viscosité du produit, qui est essentiellement fonction de la proportion d'eau, permet d'obtenir des textures adaptées à la destination du cosmétique : des crèmes légères pour le visage, des laits faciles à étaler pour le corps, des baumes plus épais, plus gras et plus onctueux pour les mains ou les pieds…

Les huiles végétales pures (sans addition d'eau, mais pas nécessairement sans conservateurs), dont l'offre s'est beaucoup élargie sous l'impulsion notamment des marques bio (huiles de noisette, d'argan, d'amande douce, de jojoba…), sont très hydratantes, mais pas toujours agréables d'emploi. Difficiles à faire pénétrer dans la peau, elles laissent souvent un film collant. Conçues pour éviter ce désagrément, les huiles sèches associent à une huile vierge des huiles hydrogénées ou estérifiées ; elles sont plus plaisantes à utiliser, mais moins émollientes.

Le rôle primordial des corps gras

Les actifs les plus importants des dermocosmétiques sont les corps gras. Les compositions conventionnelles mélangent généralement plusieurs huiles végétales et minérales. Cela permet de combiner les actifs et d'équilibrer le prix.

Les huiles d'origine minérale : synthétiques et bon marché

Qui ne connaît la vaseline et la paraffine ? Les huiles minérales sont très utilisées en dermocosmétologie. Elles sont distillées et hautement raffinées à partir du pétrole, de la houille, voire de certains schistes bitumineux. Dans la nomenclature INCI, elles se nomment le plus souvent mineral oil, petrolatum, synthetix wax, isoparaffin, paraffinum liquidum, cera microcristallina, ozokerite.

- Composés chimiques très polluants, les huiles minérales sont bannies des cosmétiques bio. Sont-elles pour autant dangereuses pour la santé ? Quand elles sont ingérées, probablement oui (voir p. 111). Mais, en application sur la peau, elles ne semblent pas présenter de toxicité.
- Ces huiles inertes – sans interaction chimique avec la peau – présentent l'avantage de n'être que très exceptionnellement allergènes. Une vertu qui leur vaut de figurer dans nombre de soins destinés aux peaux atopiques (prédisposées aux allergies).
- Très couvrantes, elles protègent généralement bien l'épiderme du dessèchement.
- Mais les huiles minérales ont les défauts de leurs qualités. Parce qu'elles sont très couvrantes, elles ont tendance à obturer les pores, ce qui les rend comédogènes : elles favorisent l'apparition de points noirs et de boutons.

Les huiles d'origine végétale : des corps gras naturels

Lipides riches en acides gras polyinsaturés, dont les fameux oméga-3 et 6, et en vitamines, les huiles végétales apportent à la peau des actifs particuliers. Parmi les plus courantes, on peut citer les huiles de coco (coco nucifera oil), d'amande douce (prunus amygdalus dulcis oil), d'argan (argania spinosa kernel oil)… Certaines, telles les huiles d'olive (olea europaea fruit oil) ou de pépins de raisin (vitis vinifera seed oil), recèlent des polyphénols, substances antioxydantes censées avoir un effet anti-âge. D'autres, dont celles de tournesol (helianthus annuus seed oil) et de jojoba

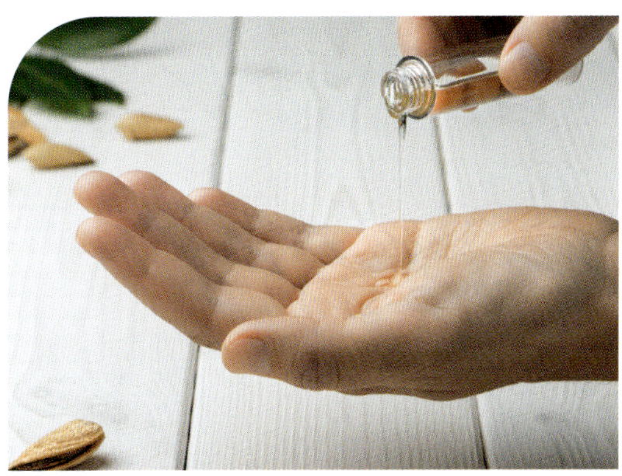

(simmondsia chinensis seed oil), contiennent des céramides naturelles, une variété de lipides qui, en comblant les espaces entre les cellules de la couche cornée, améliorent sa cohésion. On compare cette action à celle d'un « ciment intercellulaire ».

Dans la liste des ingrédients, les huiles végétales se repèrent au terme « oil » qui suit leur appellation en latin. Parfois est aussi indiqué, en anglais, la partie de la plante d'où l'huile est extraite, par exemple « seed » pour graine.

Quoique les graisses végétales soient parées de vertus, certaines ne sont pas dénuées d'inconvénients. L'huile de ricin (ricinus communis seed oil), par exemple, ou les huiles issues des fruits à coque sont allergènes. Le beurre de karité (butyrospermum parkii butter) contient un latex naturel : il est logiquement déconseillé aux personnes intolérantes au latex. Les huiles très grasses peuvent se révéler comédogènes : c'est le cas notamment du monoï, qui mélange huile de coco et huile de fleur de tiaré (gardenia tahitensis flower), et du beurre de cacao (theobroma cacao seed butter).

Et les huiles animales ?

Les résidus des animaux d'abattoir fournissent à l'industrie cosmétique une grande quantité de matières premières – le collagène et l'acide hyaluronique des produits anti-âge, par exemple. La lanoline, suint du mouton récolté par lavage de la laine après la tonte, est probablement la graisse animale la plus employée (même si elle reste assez rare). Capable de retenir jusqu'à cinq fois son poids en eau, elle aurait des propriétés cicatrisantes (ce que réfutent certaines études). Depuis quelques années sont également apparues l'huile de vison (mustela oil) ou l'huile d'autruche (struthio oil). Si ces lipides sont censés être hydratants et riches en oméga-3, 6 et 9, ils sont aussi très onéreux, et leur usage est vivement contesté par les associations de défense des animaux.

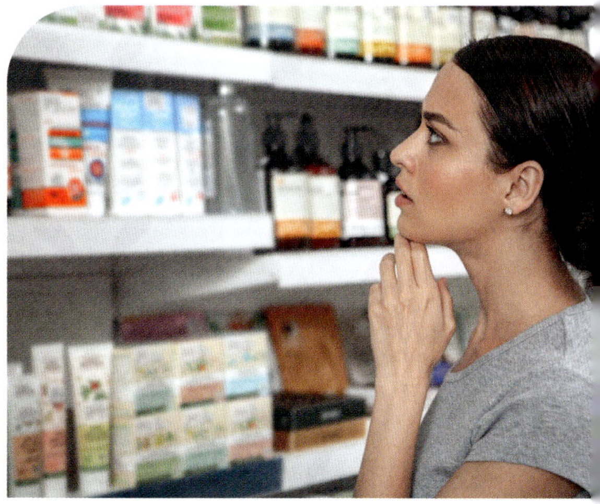

Faire les bons choix

Mal choisir un soin cosmétique peut conduire à des déséquilibres et à la nécessité d'utiliser d'autres produits pour réparer les dommages. Sélectionner des produits sains, à la composition claire et simple, est la meilleure prévention contre les éventuels effets indésirables – sensibilisation et irritation de la peau en premier lieu, voire allergie, perturbation endocrinienne, etc. –, ce qui serait un comble quand on souhaite juste hydrater sa peau !

Pour éviter les dommages, étudiez la composition du produit. N'hésitez pas pour cela à utiliser l'application gratuite *QuelProduit* de l'UFC-Que Choisir. Et ne cédez pas aux sirènes du marketing !

Composés problématiques : la vigilance s'impose

Quand un soin se révèle nécessaire, il faut généralement l'appliquer quotidiennement et généreusement. D'où l'importance de connaître sa composition, d'autant qu'il s'agit de produits non rincés avec lesquels la peau reste longtemps en contact (voir aussi p. 92). Car si, en théorie, les cosmétiques ne sont pas supposés agir au-delà de la couche cornée, certaines molécules traversent la barrière cutanée.

Attention avant tout aux perturbateurs endocriniens notoires, dont le BHT, un anti-oxydant ; le propylparaben et le butylparaben, deux conservateurs désormais rares compte tenu de leur piètre réputation, mais pas encore totalement absents ; et l'ethylhexyl methoxycinnamate, un filtre UV qui ne devrait figurer que dans les crèmes solaires (voir p. 126).

Les cyclopentasiloxane et cyclotetrasiloxane, deux silicones utilisés comme émollients, sont également suspectés de perturbation endocrinienne. Ils sont notamment trop présents dans les fonds de teint et les BB et CC crèmes (voir p. 91).

Évitez aussi le phenoxyethanol, un conservateur possiblement toxique pour le foie et le sang.

Gare enfin aux allergènes, en particulier aux substances inscrites au tableau des 26 allergènes à déclaration obligatoire (voir encadré p. 90). Le butylphenyl methylpropional (BMHCA), une molécule aromatique, serait en outre génotoxique et toxique pour la reproduction.

À chaque type de peau son type de soin ?

Les fabricants proposent des gammes de soins pour chaque nature de peau : normale, sèche, grasse, sensible… Ne vous y fiez pas aveuglément : des analyses de *Que Choisir* ont montré que des références pour peaux sèches ou très sèches, par exemple, n'étaient pas plus hydratantes que des produits de base pour peaux normales. N'hésitez donc pas à consulter des tests comparatifs. Ce qu'il faut savoir :

Une simple crème hydratante, fluide et sans trop d'agents gras, suffit aux peaux normales.

Un produit riche en acide gras est indiqué pour les peaux sèches.

Si vous avez la peau grasse ou mixte, préférez un soin qui contienne moins de corps gras. Certains actifs réguleraient (avec un succès mitigé) la production de sébum : zinc gluconate, zinc PCA, acide salicylique (voir encadré ci-dessous), racine de bardane (arctium lappa root extract), etc.

Les soins dédiés aux peaux sensibles incluent des agents hydratants à « haute tolérance cutanée », généralement des huiles minérales et/ou des huiles végétales neutres, type tournesol ou jojoba. Ils sont souvent riches en glycérine, très émolliente. Référez-vous à la liste des ingrédients (et/ou à l'application *QuelProduit*) pour vérifier l'absence de substances susceptibles d'entraîner une réaction et n'hésitez pas à tester différentes références, jusqu'à trouver celle qui vous convient.

Longtemps, la mention « hypoallergénique » a été apposée sur des cosmétiques pouvant néanmoins contenir de nombreux allergènes. Depuis juillet 2019, la réglementation s'est durcie, réservant ce qualificatif à des produits conçus pour minimiser leur potentiel allergisant, ce que le fabricant doit pouvoir prouver. D'autres mentions sont par ailleurs sans signification précise et sans garantie : « testé sous contrôle dermatologique » ou « spécial peaux sensibles », par exemple.

L'acide salicylique : un actif très actif

Dans les produits de gommage et les soins pour peaux grasses à tendance acnéique, entre autres, l'acide salicylique (salicylic acid) est employé pour ses capacités astringente, anti-inflammatoire et kératolytique (suppression des cellules mortes de la couche cornée).

• C'est un ingrédient à surveiller : il est en effet photosensibilisant et corrosif ; il peut créer des irritations, voire, en cas d'usage excessif, provoquer des brûlures cutanées. C'est aussi un irritant oculaire. Surtout, on le soupçonne fortement d'avoir une incidence sur les hormones masculines, d'où un usage problématique dans les soins anti-acné destinés aux adolescents. Si, aux limites actuelles de concentration fixées par la réglementation, il est considéré comme sûr par le Comité scientifique pour la sécurité des consommateurs (CSSC), groupe d'experts de la Commission européenne chargé d'évaluer la sécurité des cosmétiques, la même instance invite à la vigilance quant aux possibles effets de perturbation endocrinienne en cours d'étude.

Les cosmétiques bio

À l'instar du secteur alimentaire, les ventes de cosmétiques bio vont bon train. À première vue, choisir un produit estampillé « bio » est un gage de qualité, autant pour la santé que pour l'environnement. Pas si simple...

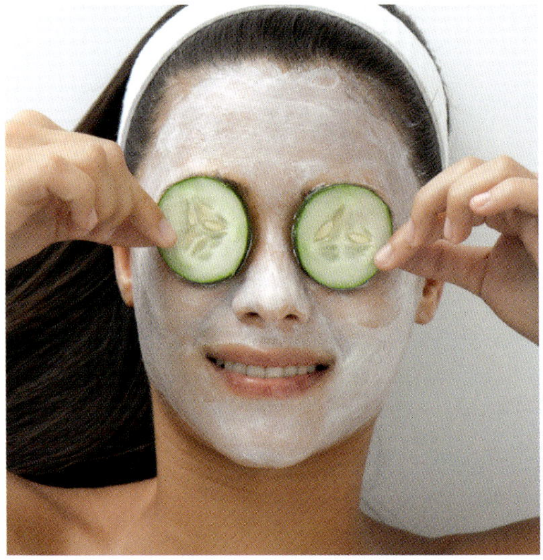

De quoi parle-t-on ?

Naturel ne veut pas forcément dire « bio », alors que « bio » impose le recours à des ingrédients d'origine naturelle, c'est-à-dire non obtenus par des procédés industriels faisant appel à la pétrochimie (voir p. 121).

À défaut de réglementation, des initiatives

Un cosmétique estampillé « biologique » contient de fait des ingrédients issus de l'agriculture biologique (voir p. 71). Mais là où une réglementation encadrée

S'y retrouver dans la jungle des labels

▶ Plusieurs certifications, ayant chacune son cahier des charges, cohabitent en France, émanant toutes d'initiatives privées.

- Cinq labels - Ecocert, Cosmébio (label des professionnels du secteur), BDIH (organisme allemand avec des articles vendus en France), le britannique Soil Association et l'italien Icea (beaucoup moins présents en France) - font toutefois désormais cause commune sous la référence Cosmos. Deux niveaux de certification Cosmos coexistent, avec toujours un minimum de 95 % d'ingrédients végétaux bio :
  – « organic » (biologique), aux exigences très proches de celles d'Ecocert et de Cosmébio, avec une proportion plus élevée d'ingrédients bio sur la plupart des produits non rincés (20 % au lieu de 10 % du total pour les produits rincés) ;
  – « natural » (naturel), attestant que la quasi-totalité des ingrédients sont d'origine naturelle, sans exigence sur le caractère bio.
- On peut également citer d'autres labels sérieux, comme l'allemand Natrue, moins lisible avec trois niveaux de certification, et Nature & Progrès, au cahier des charges exigeant (seuls les ingrédients naturels bio et trois conservateurs de synthèse sont autorisés), mais qui ne concerne que peu de références.
- À noter : l'eau et les minéraux ne peuvent pas être certifiés bio, puisqu'ils ne sont pas issus de l'agriculture biologique, alors qu'ils sont souvent à la base de la formule. C'est d'ailleurs ce qui explique que le pourcentage d'ingrédients biologiques paraisse généralement minime dans les cosmétiques bio.

par les pouvoirs publics régit le secteur alimentaire (label bio européen – eurofeuille – et label AB), rien de tel n'existe à ce stade dans le secteur des cosmétiques. Seules des règles d'étiquetage sont imposées : les ingrédients bio doivent être listés, et leur pourcentage dans la formule doit être indiqué.

En 2018, la norme ISO 16 128 a été instaurée au sein de l'Union européenne. Mais ce standard, qui n'est ni un label ni un cahier des charges précis, est considéré comme peu restrictif par les spécialistes. Il faut dire qu'il autorise par exemple la présence (certes minime) de parabens, d'OGM, de silicones... Autant de produits chimiques et polluants. Qui plus est, les fabricants sont seulement tenus de déclarer les ingrédients utilisés, aucun organisme certificateur indépendant ne contrôlant leurs dires.

Divers organismes privés ont donc établi leur propre cahier des charges, et, depuis janvier 2017, cinq d'entre eux ont décidé d'adopter une démarche commune (voir encadré p. 120). Par ailleurs, certaines marques ont choisi de proposer des cosmétiques contenant des ingrédients issus de l'agriculture biologique, sans pour autant solliciter la certification d'un organisme extérieur. C'est notamment le cas de petites entreprises, qui préfèrent souvent se passer de tout label et opter pour un lien direct avec leurs consommateurs, notamment via Internet.

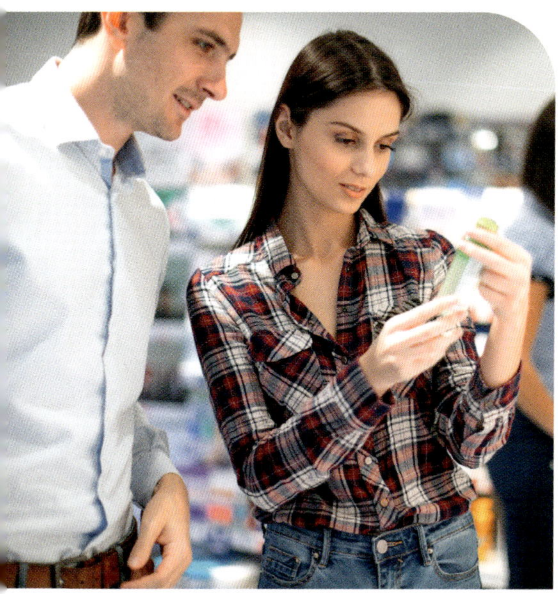

Premier objectif : bannir la pétrochimie

Le principal point commun des cosmétiques bio est que les produits issus de la pétrochimie (omniprésents dans les produits conventionnels) y sont, globalement, interdits. Deux motifs majeurs à cela :

La santé – Cette disposition exclut des composés jugés indésirables car perturbateurs endocriniens (butyl- et propylparaben, ethylhexyl methoxycinnamate...), cancérogènes, mutagènes ou toxiques pour la reproduction (BHA, Moah, cyclotetrasiloxane, cyclometicone, butylphenyl methylpropional...), etc.

Attention au « greenwashing »

Les produits sains et écologiques ayant le vent en poupe, de nombreux fabricants surfent sur cette vague verte, en jouant notamment sur le packaging (couleurs des emballages, graphisme végétal, etc.). Mieux, ils mettent en avant un ou plusieurs ingrédients naturels, comme le beurre de karité, l'huile d'argan ou encore l'aloe vera... Or de telles mentions ne garantissent en rien l'innocuité d'un produit (tout ce qui est naturel n'est pas inoffensif), ni le fait qu'il soit bio, ni la concentration du composant en question, qui peut n'être présent qu'en très faible quantité (il figure alors en fin de liste des ingrédients). L'idée du « greenwashing » est de suggérer le naturel et le sain de façon suffisamment floue pour ne pas être accusé de publicité mensongère. Autres techniques courantes : insérer « bio » ou sa version anglaise « organic » dans le nom sans pour autant être labellisé, ou entretenir la confusion en cumulant une gamme certifiée bio (Ecocert) et une autre non... En bref, tout est bon pour attirer le chaland, sans forcément s'investir réellement dans une démarche vertueuse.

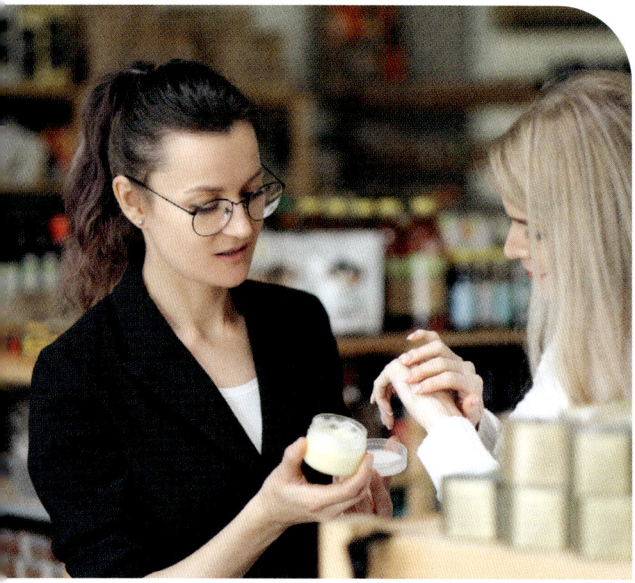

L'environnement – Certains ingrédients tirés de la pétrochimie ne sont quasiment pas biodégradables. C'est le cas notamment des silicones (dont le nom se termine en -one, comme le dimethicone, ou en -siloxane), des PEG (polyéthylène glycol), de l'EDTA (acide éthylènediaminetétraacétique), etc. Lorsqu'ils sont présents dans des produits rincés, ils ne sont pas toujours « retenus » par les stations d'épuration et peuvent se retrouver dans le milieu naturel. Les procédés industriels d'obtention des ingrédients eux-mêmes peuvent eux aussi être polluants, c'est pourquoi de nombreuses techniques sont interdites en bio – par exemple l'halogénation des conservateurs, qui génère du chlore. Enfin, le processus de fabrication adopté en bio est censé réduire l'impact environnemental : emballages recyclables, gestion des rejets, des déchets, produits de nettoyage non polluants, etc.

Des défauts à surveiller

Les cahiers des charges des cosmétiques labellisés bio ne constituent pas une garantie absolue : ils se révèlent permissifs concernant certains ingrédients qui peuvent s'avérer néfastes.

Des exceptions à traquer

Plusieurs substances méritent particulièrement votre vigilance.

Parmi les six conservateurs autorisés par le label Cosmos organic figure l'acide salicylique, possible perturbateur endocrinien. Si les experts européens du Comité scientifique pour la sécurité des consommateurs (CSSC) le jugent sûr dans les limites actuelles de concentration prévues par la réglementation, des investigations sont en cours (voir encadré p. 119).

L'alcool benzylique (noté benzyl alcohol), un conservateur allergène, est quant à lui autorisé par le label Nature et Progrès.

Des tensioactifs irritants tels que le sodium lauryl sulfate et l'ammonium lauryl sulfate (voir tableau p. 89), utilisés pour mieux faire mousser les formules, sont souvent admis par les cahiers des charges des cosmétiques bio.

Enfin, l'alcool, que bien des peaux supportent mal du fait de son caractère « décapant », est très largement utilisé en qualité de conservateur dans les cosmétiques bio.

Gare aux huiles essentielles

Fréquentes dans les produits cosmétiques bio, les huiles essentielles n'ont rien d'anodin. Certains de leurs composés passent en effet la barrière cutanée et se retrouvent dans la circulation sanguine. C'est pourquoi la plupart d'entre elles sont à proscrire pour le bébé et la femme enceinte.

Si l'on ne connaît pas toutes leurs interactions et tous leurs effets, on sait en revanche qu'elles sont souvent allergisantes. Sur les 26 allergènes à déclaration obligatoire (voir encadré p. 90), 16 se retrouvent dans les huiles essentielles. Généralement notés en anglais, les principaux allergènes issus des huiles essentielles sont le citral, le citronellol, le geraniol, le linalool ou encore le limonene. Pour éviter tout risque, notamment si l'on a un terrain allergique, mieux vaut opter pour des cosmétiques bio qui n'en contiennent pas, ou encore sans parfum, les huiles essentielles étant très souvent utilisées à cet effet.

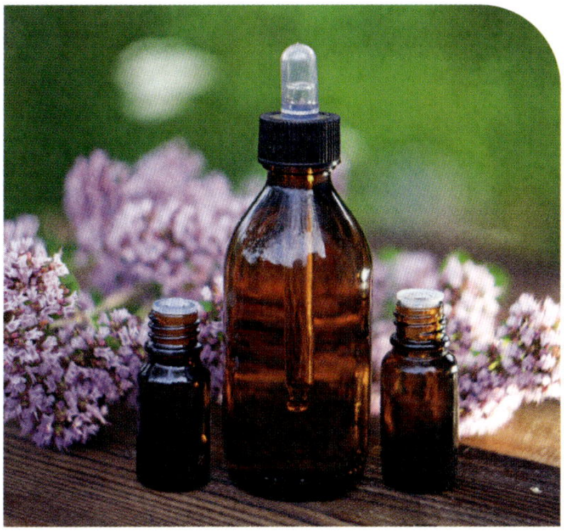

Une efficacité toute relative

Les études évaluant l'efficacité des cosmétiques bio par rapport aux produits conventionnels sont encore assez rares. Selon les fabricants, ces produits seraient synonymes d'innocuité mais aussi d'efficacité, parce que les ingrédients naturels agiraient mieux sur la peau. En pratique, c'est un peu plus complexe.

D'une part, il est quasiment impossible de connaître la teneur exacte d'un principe actif dans la formulation d'un produit cosmétique bio. D'une eau florale à l'autre, par exemple, on peut avoir des taux extrêmement différents de substance active issue de la fleur, alors que la concentration des ingrédients extraits chimiquement est titrée.

D'autre part, même si une plante recèle un principe actif particulièrement intéressant, encore faut-il qu'il soit bien associé et stabilisé dans la formule pour atteindre son but.

Des tests *Que Choisir* ont par ailleurs révélé, pour certaines familles de produits, une efficacité moindre des références bio par rapport à leurs équivalents conventionnels. Ce fut par exemple le cas de plusieurs crèmes solaires pour enfants et pour adultes testées respectivement en 2019 et 2020. Si elles se sont avérées dénuées d'ingrédients indésirables, la protection de certaines contre les UV était insuffisante (voir p. 125). Par ailleurs, leur utilisation n'est pas toujours aisée et peut en compromettre les performances (shampooings solides devant être longuement rincés ; crèmes pour le corps difficiles à appliquer, etc.).

Les cosmétiques maison, bonne ou mauvaise idée ?

Mieux maîtriser ce que l'on s'applique sur la peau, prendre plaisir à se concocter un produit personnalisé, protéger l'environnement en réutilisant tubes et flacons, faire des économies... Les motifs d'opter pour le « fait maison » sont multiples. Le leader du secteur propose ainsi plus de 2 600 recettes de cosmétiques à faire soi-même et près de 500 ingrédients sur son site. Pourtant, si l'environnement est gagnant lorsqu'on réutilise ses flacons, les arguments du bio, naturel et sain pour la peau sont à nuancer.

- Les produits vendus et les recettes proposées sont loin d'être tous bio (un test *Que Choisir* de 2018 avait même révélé que moins de la moitié des ingrédients des six recettes analysées étaient bio) et dénués d'allergènes (cinq des six recettes en contenaient davantage que le concurrent du commerce testé), et la microbiologie n'est pas toujours satisfaisante (présence décelée de bactéries, certes non pathogènes).
- Une enquête menée par l'Agence nationale de sécurité du médicament et des produits de santé (ANSM) en 2016 et 2017 a constaté un flou généralisé quant au statut des articles commercialisés, ainsi que le non-respect de la réglementation liée aux cosmétiques : celle-ci exige en effet un étiquetage précis, notamment des allergènes, ainsi qu'un « dossier d'information produit » garantissant l'innocuité et la stabilité dans le temps. Prudence donc, particulièrement avec les huiles essentielles, qui sont de grandes pourvoyeuses d'allergènes.

Les crèmes solaires

Les crèmes solaires constituent des cosmétiques un peu à part : leur fonction protectrice dépasse largement le seul souci esthétique ou de confort – elles se révèlent incontournables pour s'adonner aux joies estivales. Si elles ne sont pas toutes exemptes d'ingrédients indésirables, certaines affichent une composition correcte. Il s'agit donc de bien les choisir et de bien les utiliser.

Pourquoi elles sont indispensables

Nombre d'estivants comptent sur les protections solaires pour s'exposer au soleil en toute sécurité. Pourtant, aucune d'entre elles ne protège complètement contre les dangers des UV. L'amélioration de leur qualité depuis quelques décennies permet néanmoins d'y trouver des outils efficaces pour réduire significativement les risques.

Contre quoi protègent-elles ?

Les rayonnements UVB provoquent des érythèmes (les fameux coups de soleil), qui abîment rapidement les cellules cutanées, tandis que les UVA libèrent des radicaux libres qui endommagent l'ADN et provoquent un vieillissement cellulaire.

Les uns et les autres augmentent le risque de développer à long terme (vingt ou trente ans) des carcinomes cutanés (les plus fréquents et les moins agressifs des cancers de la peau). Il y a aujourd'hui un consensus scientifique sur le rôle préventif des produits de protection solaire contre ces cancers d'évolution lente, mais qui peuvent métastaser.

La protection contre les mélanomes, plus agressifs mais plus rares, n'est pas encore totalement validée, avec des résultats contradictoires. Un certain nombre de ces cancers ne sont pas photo-induits, et la part génétique demeure importante. Cependant, des études récentes montrent des effets déclencheurs ou aggravants des UV sur le mélanome. Une exposition répétée depuis l'enfance pourrait ainsi augmenter le risque à l'âge adulte.

On retiendra donc que les produits de protection solaire protègent contre les coups de soleil, contre le vieillissement cutané et contre la plupart des cancers de la peau.

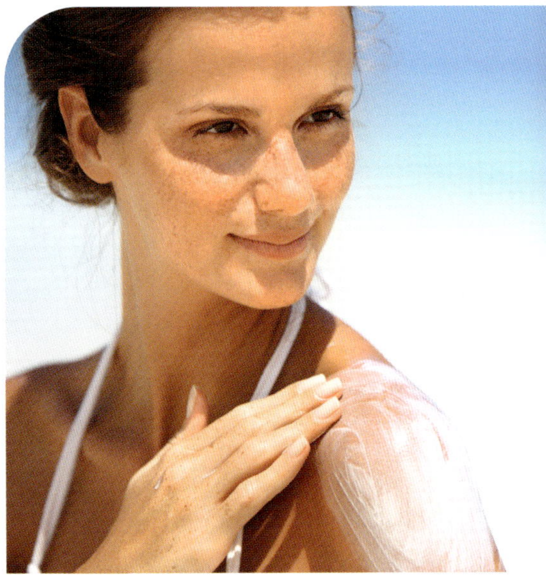

Comment agissent-elles ?

Un produit de protection solaire doit pouvoir absorber ou réfléchir une partie des rayons du soleil. Cette capacité est obtenue grâce à des filtres, qui peuvent être soit organiques (parfois appelés « chimiques »), soit minéraux.

Pour le moment, vingt-six filtres organiques et deux filtres minéraux (le dioxyde de titane et l'oxyde de zinc) sont autorisés dans l'Union européenne. Ils sont la plupart de temps utilisés en combinaison de quatre à six filtres (avec des doses maximales autorisées), afin d'obtenir un bon niveau de protection. Seuls les deux filtres minéraux sont admis dans le cahier des charges des produits « bio ».

La capacité protectrice du produit contre les UVB doit être étiquetée sous forme d'un indice SPF. Plus celui-ci sera élevé, meilleure sera la protection contre les UVB : le pourcentage d'UVB non filtré est égal à 100 divisé par l'indice SPF. Ainsi, une crème solaire SPF 50 bien utilisée (voir encadré ci-dessous) laisse passer 2 % des UVB.

La protection contre les UVA (FP-UVA), des rayons sournois car ils ne provoquent pas de coups de soleil, est aussi indispensable. La réglementation européenne impose depuis 2006 qu'elle soit au moins égale, dans toute crème, à un tiers de la protection contre les UVB. Dans les faits, aucune quantification visible sur les étiquettes ne permet de l'évaluer, les fabricants se contentant de mentionner l'existence d'une telle protection.

Au niveau de la présentation, les sprays ou « brumes » solaires sont faciles à appliquer et parfois perçus comme plus agréables. Mais ces formes légères peuvent inciter à utiliser moins de produit et comportent souvent des ingrédients indésirables, comme des allergènes, voire de l'alcool, qui pourrait se révéler problématique (voir p. 126). Une crème classique aura tendance à former un film nettement plus durable sur la peau.

Attention également aux « huiles solaires » qui n'affichent aucun SPF et ne contiennent aucun filtre. Les fabricants font du marketing en annonçant une « amélioration du hâle de la peau », mais, avant exposition, c'est bien une protection solaire qu'il faut appliquer !

Tiennent-elles leurs promesses ?

Certains produits sont loin d'être aussi efficaces que le promet l'étiquette.

En 2019, un test *Que Choisir* concernant les crèmes pour enfants révélait que des produits, tous bio, ne remplissaient pas leur rôle s'agissant des UVA, même si l'objectif était atteint pour les UVB. Or l'exposition durant l'enfance est cruciale (voir p. 124).

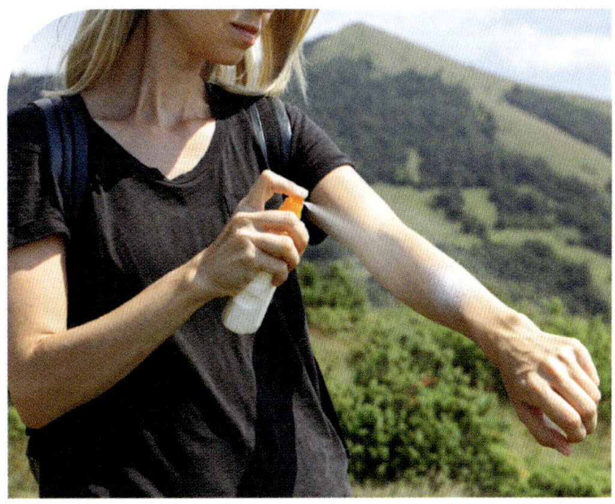

Comment bien utiliser une crème solaire

Première consigne : ayez la main lourde !
Les indices sont en effet calculés pour une dose de 2 mg/cm^2 de peau, soit 6 cuillerées à café en moyenne pour un corps adulte, étalées toutes les deux heures. Mais des études montrent que l'usage est plus proche du quart de cette dose. Or, à 0,5 mg/cm^2, une crème SFP 50, au lieu de laisser passer 2 % des UV, en laisse passer... 33 % ! Réitérez l'application après la baignade : environ un tiers de la crème finit dans l'eau. Les experts conseillent des produits d'indice minimum SPF 30, et SPF 50 pour les enfants quelle que soit la couleur de leur peau, ou pour les adultes en cas de peau ou d'ensoleillement particulièrement à risque.

- Par ailleurs, la crème n'est qu'un outil parmi d'autres. Restez de préférence à l'ombre, surtout entre midi et 16 h, et, au soleil, portez lunettes, chapeau et vêtements – autant que possible. Des précautions particulièrement applicables aux enfants (il est même déconseillé d'exposer les moins de 3 ans au soleil).

En 2020, ce sont sept crèmes pour adultes sur les vingt testées par *Que Choisir* (plus du tiers !) qui ne tenaient pas leurs promesses quant aux UVB, dont trois (deux bio et une conventionnelle) qui ne protégeaient pas suffisamment non plus des UVA.

La prudence reste donc de mise au moment du choix, d'autant que des marques réputées ne sont pas exemptes de défauts sur certains produits. Les tests comparatifs peuvent vous guider.

Quid des ingrédients indésirables ?

La vigilance s'impose au moment de choisir un produit de protection solaire, surtout lorsqu'il est destiné aux publics les plus fragiles comme les enfants, les adolescents et les femmes enceintes.

Les filtres : un bénéfice sanitaire supérieur aux risques

On l'a dit, vingt-huit filtres sont autorisés dans l'UE. Ils n'inspirent pas tous les mêmes craintes.

Plusieurs études récentes suggèrent que certains filtres organiques, en particulier l'octinoxate (ethylhexyl methoxycinnamate) et l'oxybenzone (benzophenone-3), seraient des perturbateurs endocriniens. Quant à l'octocrylene, il se transforme au fil du temps en benzophenone, qui serait génotoxique, cancérogène et perturbateur endocrinien. Si l'Agence nationale de sécurité du médicament (ANSM) met en valeur l'action positive des filtres dans la protection contre les cancers de la peau, certains spécialistes craignent néanmoins un effet cocktail, c'est-à-dire une possible nocivité du couplage de ces molécules avec d'autres perturbateurs endocriniens. Mais rien n'interdit de choisir des produits qui ne contiennent pas de tels filtres, notamment pour les femmes enceintes, les enfants et les adolescents. N'hésitez pas à utiliser l'application gratuite *QuelProduit* de l'UFC-Que Choisir pour plus de détails sur les compositions. Une autre façon de s'en protéger, au moins en partie, serait d'éviter les produits comportant des ingrédients tels que l'alcool ou le PEG (polyéthylène glycol), qui, selon différents spécialistes, augmenteraient la pénétration transcutanée des composants de la crème solaire.

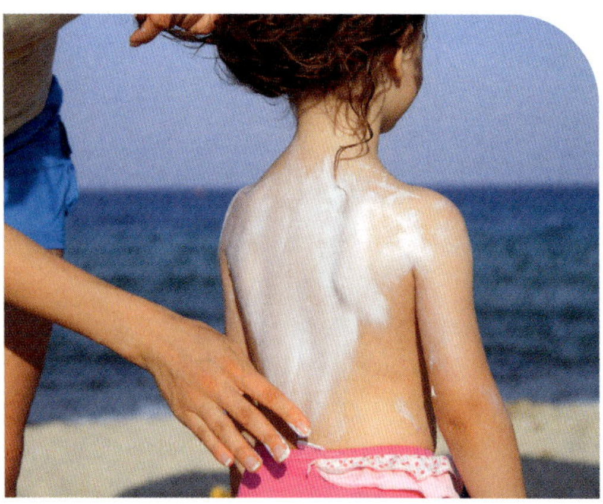

Attention aux filtres inutiles

Si les filtres se révèlent indispensables dans les crèmes solaires, il n'en est pas de même dans d'autres cosmétiques. Depuis quelques années, de nombreux fabricants les incluent dans des produits d'hygiène, de soin ou de maquillage (BB crèmes, rouges à lèvres…). Les filtres sont alors utilisés comme additifs pour stabiliser les formules. Si leurs bénéfices surpassent leurs risques (voir p. 127) toxicologiques et environnementaux dans les protections solaires, rien de tel dans des produits où ils n'ont aucune raison d'être.

Cette crainte a pu conduire certains à privilégier les crèmes bio, dépourvues de filtres organiques. Choix loin d'être probant au regard des résultats de tests *Que Choisir* (voir p. 125). De plus, les filtres minéraux (dioxyde de titane et oxyde de zinc, seuls autorisés en bio) contiennent une fraction nanométrique plus ou moins importante. Or, à cette taille très réduite, les particules acquièrent de nouvelles propriétés, dont un pouvoir de pénétration accru. Leurs effets dans l'organisme sont mal connus, et aucun risque n'est pour l'heure démontré, mais il est recommandé d'éviter de s'en asperger directement le visage pour empêcher leur inhalation (l'oxyde de zinc et le dioxyde de titane sous forme nanoparticulaire sont d'ailleurs interdits dans les sprays, tout comme le tris-biphenyl triazine nano et le MBBT nano, qui sont, eux, des filtres organiques présents dans les produits non bio). Il est aussi déconseillé de les utiliser sur peau blessée. À noter : la présence de nanoparticules doit être signalée sur l'étiquetage – une obligation pas toujours respectée des fabricants (voir p. 99).

Il reste que les filtres sont pour l'heure incontournables dans les protections solaires et contribuent à la lutte contre les cancers photo-induits, avec une balance bénéfice/risque favorable.

D'autres composants problématiques pour la santé

La composition des produits de protection solaire ne s'arrête pas aux filtres, et il arrive que le reste de la liste des ingrédients pose problème.

D'autres ingrédients que ceux déjà cités sont suspectés d'être des perturbateurs endocriniens, avec des risques significatifs – notamment le propylparaben, un conservateur, ou le butylphenyl methylpropional, utilisé pour parfumer – ou plus limités – le BHT, un antioxydant (voir aussi tableau p. 89).

Le phenoxyethanol, un conservateur toxique pour le foie et le sang, devrait être proscrit chez les moins de 3 ans : l'ANSM doute de son innocuité, plus précisément lorsqu'il est utilisé dans des produits pour le change. La zone est évidemment différente, mais le principe de précaution reste de mise.

La présence d'un ou plusieurs des 26 allergènes à déclaration obligatoire est fréquente (voir encadré p. 90). N'hésitez pas à bannir les produits qui en contiennent en cas de terrain allergique.

Attention également aux formules contenant de l'extrait de millepertuis (hypericum perforatum extract), censé améliorer la cicatrisation, mais dont la molécule active, l'hypéricine, est photosensibilisante.

Il faut noter, et c'est heureux, que les gammes pour enfants font mieux que le tout-venant, avec moins de parfums allergisants et d'ingrédients indésirables. Leur composition était globalement satisfaisante dans un test *Que Choisir* réalisé en 2019. On ne peut que regretter qu'un tel niveau d'exigence ne soit pas la norme aussi pour les adultes : les marques avancent comme explication les préférences des consommateurs en matière de forme ou de parfum... mais des considérations économiques jouent certainement aussi un rôle. Cela dit, rien de vous interdit d'emprunter la crème de vos enfants !

Un danger aussi pour l'environnement

Les filtres UV, y compris ceux utilisés par les fabricants bio, sont nocifs pour les coraux et pour la biodiversité marine en général. Le constat est

Crèmes solaires « maison », c'est non

La cosmétique maison est à la mode (voir encadré p. 123). Mais jouer les apprentis sorciers quand il s'agit de se protéger du soleil est risqué.

- Une crème solaire n'est vraiment protectrice qu'à partir de l'indice 30. Or les ingrédients les plus conseillés sur les sites proposant des recettes sont loin du compte : l'huile de coco, par exemple, atteint péniblement 7, le beurre de karité et l'huile de lavande ne dépassent pas 6 ; quant à l'huile de karanja, elle a été épinglée par l'ANSM, qui rappelle qu'elle n'est en rien un filtre solaire.
- Pour ce qui est des filtres minéraux parfois conseillés (oxyde de zinc et dioxyde de titane), leur efficacité dépend d'une part de leur présence en quantité suffisante, d'autre part de leur bonne incorporation dans le produit, afin de favoriser leur absorption par la peau. En résumé : n'est pas formulateur cosmétique qui veut !

d'autant plus inquiétant que plus de 14 000 tonnes de produits solaires sont déversées chaque année dans les océans. À noter : l'Agence nationale de sécurité sanitaire de l'alimentation, de l'environnement et du travail (Anses) doit rendre un rapport sur les substances les plus toxiques pour les coraux et sur leur éventuel encadrement.

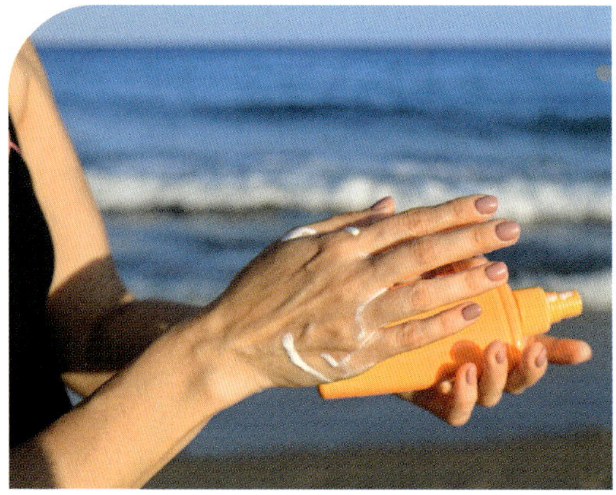

Des produits « écoresponsables » ?

Dernière-née des allégations à la mode, l'écoresponsabilité annoncée par certains fabricants est pour le moins relative – d'autant que les connaissances scientifiques en matière de toxicité environnementale des filtres solaires et d'autres composants sont encore balbutiantes.

- Les substances les plus pointées du doigt sont trois filtres organiques : l'oxybenzone, l'octinoxate et l'octocrylene (voir p. 126), qui jouent un rôle de perturbateur endocrinien sur l'environnement. Mais des études pointent aussi des effets toxiques aigus ou chroniques des filtres minéraux, principalement de l'oxyde de zinc, sur les coraux, les poissons, les algues, les daphnies et le phytoplancton. Un paramètre important est la bioaccumulation de certains filtres, qui restent dans les organismes au lieu d'être excrétés. Par ailleurs, rien ne garantit l'innocuité des autres composants.
- La « stabilité à l'eau » revendiquée n'est pas un gage de non-pollution : elle n'empêche aucunement la contamination des stations d'épuration après la douche savonneuse, les résidus se retrouvant dans le milieu marin…
- La biodégradabilité parfois mise en avant pourrait être un paramètre intéressant de certains produits, mais elle n'est jamais totale.
- Si le souci écologique est promu par de plus en plus de fabricants, affichant des mentions du genre « préserve l'océan, respecte le corail », « respectueux du milieu marin » et autres « protégeons le poumon bleu de la planète », difficile de vérifier leurs dires. À savoir, cependant : le Nordic Swan Ecolabel, assez exigeant, certifie des produits prenant en compte le respect de l'environnement sur toute leur durée de vie, et l'Écolabel européen devrait prochainement couvrir lui aussi les produits solaires.

Stop au bronzage en cabine

Toutes les études pointent un risque accru de mélanome chez les habitués des cabines UV, une pratique classée cancérogène certain depuis 2009 par le Centre international de recherche sur le cancer (Circ). Alors que l'Anses a demandé une nouvelle fois son interdiction en 2018, le bronzage artificiel reste autorisé en France. La réglementation est cependant stricte, avec notamment une interdiction formelle aux mineurs – interdiction mal respectée, comme l'a montré un contrôle de la DGCCRF en 2016. D'autres manquements ont été constatés : peu de questions sur l'état de santé ou la prise de médicaments photosensibilisants, rare examen de la peau avant de fixer le nombre de séances, manque d'information sur les risques, etc. (toutes constatations faites par *Que Choisir* lors d'une grande enquête en 2013 !). Or les UV en cabine ne « préparent » pas la peau au soleil. Et ils ne contribuent quasiment pas non plus à la synthèse de vitamine D, qui peut être obtenue en s'exposant quelques minutes par jour au soleil.

Gels douche et savons de toilette

Gel douche et pain de savon sont présents dans toutes les salles de bains. Produits de toilette à rincer, ils restent peu de temps au contact de la peau. Le risque éventuel pour la santé est donc a priori moindre qu'avec une crème de jour ou une huile solaire. Mais la prudence engage à éviter les composants problématiques.

Gels douche : que d'ingrédients pour les faire mousser !

Le pain de savon, plurimillénaire, a longtemps été le seul produit pour la toilette. Puis le gel douche, apparu sur les marchés européens dans les années 1970, a changé nos habitudes en matière d'hygiène. Pratique et agréable d'utilisation, il a rencontré un succès considérable au point de finir par supplanter la savonnette.

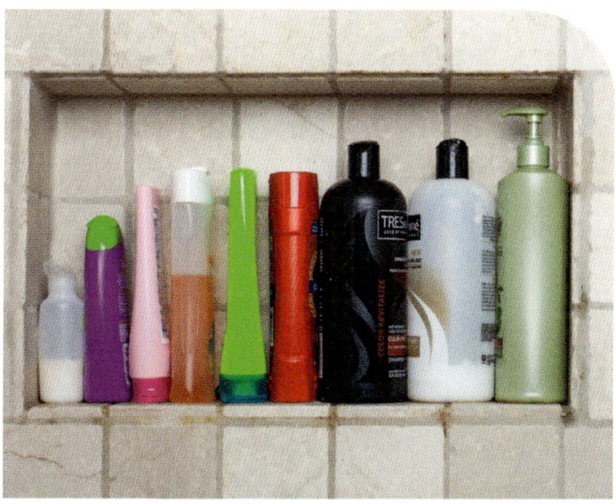

Les gels douche ont pour agents lavants des tensioactifs. Ceux-ci représentent entre 5 et 15 % de la formule, composée pour le reste de 80 à 90 % d'eau et d'environ 5 % d'autres molécules – essentiellement des conservateurs, des parfums et des colorants, souvent problématiques (voir aussi tableau p. 89 et encadré p. 90). N'hésitez pas consulter l'application *QuelProduit* de l'UFC-Que Choisir pour décrypter la composition des produits.

Des tensioactifs plus ou moins tendres avec la peau

Ces agents lavants, dits aussi agents de surface, rendent bien des services : ce sont de bons émulsifiants (ils favorisent la stabilité du mélange), d'excellents agents moussants et, surtout, des détergents performants (ils facilitent la « capture » des graisses ainsi que leur dispersion dans l'eau) – jusqu'à, pour certains, décaper dangereusement l'épiderme.

Le sodium lauryl sulfate est particulièrement irritant (à ne pas confondre avec le sodium laureth sulfate, mieux toléré). L'ammonium lauryl sulfate est également agressif. Présents dans nombre de références, ces tensioactifs doivent être soigneusement

La végétation attaquée par les tensioactifs

Plusieurs études biologiques ont mis en évidence la toxicité des tensioactifs pétrochimiques sur la végétation du littoral méditerranéen. Les forêts d'eucalyptus et les pinèdes sont particulièrement touchées. Présents dans les embruns, les tensioactifs se déposent sur les arbres et dissolvent les sécrétions des feuilles et des aiguilles, protections naturelles contre le sel marin. Ce dernier agit alors comme un puissant défoliant et tue la plante. Des phénomènes documentés aussi bien sur les côtes africaines qu'européennes de la Méditerranée.

rincés : si certains consommateurs les supportent sans problème, chez d'autres, ils laissent la peau inconfortable. Par ailleurs, issus de la pétrochimie, ils sont polluants à la fabrication et d'une piètre biodégradabilité après utilisation.

Les tensioactifs d'origine naturelle respectent mieux la peau. Les acyglutamates figurent parmi les plus doux. Simples à repérer par la mention « glutamate » dans leur nom (sodium cocoyl glutamate, disodium cocoyl glutamate, sodium lauroyl glutamate), ils sont issus d'acides aminés. Les alkylpolyglycosides, extraits de sucres et d'huiles végétales (coco glucoside, lauryl glucoside, decyl glucoside), sont aussi respectueux de l'épiderme.

Gare aux conservateurs

Le recours aux conservateurs est utile pour contrer le développement des bactéries. Cependant, malgré quelques progrès ces dernières années avec l'établissement d'une réglementation plus stricte, on peut regretter que soient encore utilisées des molécules très préoccupantes pour la santé.

La methylisothiazolinone (MIT) et la methylchloroisothiazolinone (MCIT) sont deux substances redoutablement allergisantes. Elles sont d'ailleurs maintenant interdites en mélange dans les produits non rincés (la MIT y est même proscrite seule), mais pas dans les produits rincés. Certes, les concentrations autorisées sont très faibles (pas plus de 0,0015 %), mais suffisantes pour déclencher une dermite chez les personnes sensibles.

Le butylparaben et le propylparaben sont reconnus comme des perturbateurs endocriniens (voir p. 89) particulièrement agressifs.

Le butylhydroxytoluene (BHT) et, désormais rare, le butylhydroxyanisole (BHA) sont des antioxydants fortement suspectés de perturbation endocriniens et d'être toxiques pour la reproduction. Le BHA est par ailleurs classé cancérogène possible par le Centre international de recherche sur le cancer (Circ).

L'acide salicylique est controversé, compte tenu de ses possibles effets sur les hormones masculines et la spermatogénèse (voir encadré p. 119).

En matière de conservateurs, le sorbate de potassium, l'acide déhydroacétique ainsi que l'acide benzoïque constituent des alternatives plus sûres. En revanche, l'alcool benzylique n'est pas toujours bien toléré.

Bain moussant et huile de douche

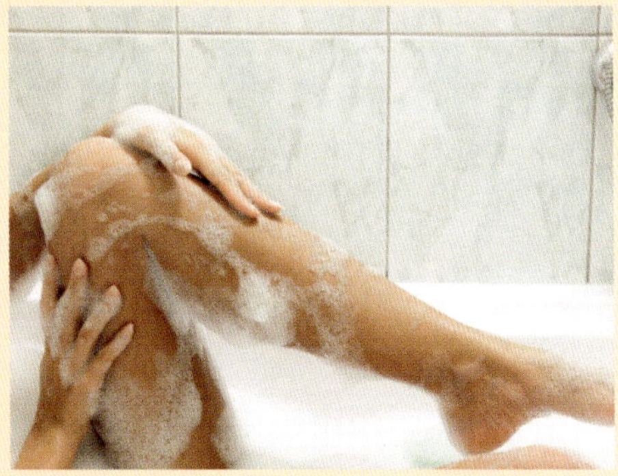

Quelle différence entre un gel douche et un bain moussant ? Bien peu de chose, en fait, si ce n'est une quantité supérieure de tensioactifs dans les bains moussants – et généralement pas les meilleurs : ceux qui produisent la plus belle mousse sont aussi les plus redoutables pour la peau. L'huile de douche s'apparente également à un gel douche. C'est un produit lavant particulièrement doux, grâce à la présence importante de corps gras pour compenser les effets desséchants des tensioactifs.
À l'heure de l'achat, vérifiez que les acides gras figurent bien en tête de la liste des ingrédients : cela signifie qu'ils sont des composants majeurs du produit. Soyez également attentif à leur nature : pour des raisons tant sanitaires qu'écologiques, les huiles végétales (coco nucifera oil pour l'huile de coco, prunus amygdalus dulcis oil pour l'amande douce, simmondsia chinensis seed oil pour le jojoba, butyrospermum parkii oil pour le karité...) sont nettement préférables aux huiles minérales dérivées du pétrole (paraffin, paraffinum liquidum...).

Colorants, parfums et filtres UV

Potentiellement allergisants, les parfums de synthèse et colorants sont très présents dans les gels douche (voir p. 90). Choisir un produit neutre, incolore et inodore, ou peu parfumé, est sage.

Les gels avec des filtres UV synthétiques (benzophenone et ethylhexyl methoxycinnamate) sont à bannir. Suspectés d'être des perturbateurs endocriniens, ces composés n'ont d'autre utilité que de stabiliser la couleur des mélanges dans les flacons transparents.

Les pains de savon : des compositions de qualité variable

Si les gels douche représentent aujourd'hui l'essentiel du marché, les consommateurs semblent opérer un retour à la savonnette, jugée plus sûre et plus écologique. Et pourtant, la composition de certaines d'entre elles surprend par sa complexité chimique !

Qu'est-ce qu'un savon de toilette ?

Le savon est issu de la synthèse chimique de deux éléments : des corps gras d'origine animale ou végétale et de la soude caustique. La saponification est la réaction chimique qui permet d'obtenir de la pâte à savon et de la glycérine (ou glycérol). Cette dernière est ou non conservée dans la pâte (voir plus loin).

Le savon obtenu présente une double propriété : il est hydrophile (il aime l'eau) et lipophile (il aime la graisse). Ce qui lui permet d'être détergent, la part lipophile fixant les salissures grasses présentes sur tout support (y compris la peau), quand la part hydrophile en permet la dilution dans l'eau.

Une grande variété de corps gras

Les savons les plus répandus sont fabriqués avec des acides gras bon marché : du suif (noté sodium tallowate après saponification) ou du saindoux (noté sodium lardate après saponification), pour les corps gras d'origine animale ; principalement des huiles de coco (sodium cocoate), de baies de laurier (sodium laurelate) et la très peu écologique huile de palme (sodium palm kernelate ou sodium palmate, voir aussi p. 26), pour les corps gras d'origine végétale.

Quelle que soit l'origine des acides gras, ces savons peu onéreux à l'achat présentent des qualités et des défauts comparables : ce sont de bons détergents, biodégradables et peu allergisants, mais qu'il vaut mieux réserver au lavage des mains, car ils assèchent la peau et peuvent irriter les épidermes fragiles. Les « savon de Marseille » et « savon d'Alep », plus chers, qui comprennent normalement de l'huile d'olive (sodium olivate) en bonne quantité, appartiennent à cette famille (voir aussi encadré p. 133).

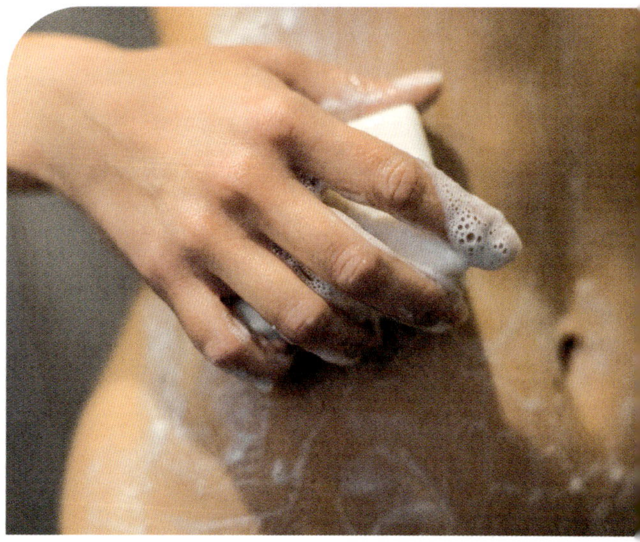

De l'importance de la glycérine

Les savons industriels sont le plus souvent quasi dépourvus de glycérine (pas plus de 1 à 2 %), dont les vertus émollientes réduisent pourtant l'agression de la peau. Celle-ci, très prisée, est en effet séparée de la pâte à savon lors du processus industriel par saponification à chaud, puis vendue séparément. La saponification à froid (utilisée plus spécifiquement par les savonneries artisanales), elle, conserve la glycérine dans le pain de savon, c'est pourquoi elle est préférable.

En plus de la glycérine, les savons dits « surgras » sont enrichis en huiles végétales : amande douce (prunus amygdalus dulcis oil), karité (butyrospermum parkii – shea butter), macadamia (macadamia ternifolia), etc. Moins agressifs que les savons traditionnels, les surgras peuvent convenir à la toilette du corps, mais restent irritants pour les peaux fragiles. Dans ce cas, préférez-les sans parfum ni colorant.

PH neutre : mais encore…

Certains gels douche et les savons sans savon (voir ci-dessous) font mention d'un potentiel hydrogène (pH) neutre. Il est vrai que, à la différence des « vrais » savons, alcalins (pH entre 8 et 14), ils ont le plus souvent un pH acide (au-dessous de 7) ou neutre (7), proche de celui de la peau (autour de 5,5). S'il faut préférer un tel pH pour la peau des bébés, par exemple, ce seul argument ne suffit pas à garantir qu'un gel ou un savon soit par ailleurs parfaitement inoffensif !

Des additifs chimiques malvenus

Tensioactifs durs (voir p. 129), colorants azoïques, parfums de synthèse allergisants, conservateurs et filtres UV : bien que leur forme solide autorise un moindre recours que les gels douche aux substances indésirables (en matière de tensioactifs et de conservateurs notamment), les pains de savon en affichent parfois beaucoup dans leur composition.

Les plus redoutables – toutes proportions gardées, le savon étant rincé – sont l'ethylhexyl methoxycinnamate et le BHT (deux perturbateurs endocriniens), la methylisothiazolinone et la methylchloroisothiazolinone (des allergènes puissants).

L'éthylènediaminetétraacétique (EDTA), noté disodium EDTA, ou tetrasodium EDTA, est utilisé comme conservateur, stabilisateur et agent anticalcaire dans les savons. C'est une molécule sans toxicité démontrée dans les produits à rincer, mais peu biodégradable et très polluante.

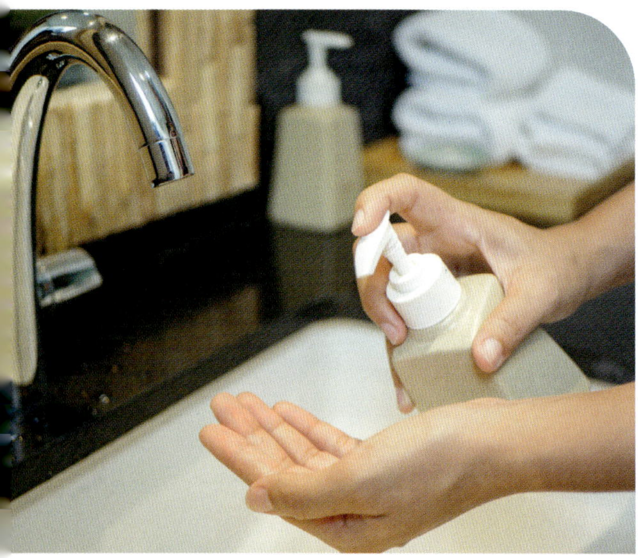

En résumé, les composants indispensables étant peu nombreux pour un savon solide, privilégiez ceux dont la liste des ingrédients est courte et comprend une majorité d'huiles végétales.

Quid des savons liquides et des savons « sans savon » ?

Là encore, leur impact sur la peau n'est pas aussi clair qu'il le devrait…

Quand la saponification des savons solides fait appel à la soude, celle des savons liquides s'effectue avec de la potasse (hydroxyde de potassium), un peu plus agressive pour la peau. Les savons liquides sont indiqués pour le lavage des mains uniquement.

Les « syndets » (pour *synthetic detergent*), ou savons sans savon, ou encore pains dermatologiques, sont des détergents dont la composition est en réalité assez proche de celle des gels douche. Le plus souvent dénués de parfum et de colorant, ils sont parfois conseillés pour les peaux atopiques (prédisposées aux dermatites). Une prescription qui ne fait pas l'unanimité, car, outre le fait qu'ils contiennent souvent des huiles minérales polluantes, ils peuvent renfermer des tensioactifs agressifs pour la peau (sodium lauryl sulfate, ammonium lauryl sulfate…) et des conservateurs potentiellement malsains.

Savonnettes artisanales : prudence

Les pains de savon fabriqués dans d'authentiques savonneries artisanales rencontrent le succès, non sans raisons. Saponifiés à froid avec des ingrédients naturels et, sauf exception, sans additifs problématiques, ils sont écologiques et peu toxiques a priori.

Attention, néanmoins, au risque allergique : certaines fragrances naturelles et huiles essentielles fréquemment utilisées sont des allergènes notoires. Ainsi, les huiles essentielles d'angélique, ciste, citron, cumin, estragon, giroflier, menthe poivrée et verveine citronnée sont reconnues allergisantes. La vigilance s'impose aussi à l'égard de composés aromatiques comme le linalool (présent à l'état naturel dans les huiles essentielles de pin sylvestre, de lavande, de menthe poivrée, de thym) et le geraniol (présent quant à lui dans les huiles essentielles de géranium, de citronnelle et de rose). Linalool et geraniol figurent d'ailleurs sur la liste des 26 substances allergènes à mention obligatoire (voir encadré p. 90).

Production artisanale n'étant pas synonyme de pratique non réglementée, toute savonnerie, même modeste, est tenue de respecter l'ensemble de la réglementation s'appliquant aux cosmétiques et de se conformer aux obligations du Code de la consommation concernant l'étiquetage. Celui-ci doit notamment indiquer la raison sociale du producteur et la composition du produit selon la nomenclature INCI (voir encadré p. 92). En l'absence d'emballage, ces indications doivent être fournies sur un feuillet à part ou, à défaut, figurer sur un écriteau en regard du produit (voir aussi encadré ci-dessous).

Comment distinguer un vrai savon artisanal ? Ne vous fiez pas à l'apparence, certains industriels ne rechignant pas à mimer la découpe irrégulière, la surface rugueuse, etc. Pour peu qu'une notice soit fournie, cherchez-y la mention SAF (saponification à froid) – la pratique, très coûteuse en temps, est rarissime dans l'industrie. Scrutez aussi la formulation, qui ne doit comprendre ni huile de palme (sodium palmate) ni suif (sodium tallowate), et où ne doivent pas figurer de molécules chimiques toxiques.

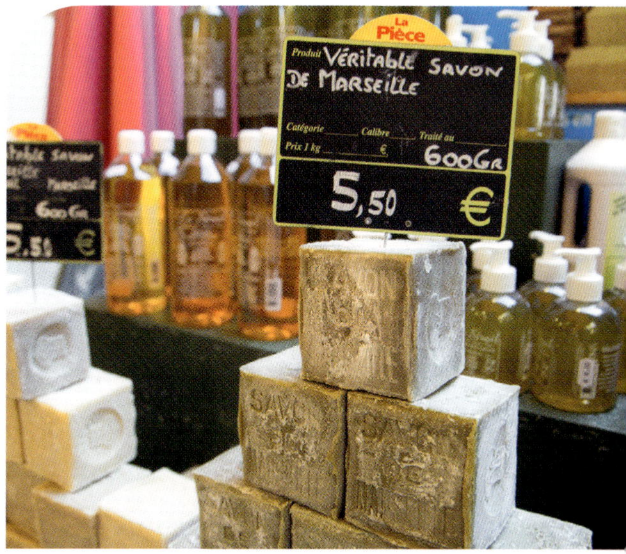

Fraudes et arnaques diverses

Dans les boutiques de souvenirs comme sur les marchés d'été des zones touristiques notamment, on trouve des savons en vrac ou à la découpe. Vendus bruts, sans emballage ni étiquetage, ils sont présentés comme artisanaux, écologiques, naturels, voire biologiques ! Autant d'allégations invérifiables… et généralement fausses. Pire, ces savons, souvent fabriqués à partir de bondillons (billes ou copeaux de pâte à savon basique) importés d'on ne sait où, présentent parfois des formulations chimiques saturées de composants toxiques pour la santé comme pour l'environnement.

- Une autre arnaque très fréquente concerne les mentions « savon de Marseille » et « savon d'Alep ». Aucune de ces villes ne bénéficiant d'une IGP (indication géographique protégée), n'importe quel savon peut s'octroyer une telle appellation, qui donne à bon compte une image rassurante de qualité.

Les soins capillaires

Shampooings, masques nourrissants, (dé)colorations, laques et autres produits de fixation de la coiffure : nous utilisons des cosmétiques capillaires toujours plus nombreux et sophistiqués. Ce faisant, nous appliquons quantité de composés chimiques sur nos têtes…

Shampooings, des cheveux plus que propres

À l'évidence, la première fonction du shampooing est de laver les cheveux. Mais nous voulons aussi qu'ils soient faciles à coiffer, souples et brillants – d'où une quantité d'additifs techniques.

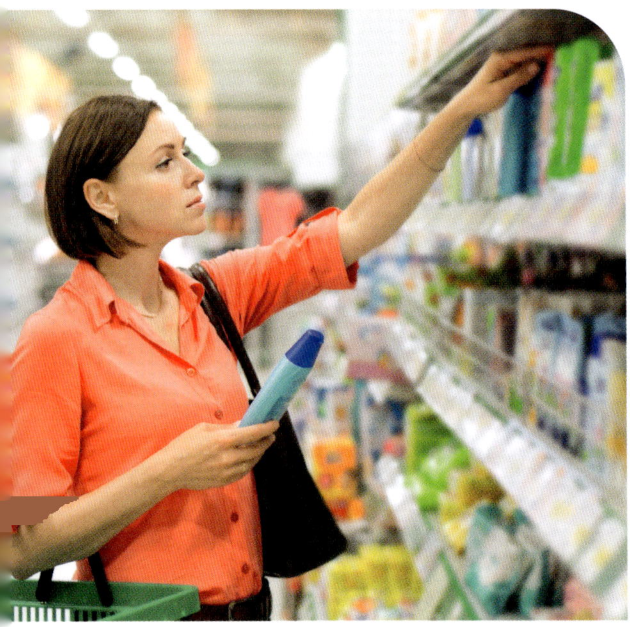

Qu'est-ce qu'un cheveu ?

Composé à 95 % de kératine, une protéine fibreuse, le cheveu est un poil particulièrement long et solide. Sa racine est plantée dans un follicule pileux (bulbe) qui comporte à sa base une matrice. Située au-dessus du bulbe, une glande produisant du sébum graisse la tige du cheveu.

- Si la racine est une partie vivante, la tige est totalement inerte. Celle-ci se compose de trois couches tubulaires. Au centre, le canal médullaire, creux. La partie médiane, le cortex, confère au cheveu sa résistance et sa souplesse. C'est là que se trouvent les cellules qui produisent la mélanine, pigment responsable de la couleur de la fibre capillaire. Enfin, à l'extérieur, la cuticule, constituée de couches de cellules en forme d'écailles qui imperméabilisent le cortex. Quand les écailles sont abîmées, elles ne protègent plus le cortex. Le cheveu devient alors poreux et se casse.

D'abord, nettoyer

Pour nettoyer la fibre capillaire ? Des tensioactifs ! Les mêmes peu ou prou que ceux employés dans les gels douche (voir p. 129), dans une proportion toutefois un peu plus importante : la combinaison des tensioactifs peut représenter jusqu'à 30 % de la formule car, recouverts de sébum, les cheveux sont plus gras et plus compliqués à nettoyer que la peau.

Comme en matière de gel douche, mieux vaut éviter les shampooings contenant du sodium lauryl sulfate et de l'ammonium lauryl sulfate, des tensioactifs irritants ; les acyglutamates et les alkylpolyglycosides sont préférables (voir p. 130). Attention aussi au cocamidopropyl betaine, très fréquent dans les shampooings, potentiellement irritant.

Toujours comme pour les gels douche, méfiez-vous des conservateurs indésirables, des parfums allergisants et autres ingrédients toxiques (voir p. 88,

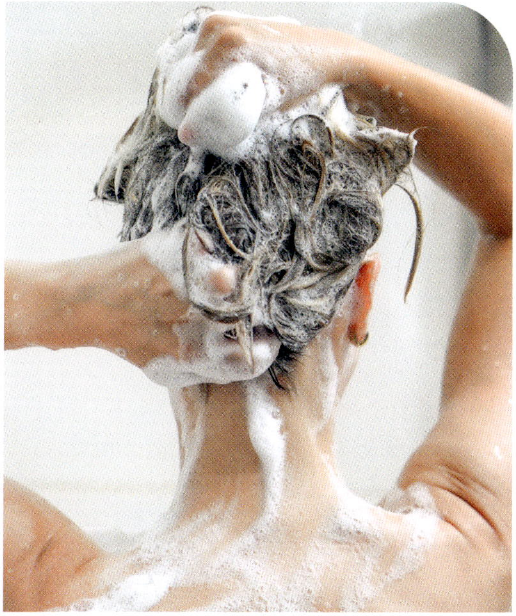

tableau p. 89 et encadré p. 90). N'hésitez pas à vous renseigner sur l'application gratuite *QuelProduit* de l'UFC-Que Choisir.

Ensuite, « conditionner »

Pour faciliter le coiffage, empêcher que les cheveux ne deviennent rêches, les rendre plus doux, plus lisses, plus souples, les shampooings contiennent des agents conditionneurs, aussi dénommés texturants. On distingue principalement deux grands types de substances dans cette catégorie d'additifs.

Les polymères cationiques – Antistatiques et émollients, ils aident au démêlage, disciplinent la chevelure et lui donnent un aspect lustré et soyeux au toucher. Ils peuvent être complètement synthétiques ou élaborés à partir de matières naturelles – en général de la cellulose ou de la gomme de guar. Dans la liste des ingrédients, les polymères cationiques apparaissent souvent sous la dénomination polyquaternium, suivie d'un chiffre.

Les silicones – Ils sont massivement utilisés dans les cosmétiques, au premier rang desquels les shampooings. Repérables dans la liste des composants aux suffixes « cone », « conol », « xane » ou « silane » (dimethicone, imethiconol, polysiloxane…), ils recouvrent les cheveux d'un film hydrophobe, ce qui les rend plus faciles à coiffer, plus lumineux, plus souples, plus épais. Ils ont toutefois tendance à les alourdir, voire à les encrasser en cas d'usage prolongé.

Bon marché, ces ingrédients sont aussi les principes actifs de la plupart des après-shampooings et se retrouvent dans les produits de coiffage. Mais, contrairement à ce que prétendent certains messages publicitaires, ces molécules ne soignent, ne réparent ni ne revitalisent le cheveu, qui est une fibre de kératine imperméable, biologiquement morte ; elles se contentent, en quelque sorte, de l'habiller. Dans leur majorité, elles ne semblent pas poser de problème pour la santé, mais il y a quelques exceptions, comme le cyclotetrasiloxane et le cyclopentasiloxane, suspectés d'être des perturbateurs endocriniens. Une directive européenne a limité l'emploi de ces molécules dans les cosmétiques à rincer à une concentration de 0,1 %.

Dans les shampooings certifiés « bio », polymères cationiques et silicones (des substances synthétiques peu ou pas biodégradables) sont interdits et remplacés par des cires naturelles ou des huiles

Les bienfaits de la kératine

La kératine est un actif de premier plan dans les shampooings et soins réparateurs pour cheveux abîmés, et dans les produits de lissage. Le plus souvent, elle est de provenance animale, extraite notamment des sabots, cornes, poils et plumes des bêtes d'abattoir. Elle peut aussi être issue de protéines de blé et de soja. En langage INCI (voir encadré p. 92), la protéine animale est notée hydrolysed keratin et la végétale hydrolysed wheat protein.

- **La kératine gaine le cheveu d'un film épais et l'alourdit considérablement, c'est pourquoi elle est très efficace pour lisser les chevelures crépues. Mais c'est aussi la raison pour laquelle il ne faut pas l'utiliser de façon permanente, seulement en cure ponctuelle.**

végétales, peut-être un peu moins efficaces quant à la brillance et à la souplesse des cheveux, mais bien plus écologiques.

Quelles différences entre les shampooings ?

Les shampooings sont élaborés en fonction de trois grands types de cheveux : normaux, secs et gras. Quand on décrypte leur formulation, on ne saisit pas toujours ce qui les différencie.

En réalité, leur spécificité tient avant tout au pourcentage des ingrédients, information qui ne figure pas sur le flacon. Ainsi, la concentration des tensioactifs, notamment les sulfatés (dont les très irritants sodium lauryl sulfate et ammonium lauryl sulfate), est plus importante dans les produits pour cheveux gras ; celle des corps gras plus importante dans les shampooings pour cheveux secs.

Le pH est un autre élément de l'adaptation du shampooing à la nature des cheveux. Les produits pour cheveux gras ont un pH neutre (pH 7) ou basique (supérieur à 7), ajusté avec un agent alcalinisant, type bicarbonate de soude. À l'inverse, les shampooings pour cheveux secs affichent un pH acide (autour de 5), ajusté avec un acidifiant, type acide citrique.

Comme les formules des masques capillaires (voir encadré ci-dessous), mais à des concentrations moindres, celles des shampooings sont complétées par des actifs séborégulateurs (pour cheveux gras) ou surgraissants (pour cheveux secs, surtout dans les shampooings « réparateurs » ou « nourrissants »).

Colorations capillaires : des cosmétiques à risques

En France, une femme sur deux se colore les cheveux en faisant usage, dans la grande majorité des cas, de teintures oxydatives, dites « permanentes » (voir encadré p. 138). Quoique banale, cette pratique n'est pas anodine.

Allergènes puissants, perturbateurs endocriniens et irritants respiratoires

La toxicité des ingrédients des teintures capillaires oxydatives préoccupe les instances européennes de santé depuis une vingtaine d'années. Au fil du temps et des évaluations scientifiques, la réglementation

Les masques capillaires

Pas plus que les shampooings, les masques capillaires ne sont capables de traiter les cheveux en profondeur. En revanche, ils peuvent bien agir sur le cuir chevelu.

- Les masques pour cheveux secs proposent des agents surgraissants, dont des huiles animales (lanoline, huile de vison), des huiles végétales (ricin, coco, olive, amande, argan...), des lécithines.
- Les masques pour cheveux gras visent à réduire la production de sébum et contiennent donc des substances séborégulatrices, principalement des extraits soufrés, du zinc, de la vitamine B6. Ils comportent aussi, souvent, de l'argile ou du kaolin, aux propriétés dégraissantes.
- À l'heure du choix, surveillez particulièrement les composés indésirables des masques capillaires. Malgré leur temps d'application plutôt long – trente minutes en général –, ils sont considérés comme des produits rincés et, par conséquent, bénéficient de normes (beaucoup) plus souples quant à l'emploi de certaines substances réglementées. Ainsi restent autorisés les très allergisantes MIT et MCIT, conservateurs pourtant interdits depuis 2016 dans les produits sans rinçage (voir aussi p. 90). Autre problème, les 26 allergènes à mention obligatoire ne sont indiqués sur les masques capillaires qu'au-delà de 0,01 %, comme pour les autres produits rincés.

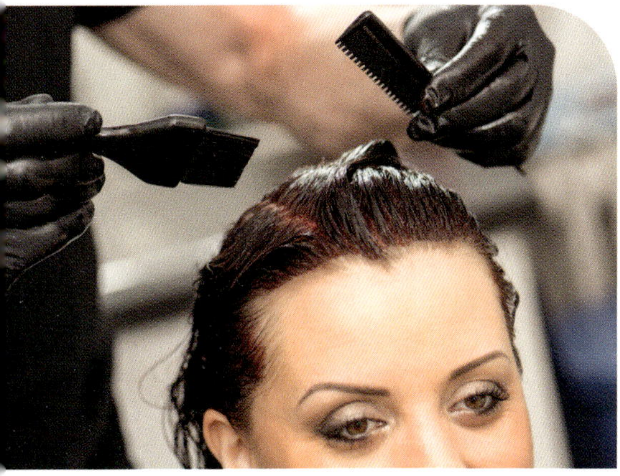

s'est durcie. Mais ces produits affichent toujours des composants dangereux – dont la nocivité peut être encore accrue par l'effet cocktail (voir p. 140) et le cumul dans le temps. C'est pourquoi les emballages doivent porter, à côté d'un pictogramme de danger, la mention « les colorants capillaires peuvent provoquer des réactions allergiques sévères » et indiquer qu'ils sont déconseillés aux moins de 16 ans.

Le Comité scientifique pour la sécurité des consommateurs (CSSC), instance européenne, a alerté en 2012 sur la présence de 13 « sensibilisants extrêmes », 23 « sensibilisants forts » et 20 « sensibilisants modérés ». Parmi les sensibilisants extrêmes, que l'on retrouve dans la majeure partie des teintures (même celles dites « naturelles »), citons :
- la paraphenylenediamine (PPD), colorant des teintures foncées, qui peut être à l'origine d'une polysensibilisation obligeant à renoncer définitivement aux teintures – et conduirait même certains coiffeurs à changer de profession. Vu son potentiel toxique, la réglementation a imposé la mention « contient des diaminobenzènes » sur les produits en comportant ;
- le toluene-2,5-diamine et son dérivé le toluene-2,5-diamine sulfate, ingrédients intervenant dans le processus d'oxydation ;
- le p-aminophenol, autre colorant d'oxydation extrait du goudron de houille, soupçonné par ailleurs d'être mutagène (à l'origine d'anomalies génétiques) par l'Agence européenne des produits chimiques (Echa).

Parmi les sensibilisants forts, le resorcinol est plus particulièrement indésirable. Irritant notoire, il trouble par ailleurs le fonctionnement de la thyroïde et le métabolisme du sucre. En mai 2020, l'Agence nationale de sécurité sanitaire de l'alimentation, de l'environnement et du travail (Anses) a demandé aux instances européennes de le reconnaître comme « perturbateur endocrinien avéré » et « substance extrêmement préoccupante », dans le but de mieux encadrer son usage, voire de l'interdire. L'agence met particulièrement en garde les femmes enceintes : une hypothyroïdie même minime risque d'avoir des conséquences sur le neurodéveloppement du fœtus.

Les colorations classiques peuvent aussi intégrer d'autres ingrédients éminemment toxiques : des tests *Que Choisir* ont par exemple révélé, en 2018, la présence de perturbateurs endocriniens comme la cyclomethicone et le butylphenyl methylpropional (voir tableau p. 89).

Coloration des cheveux et cancer du sein : que sait-on au juste ?

Fin 2919, une étude américaine publiée dans l'*International Journal of Cancer* a fait couler beaucoup d'encre. Elle portait sur 45 000 Américaines, suivies pendant huit ans. Selon les chercheurs, la teinture oxydative des cheveux utilisée régulièrement accroît le risque de cancer du sein de façon importante chez les femmes noires (+ 45 %) et plus faiblement chez les femmes blanches (+ 8 %). Face à cet écart statistique, deux hypothèses : les cheveux plus épais des femmes noires absorberaient davantage de produit colorant ; et l'usage d'un cosmétique de lissage et d'un fer à lisser, pratiques fréquentes chez elles, décuplerait la nocivité des composés toxiques. Ces observations demandent maintenant des recherches scientifiques pour les expliciter et identifier précisément les molécules cancérogènes, confirmer ou infirmer les hypothèses émises.

L'ammoniaque (noté ammonia dans la nomenclature INCI) sert de catalyseur dans la majorité des teintures permanentes et facilite la pénétration des colorants dans le cheveu. Corrosive, cette substances est irritante pour la peau, les voies respiratoires et les yeux. Les colorations oxydatives sans ammoniaque contiennent de l'ethanolamine, molécule élaborée en partie avec de l'ammoniaque, mais moins agressive.

Tous ces composés chimiques sont polluants à des degrés divers. Et presque tous créent des dommages considérables sur l'écosystème aquatique.

Colorations végétales : mieux, mais pas exemptes d'allergènes

Les teintures végétales pour cheveux (voir encadré ci-dessous) utilisent les mêmes plantes tinctoriales que pour les étoffes. Elles présentent moins d'ingrédients indésirables : fin 2020, des tests *Que Choisir* n'ont ainsi révélé que la présence de substances allergènes (quasi systématiquement cependant). Le plus fréquent est l'indigo (indigofera tinctoria), un pigment très courant dans les colorations brunes – à éviter, donc, chez les personnes sensibilisées.

Les produits de maintien de la coiffure

La gamme des cosmétiques coiffants s'est considérablement enrichie ces dernières décennies : mousses, crèmes, sprays, laques, gels, cires, etc. Quelle que soit leur forme, ces produits ont un objectif commun : fixer et/ou donner du volume aux cheveux.

Encore un cocktail d'ingrédients nocifs

La plupart des produits coiffants contiennent des polymères filmogènes, qui forment des liaisons cohésives entre les cheveux (qui les fixent ensemble). Certains polymères d'origine naturelle, par exemple

Quelle coloration pour quel résultat ?

Il existe différentes sortes de colorations.

- **Teintures oxydatives –** Dites permanentes car résistantes aux shampooings et à la lumière, elles contiennent de l'ammoniaque ou un dérivé d'ammoniaque, et des produits oxydants (eau oxygénée). Les écailles du cheveu sont ouvertes, le produit se faufilant alors dessous pour atteindre les cellules du cortex, qu'il décolore puis recolore. Côté couleur, les teintures oxydatives permettent toutes les fantaisies, ou presque, et couvrent bien les cheveux blancs. Mais cette option est agressive pour le cheveu et le cuir chevelu.
- **Ton sur ton –** Ces colorations contiennent moins (voire pas du tout) d'ammoniaque : les pigments ne pénètrent donc pas (ou peu) dans le cheveu, et la couleur s'estompe au fil des shampooings. Elles couvrent moins bien les cheveux blancs et n'autorisent pas un changement radical de couleur.
- **Végétales –** Composées de pigments d'origine végétale (henné, indigo, camomille, garance, brou de noix…), les vraies colorations végétales contiennent peu d'ingrédients problématiques, ce qui en fait tout l'attrait, d'autant que la palette de tons s'est beaucoup étoffée ces dernières années. En revanche, elles n'éclaircissent ni ne décolorent, et, le pigment ne pénétrant pas le cheveu, la couleur s'estompe vite avec les shampooings. Il faut par ailleurs un certain savoir-faire pour les appliquer. Mais attention aux fausses promesses : certains produits dits « aux extraits végétaux » recèlent des éléments indésirables qui n'ont rien de bien vert. Privilégiez des produits certifiés bio (pour en savoir plus sur les labels, voir encadré p. 120), ou encore le label Cosmos natural, qui atteste l'origine naturelle des ingrédients.

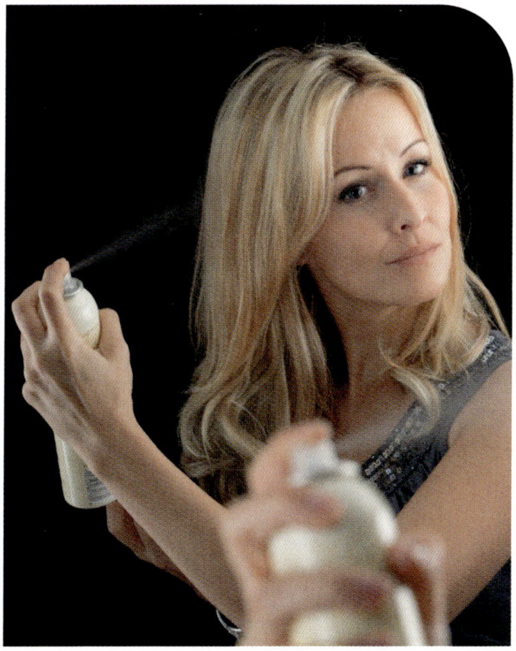

la gomme de xanthane (dehydroxanthan gum), très souvent présente dans les gels coiffants, sont biodégradables. Mais d'autres, dont le PVP des laques, sont problématiques au niveau écologique.

Ensuite, selon la forme du cosmétique, on trouve des tensioactifs pour donner une jolie mousse, des émulsifiants et des épaississeurs pour améliorer la viscosité des gels, des gaz de propulsion s'il s'agit de sprays, le cas échéant des agents émollients et, sauf exception, des parfums et des conservateurs. À l'instar des autres cosmétiques, ceux-ci peuvent alors contenir les habituelles molécules indésirables (voir tableau p. 89 et encadré p. 90), notamment des perturbateurs endocriniens (BHT, acide salicylique, benzophenone, ethylhexyl methoxycinnamate...), néfastes pour les adolescents amateurs de mousses et de gels coiffants, et des fragrances de synthèse allergisantes. Or le risque est encore accru par le fait que, ces produits n'étant pas rincés, les molécules subsistent plus longtemps sur les cheveux.

Gros plan sur la laque

La laque est l'un des plus anciens produits coiffants, et son succès ne se dément pas.

Parmi les substances filmogènes très usitées, on compte les copolymères de polyvinylpyrrolidone (PVP) et l'acétate de vinyle (VA), ainsi que les polyquaterniums et le dimethicone (silicone), au bilan écologique funeste. Mais on trouve également des composés d'origine naturelle : la gomme de shellac et le chitosane (voir encadré ci-dessous).

Ces actifs sont solubilisés et atomisés dans des solvants volatils, des alcools simples (éthanol, isopropanol) ainsi que des gaz propulseurs (butane, propane), d'où un mélange hautement inflammable. Comme tous les aérosols, les laques capillaires diffusent des composés organiques volatils (COV), qui peuvent irriter les voies respiratoires, voire provoquer des troubles chroniques (voir p. 145).

Beaucoup de références, notamment parmi les leaders du marché, concentrent une quantité impressionnante d'allergènes (parfois jusqu'à dix !), particulièrement redoutables sous la forme de spray, facilement inhalable.

Des biocomposés bien curieux

Pour maintenir vos cheveux en place, certaines laques ont recours à des composés d'origine naturelle inattendus...

- **La gomme de shellac** – En Thaïlande et en Inde vit une cochenille, *Kerria lacca* (ou *Laccifer lacca* selon les publications). Cet insecte sécrète une résine qui protège des intempéries les feuilles des essences tropicales qu'il parasite. La gomme shellac dont on se sert dans les laques à cheveux est extraite de cette résine.
- **Le chitosane** – Autre ingrédient présent dans les laques à cheveux, le chitosane est un biopolymère dérivé de la chitine, substance qui structure notamment les exosquelettes des insectes et crustacés. Le chitosane employé en cosmétique, mais aussi dans certains produits alimentaires, provient des carapaces des crevettes.

L'effet cocktail

De l'air que nous respirons aux cosmétiques et produits d'hygiène que nous appliquons sur notre peau, en passant par ce que nous mangeons, buvons, etc., nous sommes souvent exposés à une « soupe chimique » dont les effets sont largement méconnus. Car les différentes molécules peuvent s'avérer plus nocives en mélange qu'isolées.

Des expositions multiples

On appelle « effet cocktail » les interactions potentielles de l'exposition combinée à des substances qui peuvent ou non être toxiques séparément, mais le deviennent ou le sont davantage quand elles sont associées. Encore faut-il savoir pourquoi.

Comment se prépare ce « cocktail » ?

Dès le matin, nous pouvons être exposés à des polluants via le petit déjeuner (pesticides dans les fruits et légumes, emballages...), et/ou lors de la routine d'hygiène (maquillage, crèmes, produits de rasage...). À l'extérieur, nous subissons la pollution atmosphérique, et l'environnement intérieur (COV, substances indésirables dans les plastiques, dans l'ameublement...) ou l'alimentation (métaux lourds de certains poissons...) ajoutent leur lot de polluants. Or toutes ces molécules interagissent entre elles.

Plusieurs études alarmantes

En 2015, une équipe de recherche franco-espagnole avait observé un effet cocktail résultant du mélange de deux molécules, en l'occurrence un composé œstrogénique, l'ethinylestradiol, présent dans des pilules contraceptives, et un pesticide organochloré persistant, le transnonachlor, utilisé en agriculture. Ces deux perturbateurs endocriniens, très peu actifs en eux-mêmes, ont « coopéré » pour activer le récepteur d'une hormone de façon synergique, si bien que leur effet combiné était bien supérieur à la somme de leurs effets respectifs.

Récemment, une équipe de l'Institut national de la santé et de la recherche médicale (Inserm), du Centre national de la recherche scientifique (CNRS), de l'université Grenoble-Alpes et de l'Institut de santé globale de Barcelone a montré que l'exposition pré- et postnatale à différents polluants chimiques était associée à une diminution de la fonction respiratoire des enfants. Ces résultats sont basés sur le concept de l'exposome (voir encadré ci-dessous). D'autres études ont mis en avant un effet cocktail avec d'autres molécules et types d'exposition.

La notion d'exposome, piste de recherche

Dans le cadre des travaux sur les facteurs environnementaux dans les pathologies chroniques (diabète, cancer, maladies cardiovasculaires, infertilité...), le concept d'exposome a vu le jour. Il se définit comme l'ensemble des facteurs environnementaux (alimentation, pollution, rayonnement, tabac, etc.) auxquels un individu sera exposé de sa conception à sa mort, et qui favorisent l'émergence de maladies chroniques. Il se veut ainsi, selon son inventeur Christopher Wild, ex-directeur du Centre international de recherche sur le cancer (Circ), le pendant environnemental du génome, qui regroupe le patrimoine génétique d'un individu. Reste que de nombreux outils méthodologiques doivent encore être créés pour que l'exposome aboutisse à une médecine personnalisée, de même qu'on a recours au génome pour identifier les facteurs de risques génétiques.

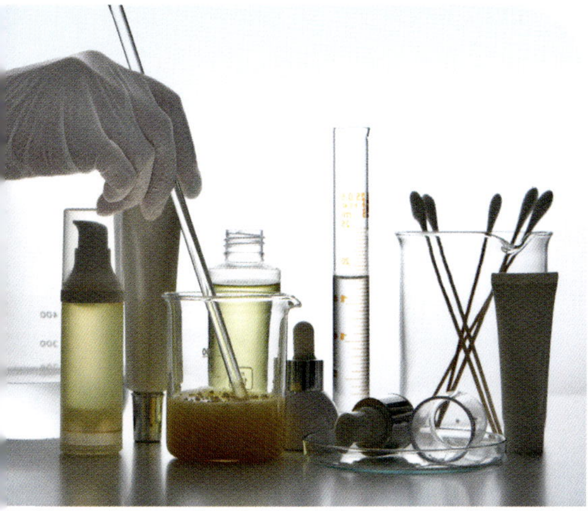

Quels sont les modes opératoires de l'effet cocktail ?

Il existe divers modes d'action. On évoque ainsi :
- les effets additifs, lorsque l'impact des différentes substances s'ajoute ;
- les effets synergiques, quand une ou plusieurs molécules augmentent les effets des autres ;
- les effets antagonistes, provoquant une réduction des méfaits de certaines substances ;
- les effets potentialisateurs, avec une hausse des incidences d'un composé du fait du mélange dans lequel il se trouve.

Un « effet » encore difficile à évaluer

Si les scientifiques n'ont plus de doute sur l'existence de l'effet cocktail, il reste beaucoup à faire pour en mesurer précisément l'ampleur – et adapter la réglementation en conséquence.

Un champ d'investigation gigantesque

Comment être sûr que telle ou telle pathologie est liée à une ou plusieurs substances ? Et comment tester les méfaits de toutes les combinaisons de molécules, et ce à différents stades du développement humain ?

Des disciplines très variées (toxicologie, biologie, épidémiologie, chimie moléculaire...) sont appelées à collaborer pour concevoir les protocoles de tests et analyser les résultats. L'objectif est de comprendre non plus seulement le parcours d'une molécule dans un organisme, mais celui de plusieurs d'entre elles – sachant qu'« il existe 150 000 composés dont l'action combinée pourrait avoir des effets inattendus sur la santé humaine au regard de leur innocuité reconnue ou supposée en tant que substances isolées », précise l'Inserm.

Des seuils réglementaires faussés

L'encadrement réglementaire actuel des substances potentiellement nocives se fait molécule par molécule. Par là même, les valeurs de référence à ne pas dépasser ne tiennent aucun compte des interactions éventuelles.

Des études comme celles des chercheurs franco-espagnols n'ont pour l'heure guère de conséquences pratiques, mais elles soulignent les lacunes de l'évaluation des risques en matière d'effet cocktail.

L'intérêt de modèles mathématiques

Pour surmonter les difficultés que pose l'effet cocktail, les chercheurs se tournent vers les modèles mathématiques. Ceux-ci peuvent aider à prédire l'impact de mélanges de molécules sur l'organisme. Une équipe de recherche franco-britannique a ainsi détaillé comment l'entrée des données de 27 molécules (médicaments, pesticides, mais aussi alcool, caféine, etc.) dans un modèle mathématique avait permis de démontrer, après test en laboratoire, que le modèle en question était à même de mettre en évidence des effets cocktails (10 à 1000 fois plus puissants que ceux des molécules isolées). Autrement dit, que ceux-ci sont mathématiquement prédictibles.

Produits ménagers

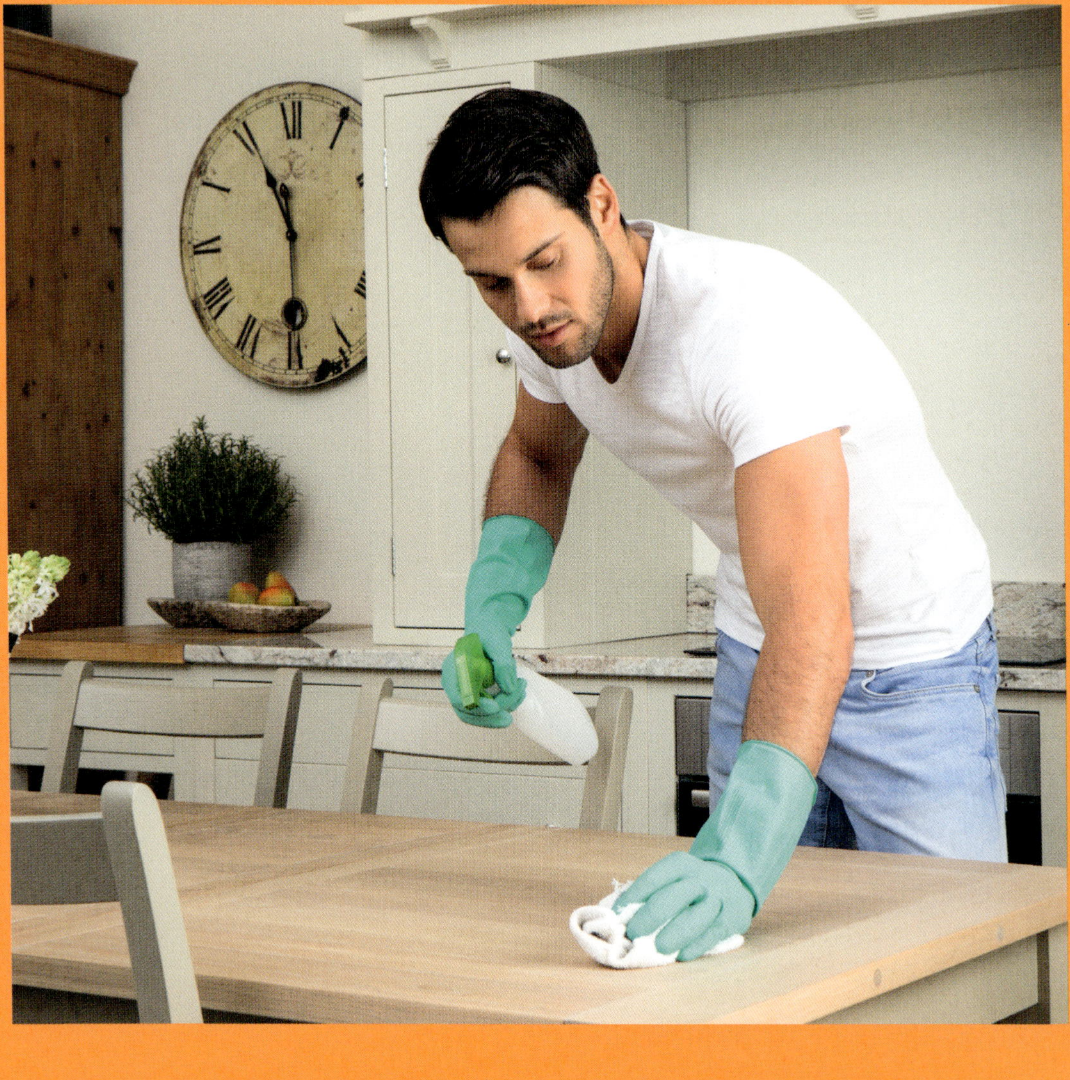

L'air intérieur

Méconnue jusqu'au début des années 2000, la pollution intérieure est depuis devenue un enjeu majeur de santé publique. Car, contrairement aux idées reçues, l'air de nos domiciles est plus pollué que l'air extérieur ! Composés volatils, allergènes, tabac, radon et autres indésirables nous concoctent une atmosphère très toxique. Ouvrons les fenêtres !

Une pollution insidieuse et omniprésente

De la cave au grenier, une étude de l'Observatoire de la qualité de l'air intérieur (Oqai) a détecté dans les logements français 2 741 substances problématiques. Or, non contents d'être multiformes et très divers, les polluants de nos domiciles perdurent : la même étude fait par exemple état de traces d'insecticides interdits depuis longtemps, mais très persistants.

Différents types de polluants

En matière d'air intérieur, on distingue généralement trois types de polluants.

Les polluants chimiques – Il s'agit, entre autres, des composés organiques volatils (COV) et semi-volatils (COSV), des phtalates (issus des matières plastiques), du monoxyde de carbone, des oxydes d'azote, du radon et du tabac.

Les polluants physiques – Ce sont des composés particulaires (particules et fibres), dont l'amiante ou les fibres minérales artificielles des isolants, mais aussi ceux issus de la combustion du bois.

Les polluants biologiques – Également appelés biocontaminants, ils regroupent les éléments d'origine naturelle : moisissures, allergènes provenant d'animaux domestiques, d'acariens, de blattes et de cafards, etc., pollens, bactéries et virus.

Des sources multiples

La pollution de nos domiciles a des origines diverses. Les principales sont :
- les matériaux de construction et d'aménagement ;
- le tabac ;
- l'utilisation de certains produits : produits ménagers, parfums d'ambiance, insecticides d'intérieur, etc. ;
- les appareils de combustion – feux de cheminée, poêles, chauffe-eau et chaudières, etc. (voir encadré p. 146) ;
- les animaux domestiques et les indésirables.

Les polluants chimiques

Parmi les plus redoutables figurent les substances gazeuses, dont les COV, émis par nombre de produits, donc omniprésents, et les phtalates (voir p. 106 et 268). Mais d'autres éléments sont à surveiller de près.

En voiture aussi !

Gaz toxiques, émanations du goudron, tabac, désodorisants, etc., l'habitacle d'une voiture est lui aussi très pollué. Les prises d'air, situées à l'avant du véhicule, aspirent les gaz d'échappement des véhicules qui précèdent (voir aussi p. 300), et l'on ouvre trop rarement les vitres en grand. Selon un rapport de l'Anses, les taux de dioxyde d'azote (NO_2) peuvent dépasser 1 700 µg/m^3 dans une voiture qui roule derrière un camion ou un bus, quand une exposition supérieure à 1 000 µg/m^3 au-delà de quinze minutes est considérée comme dangereuse. Il est donc fortement conseillé d'aérer régulièrement sa voiture et de se mettre en « circuit fermé » dans les embouteillages et les tunnels.

Les composés organiques volatils (COV) et semi-volatils (COSV)

Il s'agit d'un ensemble de composés relevant de différentes familles chimiques. Leur point commun est de s'évaporer plus ou moins rapidement à température ambiante et de contaminer ainsi l'air intérieur.

Les produits ménagers en sont de grands pourvoyeurs : royaume de la chimie, détergents, dégraissants, détartrants, désinfectants, dépoussiérants, etc., émettent leur lot de substances nocives, d'autant qu'on les utilise très régulièrement. Les antiparasitaires pour animaux familiers, les insecticides antimoustiques, anticafards et autres petites bêtes relarguent également de vrais poisons. Sans oublier les sprays assainissants, bougies et autres encens.

Les matériaux de construction, d'aménagement et de décoration sont aussi de grands émetteurs (voir p. 190), de même que les produits de bricolage et certains meubles, notamment en contreplaqué ou aggloméré (voir p. 214).

Ces composés sont toxiques à divers degrés, depuis l'irritation cutanée, oculaire ou respiratoire jusqu'à des niveaux de haute gravité. Le très préoccupant formaldéhyde est ainsi classé cancérogène certain par le Centre international de recherche sur le cancer (Circ) ; le benzène – de la sous-famille des hydrocarbures aromatiques polycycliques (HAP) – est quant à lui classé CMR (cancérogène, mutagène et reprotoxique) par le CNRS.

Le monoxyde de carbone

Produit de la combustion incomplète des matériaux à base de carbone (bois, essence, gaz naturel), le monoxyde de carbone (CO) est la principale cause de mortalité par gaz toxique en France. Inodore, incolore et non irritant, il est difficile à détecter. Chaque année, des milliers de personnes sont intoxiquées, souvent en raison d'une mauvaise utilisation ou d'un entretien insuffisant des installations : chaudière, chauffe-eau, cheminée, chauffage d'appoint... D'où l'importance de faire entretenir ses équipements.

Une fois dans le système sanguin, le CO se fixe sur l'hémoglobine en prenant la place de l'oxygène. En quelques minutes, c'est l'asphyxie.

Les premiers symptômes sont des maux de tête et des malaises, suivis, si l'exposition persiste, par une perte de connaissance qui peut conduire au décès.

Même une émanation faible est dangereuse. En effet, un taux de 0,1 % de CO dans l'air peut tuer en une heure ; si la concentration atteint 1 %, quinze minutes suffisent ; à 10 %, le décès est immédiat.

Sitôt les premiers doutes, il convient d'aérer en grand, d'éteindre les appareils de chauffage et de cuisson, de quitter les lieux et d'appeler les secours.

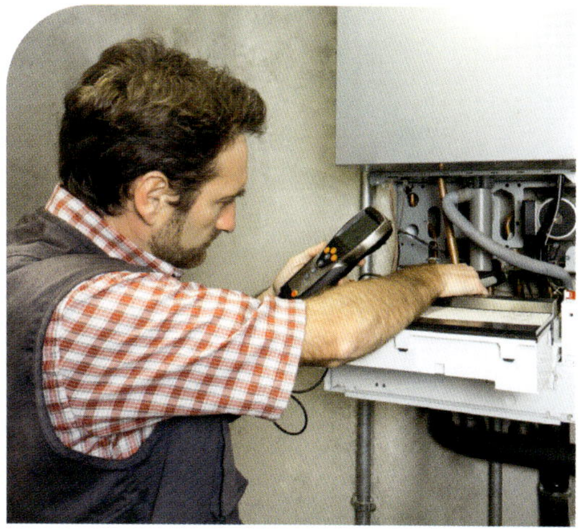

Les oxydes d'azote

À l'intérieur, le monoxyde d'azote (NO) et le dioxyde d'azote (NO_2) émanent principalement d'appareils fonctionnant au gaz (cuisinière, chaudière, chauffe-eau, poêle) et, dans une moindre mesure, de poêles à bois ou à essence, et de la fumée de cigarette (voir p. 146). Si, à de faibles concentrations, leur impact sur la santé n'est pas démontré pour la population générale, ils peuvent provoquer chez les personnes asthmatiques une altération de la fonction pulmonaire et une bronchoconstriction accrue.

Le radon

Présent dans le sol, l'eau et l'air, le radon est un gaz radioactif qui provient de la désintégration de l'uranium situé dans la croûte terrestre. Incolore, inodore, il est cependant très dangereux.

Le gaz migre depuis le sous-sol directement dans les bâtiments via les fissures, où il s'accumule. La concentration en radon peut alors être dix fois supérieure à celle mesurée à l'extérieur.

Le problème se pose principalement dans les régions au sous-sol granitique, où l'uranium est davantage présent : la Bretagne, le Massif central, la Guyane...

Classé cancérogène certain par le Centre international de recherche sur le cancer (Circ), ce gaz est responsable, selon l'Institut de radioprotection et de sûreté nucléaire (IRSN), du décès de 2 000 à 3 000 personnes par an en France. C'est la deuxième cause de cancer du poumon, après le tabac et avant l'amiante. Plus l'exposition est longue, plus le risque s'accroît.

Les cartes de l'IRSN indiquent l'exposition au radon de chaque commune. De même, des dosimètres, en vente libre, permettent de mesurer chez soi la quantité de radon distribuée. Si l'exposition est trop forte, des travaux de comblement des fissures, l'installation d'une ventilation dans le vide sanitaire ou encore la pose d'une dalle en béton dans une cave peuvent réduire les entrées.

Cela dit, le radon étant un gaz, une bonne aération quotidienne suffit à limiter les risques.

Le tabac

Classée cancérogène certain par le Circ, la cigarette reste le principal polluant de nos intérieurs.

Au-delà de la dangerosité même du tabac, qui tue la moitié des fumeurs, les substances contenues naturellement dans la feuille de tabac ainsi que celles ajoutées par le fabricant (des pesticides, par exemple), portées à plus de 600 °C lors de la combustion, génèrent des composés toxiques : la fumée secondaire relâchée dans l'environnement en libère jusqu'à 4 000, dont au moins 50 sont cancérogènes, tels le benzène ou les nitrosamines.

Moins connue, la fumée tertiaire est tout aussi délétère. Constituée des particules fines présentes

Le chauffage, grand pourvoyeur de pollution intérieure

Les appareils de combustion génèrent tous des composés toxiques.

- Même si elles se font plus rares (et ne pourront plus être vendues à compter de janvier 2022), les chaudières au fioul sont particulièrement néfastes pour la santé : la combustion du fioul domestique produit du CO_2 et du soufre (qui se transforment ensuite en dioxyde de soufre, SO_2), des oxydes d'azote, des particules fines et des CO_2. Si elle est incomplète, elle peut générer du monoxyde de carbone (CO).
- Si le bois est une énergie renouvelable a priori des plus séduisante, il peut se révéler très polluant comme mode de chauffage :
  - sa combustion provoque des émissions importantes de CO_2, de COV (en particulier de benzène) et de monoxyde de carbone, et, en quantités plus modestes, du SO_2 et du NO_2, mais surtout des particules fines redoutables. Il serait ainsi responsable de pathologies chroniques graves (respiratoires, neurologiques, cardiovasculaires, cancers) ;
  - en cause, un mauvais réglage des appareils, un combustible trop humide ou des essences mal choisies (résineux ou chêne), une aération insuffisante, mais aussi et surtout les feux de cheminée : on estime ainsi que se chauffer une seule journée avec une cheminée à foyer ouvert émet autant de particules fines qu'un trajet de 3 500 km en voiture diesel (voir p. 302) ;
  - privilégiez les poêles et chaudières à granulés, équipements performants et peu émissifs.
- Si, selon l'Agence de la transition écologique (Ademe), les émissions de polluants chimiques via le chauffage au gaz naturel (gaz de ville) sont significativement inférieures à celles des autres combustibles, ces appareils dégagent tout de même diverses substances nocives et, en cas de mauvais réglage, du monoxyde de carbone (voir plus haut).

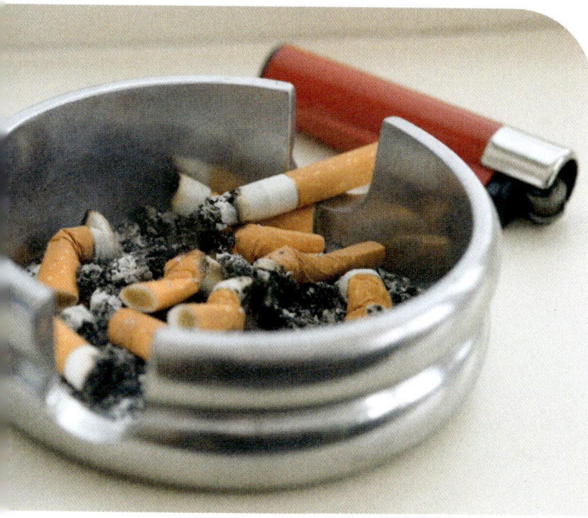

dans le panache de la cigarette, elle peut demeurer en suspension dans l'air plusieurs semaines (et être alors inhalée) avant de se déposer sur les surfaces.

Une étude de l'université Drexel de Philadelphie (États-Unis) a analysé les particules présentes dans une salle de classe non-fumeur : 29 % d'entre elles contenaient des composés issus du tabac. Ces derniers avaient été transportés par les élèves et les professeurs via leurs cheveux, leurs vêtements et leur... respiration.

On estime que le tabagisme passif et ultra-passif (pour la fumée tertiaire) tue plus de 3 000 personnes par an en France.

Les polluants physiques

Il s'agit de particules de matériaux fibreux ayant en commun d'être toxiques par inhalation.

L'amiante

Bien qu'il soit interdit depuis 1997, l'amiante continue de faire des ravages. Largement utilisé dans les matériaux de construction des années 1960 à 1990 pour ses qualités de résistance au feu, d'isolation et d'imputrescibilité, il peut encore être présent dans nos lieux de vie (faux plafonds, cages d'ascenseur, cloisons intérieures et couvertures de toit).

Jusqu'à 500 fois plus fines qu'un cheveu, les fibres d'amiante inhalées (elles restent longtemps en suspension dans l'air) se déposent dans les alvéoles pulmonaires, provoquant des maladies respiratoires graves (le corps humain ne les élimine pas) : cancers du poumon et de la plèvre, entre autres.

La manipulation de matériaux amiantés, lors de travaux de désamiantage notamment, nécessite des précautions particulières (voir aussi p. 202).

Les fibres minérales

Il s'agit de fibres de laine de verre ou de roche, d'alumine, etc., utilisées pour l'isolation phonique, électrique ou thermique (voir p. 204), notamment.

Ces fibres peuvent être diffusées dans l'air lors de travaux touchant aux combles, aux faux plafonds, aux doubles cloisons murales, etc.

Les plus anciennes sont à l'origine d'irritations cutanées, oculaires et respiratoires aiguës. Les versions plus récentes se révèlent moins persistantes, donc moins nocives.

Il est vivement recommandé de veiller à ce que les isolants dont sont issues ces fibres soient eux-mêmes isolés des pièces de vie (ce qui n'est pas toujours le cas dans les faux plafonds), afin d'éviter

Dépollution par les plantes : naturelle mais inefficace !

En laboratoire, des chercheurs ont remarqué que certains végétaux, comme le lierre du diable, la plante araignée ou le dragonnier de Madagascar, peuvent capter, grâce à leurs stomates (des orifices minuscules situés à la surface des feuilles), des composés gazeux. Hélas, le programme de recherche Phytair, mené par l'université de Lille et le Centre scientifique et technique du bâtiment (CSTB), a démontré que, en situation réelle, dans une pièce normalement ventilée, les rendements se révélaient trop faibles pour être significatifs.

que l'aération, naturelle ou mécanique, ne dissémine les poussières fibreuses dans toute l'habitation.

Les polluants biologiques

Nos domiciles abritent également des agents « naturels », qui peuvent s'avérer dangereux pour la santé. Inhalés, ils entrent en contact avec les muqueuses du nez ou des bronches, et peuvent alors déclencher des symptômes respiratoires : éternuement, congestion, larmoiement...

La nature à la maison

Qu'ils soient invités ou s'imposent contre notre gré, ils ont en commun d'être allergisants (voir p. 173).

Les animaux domestiques sont susceptibles de véhiculer de nombreux allergènes, par leur transpiration, leur salive ou leurs débris de peaux.

Les plantes d'intérieur et les fleurs peuvent produire des pollens et incommoder les allergiques.

Des millions d'acariens (de minuscules arachnides), qui apprécient les atmosphères chaudes et humides, vivent dans nos lits, nos couettes, mais aussi dans les fauteuils et les tapis. Leurs déjections sont très allergisantes.

Le cas des moisissures

Véhiculés par l'air, ces champignons parfois invisibles à l'œil nu s'installent sournoisement dans nos habitations, où ils apprécient les pièces humides et mal ventilées (voir p. 173).

L'Agence nationale de sécurité sanitaire de l'alimentation, de l'environnement et du travail (Anses) a établi un lien entre exposition aux moisissures et effets sur la santé : exacerbation de l'asthme chez les enfants, rhinite allergique chez les adultes, mais aussi pathologies respiratoires chroniques chez les populations sensibles.

La découverte d'une tache suspecte nécessite très rapidement un nettoyage à l'eau de Javel ou au vinaigre blanc – et l'identification de la cause de son apparition.

Limiter la pollution domestique

Pour assainir l'air intérieur, votre meilleur allié est une aération quotidienne de quinze à trente minutes – en évitant les pics de trafic automobile...

- Aérez aussi, le plus possible, aux moments « critiques » :
  - pendant et après des travaux de bricolage et lors de l'installation d'un meuble neuf ;
  - au moment du ménage, en prenant soin de bien refermer les contenants des produits ménagers, pour éviter les évaporations ;
  - après la douche, le bain ou l'utilisation d'un appareil de cuisson, et là où vous faites sécher votre linge, pour chasser l'humidité (idéalement, le taux d'humidité d'une pièce doit être compris entre 40 et 60 %).
- Surtout, ne bouchez jamais les entrées d'air des systèmes de ventilation et nettoyez très régulièrement les bouches d'aération.
- Choisissez autant que possible les produits de bricolage et de décoration les moins émissifs (voir p. 190).
- Limitez au strict nécessaire l'utilisation de produits ménagers et faites les bons choix au regard de votre santé. L'application gratuite *QuelProduit* de l'UFC-Que Choisir peut vous guider en la matière, de même que les divers sujets de ce chapitre.
- Le chauffage méritant une attention toute particulière, adoptez les bons réflexes :
  - faites vérifier vos appareils (chaudière, entre autres) et ramoner les conduits chaque année par un professionnel ;
  - ne réduisez jamais, là encore, leurs arrivées d'air, ce qui peut entraîner une combustion incomplète très émissive en particules fines.

Les désinfectants

Avoir une maison propre implique-t-il nécessairement de la débarrasser de tous ses microbes ? Non : abuser des désinfectants génère un effet contre-productif sur la santé, notamment des plus jeunes. Sans parler de l'impact environnemental.

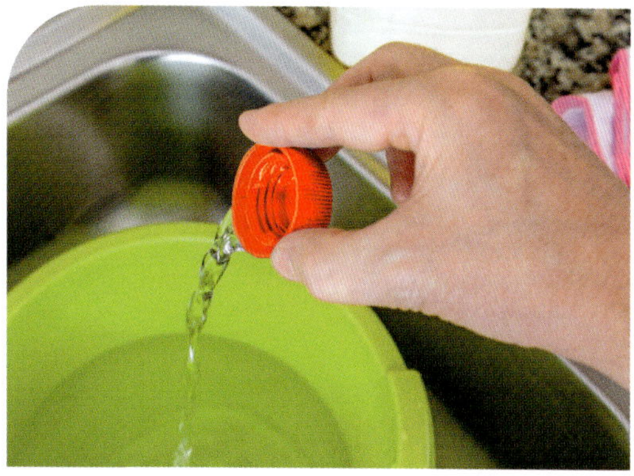

De quoi parle-t-on ?

Les désinfectants font partie des biocides, littéralement « tueurs de vie ». Bactéricides, fongicides, insecticides, etc. : cette catégorie réunit des produits dont les substances actives ont pour mission de « détruire, repousser ou rendre inoffensifs les organismes nuisibles [...] par une action chimique ou biologique », selon le règlement européen (UE) n° 528/2012 qui en encadre l'utilisation (voir aussi p. 178).

Les désinfectants à proprement parler...

Célèbre eau de Javel ou ammoniums quaternaires plus méconnus, les désinfectants inhibent la croissance des micro-organismes (ou microbes) et/ou ont une action directement létale.

L'hypochlorite de sodium – Sous ce nom se cache l'eau de Javel, le plus fameux des désinfectants. Concentrée entre 2,6 et 9,6 % de chlore actif dans ses versions grand public, cette « eau » réagit avec les protéines, constituants majeurs des êtres vivants, en les oxydant. Elle détruit ainsi rapidement bactéries, virus et champignons, tout comme d'autres dérivés du chlore présents dans de nombreux produits de ménage.

Les ammoniums quaternaires – Ce sont les vedettes des produits antibactériens (notamment le chlorure de benzalkonium), en raison de leur double compétence : désinfecter et piéger la saleté. Ils sont actifs sur la majorité des bactéries et champignons, mais beaucoup moins sur les virus – ce qui explique qu'ils soient fréquemment associés à des aldéhydes (comme le glutaral), virucides plus efficaces.

Les alcools – Il s'agit surtout de l'éthanol, présent dans la plupart des foyers sous le nom d'alcool modifié et comme composant majeur de nombreuses solutions hydroalcooliques (SHA), mais aussi de propane-1-ol ou n-propanol, propane-2-ol ou isopropanol. Les porduits contenant au minimum 60 % d'alcool dénaturent les protéines de la quasi-totalité des bactéries et des virus enveloppés (type herpès, VIH, coronavirus, hépatites B et C...).

À noter : certains produits associent des substances dont le mélange se révèle particulièrement agressif – eau de Javel et soude caustique, par exemple.

Désinfecter n'est pas laver

Ne confondez pas action détergente et désinfectante : si la première capture graisses et salissures grâce au principe tensioactif, la seconde n'a pas de pouvoir lavant. Ainsi, un passage à l'eau de Javel ne rendra pas votre maison « propre ». Utilisez tout d'abord un détergent pour éliminer la saleté sous laquelle s'abritent les microbes et permettre ainsi à l'eau de Javel de les atteindre.

... et les autres composants

Un produit étiqueté « désinfectant » ou « antibactérien » ne se contente pas de receler un ou des agents d'élimination des microbes. Il doit aussi, entre autres, séduire par son parfum et se maintenir stable dans le temps. Tout cela grâce à des substances diverses et variées dont la nocivité est avérée.

Attention, dangers pluriels

Revendiquant un effet biocide sur les microbes, les désinfectants provoquent forcément des réactions et peuvent être néfastes à la fois pour la santé et pour l'environnement.

Les accidents domestiques

À court terme, le premier danger de la manipulation des biocides, c'est l'accident.

Selon l'association des centres antipoison (voir encadré ci-dessous), les désinfectants de surfaces sont responsables des accidents les plus graves (65 % sur les cinq dernières années), dont les projections oculaires et l'ingestion accidentelle, en particulier chez les jeunes enfants ou les personnes atteintes de pathologies psychiatriques (maladie d'Alzheimer...).

Mais même les personnes ayant toutes leurs capacités sont exposées, par exemple au « coup de chlore », ce dégagement gazeux extrêmement irritant qui peut survenir quand un produit acide (vinaigre, acide citrique) ou ammoniaqué rencontre un produit à base d'hypochlorite de sodium. C'est le risque, par exemple, si vous détartrez votre douche avec du vinaigre puis la désinfectez à l'eau de Javel sans avoir suffisamment rincé le premier.

Des pathologies diverses

Les études se multiplient qui alertent sur la toxicité des molécules employées dans les désinfectants.

Irritants et potentiellement sensibilisants, les ammoniums quaternaires, le glutaral et la chlorhexidine sont des causes reconnues d'asthme professionnel, de dermatites de contact, de rhinites. Les enfants de foyers « javellisés » auraient aussi plus de risques de développer des infections respiratoires.

Une étude canadienne menée sur des petits de 0 à 3 ans dans des foyers employant ou non eau de Javel et autres désinfectants relie leur utilisation régulière à un risque d'obésité par modification du microbiote intestinal.

Par ailleurs, les additifs visant à parfumer ou à conserver ne sont pas inoffensifs :

- les parfums les plus utilisés (comme le limonene) figurent pour la plupart sur la liste des 26 substances allergisantes à déclaration obligatoire (voir p. 90) ;

Des bombes chimiques à domicile

Selon l'Association française des centres antipoison et de toxicovigilance (CapTv), le nombre d'accidents domestiques a bondi en 2020 alors que la consommation de produits désinfectants – censés faire face au coronavirus – s'envolait (+120 % rien que pour les ventes d'eau de Javel en grande surface durant la dernière semaine de mars 2020). Les centres rappellent le risque du déconditionnement des produits rapportés, par exemple, du lieu de travail dans des contenants détournés, comme des bouteilles d'eau. Ils doivent impérativement être étiquetés lisiblement et placés hors de portée des sujets vulnérables. Même chose pour les produits faits maison, qui favorisent la multiplication des contenants non identifiés dans les placards. Pensez également à détailler leur composition : en cas d'appel au centre antipoison par un tiers, ces informations seront indispensables pour guider les secours.

– les conservateurs les plus fréquents relèvent de la famille des isothiazolinones – methylisothiazolinone (MIT) et methylchloroisothiazolinone (MCIT) –, également très allergisantes (voir encadré p. 88 et p. 90).

Les formules en spray sont particulièrement redoutables, qui diffusent à chaque pulvérisation un nuage de molécules nocives pouvant être inhalées.

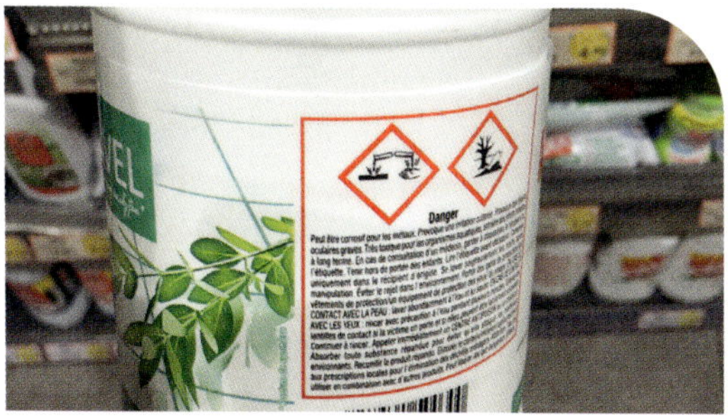

Des dommages collatéraux et une utilité relative

Les désinfectants ne « ciblent » pas les organismes auxquels ils s'attaquent…

Éradiquer les microbes sans distinction crée en fait un déséquilibre entre ennemis pathogènes et microbes commensaux. Or ces derniers (microbiotes intestinal, vaginal, buccal…) sont indispensables au fonctionnement de notre organisme et doivent être préservés de l'action dévastatrice des biocides. À l'hôpital, où la concentration de germes pathogènes et de populations faibles, donc immunodéprimées, impose pourtant un nettoyage particulier, les hygiénistes ne systématisent plus l'asepsie – hormis celle des mains et des salles opératoires. Même l'Association française des industries de la détergence (Afise) recommande de n'utiliser les désinfectants « que dans les lieux ou situations à risque dès lors par exemple que des contaminations sont possibles ».

Quelle que soit l'efficacité de ces produits (sachant que la promesse publicitaire d'élimination de 99,9 % des germes n'est bien souvent tenue qu'en laboratoire, où les conditions ont peu à voir avec les pratiques des particuliers), leur durée est limitée : en seulement deux heures, les bactéries recolonisent les lieux, tandis que les virus sont aussitôt réintroduits par les postillons et le toucher.

Hors cas d'épidémie (voir encadré ci-dessous) et en l'absence d'infection spécifique avérée à la maison (salmonellose, certaines hépatites…), l'usage de désinfectants n'est donc pas approprié.

Des atteintes environnementales

Les effluents des produits désinfectants rejetés dans les circuits d'évacuation et de traitement menacent l'équilibre écologique.

Même largement diluées dans les eaux usées, des substances comme les ammoniums quaternaires demeurent actives, mais à trop faible concentration pour avoir un effet sur toutes les bactéries. Résultat : celles qui survivent acquièrent des résistances à ces molécules. Pire, elles peuvent transmettre cette résistance à des bactéries proches, rendant un nombre croissant de microbes plus difficiles à vaincre.

Néfaste pour la santé humaine, l'emploi régulier de l'hypochlorite de sodium (eau de Javel) est également connu pour sa haute toxicité sur les organismes aquatiques. C'est aussi le cas de certains parfums (limonene, geraniol…) et de conservateurs (isothiazolinones).

En cas d'épidémie…

Un risque de contamination comme celui que nous connaissons avec la Covid est un cas de force majeure en matière de désinfection. Si le savon suffit au lavage régulier des mains, pour le reste :

- **L'alcool à 70° convient parfaitement aux petites surfaces (poignées de porte, interrupteurs, claviers d'ordinateur, téléphones portables, etc.).**
- **L'eau de Javel diluée s'applique sur les sanitaires, éviers, lavabos, plans de travail, revêtements de sol, etc. – sans négliger de nettoyer avant avec un multi-usage (voir encadré p. 149).**

Les déboucheurs chimiques

Rien de plus contrariant qu'une canalisation bouchée. Et rien de plus tentant, alors, que d'utiliser des produits chimiques pour se délester du problème. Mauvaise idée. En premier lieu parce que c'est dangereux. Ensuite parce qu'il existe d'autres solutions, moins nocives et aussi simples.

Pas efficaces pour tout et extraordinairement dangereux

Face à un évier, une bonde de baignoire ou une cuvette de toilettes obstrués, les déboucheurs chimiques apparaissent d'emblée comme une évidence. Pourtant, ces produits peuvent présenter une extrême nocivité, tant pour l'homme que pour l'environnement. De plus, ils ne sont pas aussi efficaces qu'on veut bien le faire croire.

Une performance limitée

Les déboucheurs chimiques ne font leur office que si le bouchon qui obstrue la canalisation est composé de déchets organiques ou minéraux : typiquement, des cheveux, des accumulations de calcaire ou des restes alimentaires. Ils sont en revanche totalement inefficaces si le problème provient d'un morceau de textile, d'un jouet, de tout élément en « dur » (bois, plastique, métal) qui serait tombé par inadvertance et se trouverait coincé. Il en est de même pour ce qui est des préservatifs ou, par exemple, des protections périodiques.

Une dangerosité illimitée

Qu'ils soient présentés sous forme de gel, de microbilles ou de poudre, les déboucheurs chimiques représentent de grands dangers – y compris pour les canalisations, qu'ils peuvent endommager !

Des risques pour la santé – Les ingrédients que l'on retrouve dans la composition de ces produits sont des plus redoutables : acide sulfurique, acide chlorhydrique, soude caustique, hydroxyde d'ammonium ou de potassium, hypochlorite de sodium, tallowtrimonium chloride… sont autant de « bombes » qu'il convient de manipuler avec grand soin, les projections pouvant être néfastes : irritants pour la peau, les yeux et les voies pulmonaires, corrosifs, toxiques, ils peuvent provoquer des insuffisances respiratoires aiguës, de graves brûlures et des dégâts oculaires irréversibles (quelques gouttes dans l'œil peuvent à elles seules entraîner une cécité définitive), entre autres. Les précautions s'imposent donc : port d'un masque, de gants de protection et de lunettes à chaque utilisation.

Des risques pour l'environnement – Déversés dans les canalisations, ces produits très nocifs se retrouvent dans les égouts. Or les stations de traitement des eaux usées ne peuvent les éliminer complètement. Ils vont donc polluer les nappes phréatiques, les sols et les cultures. Ils sont par ailleurs hautement toxiques pour les organismes aquatiques, avec parfois des effets sur le long terme.

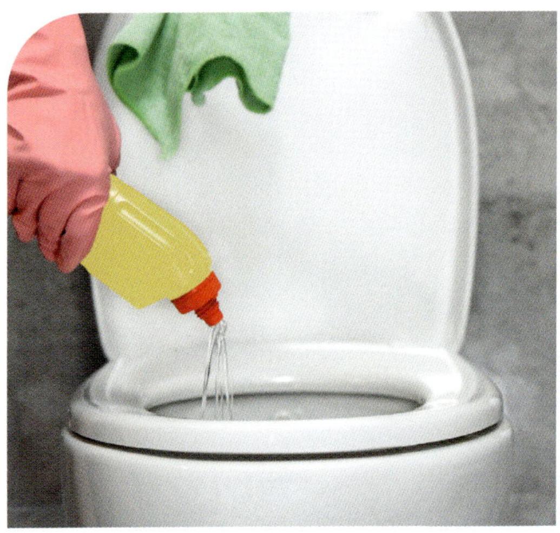

Des solutions alternatives

Les déboucheurs chimiques sont d'autant plus à éviter qu'il existe des solutions manuelles simples et performantes.

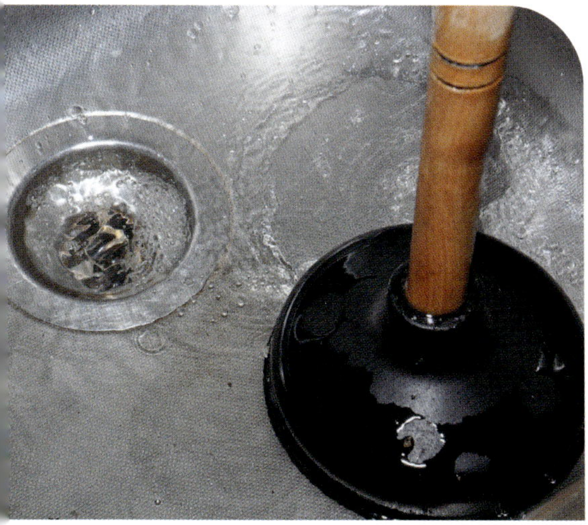

Aspirer à la ventouse

C'est un grand classique, qui demeure très efficace. Une ventouse, utilisée sur un fond d'eau stagnante (écopez d'abord le plus gros), avec des applications répétées, va permettre de créer un mouvement de va-et-vient. Ainsi, avec un peu d'huile de coude, cela permet généralement de débloquer le bouchon qui obstrue la canalisation, via un phénomène d'aspiration. Sur un évier ou un lavabo, pensez à boucher le trop-plein avec de l'adhésif pour que l'aspiration fonctionne.

Pour gagner en rapidité, sachez qu'il existe, à des prix assez modiques, des ventouses à pression d'eau (aussi appelées déboucheurs à pompe) permettant d'arriver au même résultat encore plus aisément, grâce à une poignée et un système de piston.

Défaire le culot du siphon ou le siphon

Sur un lavabo ou un évier, si la ventouse ne suffit pas et que le bouchon se trouve au niveau du siphon, le plus simple est de démonter le culot dudit siphon, le cas échéant, ou le siphon lui-même. Si vous avez du mal à desserrer la pièce (culot ou siphon), pulvérisez dessus un peu de dégrippant. Enfilez des gants de protection, pensez à positionner un seau sous le siphon pour récupérer l'eau stagnante et nettoyez. Pour le siphon, utilisez une pince multiprise ou une clé à siphon.

Introduire un furet

Comme son appellation le suggère, cette technique s'inspire de l'animal dont elle porte le nom, adepte des galeries souterraines : le procédé consiste ainsi à insérer une longue tige souple, dotée de brosses métalliques, dans la canalisation bouchée. Cette tige est le plus souvent couplée, au niveau du manche, à une manivelle manuelle qui va permettre de faire tourner les brosses pour aider à débloquer le bouchon obstruant, notamment si celui-ci est trop loin dans la canalisation pour être enlevé par aspiration. Un seul bémol : les brosses peuvent abîmer l'émail au fond d'une cuvette de toilettes. À manier avec précaution, par conséquent.

Prévenir plutôt que guérir

Éliminer un bouchon, c'est bien, mais prévenir son apparition, c'est encore mieux. Des solutions très simples existent pour cela. Installer une crépine, par exemple : c'est une petite pièce métallique filtrante à poser à l'entrée de l'évacuation, qui va permettre de retenir les corps étrangers et de ne laisser passer que les liquides. Plus simple encore : éviter que les déchets ne se retrouvent là. Par exemple, plutôt que de déverser les graisses d'une poêle dans l'évier, jetez-les à la poubelle en ayant pris soin de les absorber avec une matière susceptible de les « boire » (comme du marc de café), ce qui les empêchera de s'écouler dans le bac à ordures.

Les lingettes nettoyantes

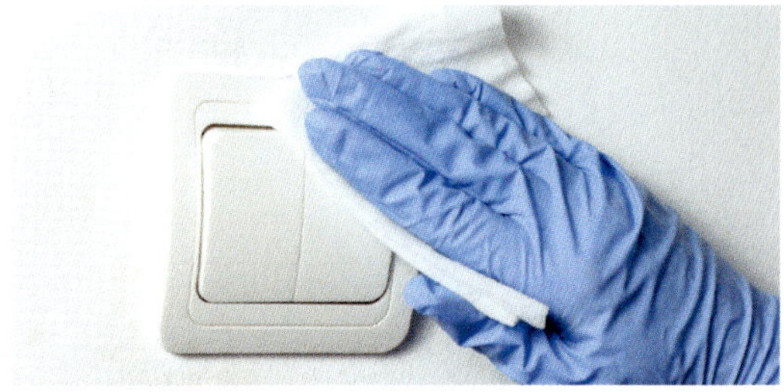

Plus « pratiques » que le chiffon que l'on imprègne soi-même, peut-être. Mais sans danger et plus écologiques, parce que prétendument « biodégradables », certainement pas. L'utilisation des lingettes de ménage imbibées est hautement problématique, en réalité. Pour notre santé, notre environnement… et notre porte-monnaie.

Des textiles sanitaires envahissants

Les lingettes font partie des textiles sanitaires – comme les couches jetables, les tampons hygiéniques, l'essuie-tout, etc. Quatre foyers français sur dix apprécient ces petits carrés prêts à l'emploi, prédécoupés et imbibés, et les utilisent à raison de sept en moyenne par semaine. Lors du premier confinement de mars 2020, leurs ventes auraient même augmenté de 65 % par rapport à 2019. Ce qui n'est en rien un gage d'innocuité.

Une menace pour la santé

Si certaines lingettes sont (un peu) plus vertueuses que d'autres, beaucoup contiennent des substances nocives, comme l'a une nouvelle fois démontré une récente analyse de *Que Choisir*.

Pour éviter la prolifération des microbes, de nombreux fabricants choisissent des conservateurs de la famille des isothiazolinones (voir p. 156), hautement allergisants par contact avec la peau. Repérez leur présence sur l'étiquette (qui doit obligatoirement les mentionner).

Les lingettes participent aussi à la pollution de l'air que nous respirons en dégageant des composés volatils : champions de la conservation de l'humidité, les agents de mouillage comme les alkylphénols sont des perturbateurs endocriniens, tandis que des parfums d'origine synthétique ou naturelle comme le limonene, le citral ou le linalool sont des allergènes puissants (voir aussi encadré p. 90).

Un fléau pour l'environnement

Les industriels du secteur ont longtemps vanté une substantielle économie d'eau liée à l'usage des lingettes, qui feraient ainsi bon ménage avec l'environ-

Des mesures dissuasives

Depuis le 1er janvier 2021, la loi antigaspillage pour une économie circulaire (AGEC) interdit la mention « biodégradable » sur les lingettes, laquelle induisait l'acheteur en erreur. D'autre part, elle renforce et précise la responsabilité élargie des producteurs (REP), selon le principe de pollueur-payeur (PPP), qui devrait permettre de transférer, dès 2024, 160 millions d'euros de charges assumées par les collectivités pour l'élimination des lingettes vers les acteurs économiques à l'origine de ces déchets, les incitant ainsi « à mieux concevoir leurs produits et à mettre en place des filières de réemploi et de recyclage ». À suivre…

nement… pour peu que l'on oublie la consommation d'eau induite par leur fabrication. De plus, ces tissus jetables et non recyclables génèrent près de 3 % des ordures ménagères, un chiffre en augmentation.

Nombre d'utilisateurs se débarrassent encore des lingettes comme du papier toilette. Or leur mode de désagrégation n'est pas comparable : si le papier disparaît en quelques secondes, les lingettes ont besoin de quasiment trois mois pour se déliter dans l'eau. Elles peuvent donc stagner dans les canalisations des particuliers jusqu'à les obstruer, voire entraver le bon fonctionnement des stations d'épuration. Et les interventions qui s'ensuivent ont un coût, évidemment répercuté sur la facture d'eau des usagers.

Les lingettes à base de polyester ne se décomposent pas totalement : leurs fibres terminent un jour ou l'autre dans l'océan, où elles participent à la pollution microplastique, voire, selon leur composition, empoisonnent les organismes marins.

Les articles 100 % cellulose ou viscose ont pu afficher la mention « biodégradable », aujourd'hui révolue (voir encadré p. 154) et surtout trompeuse. En effet, même une matière issue de fibres naturelles requiert des conditions spécifiques (milieu, température, durée) – et jamais garanties – pour se biodégrader, sans compter la présence de substances chimiques.

Enfin, les composés toxiques qu'elles renferment se retrouvent aussi dans le circuit des eaux usées quand elles sont jetées dans les toilettes.

À l'exception des rares produits adaptés au compost domestique, siglés « OK compost home », les lingettes doivent donc être mises à la poubelle tout-venant, même si elles portent des mentions telles que « jetables dans les toilettes ». Elles seront incinérées ou enfouies, et leur fin de vie n'a ainsi rien d'écologique.

Tout sauf indispensables

Potentiellement nocives pour la santé, clairement polluantes pour l'environnement, les lingettes ont un bilan assez largement négatif. Qui plus est, elles coûtent cher…

Un coût financier impressionnant

Monatelier-ecofrugal, un site partenaire de l'Agence de la transition écologique (Ademe), a établi que nettoyer le sol avec des lingettes peut coûter jusqu'à quinze fois plus cher qu'avec une serpillère et un détergent. Et qu'un entretien « tout lingettes » (cosmétiques compris) augmenterait nos déchets de 58 kg/an et notre budget de 1 100 €/an… À l'évidence, on ne peut que conseiller leur remplacement par un support réutilisable (chiffon ou, mieux, microfibre) que l'on imprègne soi-même.

Des précautions indispensables

Compte tenu des composés nocifs présents, si vous souhaitez tout de même utiliser ponctuellement des lingettes, ne les prenez pas à mains nues, portez des gants. Et, surtout, jetez-les à la poubelle !

Les lingettes cosmétiques : pas mieux

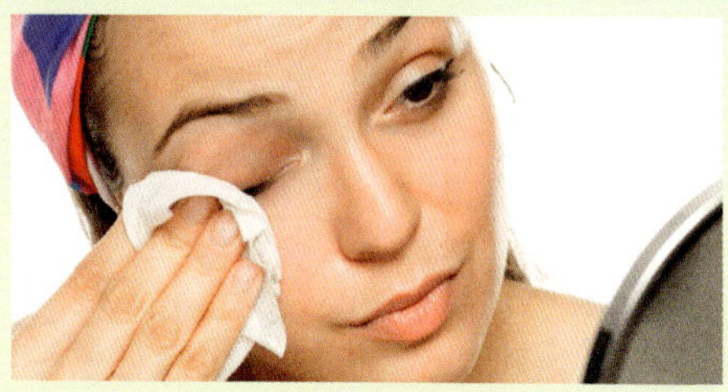

Lingettes rafraichissantes, apaisantes, auto-bronzantes, démaquillantes… Là encore, le marché est en forte expansion. Ces articles qu'on peut glisser dans le sac à main semblent tellement pratiques ! Pourtant, en dehors même des substances nocives qu'elles peuvent contenir – comme tous les produits cosmétiques (voir p. 88) –, elles constituent elles aussi une hérésie environnementale. Quant aux lingettes destinées aux fesses des bébés, rappelons que rien ne vaut, pour la santé, un simple nettoyage à l'eau (voir p. 93).

Sols, cuisine, salle de bains

Une cuisine à dégraisser, une salle de bains à faire briller, des sols à nettoyer, des lavabos, douches et toilettes à détartrer… la tâche est rude et multiple ! Le recours à des produits efficaces s'impose donc – le plus souvent. Encore faut-il veiller à ce qu'efficacité ne soit pas synonyme de nocivité. Ce qui n'est pas toujours simple.

Nettoyants ménagers : attention danger !

Comme l'ont démontré des études de l'Observatoire de la qualité de l'air intérieur (Oqai) et de l'Agence de la transition écologique (Ademe), entre autres (voir p. 144), l'air de nos domiciles est bien plus pollué que l'air extérieur. Un phénomène imputable notamment aux produits d'entretien ménager les plus courants. De fait, leur usage est tout sauf anodin, tant pour notre santé que pour l'environnement.

Des substances problématiques pour la santé…

Les produits d'entretien sont un redoutable mélange de substances chimiques actives et de parfums. Or, aussi étonnant que cela puisse paraître, les fabricants ne sont pas tenus de dresser sur l'étiquette la liste exhaustive des ingrédients qui les composent, comme c'est le cas pour les aliments et les cosmétiques. Ils ont pour seule obligation d'indiquer des fourchettes de concentration par grande famille (« agents de surface anioniques », par exemple…), les substances parfumantes qui figurent sur la liste des 26 allergènes à mention obligatoire (voir encadré p. 90) si elles sont présentes à des concentrations supérieures à 0,01 % en poids, les conservateurs et d'autres éléments problématiques (des désinfectants, notamment), le cas échéant. Conclusion : il est impossible de savoir, à l'achat, en quelle proportion figure le savon noir promu en gros sur l'étiquette ! Revue de détail des composés les plus nocifs :

- Des conservateurs – Les plus fréquents sont de la famille des isothiazolinones : methylisothiazolinone (MIT), methylchloroisothiazolinone (MCIT), benzisothiazolinone (BIT), octylisothiazolinone (OIT).

Pour plus d'information, scannez avec *QuelProduit* !

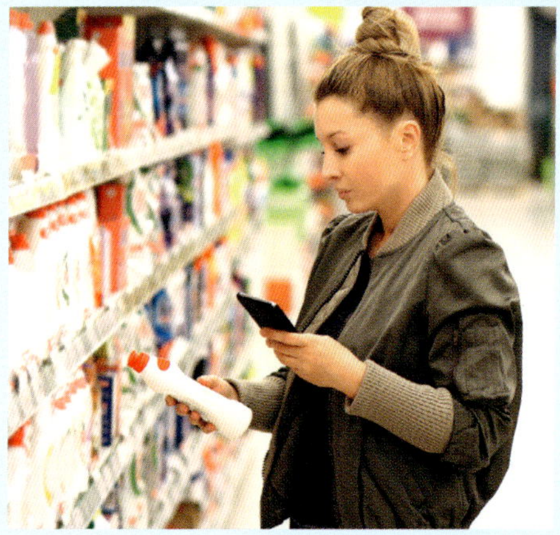

Encouragée par le succès de l'application *QuelCosmetic*, l'UFC-Que Choisir a décidé de développer une nouvelle application gratuite, *QuelProduit*, téléchargeable sur le Play Store ou l'App Store. Celle-ci couvre à la fois les produits ménagers, cosmétiques et alimentaires. Il vous suffit de scanner le code-barres de l'article pour accéder à notre analyse. Concernant les produits ménagers, *QuelProduit* permet de repérer, le cas échéant, les substances dangereuses ou très allergisantes ; l'application propose alors des références plus correctes.

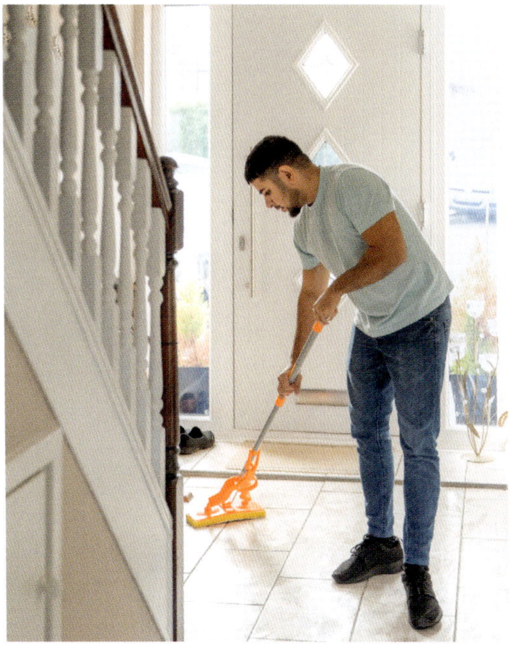

Utilisés comme substituts des parabens pour lutter contre la prolifération des bactéries et des champignons, ces allergènes puissants peuvent provoquer des réactions cutanées aiguës chez les personnes sensibles (voir aussi encadré p. 88 et p. 90). Attention également au phenoxyethanol, un biocide pouvant provoquer des troubles neurologiques, notamment chez les enfants de moins de 3 ans.

Des parfums – Le linalool et le limonene (très fréquent), deux terpènes allergisants, présentent en outre l'inconvénient de réagir avec l'ozone de l'air pour former du formaldéhyde, irritant pour les voies respiratoires et cancérogène par inhalation (voir p. 185). Le butylphenyl methylpropional (BMHCA), un perturbateur endocrinien toxique pour le foie, le sang et la reproduction, est classé génotoxique par les experts européens du Comité scientifique pour la sécurité des consommateurs (CSSC). L'hexyl cinnamal, le geraniol, le citronellol figurent (comme les précédents) sur la liste des 26 allergènes à déclaration obligatoire. À noter : le lyral, un parfum désormais interdit, peut néanmoins se retrouver sur le marché jusqu'au 23 août 2021 (voir encadré p. 90).

Des acides – Utilisés pour décaper ou renforcer l'action détergente des produits « surpuissants » censés venir à bout des taches les plus résistantes, ils sont agressifs pour la peau et parfois pour les voies respiratoires. Il s'agit principalement des acides formique (le plus irritant), citrique et phosphorique. Ne négligez pas les pictogrammes de danger avertissant des risques (voir encadré p. 203).

Il y a également des détartrants (voir p. 159), des solvants (comme le 2-méthoxypropanol, classé toxique pour la reproduction), des désinfectants (voir p. 149), etc.

… et pour l'environnement

Les nettoyants finissent tous dans les eaux usées, ne sont que partiellement traités dans les stations d'épuration et se retrouvent dans les cours d'eau et dans la mer. Or beaucoup d'entre eux ne sont pas ou peu biodégradables.

Certains de leurs composants sont toxiques pour les organismes et le milieu aquatiques. Il en est ainsi, notamment, des huiles essentielles, comme de nombreux parfums (limonene, geraniol, citronellol, etc.), de même que des conservateurs (MIT, MCIT et BIT, ou encore bronopol), des fixateurs (comme le glutaral), mais aussi du cyclopentasiloxane, un solvant classé persistant et bioaccumulable, etc.

Un « greenwashing » insupportable

Surfant sur la vague écologique, les industriels n'hésitent pas à « verdir » leurs produits : savon noir, savon de Marseille, huile de lin, bicarbonate de soude, etc., se voient accorder la première place… sur l'emballage. Des analyses de *Que Choisir* sont révélatrices : dans la liste d'ingrédients d'un nettoyant « au savon de Marseille » (écrit en gros sur l'étiquette), ce dernier peut ne figurer qu'en 12e, voire 16e position – ce qui signifie qu'il est loin d'être majoritaire ; dans un autre « enrichi au bicarbonate », celui-ci n'est présent qu'à hauteur de 0,1 % !

Inutile de multiplier les produits

Les nettoyants ménagers sont donc loin d'être inoffensifs. Dès lors, réduire le nombre de produits, c'est – aussi – limiter l'exposition aux substances toxiques qu'ils recèlent. Il n'est pas nécessaire d'acheter un nettoyant pour les sols, un pour la cuisine, un pour l'émail, un pour faire briller la robinetterie, etc. Avec un produit multi-usage et de quoi détartrer (si nécessaire), vous êtes paré – et doublement gagnant : côté budget et côté qualité de l'air intérieur.

Un allié polyvalent : le « multi-usage »

Le nettoyant « multi-usage » répond à la plupart des besoins – si on ne laisse pas le tartre s'incruster. Il a d'ailleurs le vent en poupe. Ce qu'il faut savoir :

Deux formes existent : le flacon et le spray. Or on n'a pas toujours besoin de la même concentration de produit : pour l'entretien courant, un produit dilué suffit, alors qu'il vaut mieux l'utiliser pur sur les taches rebelles (graisses brûlées solidement accrochées à la plaque de cuisson…). Un spray ne permettant pas de varier le dosage, préférez le conditionnement en flacon. Par ailleurs, le spray disperse une partie du contenu dans l'air, contenu qui peut être inhalé, ce qui accroît le risque.

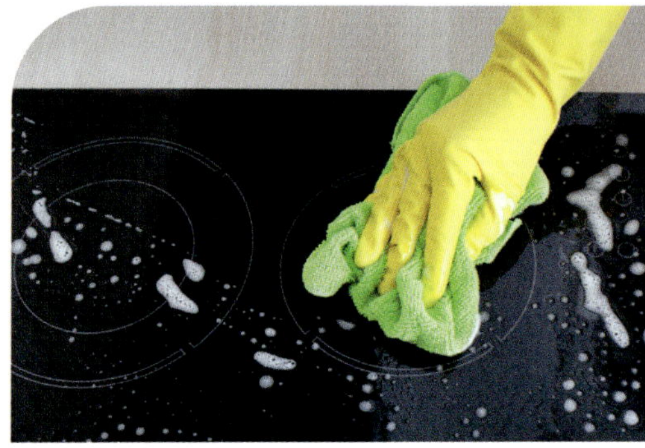

« Concentré », « ultraconcentré »… La promesse de ces formules ? Avec moins de produit, vous bénéficiez du même nombre d'utilisations. Ce qui est censé avoir deux vertus : vous gagnez de la place et, du point de vue écologique, moins de produit, c'est moins de packaging, moins de transport et donc, au bout du compte, moins d'impact. Mais la notion de « concentré » ne répond à aucune définition officielle. Qui plus est, il faut alors diluer systématiquement le produit, ce que l'on ne fait pas toujours.

Tout comme les nettoyants spécifiques, les multi-usages peuvent receler des composants indésirables : n'hésitez pas à consulter l'application *QuelProduit* (voir encadré p. 156). Des labels peuvent aussi vous guider (voir p. 166). Enfin, des tests comparatifs vous renseigneront sur l'efficacité des produits.

Nettoyants pour les toilettes : très acides…

Milieu humide oblige, les toilettes sont le royaume du tartre et des bactéries. Les gels WC, via un usage régulier, éliminent le premier, quand les blocs WC, en aidant à garder propres les cuvettes après chaque chasse, empêchent la prolifération des secondes. Mais attention :

- Les produits de nettoyage les plus efficaces contiennent de l'acide chlorhydrique, très irritant pour la peau et le système respiratoire. Veillez à ne jamais les utiliser sans vous munir de gants de protection. Prenez soin également de ne pas les mélanger à de l'eau de Javel : il en résulterait des émanations toxiques, très dangereuses pour les voies respiratoires et les yeux (voir aussi p. 150).
- Ces gels à base d'acide partent dans le réseau des eaux usées puis transitent par les stations d'épuration, où ils ne sont pas éliminés en totalité. Le risque environnemental est donc réel. Préférez des produits utilisant un agent moins agressif que l'acide chlorhydrique (cela suffit généralement) et ceux qui portent la mention « biodégradable » : des tests *Que Choisir* ont montré que c'était vrai.
- Le vinaigre blanc offre une très bonne alternative si vous prenez soin d'en utiliser régulièrement.

Contre les dépôts de tartre : l'anticalcaire

Pour conserver un lavabo comme neuf, des parois de douche translucides, une robinetterie scintillante, le multi-usage ne suffit pas : seul un nettoyant anticalcaire est capable de venir à bout des dépôts de tartre, notamment dans les sanitaires. Mais cette efficacité a son revers...

Tous les produits anticalcaire, vinaigre blanc compris, contiennent des acides, seuls capables d'éliminer les dépôts de tartre, mais pas seulement :
– les acides sont irritants pour la peau, certains l'étant également pour les yeux et les voies respiratoires. Parmi les plus agressifs figurent les acides formique et sulfamique (souvent utilisés dans les produits annoncés comme « surpuissants », à réserver aux dépôts de tartre très incrustés), mais les acides citrique, lactique et phosphorique doivent eux aussi être maniés avec précaution. Attention, enfin, au très redoutable acide chlorhydrique, le plus efficace mais le plus toxique (voir encadré p.158) ;
– d'autres composants présentent eux aussi des risques. Citons, là encore, les conservateurs, qui sont peu ou prou les mêmes que dans les nettoyants – la MIT et la MCIT (voir p. 156) y étant particulièrement fréquentes –, et les parfums (hexyl cinnamal, linalool, limonene, etc.).

Rappelons que tous ces composants, peu ou pas biodégradables, sont pour la plupart toxiques pour les organismes et le milieu aquatiques.

Ils existent en spray, en aérosol ou en mousse. Si tous font la promesse d'éliminer le tartre, les deux derniers n'y parviennent pas, pour la bonne raison que leur formulation est dépourvue d'acide. Or seul l'acide dissout le calcaire. Donc, une fois n'est pas coutume, la formule en spray est ici recommandée – avec toutefois les précautions d'usage : les projections peuvent causer des réactions cutanées et des lésions oculaires graves, notamment, et provoquer des problèmes respiratoires.

Attention, certains matériaux ne supportent pas l'anticalcaire. N'en utilisez jamais sur le cuivre (risque d'oxydation) ni sur les pierres naturelles (marbre, etc.), par exemple : proches en composition du calcaire, elles seraient attaquées par l'acide. Par ailleurs, veillez à bien rincer.

Qu'en est-il du vinaigre blanc ?

Surfant sur la vague des recettes de grand-mère, vanté pour sa moindre toxicité, le vinaigre blanc est ces dernières années l'objet d'un regain d'engouement.

- En termes d'efficacité, bonne nouvelle, de récents tests *Que Choisir* ont confirmé qu'il éliminait bien le tartre. Et sans frotter !
- En termes de toxicité, le vinaigre contient de l'acide acétique ; si ce dernier est moins agressif que d'autres, il impose de demeurer prudent. Par ailleurs, le vinaigre peut être titré à 8, 10 ou 12 %. Le premier est vendu comme vinaigre alimentaire, les deux autres comme vinaigres ménagers. Sachant que, selon les mêmes tests, la version alimentaire (8 %) est tout aussi efficace et moins agressive, et qu'elle présente en outre l'avantage de ne pas contenir de substances nocives telles que des parfums, on ne peut que la recommander.

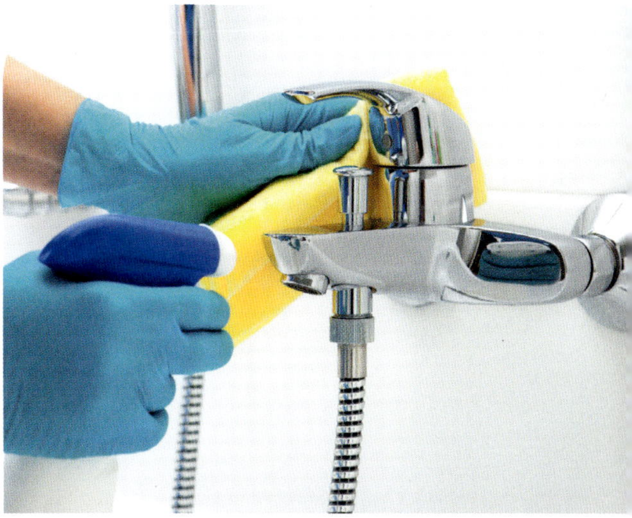

Petit guide des bonnes pratiques

Les nettoyants ménagers étant des produits multirisques, il est impératif d'adopter quelques précautions quant à leur maniement. Ce qui commence par le fait de les employer à bon escient.

Pas d'eau de Javel pour un nettoyage courant

L'eau de Javel n'est pas un produit nettoyant, mais un désinfectant (voir p. 149). Comme l'ont montré des tests *Que Choisir*, elle lave mal les sols lisses, ne dégraisse pas et ternit les surfaces. Sans parler de son profil toxicologique redoutable. Il est donc contre-productif d'y recourir !

Pas d'anticalcaire si l'eau est douce

Un anticalcaire n'a d'utilité que si l'eau est dure (chargée en calcium et en magnésium) – ce qui est bon pour la santé, mais laisse des traces sur nos éviers…

En dessous de 15 °f (degrés hydrotimétriques français, 1 °f correspondant à 10 mg/l de carbonate de calcium, $CaCO_3$), l'eau est dite douce. C'est le cas en Bretagne, dans le Massif central et le Sud-Ouest (globalement). Ailleurs, l'eau est moyennement dure (entre 15 et 30 °f) à dure (au-delà de 30 °f). Sachant que toutes les communes d'un département ne sont pas logées à la même enseigne, selon l'origine de l'eau locale (rivière, fleuve ou nappe souterraine), vous pouvez vous renseigner à la mairie de votre lieu de résidence. Par ailleurs, l'analyse de la qualité de l'eau par l'Agence régionale de santé (Ars) doit (normalement) être jointe une fois par an à votre facture.

Les bons réflexes

Préalable important : comme tout produit d'entretien et tout produit chimique, les nettoyants ménagers doivent être entreposés hors de portée des enfants, de préférence dans un placard fermé et en hauteur. Adopter les bons gestes permet ensuite d'éviter les désagréments.

- Respectez les précautions mentionnées (gants, lunettes…), mode d'application, durée de pause, rinçage, etc. Et ne négligez pas les avertissements de danger (irritant, corrosif, inflammable, etc.), qui sont la première mise en garde (voir encadré p. 203).
- Renoncez au surdosage : non seulement il revient cher et pollue, mais il n'améliore pas l'efficacité du nettoyage. Les dosages préconisés peuvent être revus à la baisse, jamais à la hausse.
- Ne mélangez pas les produits, ce qui peut entraîner des réactions chimiques en chaîne dangereuses (voir p. 150 et encadré p. 158).
- Que cela figure ou non sur les précautions d'emploi, évitez d'opérer en présence d'autres personnes (particulièrement les plus fragiles : femmes enceintes, enfants, allergiques, asthmatiques…), puis rincez bien les surfaces traitées et aérez en grand pendant et après le nettoyage. Une récente étude canadienne établit un lien entre l'exposition précoce des nouveau-nés aux produits d'entretien et la respiration sifflante, l'asthme et l'atopie (sensibilisation allergique) à l'âge de 3 ans.

Nettoyants pour les fours : danger !

Du fait de la présence de graisses de cuisson brûlées parfois très incrustées, le nettoyage du four peut exiger l'emploi de produits surpuissants, du type soude caustique, carbonate ou hydroxyde de sodium ou de potassium, potentiellement dangereux – et notamment agressifs pour la peau et les yeux. Le risque principal est lié à l'inhalation. Attention aux aérosols et autres pulvérisateurs : ils peuvent provoquer des éclaboussures ou propulser de fines gouttelettes qui, en suspension dans l'air, sont susceptibles d'être inhalées. Les précautions d'utilisation sont à suivre scrupuleusement. Ne négligez pas non plus les risques d'explosion, signalés par un pictogramme spécifique de danger.

Les produits lave-vaisselle

Chaque foyer, en moyenne, réalise 220 cycles de lavage de sa vaisselle chaque année. Un peu plus de quatre par semaine. C'est dire si l'utilisation de détergents spécifiques doit être regardée de près quant à son impact sur la santé et sur l'environnement – lequel diffère selon qu'on lave sa vaisselle à la main ou en machine.

Au lave-vaisselle : des risques principalement environnementaux

Le lave-vaisselle étant désormais un appareil courant (plus de 60 % des foyers en sont équipés), l'offre de produits lavants s'est diversifiée. Si les risques pour la santé humaine sont minimes quelle que soit la formule (on n'est pas censé être durablement en contact avec les substances, ni les inhaler, ni les absorber, et les rinçages éliminent bien les résidus), l'emploi massif de ces détergents pose un problème environnemental.

Classiques ou « tout-en-un » ?

Deux options se présentent : les détergents « classiques », auxquels il faut adjoindre du liquide de rinçage et du sel régénérant ; et les « multifonctions », ou « tout-en-un », qui, comme leur nom l'indiquent, font tout à la fois et ne nécessitent aucun ajout.

L'essentiel des ventes se fait aujourd'hui sous forme de tablettes ou pastilles, plutôt plus efficaces que les gels et les poudres et, surtout, plus pratiques (pas de risque de surdose).

Plus faciles d'emploi (un produit au lieu de trois), et offrant un gain de place intéressant, les tout-en-un sont actuellement plébiscités par les consommateurs. Les tablettes traditionnelles ne présentent plus d'intérêt que dans les régions où l'eau est douce (voir p. 160), donc le risque d'entartrage infime : le sel régénérant devient inutile… mais il faut encore du liquide de rinçage.

Classiques ou tout-en-un, et quelle que soit leur forme, nombre de ces produits comprennent de multiples ingrédients indésirables…

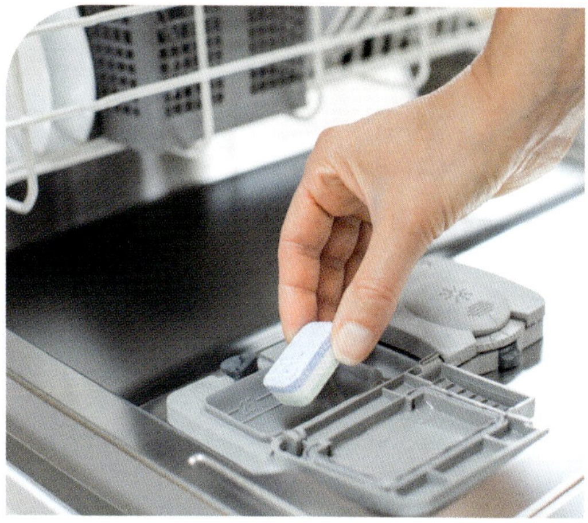

Que de composants nuisibles pour l'environnement !

Les eaux de lavage et de rinçage sont évacuées via le tout-à-l'égout et rejoignent les stations de traitement des eaux usées. Mais ces dernières n'éliminent pas tout. C'est ainsi que des composants dangereux peuvent ensuite se retrouver dans la nature. Même le film hydrosoluble entourant la plupart des tablettes n'est pas toujours biodégradable : il se décompose alors en nanoplastiques très polluants.

Si les célèbres et justement décriés phosphates sont désormais interdits, et ce depuis 2017, il en reste bien d'autres. Sur 147 composants répertoriés par des analyses de *Que Choisir* en 2020, 55 (soit 37 % !) se sont ainsi révélés non biodégradables, bioaccumulables (c'est-à-dire susceptibles de se concentrer dans les organismes) et/ou toxiques pour le milieu aquatique. Parmi les molécules les plus redoutables :

Le limonene – Assez fréquent, ce parfum très toxique pour les organismes aquatiques est d'autant plus à proscrire qu'il n'est d'aucune utilité pour le lavage – sans parler de son caractère allergisant (voir p. 157). Si votre lave-vaisselle dégage une mauvaise odeur, il suffit de le nettoyer : débarrassez le filtre et les bras d'aspersion des résidus et rincez-les à l'eau chaude ; et programmez éventuellement un cycle à vide, en ajoutant une tasse de vinaigre blanc dans la cuve. Heureusement, le limonene doit figurer sur l'emballage à partir d'un certain seuil (voir aussi encadré p. 163).

Les tensioactifs éthoxylés – Agents utiles pour nettoyer et dégraisser, ils peuvent être toxiques pour la faune aquatique.

Le Mn-TACN (ou triazacyclononane) – Cette molécule, qui agit sur le blanchiment, libère du phosphore ; elle est donc, à long terme, nocive pour les organismes aquatiques. La réglementation en limite l'utilisation : on n'en retrouve donc qu'en très faible quantité, mais, là encore, il est possible de s'en passer sans perte d'efficacité.

Le methyl-1H-benzotriazole – Cet agent anticorrosif, difficilement biodégradable, est toxique pour certains organismes aquatiques (il s'accumule notamment dans le foie des salmonidés).

L'oxyde de zinc et le sulfate de manganèse – Le premier est un antibactérien, le second un stabilisateur des formules ; tous deux sont très toxiques pour les organismes aquatiques. Les concentrations sont généralement faibles, mais elles s'ajoutent les unes aux autres…

Les phosphonates – La réglementation en limite la concentration, afin de minimiser le rejet de phosphore dans l'environnement, mais on en trouve encore dans quelques formulations (dont ils sont censés améliorer l'action détergente en adoucissant l'eau), alors que les produits qui en sont dépourvus ne sont pas moins efficaces.

Pour sélectionner un produit plus respectueux de l'environnement, n'hésitez pas à utiliser l'application gratuite *QuelProduit* de l'UFC-Que Choisir (voir encadré p. 156). L'Écolabel européen est aussi un gage de moindre nocivité.

Du bon emploi des pastilles tout-en-un

Ces produits censés remplir toutes les fonctions (et qui, de fait, le font) sont parfois mal employés : certains consommateurs, alertés par les voyants rouges de leur machine qui leur intiment d'ajouter du liquide de rinçage et du sel régénérant, s'exécutent, redoutant sinon d'endommager leur appareil ou de mal nettoyer leurs verres… La faute en revient aux fabricants de lave-vaisselle ! Certains ne configurent pas leur matériel de façon qu'il « identifie » le tout-en-un, les voyants s'allument donc.
Les notices indiquent généralement comment déconnecter de telles alarmes. Si ce n'est pas le cas, poursuivez comme si de rien n'était. Car cumuler détergent multifonction, liquide de rinçage et sel régénérant est non seulement coûteux, mais aussi plus polluant !

Lavage à la main : des précautions à prendre

La généralisation du lave-vaisselle n'y a rien changé : le liquide vaisselle est dans toutes les cuisines, pour les petits lavages, pour « reprendre » une assiette mal lavée et… pour ceux qui n'ont pas de machine. Or, quand on lave sa vaisselle à la main, la peau est en contact avec le produit, qui peut par ailleurs être inhalé. Le risque sanitaire est donc ici réel.

Des substances agressives

Le risque majeur concerne les possibles réactions cutanées à des allergènes puissants.

Les parfums – Ce sont les mêmes que ceux que l'on retrouve dans les lessives (voir p. 169). Ils figurent sur la liste des 26 substances parfumantes

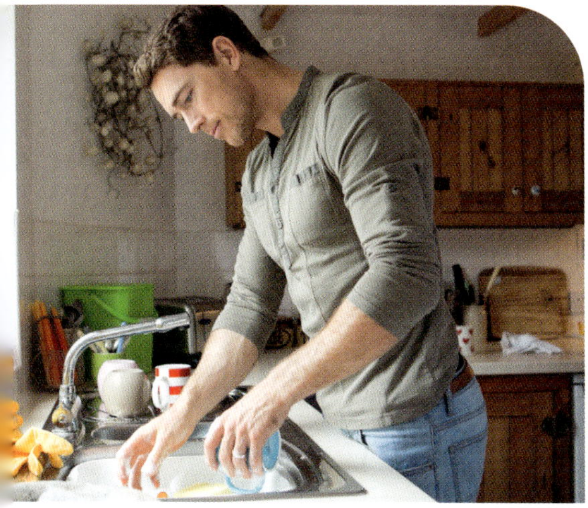

à déclaration obligatoire (voir encadré p. 90). Hélas, ils sont omniprésents, même s'ils n'ont aucune utilité quant à l'efficacité du produit.

Les conservateurs – En matière de détergents, la methylisothiazolinone (MIT), la methylchloroisothiazolinone (MCIT) et la benzisothiazolinone (BIT), redoutables allergènes, ne font l'objet d'aucune réglementation précise (pas de limite de concentration) – contrairement à ce qui se fait en matière de cosmétiques pour la MIT et la MCIT (voir p. 90). Ce qui est d'autant plus regrettable que, en mélange, ces substances sont sensibilisantes à très faible dose. Heureusement, elles doivent elles aussi être obligatoirement indiquées sur le produit.

Des allégations sujettes à caution

Pour répondre à l'inquiétude des consommateurs, les fabricants usent et abusent d'allégations figurant en gros sur l'étiquette : « spécial peaux sensibles », « hypoallergénique », « testé dermatologiquement », etc. Mais ces prétendus gages d'innocuité sont à prendre avec prudence. Une récente étude de *Que Choisir* révélait ainsi que, sur 20 produits affichant de telles allégations, plus de la moitié n'étaient en rien protecteurs. Certains contenaient même de la MIT, ennemi numéro un dermatologues et des allergologues, souvent associée à de la BIT, guère plus recommandable – sachant que, on l'a dit, le mélange peut être nocif à faible dose.

L'environnement aussi...

Si le risque sanitaire est important, la toxicité environnementale des liquides vaisselle est également à prendre en compte.

Parfums (dont le redoutable limonene), antimicrobiens (bronopol...) et autres conservateurs (isothiazolinones) ont un impact majeur sur les milieux et organismes aquatiques, notamment, avec qui plus est des effets néfastes sur le long terme.

L'Écolabel européen peut vous aider à sélectionner des produits plus sûrs écologiquement (voir aussi p. 166), mais pas forcément dépourvus de tout composé indésirable.

Qu'en est-il de l'étiquetage ?

Comme toujours en matière de produits ménagers, les règles d'étiquetage des détergents vaisselle sont lacunaires. Les fabricants ont bien l'obligation de mentionner au dos des emballages les ingrédients les plus problématiques, mais ils les « noient » généralement parmi d'autres composants, le tout en caractères minuscules. Pistez en priorité les trois conservateurs allergènes de la famille des isothiazolinones (MIT, MCIT et BIT) et les 26 parfums allergisants à déclaration obligatoire (limonene, linalool, geraniol, citronellol, etc.). Cela dit, si les conservateurs doivent être cités quelle que soit la teneur, les parfums, eux, ne le sont qu'au-delà de 0,01 % du produit, ce qui ne protège pas les personnes sensibles. Enfin, deux pictogrammes de danger (voir aussi encadré p. 203) signalent les produits « irritants » ou « corrosifs ». Les premiers peuvent provoquer des réactions oculaires plus ou moins aiguës, les seconds des lésions graves.

Les nettoyants pour meubles

Pour protéger et nettoyer vos meubles, les rayons des magasins vous proposent une foule de sprays dépoussiérants et de cires. Si leur usage diffère, ils ont en commun d'être, à des degré divers, source de pollution intérieure et parfois nocifs pour l'environnement.

Les dépoussiérants : la palme aux microfibres

Sprays et lingettes dépoussiérants sont loin d'être exempts de substances indésirables. Les lavettes microfibres sont préférables.

Les sprays

Efficaces, ils comptent dans leur composition des produits qui font adhérer la poussière au chiffon et laissent sur les meubles un agent filmogène évitant que celle-ci ne s'y redépose trop vite. Mais :

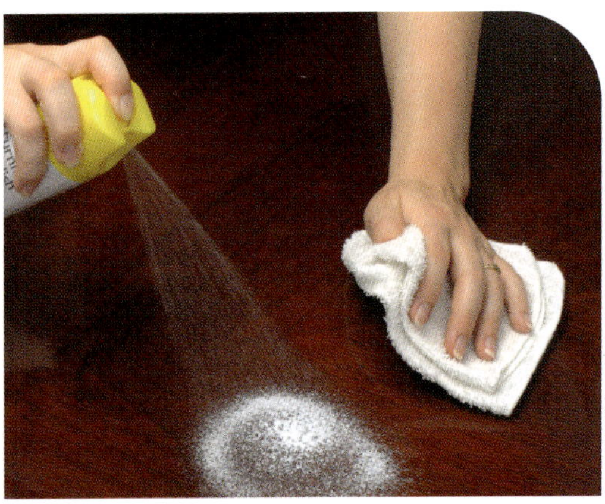

- À chaque pulvérisation, les sprays aérosols diffusent dans l'air ambiant un nuage de composés organiques volatils (COV) potentiellement nocifs pour les voies respiratoires (voir p. 145), ainsi que des conservateurs, dont la très allergisante methylisothiazolinone (MIT), responsable de dermites aiguës et toxique pour les organismes aquatiques. Certains (heureusement plus rares) contiennent également des substances parfumantes néfastes pour l'environnement. Les produits à effet mousse diffusent moins largement, ce qui les rend moins nocifs.
- De plus, la plupart des aérosols ont recours au butane et au propane pour la propulsion : ils sont donc facilement inflammables. Il existe néanmoins des bombes sans gaz propulseur.

Les chiffons

L'idéal est de privilégier la simple microfibre, spécialement conçue pour ramasser la poussière sans recours à la chimie. Pour une meilleure performance, vous pouvez l'humidifier légèrement. Elle supporte les lavages à 40 °C en machine, ce qui est un atout pour l'environnement – mais évitez l'adoucissant, qui réduit son pouvoir d'absorption, et le repassage, qui « coucherait » les fibres et nuirait à son efficacité.

En revanche, proscrivez les lingettes dépoussiérantes jetables, qui, en plus d'afficher un bilan environnemental désastreux (voir p. 154), comportent, comme les sprays, leur lot de substances indésirables.

Les cires : uniquement quand cela s'impose

Les cires visent à pénétrer les fibres du bois pour le protéger tout en le laissant respirer. On en trouve de plusieurs sortes, plus ou moins recommandables.

Des performances disparates

Il existe différents types de cires, dont l'efficacité est très variable. Et ne vous fiez surtout pas aux allégations vantant leur « brillance exceptionnelle » ou leur « effet antiquaire ».

On distingue les cires animales (cire d'abeille), végétales (à base de carnauba, issue des feuilles d'un palmier) et minérales (d'origine pétrochimique) – qui peuvent aussi comporter une part de cire animale ou végétale.

Quel que soit le type de cire, de récents tests *Que Choisir* ont montré des résultats très inégaux : certaines masquent les rayures, éliminent ou cachent les marques laissées par un récipient trop chaud, effacent ou atténuent les taches d'eau, mais d'autres opèrent beaucoup moins bien – quand elles ne rendent pas les meubles collants, par exemple, même après lustrage... N'hésitez pas à consulter des tests comparatifs.

Des risques élevés

Les cires ne recèlent jamais uniquement des agents cirants. Toutes intègrent dans leur formulation des substances indésirables : essentiellement des composés très volatils (hydrocarbures ou essence de térébenthine) en guise de solvants pour les cires « traditionnelles », un ou des allergènes puissants pour les cires « à l'eau ».

Toute application de cire déclenche un pic de pollution de l'air intérieur – plus ou moins aigu, mais réel. Les mêmes tests *Que Choisir* ont ainsi révélé, vingt-quatre heures après utilisation, des concentrations impressionnantes de polluants pour des cires avec solvants (principalement des hydrocarbures et des terpènes). Les logos de danger sur ces produits et les avertissements sur l'emballage attestent cette nocivité. Seule consolation : cette contamination ne persiste pas, les tests effectués après vingt-huit jours n'en détectant plus de trace.

Si les cires dites « à l'eau » (utilisée comme solvant à la place des hydrocarbures ou de l'essence de térébenthine) sont nettement moins polluantes, elles sont aussi plus sensibles au développement des bactéries. Pour y remédier, on a recours à l'ajout de conservateurs dans leur composition, comme de la MIT, très allergisante (voir p. 164).

Quelques bons réflexes peuvent limiter les dommages :
- faire un usage très modéré de la cire (deux fois par an au maximum, sachant que cela suffit amplement à protéger le bois, et non une fois par semaine, comme recommandé sur certains produits) ;
- bien laisser sécher avant de lustrer, ce qui assurera un meilleur brillant et dissuadera de re-cirer trop tôt ;
- aérer copieusement pendant et après l'application (y compris les jours qui suivent).

Des vitres translucides sans polluants

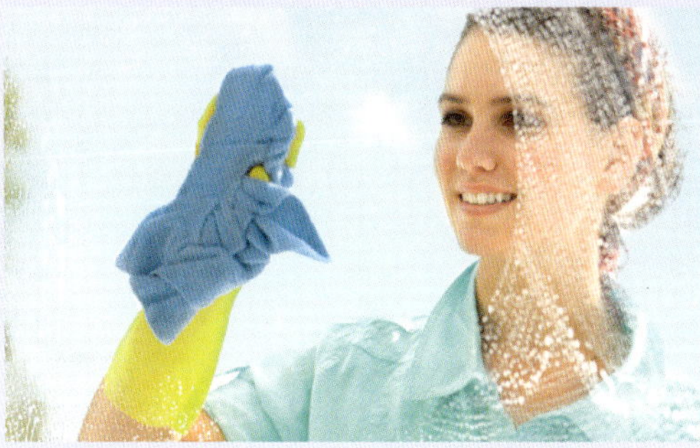

Les solutions pour laver les vitres sont nombreuses. Sprays, lingettes ou microfibres, il y a l'embarras du choix. Si toutes ces formules sont peu ou prou efficaces, et si la composition des produits pour vitres n'a rien d'inquiétant pour la santé humaine ni la plupart du temps pour l'environnement, privilégiez les microfibres :

- Les lavettes microfibres (spécial vitres ou multi-usages) humidifiées avec de l'eau ont l'avantage de ne renfermer aucune substance chimique et de bien supporter des lavages répétés à 40 °C, le tout sans laisser de traces sur les vitres.
- La majorité des sprays est dénuée de composants indésirables, mais pourquoi acheter un produit dont le contenant plastique, lui, pose problème, si une microfibre réutilisable fait aussi bien l'affaire ?
- Les lingettes jetables, quant à elles, doivent être proscrites : elles génèrent beaucoup de déchets et contiennent des composés chimiques allergisants.

Les labels des produits ménagers

Pour identifier les produits les plus respectueux de l'environnement et de la santé, se tourner vers les labels peut être une bonne option. Le hic ? Tous les labels ne se valent pas, il faut donc faire le tri. Et aucun n'est parfait.

Un seul label officiel

Émanation directe de la Commission européenne, l'Écolabel européen est confié à un organisme de contrôle propre à chaque pays membre.

Indiscutablement utile...

Parmi les produits d'entretien, l'Écolabel européen peut s'appliquer aux lessives, aux nettoyants multi-usages, pour vitres, pour sols et pour sanitaires, aux détergents pour lave-vaisselle ainsi qu'aux liquides vaisselle.

Il vise principalement à garantir une réduction des impacts environnementaux tout au long du cycle de vie : production des ingrédients, de l'emballage, utilisation et fin de vie du produit (biodégradabilité, écotoxicité aquatique...). Dans cette optique, il prend aussi en compte l'efficacité à basse température, le juste dosage, la prévention du suremballage...

Il interdit les substances classées « extrêmement préoccupantes » par le règlement européen Reach (qui a pour objectif de limiter les risques liés aux substances chimiques), les phosphates et les microplastiques, et impose des limites plus strictes que la réglementation concernant la présence d'allergènes (conservateurs tels que les isothiazolinones et parfums), de phosphore, de colorants, d'enzymes et de micro-organismes, de même qu'en matière d'émissions de composés organiques volatils (COV). Il exclut certains produits cancérogènes, mutagènes, toxiques pour la reproduction, dangereux pour l'environnement aquatique ou corrosifs.

... mais imparfait

Nombre de substances problématiques sont certes limitées... mais pas interdites. Ce qui donne à ce label de bonnes bases, mais n'en fait pas non plus la preuve d'une innocuité totale – de récentes analyses de *Que Choisir* ont ainsi révélé la présence d'allergènes ou de substances toxiques pour les organismes aquatiques, par exemple, dans des produits labellisés.

Les autres labels

Des organismes privés ont également mis en place des labels. Certains apportent de véritables garanties au consommateur, d'autres, non.

Nature et Progrès

Nature et Progrès est une association française de consommateurs et de professionnels créée en 1964 pour promouvoir l'agriculture biologique. Elle a mis sur pied une « mention », l'équivalent d'un label, notamment pour certains produits d'entretien.

Pour être distingués, les candidats à la certification doivent répondre à deux critères de base : n'être composés que de substances d'origine naturelle – végétale, animale (cire d'abeille seulement) ou minérale –, ce qui ne veut pas pour autant dire qu'elles soient anodines ; et être issus de procédés de fabrication respectueux de l'environnement (biodégradabilité, etc.).

Toutes les substances végétales utilisées doivent elles-mêmes porter la mention Nature et Progrès ou être certifiées Agriculture biologique.

Attaché à la biodiversité, ce label est sur ce point rassurant. On peut en revanche regretter l'absence d'exigences précises concernant le dosage, l'emballage et la fabrication (consommation d'énergie).

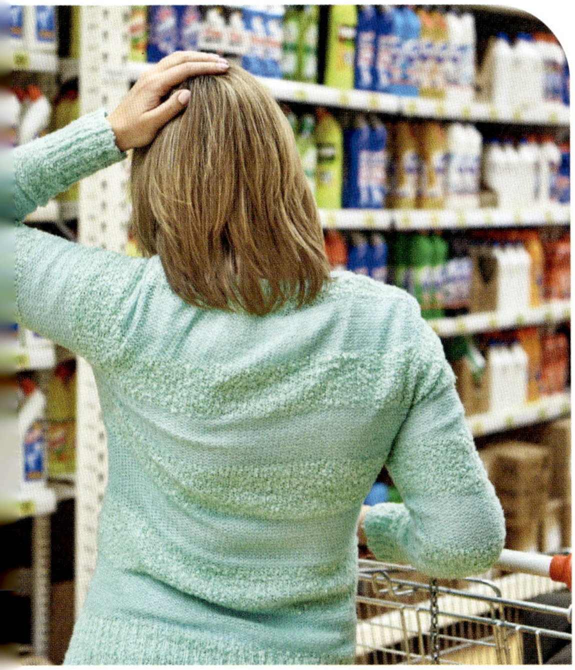

Ecocert

Créé par une société privée, Ecocert propose deux certifications pour les produits de nettoyage, garantissant que les ingrédients répondent à des critères de moindre toxicité et de biodégradabilité.

- Ecodétergent garantit un minimum de 95 % d'ingrédients d'origine naturelle.
- Ecodétergent à base d'ingrédients biologiques assure les mêmes taux d'ingrédients naturels avec, en plus, 10 % de composants issus de l'agriculture biologique.
- Dans les deux cas, des conseils concernant l'impact environnemental (dosage, consommation d'eau et d'énergie…) doivent figurer sur l'emballage.

Moins exigeantes que Nature et Progrès, ces deux options vont dans le bon sens. Toutefois, comme l'origine naturelle des ingrédients ne garantit pas leur innocuité, on peut regretter, comme l'ont révélé de récentes analyses, la présence d'allergènes et de substances toxiques pour l'environnement dans plusieurs produits certifiés Ecocert, .

Cleanright

Cleanright est le nouveau nom du logo bleu Sustainable Cleaning, mis au point en 2005 par l'Association française des industries de la détergence, de l'entretien et des produits d'hygiène industrielle (Afise) et son homologue européen, l'Association internationale des savons, détergents et produits d'entretien (AISE). Autant dire qu'il n'est pas neutre, les entreprises n'étant tenues que de s'engager sur l'honneur à respecter la charte du nettoyage durable qu'elles ont elles-mêmes établie.

Le même logo bleu mais entouré de vert a fait son apparition en 2020 : il est censé labelliser les produits les plus écologiques (matières premières, emballages, émissions de CO_2, etc.), mais, là encore, ce sont les fabricants qui ont écrit leurs propres règles. Ceux qui progressent vraiment dans cette voix affichent l'Écolabel européen.

Il n'y a pas que les labels…

▶ On aimerait pouvoir se fier aveuglément aux labels, mais ce n'est pas si simple…

- D'une part, ce n'est pas parce qu'un produit n'est pas labellisé qu'il est bon à jeter. Parfois, le fabricant, en particulier lorsqu'il s'agit de produits artisanaux, n'a tout simplement pas les fonds nécessaires pour payer le processus de labellisation.
- D'autre part, l'étiquetage figurant sur les emballages étant pour le moins lacunaire et les cahiers des charges des labels très disparates (quand ils ne relèvent pas du simple marketing), n'hésitez pas à consulter l'application gratuite *QuelProduit* de l'UFC-Que Choisir, qui peut vous renseigner sur la toxicité sanitaire et environnementale des produits (voir aussi encadré p. 156).

Lessives et assouplissants

Produits d'utilisation ultracourante, les lessives et les assouplissants (ou adoucissants) sont le royaume de la chimie. Une multitude de substances les composent. Et beaucoup se révèlent nocives, tant pour la santé humaine que pour l'environnement.

Les lessives : un concentré de substances chimiques

Selon une étude de l'Agence de la transition écologique (Ademe) en 2018, chaque foyer français effectue en moyenne 3,5 cycles de lavage de son linge par semaine. Une bonne raison de se pencher sur ce que renferment ces produits qu'on appelle lessives.

Qu'est-ce qu'une lessive ?

Une lessive est un composé de substances destinées à faciliter la pénétration de l'eau au sein des tissus et le fractionnement des salissures insolubles.

Ses principaux composants sont les suivants :
- des tensioactifs (agents lavants), qui favorisent l'émulsion (à l'aide d'émulsifiants) et dispersent les graisses dans l'eau, qui les élimine ;
- des enzymes ou composés protéiniques qui interviennent dans le processus de digestion des dépôts d'origine organique et des solvants ;
- des conservateurs dans les lessives liquides ;
- de nombreuses substances parfumantes (le plus souvent) ;
- parfois, des agents de blanchiment (voir plus loin).

Il existe trois formes de lessive : les liquides, très majoritaires sur le marché, les capsules (autour de 25 %) et les poudres (autour de 10 %). Un point commun concernant notre santé ? La présence d'allergènes notoires. Seule bonne nouvelle : toutes les lessives ne se valent pas sur ce point.

Une efficacité variable

Si les lessives liquides ont le vent en poupe, tous les tests *Que Choisir* montrent qu'elles sont nettement moins efficaces que les poudres, et même que les capsules. Détail :

Rien de tel qu'une lessive en poudre pour supprimer les taches. Notamment les plus résistantes : boue, herbe, sang, jus de fruits, tomate, moutarde, café, thé sont beaucoup mieux éliminés. Par ailleurs, les poudres conservent l'éclat du blanc, en raison de la présence d'agents de blanchiment. Revers de la médaille : ces mêmes agents affadissent les couleurs.

Les capsules sont de plus en plus prisées, en raison de leur format compact et de leur facilité d'utilisation. Mais elles détachent moins bien que les poudres, même si elles préservent mieux les couleurs.

Les lessives liquides tiennent quant à elles le bas du tableau en matière d'élimination des taches et d'éclat du blanc : l'absence d'agents blanchissants ne permet pas de contrer la grisaille qui s'installe au fil des lavages.

Notre conseil : une lessive en poudre est à privilégier pour les teintes claires et les taches tenaces, et une lessive liquide ou des capsules pour préserver les couleurs vives.

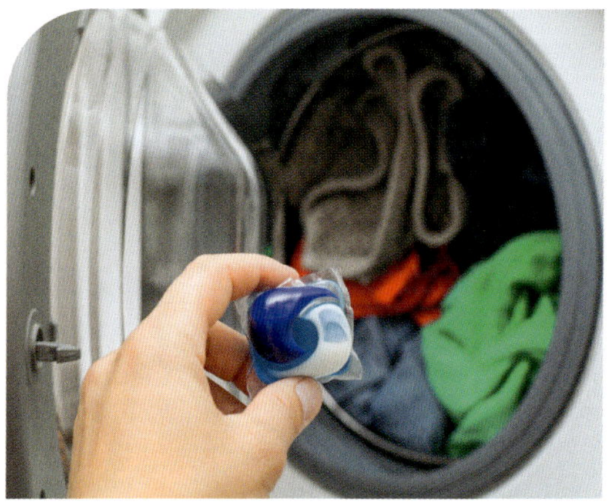

Des plaies pour l'environnement !

▶ Toute cette chimie n'est pas neutre pour l'environnement. Certains des composants des lessives présentent une toxicité chronique sur les milieux et organismes aquatiques. Et même si la dose d'éléments nocifs est faible à chaque lavage, plusieurs millions de lave-linge tournent tous les jours dans le monde, rejetant dans l'environnement des quantités de produits non négligeables et polluant ainsi les ressources en eau.
Sont notamment concernés :
- des parfums tels que le coumarin, l'hexyl cinnamal ou le limonene (voir plus loin et p. 159) ;
- les conservateurs de la famille des isothiazolinones (voir p. 163) ;
- les azurants optiques (des agents de blanchiment) ;
- les phosphonates (voir p. 162).

Les risques sanitaires liés aux parfums

Les fabricants de lessives adorent les parfums, qui distinguent un produit d'un autre (même de façon infime) et séduisent le chaland, à grand renfort de publicité. Or ces parfums, ajoutés aux compositions alors qu'ils ne servent à rien dans le processus de lavage à proprement parler, sont potentiellement allergisants. On les trouve en quantités importantes dans les lessives liquides et en capsules, où on peut en compter jusqu'à huit différents, voire plus !

La réglementation européenne impose aux fabricants de détergents de mentionner sur leurs emballages tout parfum qui figure sur la liste des 26 substances odorantes classées comme allergènes (voir encadré p. 90) – dont 14 sont des « allergènes fréquents », parmi lesquels le coumarin, le linalool, le limonene et l'hexyl cinnamal, que de récents tests *Que Choisir* ont décelés dans plusieurs références.

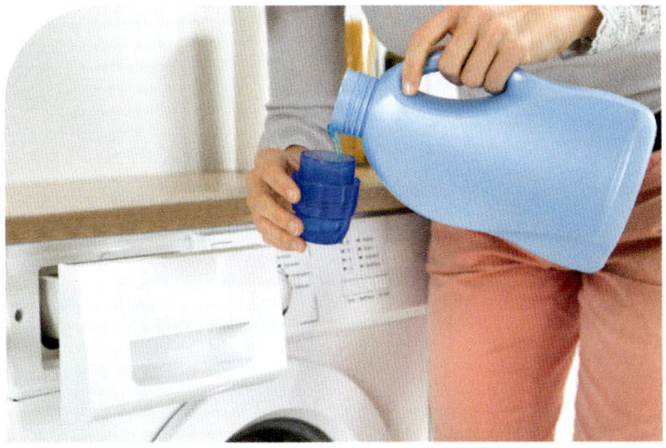

Nuance qui a son importance : si ces allergènes sont obligatoirement mentionnés dans la liste des ingrédients, c'est uniquement au-delà d'un seuil de 100 mg/kg, soit une concentration de 0,01 %. Or, même en deçà de cette limite, ils peuvent provoquer des réactions allergiques chez les personnes sensibles – d'autant que le seuil de déclenchement d'une réaction allergique est différent d'un allergène à l'autre (voir aussi p. 172).

Par ailleurs, certains parfums sont également toxiques pour la reproduction et suspectés d'être des perturbateurs endocriniens : le lilial et le butylphenyl methylproponial, par exemple (voir tableau p. 89).

À noter : ces substances allergisantes peuvent être tout aussi bien chimiques que naturelles. Une mention telle que « parfum d'origine naturelle » ne préserve donc pas des risques.

Les risques sanitaires liés aux conservateurs

Les conservateurs sont une autre source importante d'allergies. Si les poudres, qui ne recèlent pas d'eau, et les capsules, qui sont très concentrées, n'en comportent pas, les lessives liquides en regorgent : ils stabilisent leur formulation aqueuse et empêchent la prolifération microbienne.

Comme les parfums, les conservateurs font l'objet d'une obligation d'étiquetage dans les listes d'ingrédients. À une différence notable près : ils doivent être mentionnés quelle que soit leur concentration dans les formules.

Les principaux ennemis sont de la famille des isothiazolinones, notamment les redoutables methylisothiazolinone (MIT) et methylchloroisothiazolinone (MCIT), des substituts des parabens devenus la bête noire des dermatologues et des allergologues, et la benzisothiazolinone (BIT). De manière générale, évitez les produits contenant des ingrédients aux noms se terminant par « isothiazolinone » (voir aussi encadré p. 169).

À noter : l'utilisation de la MIT impose d'afficher la mention « peut produire une réaction allergique » sur l'emballage si l'article en contient plus de 0,00015 % (soit 1,5 mg/kg). Malgré cela, ce conservateur continue d'être trop présent, comme l'ont prouvé de récents tests *Que Choisir*. Par ailleurs, cette limite ne concerne pas les autres conservateurs de la famille des isothiazolinones.

Quels effets ?

La lessive est éliminée au rinçage, il n'y a donc pas de risque d'être exposé à ces composants allergènes ? Erreur : les lave-linge ne rincent pas si bien que ça. Des résidus subsistent toujours, et le contact prolongé de la peau avec les vêtements ou le linge de lit favorise les réactions. Irritants, parfums et conservateurs peuvent, chez les personnes prédisposées, être à l'origine de manifestations cutanées (eczéma de contact) et respiratoires, voire oculaires.

Choisir un produit labellisé ?

L'Écolabel européen (voir aussi p. 166) interdit certaines substances dangereuses et limite la présence d'autres. Il diminue donc l'impact environnemental des lessives, notamment sur les écosystèmes aquatiques. Par ailleurs, les parfums allergisants sont pris en compte même quand leur concentration est inférieure à 0,01 %, seuil fixé pour l'obligation d'étiquetage sur l'emballage, ce qui réduit le risque sanitaire. Un tel cadre suffit à protéger la plupart des consommateurs, mais se révèle insuffisant pour les personnes sensibilisées, qui peuvent réagir en deçà de ces teneurs.

Les assouplissants : c'est pire !

Rendre le linge plus doux, plus souple, est la raison d'être de ces produits. Or non seulement leur utilité est plus que discutable, mais ce sont, eux aussi, des concentrés de substances indésirables.

Une utilité très relative

L'eau du robinet est dite « dure » quand elle recèle une grande quantité de calcium et de magnésium – deux minéraux au demeurant excellents pour la santé humaine, mais qui font le linge rêche, surtout s'il est lavé à 60 °C. Un assouplissant est alors censé lui redonner du moelleux. Cela dit :

Si l'eau distribuée par la commune est douce (voir p. 160), l'assouplissant n'a aucune utilité.

S'il est efficace sur le coton, le lin, le chanvre, un assouplissant ne sert à rien sur du synthétique, qui ne devient jamais rêche au lavage.

Par ailleurs, il faut savoir que l'adoucissement du linge réduit son pouvoir absorbant. Autrement dit, un torchon ou une serviette de toilette essuient mieux s'ils ne sont pas adoucis ; de même, les vêtements de sport absorbent mieux la transpiration sans assouplissant.

Un mélange détonant

Ces produits affichent de jolies frimousses de bébés sur l'étiquette, avec force fleurs évoquant la nature... Cela ne les empêche pas, pour la plupart d'entre eux (14 références sur 18 lors d'un récent test *Que Choisir*), de contenir des allergènes.

En cause, une fois de plus, les parfums (quasi omniprésents). D'autant qu'est souvent annoncé un parfum « longue durée » – ce qui rime avec concentration renforcée d'allergènes. Or, même à faible dose, les 26 substances les plus redoutables (voir p.169) peuvent déclencher une réaction chez les personnes sensibles.

Les mêmes conservateurs que dans les lessives peuvent également aggraver les choses (MIT, MCIT, BIT, etc., voir plus haut).

La présence d'allergènes est d'autant plus préoccupante qu'un assouplissant intervient durant le dernier cycle de rinçage. Il imprègne donc le linge et y persiste. Chacun s'y trouve ainsi plus particulièrement exposé via les vêtements et le linge de maison.

Ne vous fiez pas aux mentions « peaux sensibles » et autres « testé dermatologiquement ». Elles ne garantissent aucunement l'absence d'allergènes : sur 8 assouplissants affichant de telles allégations, *Que Choisir* en a ainsi trouvé 5 qui contenaient au moins un parfum ou un conservateur allergisant.

Un bilan environnemental peu reluisant

Un assouplissant est composé d'au moins 85 % d'eau et de 10 à 15 % de tensioactifs spécifiques qui se déposent sur les fibres afin de les assouplir. Or ces derniers sont généralement issus de la transformation chimique d'huile de palme, dont, selon une étude du CNRS, ils consommeraient des millions de tonnes par an. Et l'on connaît les effets délétères de la culture du palmier à huile (voir p. 26)...

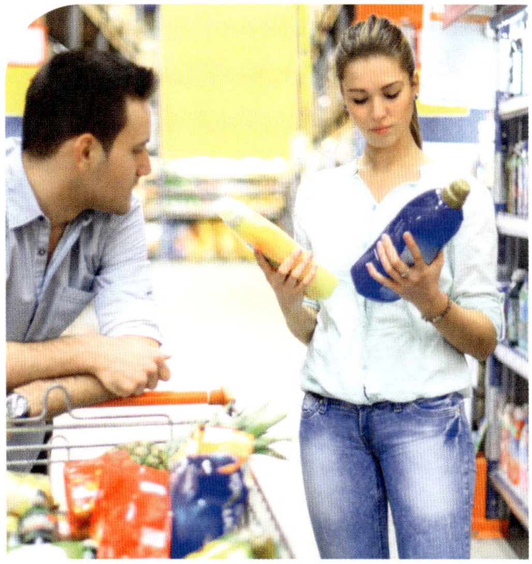

Les bons gestes pour réduire les risques

Quelques règles simples permettront, sinon d'éliminer, du moins de grandement limiter les risques.

Soyez sélectif à l'achat

Commencez par vérifier sur l'étiquette la présence (ou non) des substances les plus dangereuses (parfums allergènes et conservateurs), qui doivent obligatoirement y figurer (voir p. 169). Ensuite :

D'une manière générale, évitez les parfums, qui n'ont guère d'utilité.

Préférez les produits sans conservateurs (les lessives en poudre ou en capsules en sont exemptes). Vous pouvez aussi consulter l'application gratuite *QuelProduit* de l'UFC-Que Choisir, qui pourra vous renseigner sur la composition des lessives et des assouplissants.

Optimisez le lavage

Quelques conseils peuvent vous être utiles :

Le surdosage accroît le risque d'allergie sans améliorer les performances des produits. Un test *Que Choisir* a ainsi montré qu'avec le doublement de la dose prescrite pour du coton blanc à 40 °C, l'effet est négligeable. La performance au rinçage, en revanche, se dégrade très fortement.

Ne remplissez pas non plus à l'excès le tambour de votre machine : le rinçage risquerait d'en pâtir, et avec lui l'élimination des résidus de lessive.

La plupart des cycles se font à 30 ou 40 °C – à raison (c'est plus économique et plus respectueux du linge). Or les basses températures favorisent les dépôts, ce qui a un impact sur l'efficacité du lave-linge (et donc du rinçage, notamment). Pour de meilleurs résultats, n'hésitez pas à faire tourner le lave-linge à 60 °C une fois de temps en temps, de façon à assurer la parfaite dissolution de la lessive ainsi que l'élimination des résidus.

Les allergènes

Selon l'Organisation mondiale de la santé (OMS), en 2050, une personne sur deux sera allergique. Qu'elle soit alimentaire, cutanée, respiratoire… l'allergie serait ainsi la quatrième maladie chronique à l'échelle de la planète. Un fléau alimenté par nos modes de vie.

Allergique, mais encore ?

L'allergie est une pathologie multifactorielle que l'OMS a intégrée en 2019 dans sa Classification internationale des maladies (Cim), classification qui sert de base pour établir les tendances et les statistiques sanitaires partout dans le monde, en fournissant un langage commun aux professionnels de santé sur toute la planète.

Un mode opératoire bien connu

Les allergies sont la conséquence d'un dérèglement du système immunitaire. Face à un agent extérieur à l'organisme, normalement toléré chez une majorité de personnes, le sujet allergique développe une réaction immunologique disproportionnée.

- Quand l'agent allergène est en contact avec les immunoglobulines IgE de l'organisme, celles-ci vont déclencher des réactions de tout le système immunitaire, et notamment la sécrétion de facteurs inflammatoires.
- Il arrive également que les lymphocytes T (des globules blancs) soient à l'origine de l'allergie.
- Dans les deux cas, cela se traduit par diverses réactions, en fonction des personnes (prédisposées ou non, avec ou sans addiction, etc., voir plus loin) et des agents allergiques.

De plus en plus d'allergiques

Selon l'OMS, un quart, voire un tiers de la population mondiale est actuellement touchée par l'allergie.

- Les pays industrialisés sont les principaux concernés, en particulier dans les zones urbaines.
- L'OMS évalue par exemple à plus de 239 millions le nombre de personnes souffrant d'asthme. C'est aussi l'affection chronique la plus fréquente chez l'enfant de plus de 3 ans.
- En France, les cas d'allergie ont doublé en vingt ans : 25 à 30 % de la population serait allergique, soit entre 16 et 20 millions de personnes, dont de plus en plus d'enfants et d'adolescents.

En cause : le changement de nos modes de vie

Si l'on ne connaît pas de gène de l'allergie, il existe un terrain génétique, l'atopie, en grande partie héréditaire. On estime ainsi qu'un enfant a 15 % de risque de développer une allergie respiratoire ou cutanée si aucun de ses parents n'est allergique, mais 30 % si un parent l'est, 60 % si les deux le sont. Cependant, le bond du nombre d'allergiques ne peut s'expliquer uniquement par une modification de notre ADN, lente et aléatoire.

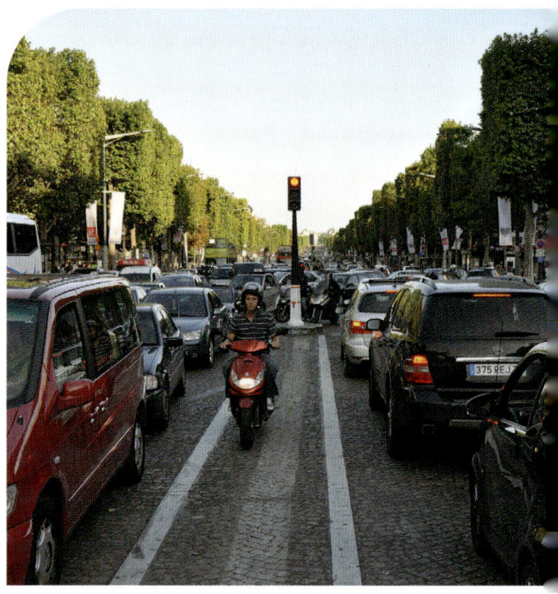

Les chercheurs penchent plutôt pour l'évolution de notre environnement :

- avec un parc automobile en constante augmentation dans le monde, les émissions de particules fines ont explosé. En provoquant une inflammation des bronches, elles favorisent la pénétration des allergènes dans l'organisme ;
- le réchauffement climatique entraîne une saison pollinique plus précoce et plus longue, ce qui multiplie le risque d'allergie ;
- plusieurs études suggèrent que l'amélioration des conditions d'hygiène pourrait contribuer à accroître la fréquence des allergies. Mais la question reste très débattue.

D'autres facteurs interviennent, qui relèvent de nos modes de vie : le tabagisme, l'alcool ou l'obésité favorisent ainsi la survenue d'asthme sévère, dit « exacerbateur ».

Des substances et des effets variés

Le terme « allergène » recouvre une grande variété de substances, qui peuvent en outre, on l'a dit, provoquer des réactions diverses et plus ou moins aiguës selon les individus.

Un ennemi multiforme

Chaque jour, notre corps est exposé à de nombreux composants. Certains vont plus souvent faire réagir notre système immunitaire :

Les acariens – Ces arachnides seraient à l'origine de 75 % des allergies respiratoires, qui sont les plus fréquentes. On trouve ces minuscules animaux dans les environnements chauds et humides, principalement dans la literie.

Les moisissures – Elles s'installent dans les intérieurs humides et mal ventilés – généralement sous forme de points ou de taches verdâtres ou noirâtres, mais elles peuvent être invisibles, cachées derrière un papier peint, une plinthe, un meuble… Selon l'Observatoire de la qualité de l'air intérieur (Oqai), 15 % de nos habitations seraient touchées par des champignons microscopiques déclencheurs d'allergies respiratoires.

Les animaux – Près de 3 % des Français font une réaction allergique à la suite d'une piqûre d'hyménoptère (guêpe, abeille…). Ils seraient autant à être sensibles à leurs animaux domestiques (chats, chiens, rongeurs, oiseaux…).

Les pollens – Sont principalement en cause les arbres au printemps (charme, bouleau, cyprès, olivier, noisetier, chêne, frêne…), les herbacées (armoise, ambroisie…) de mars à septembre, les graminées (blé, seigle, orge, avoine…) en été. Certaines plantes d'intérieur diffusent aussi des pollens allergènes (le ficus, notamment) et peuvent provoquer des eczémas de contact (lierre, géranium…).

Les aliments – Tous les aliments ont un potentiel allergène, mais certains d'entre eux se montrent plus récurrents dans les réactions observées (voir encadré p. 175).

Les médicaments – Les principales substances incriminées sont des antibiotiques, en particulier les béta-lactamines (pénicillines et céphalosporines). Les anti-inflammatoires non stéroïdiens (type ibuprofène), et les curares ou les myorelaxants utilisés en anesthésie générale peuvent également générer des réactions allergiques.

Certains composants des nettoyants ménagers (voir p. 174) ou les cosmétiques (voir p. 90 et p. 175) peuvent se révéler singulièrement irritants.

> **Attention aux colorations capillaires permanentes**
>
> La plus grande prudence s'impose au moment du choix d'une coloration permanente. Les réactions cutanées de type plaques rouges et gonflement du visage ne sont pas rares, en effet. En cause, diverses substances hautement allergisantes (paraphenylenediamine, toluène, resorcinol…) utilisées pour foncer la couleur, par exemple, ou accélérer l'oxydation, etc. (voir p. 136).

Que penser des produits ménagers hypoallergéniques ?

Une lessive hypoallergénique est-elle sécurisante pour un allergique ? Pas sûr. Cette mention, portée par le fabricant sur l'emballage, signifie simplement que la formulation réduit les risques d'allergie. La mention « anti-allergènes » sous-tend pour sa part que la marque a proscrit certains allergènes, mais pas forcément tous. Quant aux allégations « peaux sensibles » et « peaux délicates », elles signalent seulement que le produit a été testé sur des volontaires ayant déclaré avoir une peau sensible...

La limite des mentions de ce genre est que chaque fabricant instaure son propre protocole et n'est pas soumis à un cahier des charges établi par une autorité sanitaire.

Les manifestations

Les manifestations allergiques sont très diverses, selon les personnes, l'allergène et la concentration de ce dernier.

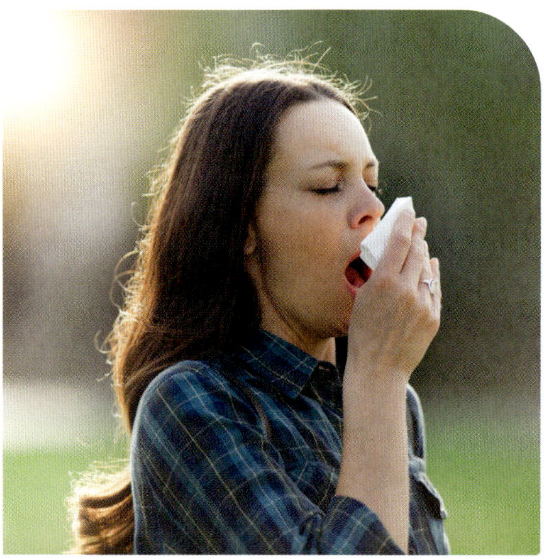

Les allergies respiratoires sont de loin les plus fréquentes. Mais les symptômes peuvent aussi être cutanés (eczéma, urticaire), digestifs (vomissements, reflux gastrique), oculaires (conjonctivite) ou cardio-vasculaires (arythmie, pouls faible).

Dans les situations les plus graves, la personne allergique développe un malaise général avec une multitude de symptômes simultanés, dans les cinq à vingt minutes après l'exposition à l'allergène. C'est l'anaphylaxie, ou choc anaphylactique. La prise en charge doit être immédiate, car le pronostic vital peut être engagé. On estime que des réactions allergiques entraînent la mort de 50 à 80 personnes chaque année en France.

Traquer les allergènes chez soi

Nos lieux de vie regorgent d'agents allergènes, avec lesquels nous sommes en contact au quotidien. Mieux isolés, les logements renouvellent moins l'air, favorisant la concentration des vecteurs concernés : acariens, moisissures, substances irritantes en tout genre... D'où l'intérêt d'aérer quotidiennement et de limiter les risques autant que possible.

Les allergènes dans les produits chimiques

Nettoyants pour le sol, l'évier, la vaisselle, le linge, produits de bricolage (peintures, colles, etc.)... Pour les personnes sensibles, l'utilisation de tels produits peut s'accompagner de rougeurs, de gonflements, de démangeaisons et de problèmes respiratoires.

Nombre de détergents recèlent des conservateurs de la famille des isothiazolinones – methylisothiazolinone (MIT), methylchloroisothiazolinone (MCIT), benzisothiazolinone (BIT), octylisothiazolinone (OIT) –, connues pour leur fort potentiel allergisant (voir p. 156), ainsi que des parfums également allergisants (voir encadré p. 90). La présence de 26 d'entre eux est obligatoirement mentionnée sur l'étiquette. Optez donc pour des détergents qui en sont dépourvus.

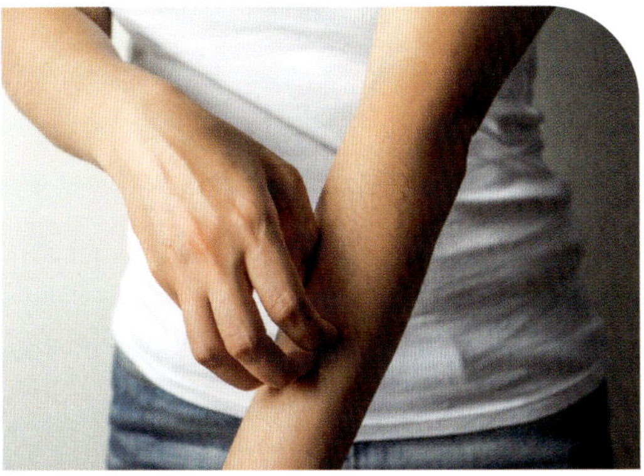

Même chose pour les lessives et les assouplissants : les textiles mal rincés peuvent contenir des résidus de conservateurs et de parfums allergisants, qui seront en contact direct avec la peau (voir p. 170).

Les produits de bricolage tels que les peintures (voir p. 184), les colles (voir p. 198), les solvants (voir p. 194), etc., peuvent eux aussi contenir des substances susceptibles de provoquer des réactions cutanées et respiratoires.

Les allergènes dans les cosmétiques

Les personnes allergiques doivent être particulièrement vigilantes dans leur choix de produits cosmétiques, ces derniers pouvant contenir des molécules irritantes (voir p. 88).

Si la MIT et la MCIT sont interdites en mélange depuis 2016, et la MIT quand elle est seule depuis 2017 dans les produits non rincés (crèmes, par exemple), d'autres isothiazolinones sont fréquentes dans les cosmétiques. Elles sont irritantes et allergisantes (voir encadré p. 88 et p. 90).

Les principaux allergènes restent cependant les substances parfumantes, deuxième cause de dermatite de contact en France. Parmi elles, le Comité scientifique pour la sécurité des consommateurs (CSSC) de la Commission européenne a identifié 82 allergènes de contact. Les 26 molécules les plus à risque font l'objet d'un étiquetage obligatoire au-delà d'une certaine concentration (voir p. 90).

Comme pour les produits chimiques (voir encadré p. 174), les allégations « peaux sensibles » et autres du même genre sont peu fiables (voir p. 119).

Les allergènes alimentaires

En France, les allergies alimentaires toucheraient environ 4 % des adultes et 8 % des enfants. Les symptômes – rhinite, troubles digestifs, urticaire, voire, dans les cas les plus graves, choc anaphylactique – se déclarent entre quelques minutes et deux heures après l'ingestion de l'allergène.

Certains aliments sont de potentiels allergènes notoires (voir ci-dessous), mais tout ce que nous consommons est susceptible de provoquer une allergie. Par ailleurs, on peut devenir soudainement allergique à un aliment sans avoir développé la moindre intolérance auparavant.

Chez les enfants jusqu'à 5 mois, le lait est presque toujours en cause. Par la suite, 75 % des allergies seraient dues à six aliments : le lait, l'œuf, l'arachide, le blé, les fruits à coque et le poisson.

Chez l'adulte, on trouve aussi des produits animaux (œufs, lait, poissons, crustacés), mais beaucoup d'allergies sont causées par les rosacées (abricot, cerise, pêche, poire, pomme…), les aliments du « groupe latex » (avocat, banane, fruit de la Passion, kiwi, châtaigne…), les fruits à coque et l'arachide.

Les étiquettes alimentaires à la loupe

Depuis 2015, que la fabrication du produit alimentaire soit artisanale ou industrielle, la présence éventuelle de 14 allergènes doit être signalée sur l'étiquette. Il s'agit de l'anhydride sulfureux et des sulfites (dans vin, bière, cornichons…), des arachides, du céleri, des céréales contenant du gluten (avoine, blé, orge, seigle…), des crustacés, des fruits à coque (amande, noisette, noix…), du lait de vache, du lupin, des mollusques, de la moutarde, de l'œuf, des poissons, du sésame (huile et graines), du soja. En effet, ces aliments sont responsables de la majorité des chocs anaphylactiques causés par un allergène alimentaire.

Parfums et désodorisants

Rien de plus compréhensible que de vouloir assainir l'air ou éliminer les mauvaises odeurs. Pourtant, les moyens d'y parvenir – parfums d'ambiance traditionnels (encens et bougies, papier d'Arménie) ou pulvérisateurs modernes – ajoutent à la pollution de nos logements.

Pourquoi s'en défier ?

Odeurs de tabac, de nourriture, d'humidité… Il est tentant d'avoir recours aux parfums d'ambiance et autres désodorisants pour « rafraîchir » l'atmosphère de nos intérieurs. Mauvaise idée !

Des raisons de s'inquiéter

La nocivité de ces produits est entérinée par de multiples études sérieusement étayées.

- En mars 2020, un avis de l'Agence nationale de sécurité sanitaire de l'alimentation, de l'environnement et du travail (Anses) rappelle ainsi que toutes les préparations revendiquant des propriétés parfumantes, assainissantes ou désodorisantes (naturelles ou industrielles) sont à l'origine d'émissions de composés organiques volatils (COV) dans l'air intérieur. Or ces particules, qui pénètrent profondément dans les poumons, où elles s'accumulent, peuvent provoquer, ou aggraver, des allergies respiratoires, de l'asthme, des irritations diverses. Certaines sont même cancérogènes.
- L'Association Asthme et Allergies a par ailleurs appelé, dans un communiqué d'avril 2020, les personnes allergiques et/ou asthmatiques à proscrire tous ces produits.

Un seul conseil…

Les bannir ! Même si des odeurs désagréables vous gênent, ne succombez pas aux promesses promotionnelles… Aérez, tout simplement !

Les parfums à brûler

Les encens et les bougies parfumées apportent dans nos logements une ambiance relaxante… accompagnée d'une bonne dose de polluants.

L'encens

Comme l'ont montré des tests *Que Choisir,* constatations confirmées par l'Agence française de la transition écologique (Ademe), la combustion d'encens génère une émission significative de polluants très préoccupants et de particules fines. Sont principalement en cause les éléments suivants :

- Le benzène, classé cancérogène certain par le Centre international de recherche sur le cancer (Circ), est responsable de leucémies et de lymphomes, et neurotoxique. On le suspecte aussi d'être à l'origine de certaines anomalies génétiques.
- Le formaldéhyde, COV classé cancérogène certain lui aussi, est particulièrement toxique. Irritant pour les yeux et les voies respiratoires supérieures, même à faible dose, il est susceptible de déclencher des crises d'asthme.
- Le styrène, classé cancérogène probable, est également suspecté d'être un perturbateur endocrinien.
- L'acétaldéhyde, classé cancérogène possible, est irritant et suspecté d'être mutagène.
- Le toluène est un puissant irritant des yeux et des voies respiratoires.
- L'acroléine, un puissant irritant également, agit même à très faible dose.

Les bougies

Elles émettent moins de COV (formaldéhyde, acroléine…) que les encens (encore trop, cependant, pour des substances aussi préoccupantes), mais génèrent plus de particules fines. Microscopiques, celles-ci ne sont pas filtrées par le nez ou la gorge et peuvent pénétrer dans les voies respiratoires profondes de l'organisme, jusqu'aux alvéoles pulmonaires, où elles sont susceptibles de dommages majeurs (irritation, asthme et, sur le long terme, maladies cardiovasculaires et cancer).

Le papier d'Arménie

Constitué de lamelles parfumées à la résine de benjoin, il est nimbé d'une aura de naturel et d'innocuité. Des tests *Que Choisir* ont pourtant montré que sa combustion émettait certes moins de benzène et de formaldéhyde que les encens, mais produisait des quantités importantes d'autres éléments nocifs : une seule lamelle relargue ainsi 8 µg/m^3 d'acroléine, alors qu'il est conseillé dans un logement de ne pas dépasser les 6,9 µg/m^3 !

Les désodorisants et assainissants en aérosol et en spray

Ces produits ajoutent aussi des polluants dans notre intérieur, même ceux qui promettent de « purifier » ou d'« assainir » l'atmosphère. Un comble...

Des contenants en question

Certains pulvérisateurs présentent l'inconvénient de produire des terpènes – souvent du limonene ou du linalool. Allergènes reconnus, ceux-ci présentent en outre l'inconvénient de réagir au contact de l'ozone de l'air pour former du formaldéhyde.

Des contenus peu recommandables

Les désodorisants sont parmi les produits ménagers émettant le plus de COV. Et la diffusion en aérosol (pulvérisation en continu durant la pression) ou en diffuseur aggrave encore le phénomène. Les sprays, qui relâchent une dose limitée à chaque pression, génèrent moins de pollution que ces derniers.

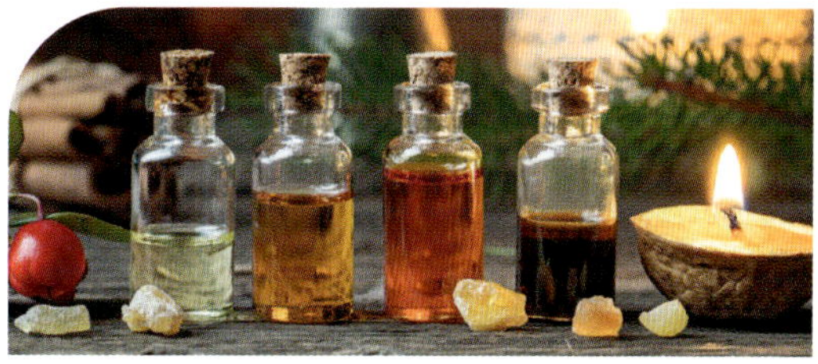

Les huiles essentielles : tout aussi toxiques

Utilisées en spray ou en diffuseur, les huiles essentielles, dont l'origine naturelle est tant vantée par les fabricants, sont pourtant à l'origine de nombreux effets indésirables : irritation des yeux, de la gorge, du nez, toux, difficultés respiratoires...

Un cocktail redoutable

Elles contiennent des allergènes puissants (limonene, citral, coumarine...), qui réagissent aussi avec l'ozone de l'air pour former du formaldéhyde. Par ailleurs, certains sprays comportent une multitude d'huiles essentielles différentes. Or les interactions entre ces substances sont encore mal évaluées (voir aussi p. 140).

Que valent les appareils purificateurs d'air ?

La revue allemande *Stiftung Warentest* a testé plusieurs purificateurs d'air sur trois polluants : les pollens, le formaldéhyde et la fumée de cigarette. Résultats : si les appareils sont efficaces à 90 % pour éliminer des pollens dans une pièce de 16 m^2, ils sont beaucoup moins probants pour éliminer le formaldéhyde (45 % au maximum). Contre la cigarette, les purificateurs s'en sortent mieux, mais les filtres doivent être changés fréquemment. Vu le prix de ces derniers (jusqu'à plus de 100 €), ce n'est pas une bonne nouvelle.

Les insecticides d'intérieur

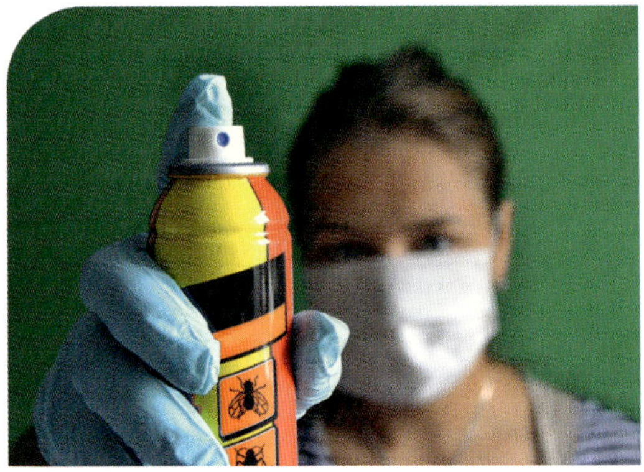

Mouches, fourmis, cafards, poux, acariens, parasites de nos animaux domestiques... Pour les empêcher d'envahir nos intérieurs, il est tentant d'utiliser des produits puissants. Malheureusement, ces derniers ne s'attaquent pas aux seuls indésirables.

Des substances à risque

Pour lutter contre les invasions d'insectes volants ou rampants et autres parasites, nous sommes nombreux à recourir aux biocides, appelés pesticides ou produits phytosanitaires quand ils sont utilisés en agriculture (voir p. 58).

Des molécules puissantes et résistantes

Curiosité : certains produits ont été interdits en agriculture en raison de leur dangerosité pour la santé humaine et l'environnement, mais restent autorisés pour l'usage domestique. Ce qui explique que ces substances nocives soient très répandues dans nos intérieurs.

- Selon l'Observatoire de la qualité de l'air intérieur (Oqai), la quasi-totalité de nos logements sont contaminés notamment par la perméthrine, un composé de la famille des pyréthrinoïdes (voir plus loin). Cette dernière étant proscrite en agriculture depuis presque vingt ans, la contamination est donc due à une utilisation domestique de cette molécule.
- Plus largement, l'Atmo (Fédération des associations de surveillance de la qualité de l'air) Nord-Pas-de-Calais a mesuré la teneur en pesticides de 20 logements d'agriculteurs. Or la majorité des molécules retrouvées provenaient de biocides domestiques (antipuces, antifourmis, traitement du bois) et non des produits utilisés dans les champs.

Un risque omniprésent...

Les insecticides sont présentés sous différentes formes : aérosols, sprays, diffuseurs électriques, aux conséquences variées.

- Diffusés dans l'air ambiant, les composés toxiques sont respirés par les habitants et sont donc susceptibles de pénétrer profondément dans les voies respiratoires.
- Une fois déposées sur les meubles et les sols, ces substances restent dangereuses, notamment pour les plus petits, qui jouent beaucoup au sol et peuvent les ingérer. Même chose pour les antiparasitaires, qui subsistent sur les poils des chiens et des chats, et peuvent provoquer des réactions par contact ou inhalation chez les enfants qui jouent ou s'endorment avec eux.

... jusqu'au bout

Selon l'Agence nationale de sécurité sanitaire de l'alimentation, de l'environnement et du travail (Anses), 60 % des ménages jettent les biocides à la poubelle, parfois après en avoir vidé le contenu dans l'évier. Mais ces produits toxiques pour la santé et la nature doivent être déposés en déchetterie ou dans un lieu dédié par la commune. On ne peut que regretter qu'il n'y ait pas d'obligation de reprise sur les espaces de vente de produits aussi nocifs et polluants.

Les impacts sur la santé

L'enquête Pesti-Home de l'Anses, menée en 2019 auprès de 1 500 ménages français, établit que 75 % d'entre eux utilisent au moins une fois dans l'année un pesticide, et qu'il s'agit dans 84 % des cas d'insecticide. L'étude a également montré que ces produits sont le plus souvent manipulés sans aucun respect des précautions d'usage.

Des produits tout sauf anodins...

On s'en doute, des molécules destinées à tuer des petites bêtes ne sont pas inoffensives. Vous pouvez les repérer sur l'emballage ou le contenant, où l'étiquetage des biocides utilisés est obligatoire.

- Le dimpyltate, interdit en agriculture, et que l'on retrouve dans les colliers antipuces notamment, est classé cancérogène probable par le Centre international de recherche sur le cancer (Circ).
- La grande famille des pyréthrinoïdes, très courante dans les insecticides, les antimites pulvérisés sur tapis et moquettes, et dans les antiparasitaires destinés aux chiens, est aujourd'hui pointée du doigt pour sa dangerosité :

– la perméthrine, la deltaméthrine et la cyperméthrine, dorénavant absentes des traitements antipoux, mais toujours présentes dans les bombes anti-insectes, les produits anticafards, etc., sont des perturbateurs endocriniens ;
– la perméthrine a été interdite en agriculture car elle était, en plus, soupçonnée de causer des cancers chez les agriculteurs. Bien que les doses en usage domestique soient plus faibles, la molécule reste suspecte quant à sa possible cancérogénicité ;
– des chercheurs de l'Inserm et de l'université de Rennes ont également détecté une relation significative entre la présence de pyréthrinoïdes dans les urines d'enfants de 6 ans et la baisse de leurs performances cognitives.

... même après mise au rebut

Ces produits ne doivent en aucune façon rejoindre le réseau de traitement des eaux, qui ne peut pas les éliminer en totalité. Or, relargués dans la nature, les biocides nuisent considérablement aux écosystèmes aquatiques. Par ailleurs, ils participent du développement de l'antibiorésistance chez les bactéries, les virus et champignons.

> **Chats en danger !**
>
> Certains produits insecticides représentent un danger mortel pour les chats, notamment la perméthrine (voir ci-contre). Les félins, ne disposant pas d'une enzyme de détoxification commune aux autres mammifères, ne sont pas en mesure d'éliminer cette molécule. Quelques minutes (secondes pour un chaton) après une exposition, le chat titube, tremble et bave ; sans soins rapides (rinçage à l'eau et au savon, puis visite en urgence chez le vétérinaire), il peut mourir. Veillez à bien les éloigner en cas de traitement sur le chien ou dans la maison. La perméthrine tue aussi poissons et batraciens.

Se débarrasser des indésirables sans danger

Il n'est pas impossible d'éloigner les « nuisibles » sans s'empoisonner... Si la prévention joue un rôle dans certaines limites, il s'agit ensuite de bien choisir ses produits et, surtout, de les utiliser correctement.

Misez sur les mesures préventives

Le meilleur moyen de lutter contre les invasions est de les empêcher d'avoir lieu...

- La plupart des insectes sont en quête de nourriture. Il est donc recommandé de ne pas laisser traîner d'aliments à disposition et de bien nettoyer les surfaces, puis de ranger la nourriture dans des contenants hermétiques. N'oubliez pas les cafetière, cuisinière et autres appareils électroménagers, qui dégagent de la chaleur et attirent notamment les cafards (surtout les parois cachées et abritées).

- Aérez en grand la cuisine et la salle de bains, pour éviter au maximum humidité et condensation, qui « appâtent » les insectes en quête d'eau.
- Prenez soin de fermer fenêtres et portes le soir (autant que possible).

Une fois qu'ils sont là...

L'utilisation d'un biocide peut souvent être évitée, grâce à quelques astuces et accessoires.

- La plupart des insectes n'aiment pas l'air en mouvement (mouches et moustiques en particulier) : un ventilateur les dissuade souvent d'approcher.
- Les sticks à phéromones, qui attirent les mâles (les mouches et les mites notamment) et les engluent, sont plutôt efficaces et ne libèrent pas de substances toxiques.

Le cas des huiles essentielles

Certains sprays, à base de mélange d'huiles essentielles, sont commercialisés pour leurs propriétés assainissantes et acaricides. Bien que naturelles, ces essences peuvent se révéler toxiques.

- Les huiles essentielles peuvent être irritantes pour les yeux et pour les voies respiratoires, et déclencher toux et crises d'asthme. Certaines provoquent également des intolérances ou des allergies cutanées.
- Celles qui sont vendues contre les poux, comme les essences d'arbre à thé et de lavande, sont par ailleurs soupçonnées d'être des perturbateurs endocriniens.

Il est recommandé de ne pas les utiliser sur des enfants de moins de 3 ans, et, par précaution, sur les femmes enceintes ou allaitantes. Qui plus est, lors de récents tests *Que Choisir*, l'huile essentielle d'arbre à thé ne s'est pas montrée très efficace.

- Si l'utilisation de produits biocides est inévitable, veillez à le faire ponctuellement (et non en permanence), puis à aérer en grand et à nettoyer, ensuite, les surfaces et les sols.

Zoom sur les « invisibles »

Moins on les voit, plus on les craint... D'autant qu'ils ne s'éradiquent pas aisément !

Éliminer les poux

Se débarrasser des poux est souvent très difficile... et, une fois encore, il faut bien vérifier l'innocuité du traitement.

- Les produits asphyxiants (dits aussi « étouffeurs ») ont aujourd'hui remplacé les neurotoxiques, auxquels les poux étaient devenus résistants. Ils agissent en obstruant les quatorze orifices respiratoires des poux et en engluant l'opercule des lentes, sans nocivité majeure sur la santé humaine.
- Toutefois, si la plupart des produits sont bien tolérés par la peau, certains ne sont pas exempts d'allergènes ni de perturbateurs endocriniens. La consultation de tests comparatifs peut vous renseigner sur leur efficacité et leur innocuité.

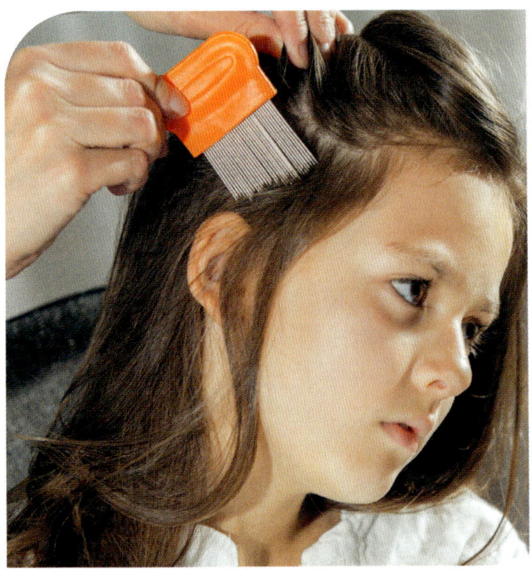

Le secret de la réussite réside aussi dans l'utilisation d'un peigne à poux : peignez soigneusement et longuement la chevelure, de la racine à la pointe, après chaque application, pour assurer notamment l'élimination des lentes. Et même si la notice indique qu'une seule application suffit, répétez au minimum le traitement à dix jours, et de préférence à sept jours puis à quatorze jours.

Venir à bout des punaises de lit

Ce parasite a fait ces dernières années son retour dans nos chambres.

Bien qu'elles ne transmettent pas de maladies, les punaises se nourrissent du sang humain, et leur piqûre démange fortement.

Une réaction rapide, à la détection de la première punaise, peut éviter une infestation : le linge de lit doit être lavé à plus de 60 °C ; et le nettoyage à l'aspirateur, voire à la vapeur à haute température, des recoins comme des tissus d'ameublement peut se révéler utile.

Si l'infestation est déjà bien présente, il est tentant de recourir aux insecticides du commerce. Mais, hormis le fait qu'ils comportent des substances nocives, ils nécessitent plusieurs passages et sont souvent peu efficaces : les punaises semblent avoir développé une résistance aux biocides, notamment les pyréthrinoïdes. N'hésitez pas, là encore, à consulter des tests comparatifs.

Il est donc recommandé de faire au plus vite appel à un professionnel – qui, s'il n'emploie pas de produits moins agressifs, est censé le faire plus efficacement, en respectant un protocole de sécurité. Toutefois, les arnaques sont légion en la matière. Renseignez-vous bien sur l'artisan avant de faire appel à ses services. Plusieurs éléments peuvent vous guider : l'entreprise est adhérente à la Chambre syndicale des industries de désinfection, désinsectisation et dératisation (CS3D), qui a établi une charte des bonnes pratiques ; elle bénéficie de l'agrément Certibiocide, établi par le ministère de la Transition écologique ; elle est certifiée BBP (Bed Bug Protect) par l'Institut national d'étude et de lutte contre la punaise de lit (Inelp), qui assure la formation des professionnels et en propose la liste, en accord avec la CS3D ; elle est certifiée CEPA-EN-16636, standard européen de qualité dans la lutte contre les nuisibles.

Certaines communes, comme Paris, ont mis en place des services spécialisés pour venir en aide aux habitants.

Limiter la prolifération des acariens

Responsables de 75 % des allergies respiratoires, les acariens sont de petits arachnides qui vivent dans nos matelas, nos oreillers et notre linge de lit, nos canapés et nos tapis, où ils se nourrissent de nos débris de peau, d'ongles et de cheveux. Leurs excréments sont à l'origine des réactions allergiques.

Inutile d'employer des insecticides pour s'en débarrasser : les acariens sont devenus résistants à la perméthrine. Ils vivent, de plus, dans les profondeurs des tissus et ne seront donc pas touchés par une pulvérisation en surface.

Heureusement, un nettoyage régulier du linge de lit, mais aussi des oreillers et des couettes, peut limiter l'exposition.

Aérez bien les pièces tous les jours, et limitez la température dans les chambres (les acariens ne sont pas des amateurs de fraîcheur).

Matelas traités à l'insecticide : évitez !

Pour répondre aux attentes des personnes allergiques aux acariens, les industriels incorporent directement dans les matelas, les oreillers et les couettes des produits insecticides tels que la perméthrine. Cependant, l'efficacité (douteuse) de ces traitements s'estompe au bout de quelques mois. Dans ce laps de temps, ils peuvent toutefois provoquer des eczémas de contact ou des allergies respiratoires. Il en va de même pour certains traitements à base de geraniol ou d'huile de neem, qui, bien que naturels, restent irritants pour les voies respiratoires.

Équipement de la maison

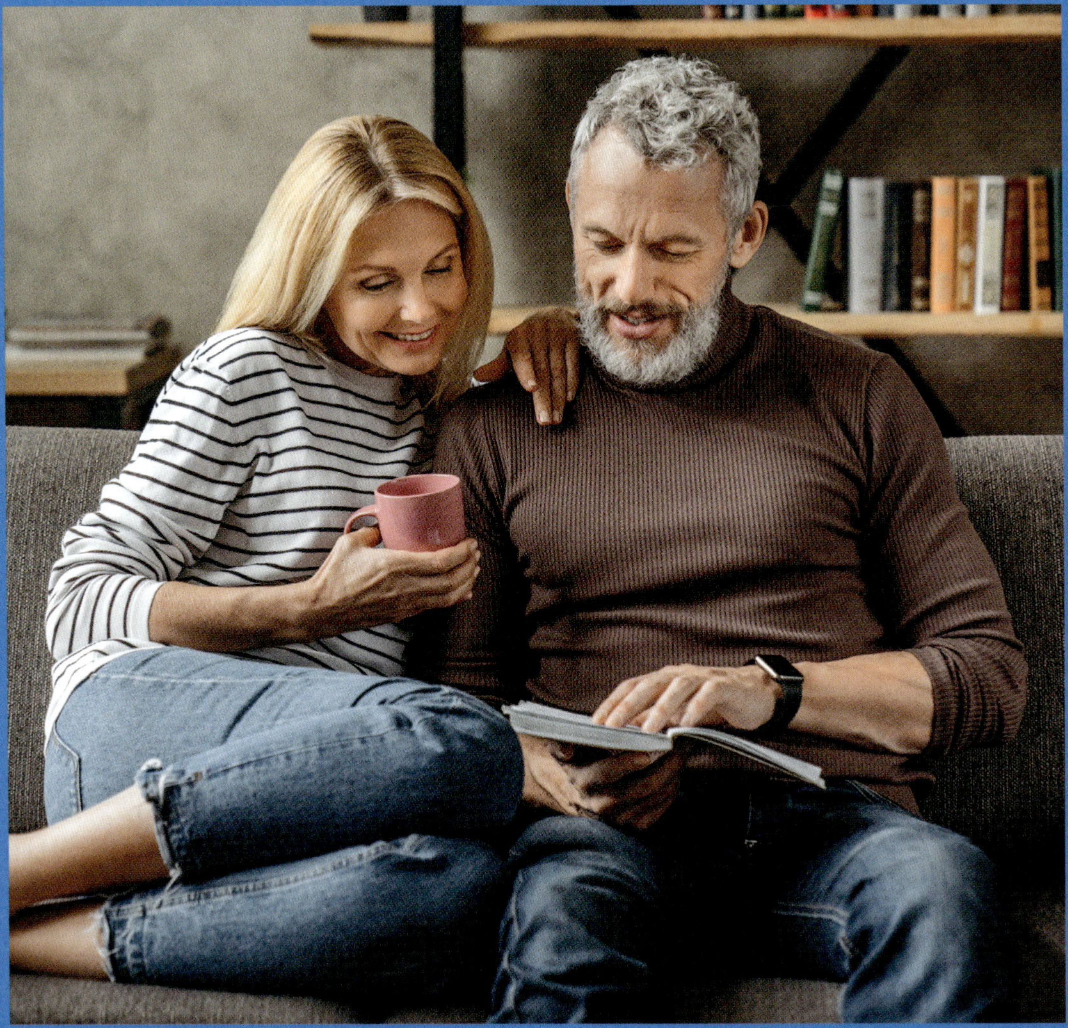

Les peintures

Les peintures sont omniprésentes dans nos domiciles. Or elles peuvent comporter des substances nocives à la fois pour la santé et pour l'environnement. Elles émettent notamment, lors de leur application (et parfois plusieurs semaines après), à des degrés divers, des composés chimiques qui s'évaporent dans l'air ambiant. Avant de sélectionner une peinture, mieux vaut donc s'informer du rapport bénéfice/risque qu'elle présente.

Une toxicité multiforme

Selon les données du ministère de la Santé pour 2019, nous passons 85 % de notre temps dans des espaces clos où nous sommes exposés à des substances toxiques émises dans l'air que nous respirons, en particulier par les matériaux de construction, d'ameublement et de décoration (peintures, revêtements, colles...), par les produits d'entretien, etc. (voir p. 144). Cette pollution peut provoquer une simple gêne passagère (migraines, réactions cutanées...), mais parfois aussi exposer à des risques plus graves (troubles de la reproduction, cancers...). La vigilance s'impose donc au moment du choix.

Une peinture, qu'est-ce que c'est ?

Une peinture est composée des éléments suivants :
– un liant, qui assure la cohésion entre ses différents constituants et permet sa tenue sur le support. Selon les peintures, les liants sont des produits soit naturels (huiles végétales, résines naturelles, colophane...), soit chimiques (résines synthétiques issues de l'industrie pétrochimique). Ces derniers sont les plus inquiétants (voir p. 185) ;
– un solvant (ou diluant), qui permet de dissoudre les autres composants et liquéfie le mélange pour en faciliter l'application ; il s'évapore au séchage. Le solvant diffère suivant les peintures : il peut s'agir d'eau, que l'on retrouve dans les peintures dites « en phase aqueuse » (voir p. 186), ou de solvants chimiques, présents principalement dans les peintures « en phase solvant », ou solvantées (voir p. 188). En s'évaporant, les solvants chimiques relarguent des composés nocifs et contribuent ainsi à la pollution de l'air intérieur ;
– un ou plusieurs pigments, qui colorent la peinture. Ils peuvent être d'origine naturelle (terres, ocres, oxydes de fer...) ou chimique (pigments de synthèse). Les plus dangereux contiennent des métaux lourds, tels le sulfure de cadmium, le blanc de plomb ou le vert d'oxyde de chrome. Certains se sont même vu interdire, car jugés trop nocifs pour la santé, comme le chromate de plomb en 2015, classé cancérogène certain par le Centre international de recherche sur le cancer (Circ). Les peintures anciennes peuvent

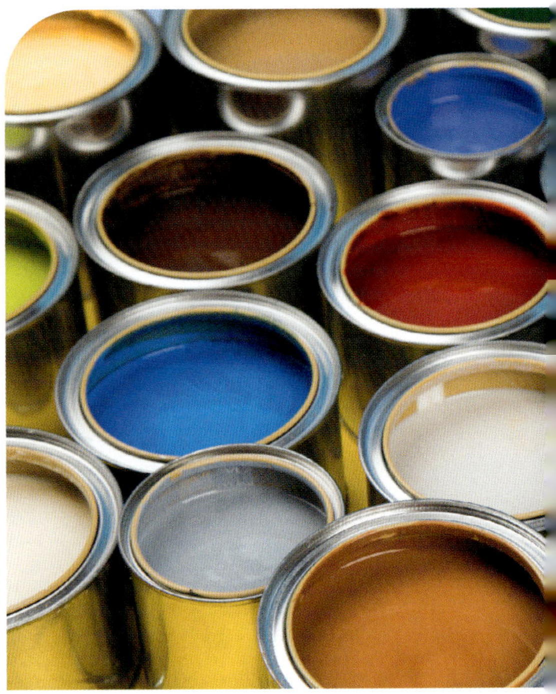

contenir ce type de pigments dangereux, il est donc important de ne pas les laisser s'écailler et de bien se protéger lors de leur ponçage (voir encadré ci-contre) ;
- des charges, qui procurent viscosité, opacité, densité, pouvoir mécanique. Elles sont constituées de matières naturelles pulvérulentes (silices, kaolin, talc, carbonate de calcium, par exemple), ce qui ne signifie pas qu'elles soient sans danger. Certaines, comme le quartz (également appelé silice cristalline) ou le talc, peuvent provoquer des maladies respiratoires. Le quartz est d'ailleurs classé cancérogène certain par le Circ. Les charges risquent en particulier d'être inhalées au moment du polissage, du ponçage ou de la démolition ;
- des additifs, ajoutés à la peinture pour en améliorer les qualités : siccatifs (pour accélérer le séchage), conservateurs, plastifiants (à base de phtalates, pour assouplir la couche de peinture et la rendre moins friable), biocides, fongicides, agents anti-UV, inhibiteurs de rouille, anticorrosion... Nombre d'entre eux sont polluants, toxiques ou allergènes.

Se débarrasser d'une peinture au plomb

La présence de plomb dans les peintures (interdite depuis 1948) s'avère toxique pour la santé, notamment celle des plus jeunes : en s'accumulant dans l'organisme, le plomb provoque le saturnisme, maladie qui perturbe le développement cérébral de l'enfant. Le cas échéant, pour éliminer une peinture au plomb, il faut être très prudent : port d'un masque respiratoire FFP3, de lunettes de protection, de gants et d'une combinaison, utilisation d'une ponceuse de préférence munie d'un système d'aspiration. N'hésitez pas à faire appel à un professionnel. Il est évidemment exclu d'habiter les lieux durant les travaux de décontamination, et il faut les nettoyer soigneusement avant toute occupation.

Un cocktail de substances indésirables

Les substances chimiques nocives pour la santé et l'environnement – certes à des degrés divers selon les peintures – peuvent être présentes dans tous les constituants : les liants (en particulier les résines synthétiques), les solvants, les diluants, les additifs et les pigments.

Les composés organiques volatils (COV), puisque tel est leur nom, sont des hydrocarbures qui s'évaporent au cours du séchage de la peinture et se répandent alors dans l'air ambiant, parfois plusieurs semaines après l'application. Ces substances (formaldéhyde, acétaldéhyde, styrène, toluène, limonène...) peuvent causer irritations (de la peau, du nez, des yeux), troubles cardiaques, respiratoires ou digestifs, maux de tête, et avoir des effets cancérogène, reprotoxique et mutagène. Elles ont par ailleurs des conséquences nocives sur l'environnement. La réglementation française impose aux fabricants d'étiqueter les produits (de A+ à C) pour informer l'utilisateur de leur niveau d'émission en polluants volatils (voir p. 190). Parmi les composés les plus redoutables :

- Le formaldéhyde, considéré comme polluant prioritaire entre tous par l'Observatoire de la qualité de l'air intérieur (Oqai), est classé cancérogène certain par le Circ, au même titre que l'éthylbenzène, utilisé comme solvant dans certaines peintures et laques. Or il est toujours présent dans des résines synthétiques servant notamment de liants aux peintures solvantées (voir p. 188).
- Autre élément de la même famille, l'acétaldéhyde, classé cancérogène possible, entre lui aussi dans la fabrication des résines synthétiques servant de liants dans les peintures alkydes (phase aqueuse, voir p. 187).
- Enfin, il faut mentionner les composés organiques semi-volatils (COSV), dont la particularité est de s'évaporer au contact d'une source de chaleur (un radiateur, par exemple). Plus lourds que les COV, ils sont relargués plus progressivement (une pollution qui persiste donc plus longtemps après la pose). On peut y retrouver des hydrocarbures aromatiques polycycliques (HAP), dont les molécules sont susceptibles d'effets toxiques, cancérogènes ou mutagènes (voir p. 301).

Quelle peinture choisir ?

Hormis les peintures dites « naturelles » (voir p. 188), aucune n'est exempte de COV. Il est donc conseillé de privilégier celles qui portent l'étiquette A+ (voir p. 190), les moins polluantes, même si, parmi elles, certaines polluent beaucoup plus que d'autres ! Le label A+ est en effet attribué aux peintures dont l'émission limite est de 1 000 µg/m3 (microgrammes de COV par mètre cube d'air) mesurés à vingt-huit jours. À savoir cependant : des tests effectués par *Que Choisir* ont décelé dans des peintures étiquetées A+ jusqu'à 40 fois plus de COV que dans d'autres plus vertueuses... N'hésitez pas à consulter des tests comparatifs. Encore faut-il connaître l'usage de chacune.

Les peintures en phase aqueuse, dites « à l'eau »

Les peintures en phase aqueuse présentent un très gros avantage : l'utilisation de l'eau comme diluant principal les rend nettement moins toxiques et moins polluantes que les peintures solvantées (voir p. 188), leur teneur en solvants organiques (alcools et éthers de glycol) et COV étant bien inférieure. Par ailleurs, autre atout maître : le matériel mis en œuvre pour les appliquer se nettoie à l'eau et au savon, ce qui permet d'éviter l'utilisation de white-spirit, particulièrement néfaste pour la santé et l'environnement (voir p. 194 et encadré p. 187).

Toutefois, il ne s'agit pas de produits entièrement inoffensifs. D'une part, leurs liants sont en majorité fabriqués à base de résines de synthèse. D'autre part, les éthers de glycol que l'on y trouve parfois sont une famille de solvants peu volatils qui pénètrent dans l'organisme par voie cutanée et peuvent se révéler nocifs pour le sang, la fertilité masculine et le développement fœtal.

Il existe trois types de peintures à l'eau :

Les peintures acryliques – On les emploie à l'intérieur (plafonds, murs), voire sur les murs extérieurs et les façades, sur des supports en béton, plâtre, brique, ou sur d'anciennes peintures en bon état. Elles ont un bon pouvoir couvrant, certaines

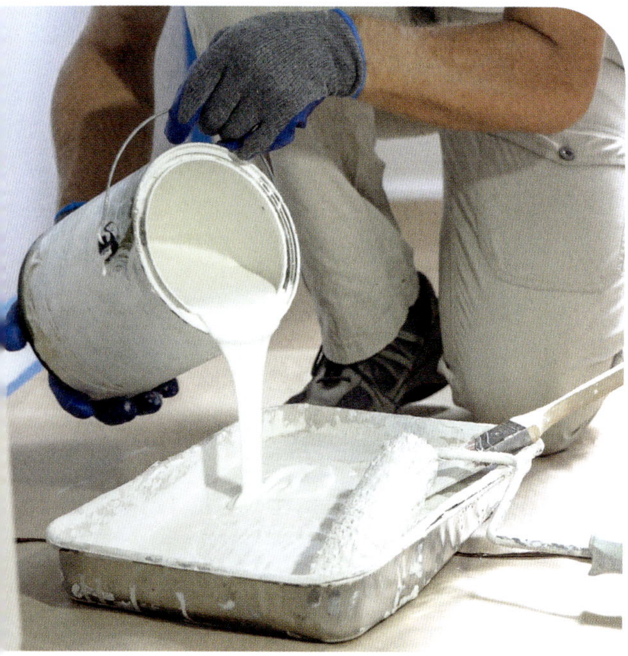

Ménagez votre santé... et l'environnement

Quelle que soit la peinture que vous utiliserez, des précautions s'imposent :
- aérez la pièce pendant les travaux et durant les jours qui suivent ;
- pendant que vous opérez, portez un masque respiratoire, des gants et des lunettes de protection ;
- attendez quelques jours avant de vous installer dans la pièce ;
- refermez bien les récipients pour éviter que peinture et solvants ne s'évaporent, et rangez-les hors de portée des enfants, dans un endroit aéré, loin des produits alimentaires ; placez-y aussi les chiffons imbibés, dans des récipients clos.
- enfin, ne jetez pas les restes de peinture dans l'évier ou à l'égout, pour ne pas polluer le réseau d'eau. Déposez-les en déchetterie, aux endroits dédiés (voir p. 201).

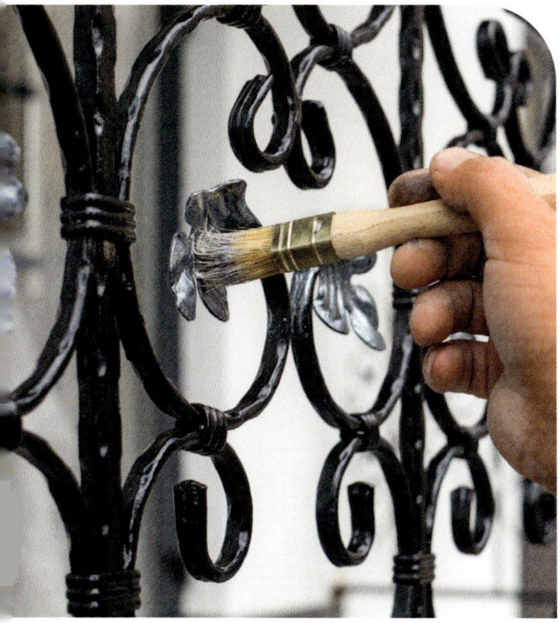

d'entre elles pouvant être employées sur le bois (elles sont microporeuses, ce qui signifie qu'elles laissent respirer le support) ou sur le métal (grille, portail, volets, mobilier de jardin), après application d'un primaire, ou sous-couche, antirouille – sauf si la peinture intègre un inhibiteur de rouille (voir les indications figurant sur le pot). Elles sèchent plus vite, ce qui permet d'appliquer les couches plus rapidement, mais rend le travail plus délicat. La mise en œuvre nécessite de très bien préparer le support (lessivé, poncé, rebouché, etc., selon le matériau et le rendu souhaité). Il faut aussi garder une pression égale sur le rouleau pour étaler le produit de façon homogène et ne pas laisser de traces. Ces peintures donnent un aspect moins lisse et sont considérées comme moins résistantes, en particulier à l'humidité et en extérieur.

Les peintures alkydes – Il existe des alkydes en phase aqueuse et des alkydes solvantées (qui sont plus proches des glycéro, voir p. 188). Les premières ont pris le pas sur les secondes, qui contiennent plus de substances dangereuses. Les alkydes en phase aqueuse peuvent constituer une bonne alternative. Quasiment aussi efficaces et polyvalentes que les peintures à l'huile, plus résistantes à l'humidité que les acryliques ou vinyliques, sans odeur ou presque et séchant rapidement, elles conviennent pour toutes les pièces, y compris la cuisine et la salle de bains, et pour l'extérieur, sur tout type de support correctement préparé. Des formulations à base de résines alkydes uréthanes donnent des primaires antirouille intéressants, adaptés à la peinture sur métal.

Leurs inconvénients ? Les peintures blanches peuvent jaunir, surtout au contact de l'humidité et dans les pièces sombres. Le séchage à cœur est assez long, et leur durée de vie est réputée plus courte que celle des acryliques. À terme, il peut subsister une légère odeur non liée à des substances nocives.

Les peintures vinyliques – La résine vinylique, à base d'acétate de vinyle, leur donne un bon pouvoir couvrant grâce à une bonne élasticité et une bonne adhérence. En contrepartie, elles ont tendance à jaunir avec le temps. C'est pourquoi on préfère les utiliser comme sous-couche sur des supports absorbants, comme les enduits en plâtre.

Les peintures hydro-Pliolite© – On les utilise pour les façades. Elles possèdent un fort pouvoir couvrant même sur des supports en mauvais état. Leur mise en œuvre est rapide, leur temps de séchage réduit, et elles dégagent peu d'odeur. Elles sont particulièrement résistantes aux intempéries, mais leur application doit être réalisée dans de bonnes conditions météorologiques.

Méfiez-vous du white-spirit !

Mieux vaut limiter l'usage du white-spirit et n'y avoir recours que quand il n'y a pas d'autre solution pour nettoyer les pinceaux et rouleaux ayant servi à appliquer de la peinture à l'huile ou pour diluer les peintures glycéro. C'est un dérivé d'hydrocarbures (voir aussi p. 194) nocif pour la santé (céphalées, irritations cutanées) comme pour l'environnement (dégradation de la couche d'ozone, contamination des nappes phréatiques, etc.). Protégez-vous donc bien la peau, rincez toute éclaboussure, aérez au maximum… et prenez impérativement soin de vous en débarrasser en déchetterie.

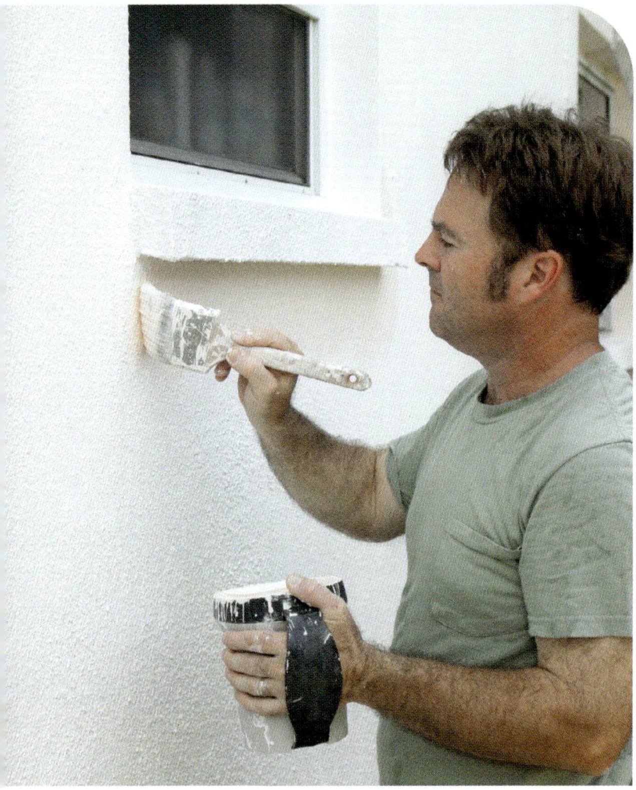

Les peintures siloxanes – Elles aussi destinées aux murs extérieurs, ces peintures à base de résines acrylique et polysiloxane sont également en phase aqueuse. Elles sont respirantes et assurent une grande longévité, en particulier dans des conditions climatiques difficiles. On les utilise par exemple sur les littoraux.

Les peintures en phase solvant ou solvantées (peintures « à l'huile »)

Elles sont fabriquées à partir d'un liant glycérophtalique et de solvants organiques (du type white-spirit) à forte teneur en COV.

Les peintures glycérophtaliques (« glycéro »), au fort pouvoir opacifiant, offrent une très bonne adhérence et sont faciles à étendre. Mais :
– leur utilisation à l'intérieur est fortement déconseillée en raison de leur odeur puissante et tenace, et de leur toxicité : l'émission en COV au moment de l'application, par exemple, est de 350 à 700 g/l (à titre de comparaison, certaines peintures acryliques présentent des taux inférieurs à 1 g/l), selon qu'il s'agit de peintures mates ou brillantes. Et l'émission de COV continue pendant le séchage et durant les semaines qui suivent. Ces peintures ont d'ailleurs été progressivement remplacées (pour l'intérieur) par d'autres en phase aqueuse, en particulier les acryliques et les alkydes en émulsion, nettement moins nocives ;
– pour l'extérieur (murs, façades), on pourra utiliser une peinture glycérophtalique à la résine Pliolite©, au fort pouvoir couvrant et parfaitement adhérente. Elle est très résistante et peut être appliquée dans des conditions météorologiques difficiles. Mais elle émet une forte odeur.

Les peintures polyuréthanes (tout particulièrement indiquées pour les sols, y compris en extérieur) présentent certes une très bonne résistance à l'abrasion, à l'eau et aux détergents, mais elles contiennent de nombreux produits toxiques.

Les peintures polyépoxydes (communément appelées époxy) peuvent être utilisées sur tout support, en extérieur et intérieur, et sont très résistantes. Leur application nécessite cependant de revêtir un kit complet de protection (gants, lunettes de sécurité, combinaison, masque de protection respiratoire...), les résines et les durcisseurs pouvant provoquer des irritations cutanées, voire un eczéma de contact. Elles peuvent aussi contenir du bisphénol A (voir p. 273).

Les peintures naturelles

Les peintures naturelles sont fabriquées avec des liants d'origine minérale ou végétale (résines de pin, caséine, silicates, huiles végétales...), des charges minérales (blanc de Meudon, talc, chaux...), des pigments minéraux (argile, craie, ocre, oxydes minéraux...) et de l'eau. Biosourcées (pour l'essentiel composées d'ingrédients d'origine végétale, sans recours à la pétrochimie), elles n'émettent pas d'odeur désagréable ; elles sont bien sûr notées A+, présentant un taux d'émission de COV souvent de 0,1 g/l ! Elles présentent moins de risques pour la santé et l'environnement... même s'il faut demeurer prudent quant à la présence de solvants tels que l'essence de térébenthine, toxique, irritante et très néfaste pour l'environnement (parfois remplacée par des essences d'agrumes). Elles peuvent contenir également certaines substances allergisantes, telle la methylisothiazolinone – MIT (voir p. 90).

On trouve principalement sur le marché :

- Les peintures minérales au silicate, avec pour liant le silicate de potassium, peuvent être utilisées à l'intérieur ou à l'extérieur (façade), sur tous supports minéraux (pierre, enduits, béton...). Elles sont microporeuses (elles laissent respirer le support) et hydrofuges (elles résistent à l'humidité). Elles manquent toutefois de souplesse et sont plutôt destinées à un usage professionnel. Sur les matières absorbantes, une sous-couche est nécessaire pour régulariser la porosité et obtenir un aspect homogène. Leur coût est par ailleurs assez élevé.
- Les peintures minérales à la chaux permettent de réduire la porosité des matériaux tels que la brique de terre cuite ou les blocs de béton cellulaire. Elles sont imperméabilisantes et microporeuses, mais assez fragiles quand elles sont exposées à une forte pluviométrie.
- Les peintures végétales, qui sont composées de matières naturelles, n'émettent pas d'odeur désagréable, ne sont pas polluantes et ne contiennent pas ou très peu de COV. Elles sont biodégradables à 100 % et adaptées tant à l'intérieur qu'à l'extérieur. Elles affichent des rendements équivalents à ceux des peintures traditionnelles. Mais le choix des couleurs et des nuances demeure limité, et elles sont beaucoup plus onéreuses.

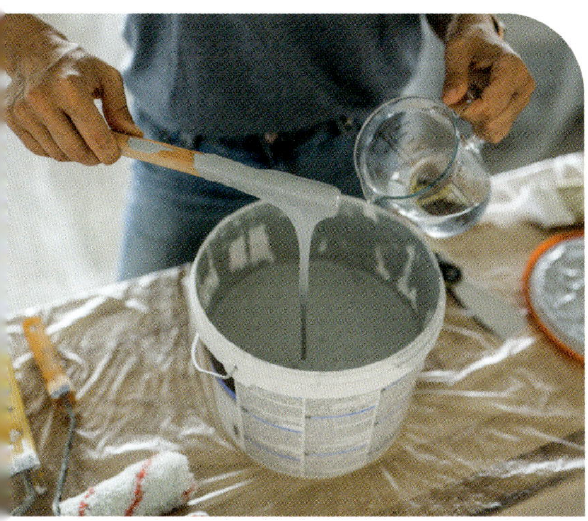

Qu'en est-il des papiers peints ?

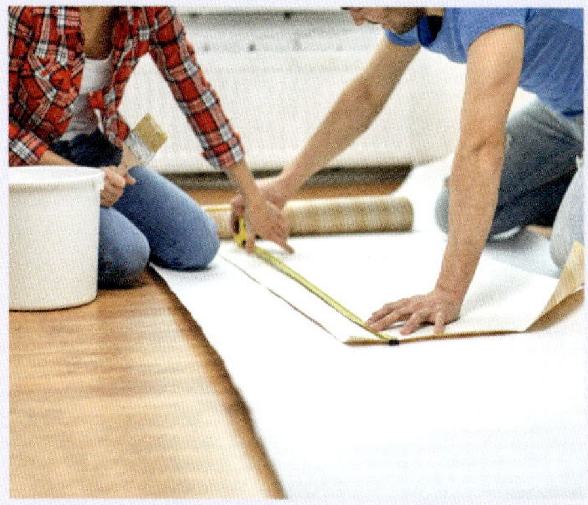

Ces dernières années, les papiers peints « vinyles » ont tenu la vedette, en raison de leurs atouts : faciles à poser, ils offrent une large gamme de couleurs et motifs, et sont lessivables (nettoyables à l'eau et au détergent). Attention toutefois, ils contiennent du PVC, qui renferme nombre de substances toxiques (dérivés de chlore, notamment) et se recycle mal. Par ailleurs, les vinyles avec motifs recourent souvent à des encres à base de solvants – dont les éthers de glycol (voir p. 186) – qui émettent des COV.

- Le marché propose aujourd'hui divers substituts moins nocifs et plus écologiques : sans vinyle (réservé aux pièces sèches), intissés (essentiellement composés de cellulose, à base de papier recyclé, de fibres de copeaux de bois, etc.), qui se posent avec une colle cellulosique (sans solvant), contiennent des encres à base d'eau et non de solvant, etc. Mais l'offre est beaucoup plus limitée, et le prix nettement plus élevé.
- Et attention, quel que soit le support, aux moisissures, qui peuvent favoriser la prolifération de mycotoxines provoquant notamment malaises, céphalées, difficultés respiratoires, etc.

L'étiquetage des produits de construction et de décoration

Si les causes de pollution de l'air intérieur sont diverses, matériaux de construction comme produits de décoration figurent parmi les coupables. Certains pays européens ont pris des mesures afin de réduire les émissions à la source. En France, la réglementation impose depuis 2013 un étiquetage sur l'émission de composés organiques volatils (COV) censé aider le consommateur à choisir les produits les moins nocifs. Objectif louable, mais les critères ne sont pas assez stricts.

Contribuer à une meilleure qualité de l'air intérieur

À l'heure où la pollution est devenue un légitime sujet d'inquiétude, celle de l'air intérieur (voir p. 144) est enfin, depuis quelques années, sur le devant de la scène. Dans ce contexte, la loi Grenelle II du 12 juillet 2010 a posé les principes de l'étiquetage des produits de construction et de décoration quant à l'émission des COV. Étiquetage rendu obligatoire depuis 2013.

Comment établit-on cet étiquetage ?

Depuis le 1er septembre 2013, tous les produits de construction et de décoration destinés à un usage intérieur doivent être munis d'une étiquette visant à informer, de manière simple et lisible, les utilisateurs de la présence de substances toxiques pouvant se propager dans l'habitat.

Les polluants concernés sont des composés organiques volatils (COV), un ensemble de substances chimiques dont le point commun est de s'évaporer à plus ou moins long terme. L'étiquetage tend à prévenir du risque éventuel de toxicité par inhalation.

Pour établir cet étiquetage, des tests sont réalisés – à l'initiative des industriels eux-mêmes, par des laboratoires homologués – sur l'émission des COV, mesurée au terme du placement des produits en chambre d'émission pendant vingt-huit jours. Ils révèlent le degré de présence de dix polluants (voir p. 191). Les contrôleurs effectuent aussi une mesure des composés organiques volatils totaux (COVT).

Ces analyses permettent de ranger les produits en quatre classifications : A+ (très faibles émissions), A, B et C (fortes émissions). Cette information est représentée par un pictogramme montrant un nuage de particules en suspension dans une maison, à côté duquel apparaît la lettre.

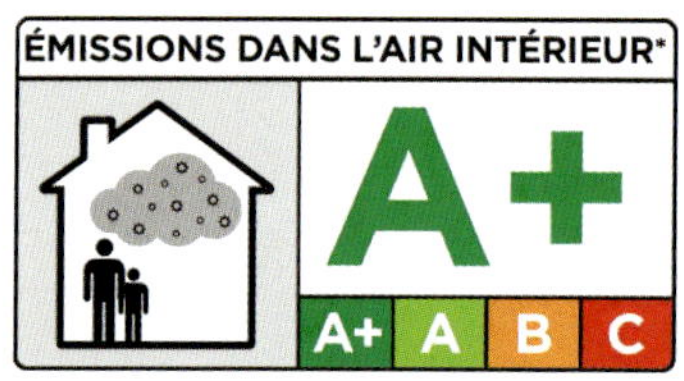

La classe n'est pas un motif de retrait de commercialisation. L'omission de l'étiquette constitue en revanche une infraction passible de sanctions.

Les produits concernés

La réglementation vise les produits de construction ou de revêtement des parois utilisés à l'intérieur et ceux qui sont nécessaires à leur application ou leur incorporation.

Il s'agit :

- des revêtements de sol, mur et plafond (peintures, textiles, papiers peints, parquets, etc.) ;
- des cloisons et faux-plafonds ;
- des produits d'isolation thermique et acoustique ;

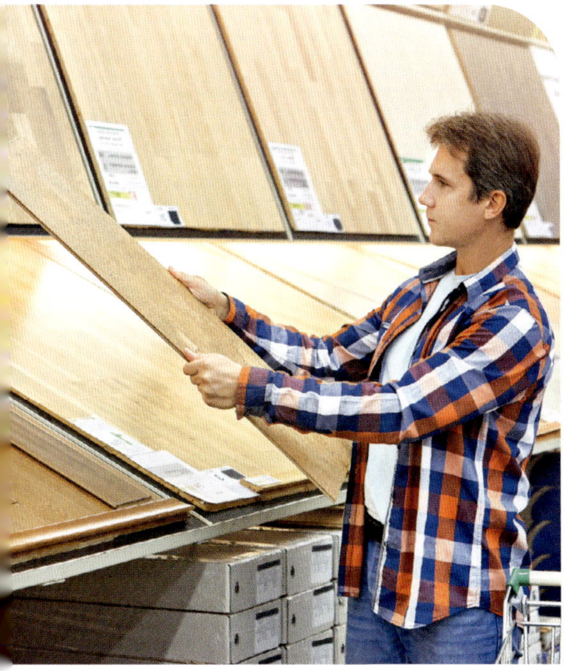

– des portes et fenêtres ;
– des produits « multi-usages » (verres traités, panneaux contreplaqués, etc.) ;
– des produits destinés à la pose ou à la préparation (colles, mastics, etc.).

La chasse à dix substances nocives

Les tests liés à cet étiquetage ciblent dix composés organiques. Le seuil limite de concentration d'exposition de COVT dans l'air intérieur est de 1 000 µg/m³ pour la classe A+, et de 2 000 µg/m³ pour la C.

Le formaldéhyde – C'est un polluant extrêmement redoutable, classé cancérogène certain par le Centre international de recherche sur le cancer (Circ) depuis 2004. Employé pour la fabrication de contreplaqués, charpentes, colles, adhésifs, papiers peints, etc., il provoque par ailleurs des irritations oculaires et des voies respiratoires. La limite est de 10 µg/m³ en A+, de 120 µg/m³ en C.

Le tétrachloroéthylène – Entrant dans la fabrication de moquettes, tapis, peintures et vernis, il est irritant pour la peau et les muqueuses. Le Circ le classe cancérogène probable. La limite est de 250 µg/m³ en A+, de 500 µg/m³ en C.

Le styrène – Utilisé dans certains composés de polyuréthanes, adhésifs, matières plastiques, peintures, etc., il est classé cancérogène probable par le Circ. Il est irritant pour les yeux, la peau et les muqueuses. La limite est de 250 µg/m³ en A+, de 500 µg/m³ en C.

L'acétaldéhyde – Présent dans différents revêtements de sol (parquets, stratifiés), colles, lasures, décapants, etc., il génère des irritations oculaires, cutanées et des voies respiratoires. Le Circ le classe cancérogène possible. La limite est de 200 µg/m³ en A+, de 400 µg/m³ en C.

Le 1,4-dichlorobenzène – Utilisé pour le polissage de métaux, la fabrication de polyuréthane et de colorants, il est irritant et classé cancérogène possible par le Circ. La limite est de 60 µg/m³ en A+, de 120 µg/m³ en C.

L'éthylbenzène – Intervenant dans la production de polystyrène, matières plastiques, résines, etc., il apparaît dans certains types de peintures, laques, teintures et vernis. Classé cancérogène possible par le Circ, il est nocif par voie cutanée et par inhalation, et peut provoquer une irritation sévère des yeux. La limite est de 750 µg/m³ en A+, de 1 500 µg/m³ en C.

Le toluène – Ce composant des produits de traitement de surfaces non métalliques, des colles et des agents d'étanchéité est très irritant et peut entraîner de gros dommages en cas d'inhalation. La limite est de 300 µg/m³ en A+, de 600 µg/m³ en C.

Le xylène – Manipulé lors de la synthèse de résines et la production de colles, de produits de scellement, etc., il peut provoquer une irritation de la peau, des yeux ou des voies respiratoires. La limite est de 200 µg/m³ en A+, de 400 µg/m³ en C.

Le 1,2,4-triméthylbenzène – Employé comme matière première dans la synthèse de produits chimiques, il est toxique en cas d'inhalation, et peut générer des irritations cutanées et des lésions oculaires graves. La limite est de 1 000 µg/m³ en A+, de 2 000 µg/m³ en C.

Le 2-butoxyéthanol – Apparaissant dans certains scellants au silicone, laques, vernis, peintures et adhésifs, il est légèrement irritant pour la peau et les muqueuses, et suspecté de provoquer des malformations congénitales. La limite est de 1 000 µg/m³ en A+, de 2 000 µg/m³ en C.

Une réglementation trop laxiste

L'étiquetage obligatoire est assurément un pas en avant. Les analyses et le mode de classement ne sont toutefois pas suffisamment stricts pour que l'on s'y fie aveuglément.

Un impact positif sur le marché

La mise en place de cette réglementation a obligé les industriels à faire preuve de davantage de transparence sur l'utilisation de substances dangereuses et les a encouragés à améliorer leurs formules pour obtenir un bon classement.

Au vu de ce constat positif, le ministère de la Transition écologique invite d'ailleurs, dans le cadre d'un grand plan pour l'amélioration de la qualité de l'air intérieur, à étendre de telles mesures d'étiquetage des émissions de COV aux produits d'ameublement et de consommation.

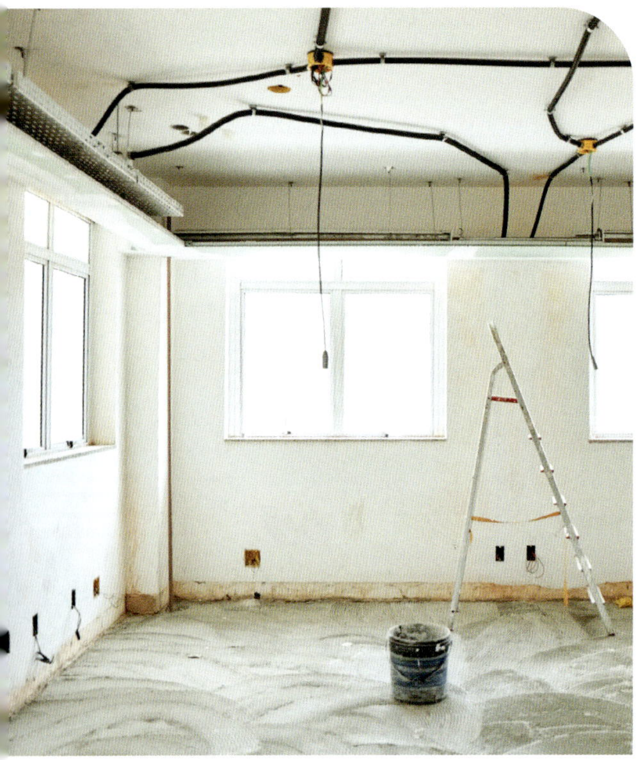

Les bons gestes pour se protéger

Quel que soit le classement affiché sur l'étiquette, soyez prudent au moment et après la mise en œuvre de produits de construction ou de décoration. En premier lieu, aérez au maximum et le plus longtemps possible (pendant les travaux et après). Au moment de l'utilisation, n'hésitez pas à porter un masque respiratoire FFP3 et des lunettes de protection, surtout si vous avez les yeux sensibles. Nettoyez bien ensuite avant toute occupation des lieux (des résidus poussiéreux de panneaux de fibres ou de contreplaqué peuvent être irritants, par exemple).

Un protocole discutable

Initialement, la méthodologie officielle prévoyait une analyse trois jours après la mise en œuvre des produits. Ce premier examen paraissait déterminant pour des matières telles que les vernis, les colles, ou encore la peinture, dont la majeure partie des polluants sont libérés pendant le séchage, et pour de nombreux matériaux qui émettent une concentration en COV plus importante durant les jours qui suivent le déballage. Il faut désormais se contenter d'un test réalisé vingt-huit jours après leur mise en chambre d'émission. Pire : pour certains produits, le protocole autorise la mise en chambre d'émission après passage en chambre de pré-conditionnement (pendant trois jours, par exemple, concernant les peintures pour murs et plafonds). Autrement dit, dans de tels cas, les mesures ne prennent pas en compte les émissions juste après la pose. C'est très insuffisant pour juger de la dangerosité d'un produit.

Une catégorisation très élastique

La classification semble elle aussi sujette à caution : la classe A+, censée être optimale, regroupe des produits aux degrés de nocivité bien différents.

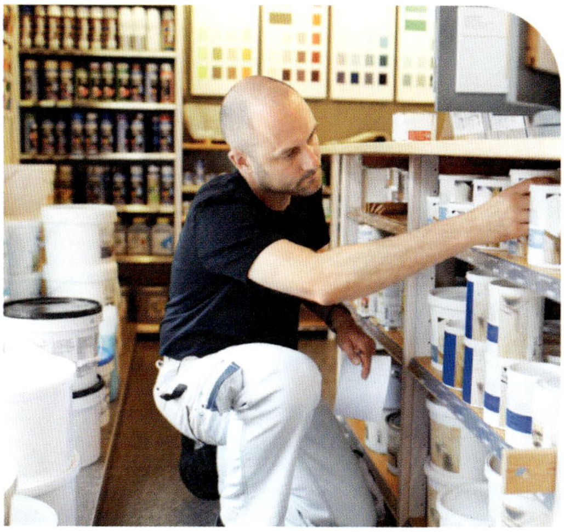

Des tests *Que Choisir* ont ainsi montré qu'une peinture particulièrement peu polluante affichait une concentration en composés organiques volatils de 46 µg/m³ trois jours après son application, et de 0 µg après vingt-huit jours. Une concurrente émettait quant à elle 6 100 µg/m³ après trois jours, et encore 740 µg après vingt-huit jours. Or, si la différence de toxicité paraît importante, les deux produits étaient classés A+ (voir aussi p. 186)...

Quelques pistes pour bien choisir

L'étiquette permet de repérer le niveau d'émissions d'un produit, ce qui est assurément un point positif. Mais elle ne donne pas le détail des concentrations durant la période qui suit sa mise en œuvre. Et les labels ne paraissent pas plus précis (voir encadré ci-dessous). À quoi se fier ?

Pour en savoir davantage sur la composition d'un produit, demandez la fiche de données de sécurité (FDS), qui doit être établie par le fabricant et (en théorie) mise à disposition par le vendeur. Elle énumère les composants chimiques en présence et les précautions d'usage liées à leur utilisation. Outre les COV, elle peut permettre de repérer des composés organiques semi-volatils (COSV, voir aussi p. 185) suspectés d'être nocifs ou des fibres microscopiques dangereuses non concernés par l'étiquetage.

La fiche de déclaration environnementale et sanitaire (FDES) n'est obligatoire que si le fabricant souhaite faire des allégations environnementales. Elle précise les caractéristiques sanitaires et environnementales pour toutes les phases de vie d'un produit. On peut par exemple y avoir recours pour faire le choix entre deux fabricants.

Les labels et leurs limites

Les plus connus sont l'Écolabel européen et NF Environnement. Concernant les COV, des tests *Que Choisir* sur les peintures ont montré qu'ils sont trop laxistes (voir plus loin). On peut néanmoins se fier à eux pour d'autres éléments importants.

- NF Environnement concerne notamment le mobilier, les parquets, les peintures, vernis et produits connexes, les équipements électriques et électroniques, les murs et ossatures, ainsi que les appareils liés au génie climatique. Il garantit les performances, la sécurité, un moindre impact sur l'environnement à la fabrication et tout au long du cycle de vie. Il certifie l'absence de métaux lourds, une teneur réduite en solvants, en formaldéhyde et en COVT. Ce qui n'a pas empêché les mêmes tests *Que Choisir* de révéler, pour des peintures labellisées NF Environnement, une émission après trois jours de methylisothiazolinone (MIT), un allergène majeur (voir p. 90).
- L'Écolabel européen revendique une approche impliquant d'examiner l'ensemble des incidences du produit sur la santé et sur l'environnement. Il prend par exemple en compte les matières premières utilisées, la consommation énergétique et le recyclage. On le trouve notamment pour les produits d'ameublement, les sols et parquets, les peintures et vernis. Il garantit des teneurs en formaldéhyde, COVT et COSVT limitées. Il certifie aussi l'absence de métaux lourds.

Les solvants

Les solvants sont couramment utilisés comme nettoyant, décapant, dégraissant ou dilueur. Nombreux sont ceux qui contiennent des substances dangereuses pour l'homme et pour l'environnement, ce qui induit de limiter leur usage et d'opter pour les moins agressifs.

Quels risques présentent-ils ?

Un solvant (organique ou chimique) contient généralement des substances nocives qui pénètrent le plus souvent dans le corps par les voies respiratoires ou par la peau.

Les solvants les plus communs

Les solvants émettent des composés organiques volatils (COV, voir p. 185) et recèlent des substances toxiques. Certains d'entre eux, comme le dichlorométhane ou le trichloréthylène, sont classés cancérogènes, mutagènes ou reprotoxiques (CMR). Voici quelques-uns des solvants les plus courants :

- White-spirit – Il est efficace pour diluer la peinture solvantée et en supprimer les taches, sur le bois et les vêtements. Il est irritant et, en cas d'exposition importante, dépresseur du système nerveux central. Il participe à la destruction de la couche d'ozone.
- Acétone – Elle est utilisée contre les taches de vernis, de résine ou de graisse sur les tissus (non fragiles) ou sur le bois. Elle est aussi toxique pour le système nerveux central et, en cas d'exposition cutanée répétée, elle peut générer une dermatite de contact.
- Chlorure de méthylène (dichlorométhane) – C'est un solvant chloré utilisé pour décaper vernis et peintures, et employé dans les peintures en aérosol ou les mousses polyuréthanes. Sa volatilité est extrême, et il est très inflammable. Le Centre international de recherche sur le cancer (Circ) le classe cancérogène possible par inhalation. Une forte exposition peut entraîner une dépression du système nerveux central, une atteinte ischémique cardiaque et une augmentation de la carboxyhémoglobine (toxique pour l'organisme).
- Essence F (souvent commercialisée sous un terme type « essence à nettoyer » ou « détachant taches grasses ») – Elle dégraisse et nettoie textiles, cuirs et métaux. Elle est irritante pour les yeux et les muqueuses, et peut affecter les reins, le foie et le système nerveux central.
- Essence de térébenthine – Elle est efficace contre les taches de graisse et de goudron, et contre les moisissures. Moins agressive que la précédente, elle est utilisée, entre autres, dans les peintures « naturelles ». C'est cependant un allergène (cutané et respiratoire), qui peut porter atteinte au système nerveux central en cas d'exposition aiguë.
- Terpène d'agrume (ou solvant d'agrume) – Il permet de diluer peintures, laques, huiles et vernis. Il dispose d'un bon pouvoir dégraissant. Il est moins irritant que les autres solvants cités, mais peut provoquer des réactions allergiques.
- Trichloréthylène – Classé cancérogène certain par le Circ, il est depuis 2016 interdit pour les particuliers à une concentration supérieure à 0,1 %, dans l'Union européenne.

Des dangers qui varient avec le type d'exposition

Si le danger est réel et multiforme, il varie avec le mode d'utilisation. Ce qu'il faut retenir :

- Une forte exposition peut provoquer une réaction aussi rapide qu'aiguë, de quelque ordre qu'elle soit (respiratoire, cutanée, ébrio-narcotique…).
- Une exposition prolongée peut occasionner en outre des troubles de la conscience (somnolence, coma) et du rythme cardiaque.
- Une exposition régulière à certains solvants entraîne une apparition progressive des dommages, avec à terme des atteintes du système nerveux central et périphérique, du sang, du foie, des reins et de l'oreille interne, des cancers, etc.

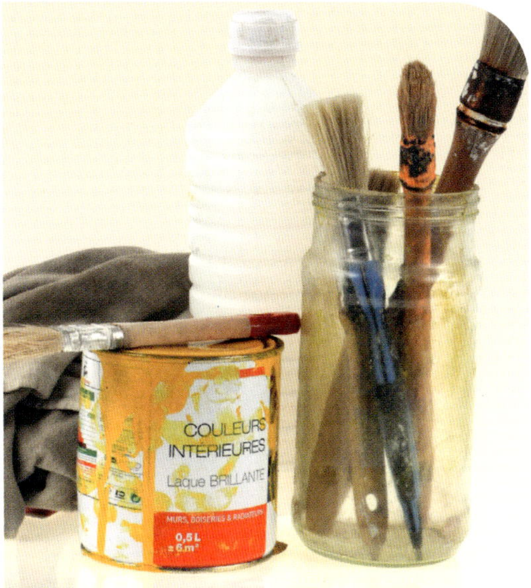

Inflammables et nocifs pour l'environnement

Les solvants sont inflammables et volatils. Leurs vapeurs peuvent générer des mélanges explosifs et provoquer des réactions dangereuses, en cas de combinaison de produits. Ils sont aussi nocifs pour l'environnement (qualité de l'air, couche d'ozone, nappe phréatique et eau de surface). Tout résidu doit être rapporté en déchetterie (voir p. 201).

Comment limiter les risques ?

Voici quelques pistes pour vous permettre de protéger au mieux votre santé.

Substitut d'acétone et autres alternatives

Certains produits peuvent remplacer les plus nocifs.

À la place de l'acétone, essayez le substitut d'acétone. Il permet de nettoyer la peinture et est bien moins toxique pour l'homme et l'environnement. Son usage implique malgré tout de se protéger.

Il existe aussi des substituts de white-spirit (pour la dilution des peintures) et d'alcool ménager. Ils sont moins efficaces que les solvants « classiques », mais moins dangereux. Quant au trichloréthylène, désormais interdit, il peut être remplacé notamment par le substitut de trichloréthylène, plutôt adapté pour dégraisser les métaux.

Adopter les bons gestes

Concernant la peinture, il est possible de réduire l'usage des solvants en la nettoyant avec des lames à gratter, de l'eau savonneuse et du papier émeri, en se lavant les mains avec de l'eau, du savon et une pierre ponce – ou, mieux, en privilégiant les peintures à l'eau (voir p. 186). Les taches de graisse, quant à elles, peuvent s'éliminer avec des cristaux de soude ou du savon noir.

Il est recommandé de se protéger avec des gants, des vêtements couvrants, des lunettes et un masque (a minima FFP2). Aérez aussi largement pendant et après utilisation. Et refermez les pots hermétiquement en les stockant dans un endroit bien ventilé (les chiffons et pinceaux imbibés doivent être portés en déchetterie ou rangés dans des récipients clos).

Quid de l'appellation « solvants verts » ?

« Agrosolvants », « biosolvants » ou « solvants verts » : ces appellations, désignant des solvants à base de matières premières renouvelables d'origine végétale, destinés à se substituer aux équivalents issus de la pétrochimie, ne sont pas réglementées. Les produits en question peuvent donc renfermer des composés toxiques, tels des terpènes, de l'éthanol, du lactate d'éthyle ou de l'acétate d'isolamyle. Demandez à consulter la fiche de données de sécurité (FDS), qui doit être établie par le fabricant et (en théorie) mise à disposition par le vendeur (voir p. 193).

Les vitrificateurs pour parquets

Les vitrificateurs embellissent et protègent le bois. Mais, à l'instar des peintures, les produits classiques sont nocifs pour la santé comme pour l'environnement. Opter pour des vernis en phase aqueuse ou des huiles naturelles peut aider à réduire les risques.

Une toxicité indéniable

Les vitrificateurs sont des vernis spécifiquement destinés aux planchers, où le passage crée une érosion importante. Mais ils contiennent très souvent des substances dangereuses.

Des composants dangereux

Qu'ils soient en phase aqueuse ou avec solvants (voir aussi p. 184), les vernis relarguent des composés organiques volatils (COV), qui se dispersent dans l'air intérieur et sont toxiques. Parmi les plus dangereux, le formaldéhyde, classé cancérogène certain par le Centre international de recherche sur le cancer (Circ). Ils peuvent également contenir des composés organiques semi-volatils (COSV), eux aussi très nocifs (voir p. 185), dont les phtalates de bis (2-ethylhexyle, DEHP) et de dibutyle, tous les deux classés cancérogènes, mutagènes et reprotoxiques (CMR).

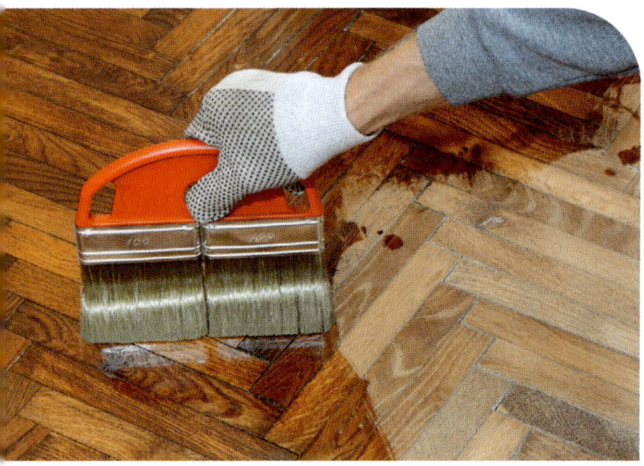

Enfin, les durcisseurs, intégrés dans de nombreux vitrificateurs, contiennent des isocyanates, irritants et toxiques par inhalation, qui peuvent provoquer l'asthme professionnel (maladie irréversible) en cas d'exposition régulière.

Des produits et des dangers multiformes

En dehors des acryliques modifiés (voir ci-dessous), uniquement disponibles en phase aqueuse, chaque type de vitrificateur est accessible en phase aqueuse ou en phase solvant, la première étant toujours bien moins néfaste pour la santé et l'environnement. Les produits en phase solvant peuvent être mieux adaptés à certaines essences de bois, mais impliquent davantage de précautions d'utilisation et sont plutôt réservés aux professionnels.

Voici les vitrificateurs les plus courants :

- Les acryliques modifiés – Ces vitrificateurs, qui n'existent qu'en phase aqueuse, sont les moins nocifs pour la santé (ils relarguent moins de COV) et l'environnement. Ils contiennent cependant des isocyanates.
- Les alkydes – Lorsqu'ils sont dépourvus de durcisseur, ils offrent peu de résistance à l'abrasion et sont utilisés comme primaire, avant l'application d'un autre vitrificateur. Ils émettent des COV et sont nocifs par contact ou par inhalation. Les alkydes-uréthanes intègrent un durcisseur à base de polyuréthane et d'isocyanates qui les rend plus résistants. Mais cet additif est allergisant, irritant pour la peau, les yeux et les voies respiratoires, et toxique pour les milieux aquatiques.
- Les polyuréthanes – Ils sèchent rapidement et affichent des performances légèrement supérieures aux alkydes-uréthanes, mais peuvent jaunir la couleur du parquet. Ils émettent également des COV et recèlent des isocyanates.

◆ Les urée-formol (ou urée-formaldéhyde) – Ils sont réputés plus solides, mais leur usage est réglementé en raison de leur plus grande dangerosité. Ils émettent en particulier du formaldéhyde et renferment des isocyanates.

Comment réduire les risques ?

Le choix du produit, des vêtements de protection et une bonne aération sont indispensables pour se prémunir des dangers.

Bien sélectionner son produit

Ne vous arrêtez jamais aux formules aguichantes des emballages (« Air Protect », « Environnement », « Écologique »...). Optez au minimum pour un vitrificateur en phase aqueuse classé A+ sur l'étiquetage concernant l'air intérieur (voir p. 190). Mais ce n'est pas une garantie absolue.

◆ Certains produits en phase aqueuse intègrent par exemple un conservateur libérateur de formaldéhyde. La consultation de la fiche de données de sécurité (FDS), qui doit être établie par le fabricant et (en théorie) mise à disposition par le vendeur, permet de repérer l'émission de ce composé.

◆ Se tourner vers un vernis portant l'Écolabel européen ou la marque NF Environnement peut constituer une garantie supplémentaire, car ces certifications limitent la présence de certaines substances préoccupantes (voir encadré p. 193).

L'alternative des huiles dures naturelles

Les huiles dures naturelles peuvent être une solution de remplacement. Fabriquées à partir d'huiles végétales (lin, soja, cornaline, ricin...) et de résines (dammar, terpènes d'agrumes, caséine...), elles s'imprègnent profondément, offrent un bon rendu et protègent en partie contre l'abrasion et les salissures. Leur durabilité est toutefois nettement inférieure à celle des vitrificateurs. Elles impliquent en outre un entretien régulier, avec application d'une autre huile de protection (chaque semaine dans les endroits très fréquentés).

Elles sont moins nocives que les vitrificateurs, mais peuvent contenir des produits toxiques. Par exemple de l'essence de térébenthine, un puissant allergène (voir p. 194), ou des solvants issus de la pétrochimie, irritants pour la peau et les muqueuses. Là encore, demandez à consulter la FDS.

Adopter les bons gestes

Lors de l'application d'un vernis, couvrez-vous impérativement la peau (vêtements protecteurs, gants...), portez des lunettes et un masque adapté (a minima FFP2). Ventilez copieusement le lieu où est utilisé le vitrificateur, durant le travail et le séchage, et si possible plusieurs jours après.

Attention aux décapants

▶ Les décapants chimiques utilisés pour ôter les vernis des parquets contiennent de nombreux produits dangereux. Ils sont très agressifs pour la peau (risque de dermatites), les muqueuses et les voies respiratoires. Ils peuvent aussi s'attaquer au système nerveux centralet à certains organes. Comme les vernis, ils doivent être manipulés avec des gants, des lunettes adaptées, voire, pour certains, avec une protection intégrale du visage et des voies respiratoires.

Les décapants naturels, pour leur part, sont moins efficaces et, même s'ils sont globalement plus sains, ne sont pas dépourvus de substances toxiques.

Préférez autant que possible un décapage mécanique : il demande davantage d'efforts et un matériel spécifique, mais se révèle bien moins dangereux (attention tout de même à vous protéger des poussières).

Les colles

On a recours aux colles pour fixer, assembler et réparer les éléments les plus divers. Il faut dès lors les choisir en fonction du matériau et de l'effet attendu. Par ailleurs, elles contiennent des substances toxiques pouvant pénétrer dans le corps par inhalation ou contact cutané. Ce qui participe du choix...

Une gamme très large de produits

On peut classer les colles en deux grandes familles : les colles de contact (ou colles à prise physique) et les colles réactives (ou colles à prise chimique).

Colles de contact

Le matériau adhésif (polymère) est ici présent dans sa forme finale, sans qu'une réaction chimique ne soit nécessaire. Il est liquide et va se solidifier au contact de l'air.

Colles vinyliques – Également appelées colles blanches, elles sont dénuées de solvant et peu toxiques. Leur performance adhésive est limitée : on les réserve au bois, au papier ou au carton, en intérieur (elles sont sensibles à l'humidité). Elles peuvent contenir des additifs allergènes, tels que le benzoate de sodium.

Colles acryliques – Elles sont à base de résine acrylique, sans solvant. On les utilise pour coller du caoutchouc, du verre, des matières poreuses ou du polystyrène expansé. Elles sont faiblement toxiques, mais peuvent là encore être allergènes ou sensibilisantes, selon les résines secondaires employées. Elles résistent mal à l'humidité.

Colles néoprènes – Elles sont constituées de polychloroprène et de résines synthétiques dilués dans de l'eau ou des solvants. Leur mise en œuvre est délicate, car le collage n'autorise pas de repositionnement. Elles sont employées en intérieur pour coller le bois, le métal, le verre, le PVC rigide… Leurs solvants sont volatils et inflammables. Elles sont irritantes pour la peau et les yeux, et toxiques par inhalation (somnolence, vertiges), en raison d'isocyanates et de chloroprène. Ventilez bien la zone de travail. Enfin, elles sont nocives pour les milieux aquatiques.

Colles réactives

Le matériau fixant est le résultat d'une réaction chimique qui peut avoir pour agent un durcisseur, la température, ou encore l'humidité.

Colles MS polymères – Exemptes de solvant, elles sont à base de silicone modifié (MS). Il s'agit de mastics-colles qui peuvent être employés sur de nombreux types de matériaux : verre, céramique, aluminium, bois… Elles sont particulièrement résistantes et polyvalentes. Certaines peuvent se révéler allergisantes, notamment si elles contiennent du 3-aminopropyltriethoxysilane, mais elles sont globalement faiblement toxiques.

Colles cyanoacrylates – Aussi appelées « glus », elles se caractérisent par une prise quasi instantanée (attention au collage des doigts), ne contiennent pas de solvant et sèchent à l'air. En gel, elles sont bien adaptées aux matières poreuses (céramique, cuir,

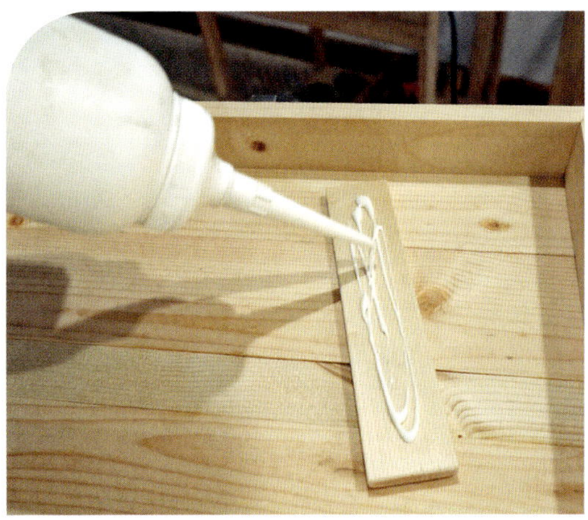

caoutchouc…) ; sous forme liquide, elles conviennent aux matériaux durs et lisses (verre, métal, plastique). Attention, l'assemblage supporte mal les chocs et les vibrations. Elles sont irritantes pour la peau, les muqueuses et les voies respiratoires, et parfois allergènes, en raison des composés de base que sont le 2-cyanoacrylate de méthyle et le 2-cyanoacrylate d'éthyle. Évitez le contact avec la peau et surtout les yeux, et aérez bien.

Colles époxy – Comportant une résine et un durcisseur, elles sont puissantes et peuvent par exemple être utilisées pour réparer le bois et les métaux. Leurs résines contiennent du bisphénol A, perturbateur endocrinien notamment (voir p. 272), et parfois de l'épichlorhydrine, classée cancérogène probable par le Centre international de recherche sur le cancer (Circ). Elles sont irritantes, certaines sont même corrosives, avec un risque de brûlures cutanées et de graves lésions oculaires. Soyez très prudent et ventilez au maximum. Les colles époxy sont par ailleurs très polluantes.

Colles polyuréthanes – Elles sont destinées aux travaux importants, à l'intérieur ou à l'extérieur, en particulier dans les industries. Elles durcissent lentement et sont peu employées en raison de leur toxicité (elles dégagent des isocyanates), qui conduit à ce qu'elles soient de plus en plus remplacées par les MS polymères (voir plus haut).

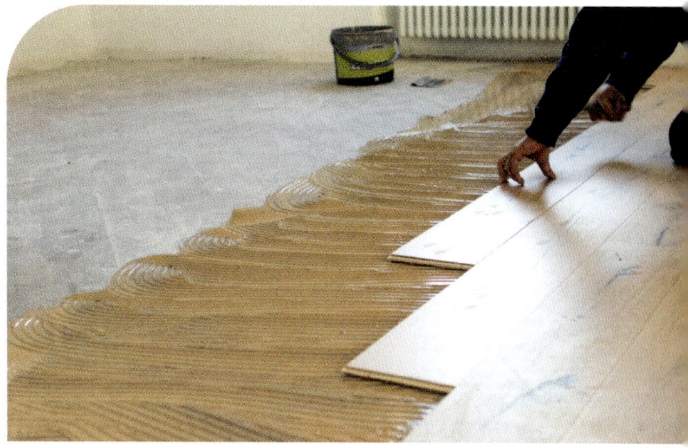

Une toxicité possible à divers niveaux

L'efficacité des colles ne va malheureusement pas sans un certain nombre de risques, tant pour la santé que pour l'environnement.

Les composants des colles

Les colles peuvent contenir des substances toxiques, à des degrés divers.

Liants – Principal composant de la colle, le liant apporte les propriétés adhésives et la cohésion.

Colles multi-usages ou spécifiques ?

Dans les rayons cohabitent les colles dites « multi-usages » et celles qui sont dédiées à un matériau en particulier (verre, métal, plastique, bois…). Des tests *Que Choisir* de 2018 se sont intéressés à leur pertinence, particulièrement concernant les petites réparations du quotidien. Et bonne nouvelle, puisque cela réduit les achats, les multi-usages remplissent généralement leur office – et font même parfois mieux que les colles spécifiques ! À titre d'exemple :

– pour l'aluminium et la céramique, les multi-usages de type MS polymère arrivent en tête ;

– pour les plastiques les plus communs (type PVC et PS), les multi-usages de la famille des cyanoacrylates font aussi bien sinon mieux que les colles dédiées (mais rappelons qu'elles sont irritantes) ;

– pour le verre, les colles MS polymères et époxy surclassent leur concurrentes « spécial verre » (privilégiez les premières, moins toxiques) ;

Le bois, lui, nécessite une colle spécifique. Mais comme les colles à bois, outre leurs performances, sont très bon marché, se rincent à l'eau et ne recèlent pas de solvants, pourquoi s'en priver ?

Il s'agit d'une résine synthétique (vinylique, cyanoacrylate, époxyde EP, polyacrylate, polyuréthane, polyméthacrylate...) ou naturelle (amidon, caséine, cellulose, cire d'abeille, dextrine, poudre d'os, résine d'arbre...). Certaines résines synthétiques présentent peu de danger (en particulier les vinyliques et acryliques), d'autres sont plus toxiques (cyanoacrylate, époxyde EP, polyuréthane, polyméthacrylate...). Parmi les résines naturelles, la colophane est considérée comme irritante et allergisante.

Solvants – La plupart d'entre eux (acétone, hexane, toluène, trichloréthylène, xylène...) sont des composés organiques volatils (COV). Ils peuvent provoquer des irritations de la peau, des muqueuses et des voies respiratoires, et sont également néfastes pour la couche d'ozone et les milieux aquatiques. Certains peuvent par ailleurs générer des troubles du rythme cardiaque et du système nerveux, voire des cancers – le Circ classe le trichloréthylène et le formaldéhyde cancérogènes certains (voir p. 191). Les solvants apparaissent notamment dans des colles polyuréthanes, ainsi que dans certaines colles néoprènes et époxy.

Additifs – Ils améliorent les caractéristiques mécaniques du produit. Il s'agit de charges minérales (talc, quartz, silice...), d'agents bactéricides et fongicides, ou d'agents tackifiants (qui renforcent l'adhérence). Les types de dangers sont multiples : le talc et le quartz (cancérogène certain, selon le Circ) peuvent provoquer des maladies respiratoires, le benzoate de sodium est allergène. Les additifs pouvant être utilisés dans toutes les colles, vérifiez-en les composants.

Durcisseurs et accélérateurs de prise – Les isocyanates et amines aliphatiques ou aromatiques utilisés comportent des composés organiques volatils (COV) qui peuvent irriter les voies respiratoires. Le toluène-2,4-diisocyanate est classé cancérogène possible par le Circ, et plusieurs amines aromatiques (2-naphtylamine, 2-chloroaniline...), cancérogènes certains. Par ailleurs, leur synthèse implique l'emploi de composés toxiques pour l'environnement. Les durcisseurs et accélérateurs de prise sont utilisés dans les colles bi-composants époxy, polyuréthanes ou acrylates.

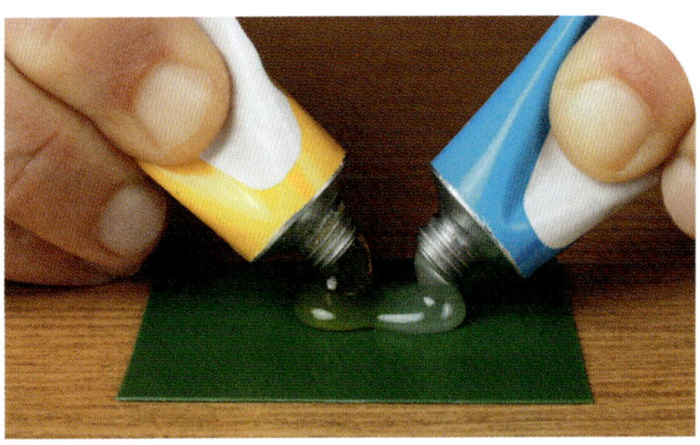

Les bons réflexes

Évitez autant que possible les colles avec solvants. Dans tous les cas, référez-vous à l'étiquetage obligatoire (voir p. 190). N'hésitez pas à demander la fiche de données de sécurité (FDS), qui doit être établie par le fabricant et (en théorie) mise à disposition par le vendeur, afin de repérer les substances dangereuses.

Vérifiez également les conseils de protection sur le mode d'emploi. L'utilisation de certaines colles implique en effet de se protéger les yeux et/ou la peau, voire de porter un masque (a minima FFP2). Aérez bien les lieux pendant et après utilisation.

Par ailleurs, attention à manipuler vos produits avec précaution : le mélange de deux solvants (celui d'une peinture et celui d'une colle dont vous auriez renversé les pots, par exemple) peut générer des réactions chimiques dangereuses.

Enfin, les solvants étant très inflammables, la vigilance s'impose quant aux risques d'incendie. Refermez hermétiquement les contenants, avant de les stocker de préférence dans un endroit ventilé.

Les colles ne se jettent pas n'importe où...

Les colles sont considérées comme des déchets diffus spécifiques (DDS) et ne doivent pas être jetées à la poubelle. Elles doivent être soigneusement stockées dans des contenants étanches (ainsi que les chiffons qu'elles ont souillés) et être déposées à la déchetterie.

Les déchets dangereux des ménages

Bien que les déchets dangereux ne représentent qu'une petite proportion des détritus générés dans l'Hexagone (un peu plus de 3 %), leur potentiel de toxicité est très important. Si des règles de tri strictes contribuent à leur recyclage ou à leur élimination, il est important de bien les repérer et de les traiter comme il se doit.

Principales catégories de déchets dangereux

Selon les chiffres de l'Agence de la transition écologique (Ademe), chaque Français produit approximativement 200 kg de déchets dangereux par an, issus de plusieurs familles de produits.

Les déchets d'équipements électriques et électroniques (DEEE)

Parmi les déchets dangereux des ménages, les plus préoccupants sont les déchets électroniques, de par leur toxicité mais aussi la vitesse à laquelle ils se développent. De plus en plus nombreux, ils correspondent aux appareils qui fonctionnent avec un courant électrique ou un champ électromagnétique (machines à laver, télévisions, téléphones portables, ordinateurs, lampes…).

Ils comportent nombre d'éléments toxiques, des substances chimiques persistantes, ainsi que des métaux lourds. Un ordinateur peut, par exemple, contenir des retardateurs de flamme bromés (pour prévenir ou minimiser la combustion), générateurs de dioxines en fin de vie du produit ; des éthers et des phtalates (assouplissants des plastiques), toxiques pour la reproduction, notamment.

Les DEEE doivent être rapportés en déchetterie, mais il est aussi possible de les faire reprendre par un distributeur (voir p. 202), parfois même de les recycler (voir encadré p. 202).

Les piles et accumulateurs

Les piles (notamment les petites rondes, qu'on tend à oublier) et les batteries peuvent contenir de très nombreux composés toxiques et éléments-traces métalliques ou ETM (aluminium, lithium, magnésium, mercure, nickel, plomb, zinc…), et donc contaminer l'eau, l'air et les sols.

Leur reprise est obligatoire depuis 2001 : les piles peuvent être déposées dans les collecteurs placés dans les magasins, et les accumulateurs (batteries de voitures, de vélos, etc.) doivent être récupérés par les vendeurs concernés (outre la possibilité d'un dépôt en déchetterie). Malheureusement, le taux de collecte est pour l'heure inférieur à 50 %, ce qui est d'autant plus dommage qu'il s'agit de déchets parfois recyclables contenant des métaux recherchés.

Les ampoules

Les ampoules fluocompactes sont constituées de vapeurs de mercure et de gaz rare. Le mercure est un composant particulièrement toxique, qui ne présente pas de risque à l'intérieur de l'ampoule mais se révèle très dangereux en cas de casse (voir p. 284). Les LED sont elles aussi considérées comme des déchets dangereux. Rapportez ces ampoules en point de collecte ou en déchetterie. Elles pourront ainsi être recyclées.

Les peintures, solvants, colles…

Ils contiennent notamment des solvants organiques inflammables et peu biodégradables (voir p. 185, 195 et 200). Il faut donc trier méticuleusement les restes de produits, ainsi que les chiffons et emballages souillés, et les porter en déchetterie.

Les produits phytosanitaires

Les pesticides (insecticides, fongicides, herbicides...) présentent une toxicité aiguë, sont responsables d'une grande partie de la pollution des eaux de surface et des nappes souterraines, et peuvent ainsi se retrouver dans la chaîne alimentaire. Ils menacent les organismes aquatiques et se propagent aussi dans l'air (voir aussi p. 295). Là encore, portez-les en déchetterie.

Les déchets amiantés

Leurs fibres microscopiques peuvent pénétrer dans les alvéoles pulmonaires et provoquer des maladies graves. Quelque 3 500 produits dérivés contiennent de l'amiante (certains ciments, flocages, colles, freins de voiture...). Leur évacuation implique l'intervention de professionnels qualifiés.

Les huiles

Les huiles minérales qui servent de lubrifiants pour les moteurs peuvent renfermer des éléments-traces métalliques ou ETM (plomb, lithium, chlore, fer...).

Les huiles végétales peuvent, en petite quantité, être jetées à la poubelle (pas dans l'évier, où elles présentent un danger en s'accumulant à la surface de l'eau, contribuant à l'asphyxie des écosystèmes aquatiques). En plus grande quantité, elles doivent aussi être rapportées en déchetterie, de même que les huiles minérales.

Parlons recyclage

Votre appareil est un peu ancien, un peu lent, ne fonctionne plus très bien ? Vous pouvez faire mieux que le jeter : le confier à une association ou un organisme caritatif qui le remettra en état avant de le revendre à bas prix, ou encore veillera à ce qu'il soit recyclé dans le respect de l'environnement. Parmi ceux-ci, les réseaux Emmaüs, Envie (www.envie.org) ou encore Écosystem (www.ecosystem.eco). Emmaüs et Envie s'occupent en outre de réinsertion, et votre geste aura alors un impact doublement positif, socialement et écologiquement.

Les médicaments et déchets de soins

Les médicaments non utilisés, périmés ou non, doivent être rapportés en pharmacie. Les déchets d'activités de soins à risques infectieux et assimilés (Dasria), qu'ils soient « mous » (bandelettes, cotons, pansements...) ou solides perforants (seringues, par exemple), peuvent être déposés en pharmacie ou en déchetterie. Les radiographies doivent quant à elle être déposées en déchetterie ou en points de collecte (certaines pharmacies ou des centres de radiologie les acceptent).

Les règles d'évacuation

Les déchets dangereux des ménages impliquent toujours une collecte spécifique et séparée. Ils ne peuvent être jetés ni dans les poubelles ni dans les canalisations.

Auprès des professionnels

Si les pharmacies sont tenues de reprendre les médicaments et les Dasria (voir plus haut), il existe également des règles en matière de DEEE.

- Tout vendeur d'électroménager est tenu de reprendre gratuitement l'appareil usagé lors d'un achat (même à distance) de son remplaçant (règle du 1 pour 1). Il doit aussi s'occuper de son retraitement.
- Tout magasin disposant d'une surface de vente d'équipements électriques de 400 m² au moins doit reprendre les DEEE de petite taille (diamètre inférieur à 25 cm) sans achat obligatoire (règle du 1 pour 0).
- Un certain nombre d'enseignes proposent des points de collecte pour les piles, ampoules, etc. Si vous recherchez un lieu dédié à proximité de chez vous, vous pouvez notamment vous renseigner sur

le site de l'Ademe (ademe.fr, rubrique « Particuliers » puis « Maison », « Déchets » et enfin « Que faire de mes déchets »).

En déchetterie

Les déchets dangereux que vous y déposez doivent l'être dans un emballage bien fermé, de façon à éviter tout risque d'écoulement ou d'émission.

Les déchets diffus spécifiques (déchets ménagers issus d'un produit chimique pouvant présenter un risque, ou DDS : peintures, solvants, produits d'entretien, pesticides, etc.) doivent être apportés dans leur contenant d'origine, de façon à permettre de les identifier et de les trier facilement, sans mise en danger. Il est interdit de les mélanger, et chacun doit être déposé à l'endroit qui lui est destiné. Ils sont ensuite envoyés vers des filières de traitement spécifique.

Les pictogrammes de danger

Sur les emballages des produits d'entretien, de bricolage, des pesticides, etc., figurent des pictogrammes entourés d'un losange rouge sur fond blanc. Les classes de danger sont définies par le règlement européen n° 1272/2008 dit CLP (soit en français, « classification, étiquetage et emballage »). Ils correspondent à des risques spécifiques et mettent en garde l'utilisateur.

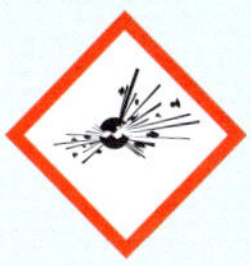

- **SGH01**, matières explosibles (EX) – Produits pouvant exploser au contact d'une flamme, d'une étincelle, d'électricité statique, sous l'effet de la chaleur, d'un choc ou d'un frottement (nitroglycérine, butane, propane, trinitrotoluène...).

- **SGH02**, matières inflammables (IN) – Produits pouvant s'enflammer au contact d'une étincelle, d'une flamme, de l'air ou de l'eau, sous l'effet d'un frottement ou de la chaleur, ou qui dégagent des gaz inflammables (méthanol, éthanol, acétone, benzène, toluène...).

- **SGH03**, matières comburantes (CB) – Produits pouvant provoquer ou aggraver des incendies, voire déclencher une explosion (nitrate de potassium, peroxyde de benzoyle...).

- **SGH04**, gaz sous pression (GZ) – Produits pouvant exploser sous l'effet de la chaleur ou causer des brûlures et blessures liées au froid (azote liquide...).

- **SGH05**, matières corrosives (CR) – Produits pouvant attaquer ou détruire les métaux, ronger la peau et les yeux (acide sulfurique, nitrique, chlorhydrique, eau de Javel...).

- **SGH06**, toxicité aiguë, catégories 1, 2, 3 (TO) – Produits pouvant entraîner la mort ou des effets aigus chroniques, même à faible dose, par inhalation, ingestion ou pénétration cutanée (méthanol, benzène, phénol, naphtaline...).

- **SGH07**, toxicité aiguë catégorie 4 (DA) – Produits irritants, allergisants, nocifs par ingestion, inhalation ou contact cutané, et qui détruisent l'ozone dans la haute atmosphère (térébenthine, trichloréthylène, eau de Javel diluée, ammoniaque entre 5 et 10 %...).

- **SGH08**, risque mutagène, respiratoire, cancérogène ou reprotoxique (MU) – Produits chimiques pouvant gravement altérer le fonctionnement de certains organes (formol, mercure, benzène, térébenthine...). Certains sont mortels en cas d'ingestion ou d'inhalation.

- **SGH09**, danger pour le milieu aquatique (EN) – Produits néfastes pour les organismes des milieux aquatiques (plomb, mercure...).

Les matériaux d'isolation

L'isolation thermique est devenue une priorité de toute construction ou rénovation économe en énergie. Certains des matériaux les plus utilisés peuvent néanmoins poser problème pour la santé et/ou l'environnement. Les produits naturels sont-ils une solution ?

Les isolants minéraux

Certains d'entre eux présentent de réelles qualités, mais aussi des inconvénients non négligeables.

Les laines minérales

Ce sont de loin les matériaux les plus utilisés pour isoler les bâtiments. La laine de verre est principalement constituée de sable siliceux et de verre recyclé ; la laine de roche, de roches volcaniques (basalte) et de coke (charbon) industriel. Elles se présentent sous forme de rouleaux et de panneaux, et peuvent aussi être projetées. Elles sont extrêmement polyvalentes.

Avantages : abordables et faciles à manipuler, elles isolent bien contre le froid (λ de 0,030 et 0,040 pour la laine de verre et de 0,033 à 0,040 pour la laine de roche) si elles sont posées avec un pare-vapeur, mais pas contre la chaleur. Elles sont incombustibles, très perméables à la vapeur d'eau (ce qui laisse respirer la construction) et stables dans le temps.

Inconvénients : elles sont facilement dégradables par les rongeurs, ont un piètre bilan carbone (fortes températures nécessaires à leur fabrication) et une énergie grise élevée. Issues d'une ressource non renouvelable, elles sont potentiellement recyclables, mais la filière est inexistante. Si on les a longtemps soupçonnées d'être cancérogènes, en 2001,

Quelques notions à connaître

Pour juger de la performance technique, mais aussi environnementale d'un matériau, on recourt à des critères qu'il est utile de préciser.

- La conductivité thermique est la capacité d'un matériau à diffuser la chaleur. On l'évalue par un coefficient (dit λ) issu du calcul de la quantité de chaleur transférée sur une surface en un temps donné. Plus le λ est faible, plus le matériau est isolant contre le froid (0,025, par exemple).
- La résistance thermique (R) exprime la capacité d'un matériau à empêcher le transfert de température. On la calcule en divisant l'épaisseur de ce matériau par son coefficient λ. Plus R est élevé, meilleur est l'isolant. Et plus l'isolant est épais, plus R est élevé : en cas de λ moyen, il faut davantage d'épaisseur pour un meilleur résultat. Cette valeur R figure sur l'emballage des produits du commerce.
- Le bilan carbone est un outil de diagnostic mis au point pour évaluer l'impact d'un matériau, d'une activité, etc., en termes d'émissions de six gaz à effet de serre : le dioxyde de carbone ou CO_2, le méthane, le protoxyde d'azote, l'hydrofluorocarbure, le perfluorocarbure et l'hexafluorure de soufre. Le CO_2 étant le gaz le plus répandu, il est devenu une référence, les cinq autres étant convertis en équivalent carbone.
- L'énergie grise (ou énergie intrinsèque) est la somme des énergies nécessaires au cycle de vie d'un objet, depuis l'extraction de la matière première jusqu'à l'éventuel recyclage, en passant par la fabrication, l'emballage, le transport vers les sites de stockage, la distribution, la vente, l'utilisation, l'entretien, etc.

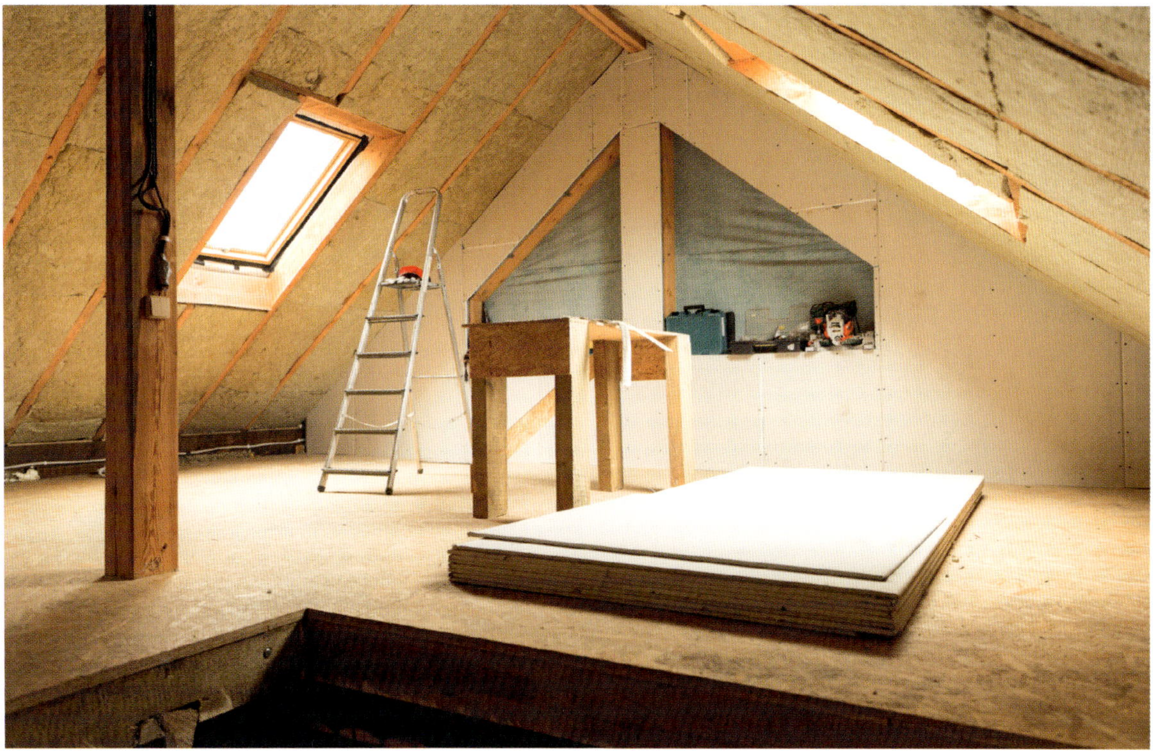

le Centre international de recherche sur le cancer (Circ) les a classées comme ne l'étant pas. Les fibres peuvent cependant être à l'origine d'irritations de la peau, des yeux ou des voies respiratoires supérieures, lorsqu'elles sont en suspension dans l'air. Libérées par la découpe de la laine de verre ou par sa manipulation, elles risquent de s'incruster dans l'épiderme et de provoquer des démangeaisons, puis des lésions. Par ailleurs, les liants à base de résines formophénoliques et les colles peuvent générer des émissions de composés organiques volatils – COV (voir p. 185). Leur manipulation exige donc de prendre les plus hautes précautions (voir encadré p. 209), dans des conditions d'aération maximales.

Les panneaux isolants sous vide (PIV)

Ils sont constitués d'un noyau isolant en acide silicique, encapsulé dans une enveloppe de polyester métallisée.

Avantages : avec le meilleur λ du marché (0,0042 à 0,0050), ce sont d'excellents isolants contre le froid, imputrescibles et résistants. Comme le λ est optimal, on a besoin d'une moindre épaisseur (3 cm, contre une vingtaine pour la laine de verre), ce qui est un point particulièrement intéressant pour de petits espaces.

Inconvénients : leur coût est élevé et leur pose délicate. Ils sont fragiles, et la moindre dégradation peut altérer leur efficacité. Ils affichent un mauvais bilan carbone et une énergie grise élevée. Le matériau est a priori inerte et sans danger pour la santé, mais la mise en œuvre implique l'utilisation de mastic et d'adhésifs, qui peuvent propager des COV.

Autres isolants minéraux

La mousse minérale, l'argile expansée, la perlite et la vermiculite ont en commun leur faible coût et leur absence de risque pour la santé – mais aussi leur mauvais bilan carbone et une énergie grise moyenne à élevée. La mousse minérale est un bon isolant (λ de 0,040 à 0,060), avec une très bonne perméabilité. Les trois autres ont peu d'intérêt.

Les isolants synthétiques

Les matériaux synthétiques affichent de bonnes performances techniques, mais peuvent dégager des gaz toxiques et ne sont pas du tout écologiques.

Polystyrène expansé (PSE) ou extrudé (PSX)

Ils sont issus du naphta (un résidu de pétrole). Le polystyrène expansé est conditionné en panneaux nus, composites, éléments moulés ou billes, et utilisé pour les combles, les planchers, les cloisons ou les doublages ; le polystyrène extrudé se présente en panneaux et est plutôt destiné à des ouvrages techniques, comme des isolations enterrées ou sous fortes charges.

Avantages : leur prix est attractif, ils sont résistants et imputrescibles, et leur mise en œuvre est simple. Ce sont des isolants très performants contre le froid (λ de 0,030 à 0,038 pour le premier, de 0,029 à 0,035 pour le second).

Inconvénients : ils sont aisément dégradables par les rongeurs. Leur bilan carbone est mauvais et leur énergie grise élevée, et ils dégagent des gaz très toxiques en cas de coupe à chaud et plus encore en cas d'incendie. Ils sont issus d'une matière première limitée (le pétrole) et difficilement recyclable, et se révèlent nocifs pour les organismes aquatiques.

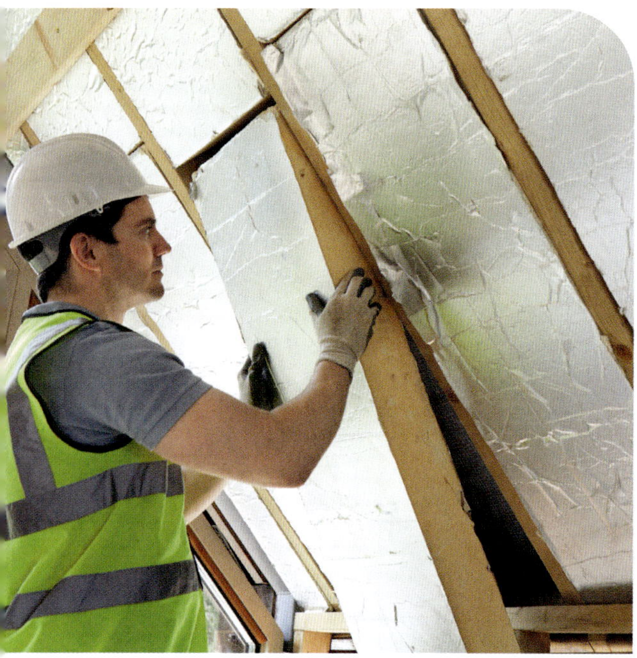

Attention aux émanations toxiques

Les matériaux d'isolation synthétiques (PSE, PSX et PUR) deviennent extrêmement dangereux en cas d'incendie. Ils émettent des gaz toxiques qui peuvent se révéler mortels, tels que de l'acide cyanhydrique, du gaz carbonique (CO), des isocyanates ou encore des produits organophosphorés. Ils dégagent en plus une fumée épaisse qui peut gêner l'évacuation et l'intervention des pompiers. Autant d'éléments qui dégradent le bilan de ces isolants.

Les polyuréthanes (PUR)

Les mousses polyuréthanes sont obtenues à partir d'isocyanates (hydrocarbures). Le PUR se présente en principe sous forme de panneaux composites (isolation extérieure), de bombes aérosol ou de moulages (menuiseries, calfeutrement).

Avantages : c'est un isolant très performant contre le froid (λ de 0,024 à 0,030), correct contre la chaleur. Il est imputrescible et facile à manipuler.

Inconvénients : son prix est un peu élevé. Il est sensible au feu et dégradable par les rongeurs. Il se tasse avec le temps. Son bilan carbone est mauvais, son énergie grise très élevée, sa matière première limitée (pétrole) et non recyclable. Sous l'effet de la chaleur, il peut dégager des amines très irritantes et toxiques pour certains organes. Au moment de sa mise en œuvre, l'émission d'isocyanates peut générer des irritations de la peau, des yeux et des voies respiratoires.

Les principaux isolants naturels à base de bois

Les déchets de la filière bois commencent à être davantage utilisés. Ils constituent de fait une solution viable pour l'isolation des bâtiments.

Les fibres de bois

Elles sont produites à partir des chutes de bois des résineux, et vendues en vrac ou sous forme de panneaux de fibres. Elles sont très polyvalentes : toiture, combles, façades, murs, cloisons, etc.

Avantages : leur manipulation est aisée, et elles sont difficilement inflammables. Elles sont aussi stables dans le temps, résistent aux insectes et aux rongeurs, et font un bon isolant contre le froid (λ de 0,038 à 0,045, selon le produit) et la chaleur. Issues d'une matière première renouvelable, elles affichent un bon bilan carbone (mais une énergie grise moyenne à élevée selon la densité).

Inconvénients : elle reviennent un peu cher, et elles sont putrescibles en cas d'humidité persistante. Attention : si le bois est un matériau sain et ne dégage pas de fumées toxiques en cas d'incendie, certains produits comportent des adjuvants et des liants (bitume, polyesters...) qui, eux, peuvent émettre des COV. Mais ils sont de plus en plus remplacés par des éléments moins polluants (polyoléfines, paraffines, fécule, amidon...).

Le liège

Il provient de l'écorce du chêne-liège. On le trouve sous forme de granulats (pour chapes isolantes), de coques ou de panneaux (pour surfaces humides : façades exposées, fondations, dalles).

Avantages : il est d'utilisation aisée, difficilement combustible, imputrescible et résistant. C'est un bon isolant contre le froid (λ de 0,038 et 0,045) et contre la chaleur, mais aussi contre le bruit. Il affiche un excellent bilan carbone et une faible énergie grise.

Inconvénients : son tarif est élevé, et il est moyennement à faiblement perméable à la vapeur d'eau. Il émet une odeur forte qui disparaît au bout de plusieurs mois. Lors de sa mise en œuvre, il est recommandé d'aspirer les restes de sciure. La colle des panneaux peut générer des émissions de COV.

Les principaux isolants végétaux

Matériaux d'origine végétale ou issus du recyclage de ce type de matériaux, ils ont pour atouts communs leur innocuité pour la santé et leur très faible impact sur l'environnement. Par ailleurs, leur prix a tendance à baisser – il rivalise souvent avec celui des isolants synthétiques –, même si la pose peut s'avérer plus onéreuse. Une option à étudier de près si vous voulez privilégier l'impact environnemental !

Le chanvre

Il est cultivé puis assemblé en panneaux (parfois enrobés de bitume) ou en rouleaux. Les panneaux sont difficiles à découper, mais faciles à poser. La laine (fibres longues) est utilisée pour la pose entre chevrons ou solives, ainsi que pour le soufflage. La

> **Gare aux traitements ajoutés**
>
> ▶ D'origine naturelle ou pétrochimique, tous les matériaux peuvent être protégés par divers traitements – contre les attaques de champignons, de mites, contre le risque incendie (avec par exemple des retardateurs de flamme, voir encadré p. 219)... Or ceux-ci peuvent alourdir l'air intérieur de polluants dans les années qui suivent la pose – sans compter les colles et adhésifs utilisés pour fixer des panneaux ensemble, gros émetteurs de COV. L'étiquetage qualité de l'air intérieur (voir p. 190) peut vous guider pour trouver un compromis entre efficacité du matériau, empreinte carbone et impact sur la santé.

chènevotte (fibres courtes) est employée dans les enduits ou pour la mise à niveau des planchers.

Avantages : c'est un bon isolant contre le froid (λ de 0,039 à 0,042 pour la laine, de 0,048 et 0,060 pour la chènevotte), stable dans le temps, performant aussi contre le bruit. Le bilan carbone est neutre pour la laine, excellent pour la chènevotte ; l'énergie grise est faible à moyenne pour la laine, très faible pour la chènevotte. La matière première est renouvelable, réutilisable et recyclable, souvent d'origine française. Le chanvre peut constituer un choix éclairé.

Inconvénients : son prix est un peu élevé. Il est inflammable et sensible à l'humidité prolongée. Attention aux gaz dégagés par le bitume, surtout en cas d'incendie.

Les pailles de céréales

Elles sont mélangées à un liant (argile) pour former un conglomérat qui peut se présenter sous deux formes : le torchis ou la terre-paille, parfois protégés par du carton. Elles sont utilisées pour isoler murs, toitures et planchers. Elles sont considérées comme un matériau d'avenir pour ce qui est de l'impact environnemental.

Avantages : leur coût est modique, leur bilan carbone excellent, avec une très faible énergie grise et une matière première renouvelable.

Inconvénients : avec un coefficient λ entre 0,04 et 0,06 pour les bottes moyenne densité, de 0,08 et 0,12 pour les panneaux de paille compressée, ce ne sont pas des isolants très performants, et il faut donc prévoir de l'épaisseur. Ils sont sensibles au feu et putrescibles en cas d'humidité prolongée. Un pare-feu est nécessaire, et la pose demande de vraies compétences, or tout cela a un coût. Le matériau est en soi sans danger pour la santé, mais les colles des cartons peuvent relarguer des COV.

Les isolants issus du recyclage

Ces matériaux sont liés à la récupération de vieux tissus ou papiers. Ils sont de plus en plus employés sur les chantiers, ce qui est une bonne nouvelle – d'autant que, là encore, les prix se rapprochent de ceux des isolants synthétiques. Une option intéressante si vous privilégiez l'impact environnemental. N'hésitez donc pas à faire établir des devis qui vous permettront de comparer, à performances égales, avec d'autres isolants et de faire ainsi votre choix en toute connaissance de cause.

La ouate de cellulose

Elle est issue du recyclage du papier. Elle se présente en vrac (principalement en flocons insufflés, projetés ou déversés), en panneaux semi-rigides ou rigides (faciles à poser), ou encore en rouleaux. Polyvalente (toiture, combles, planchers, murs et cloisons, ossature bois...), elle a le vent en poupe, et c'est mérité.

Avantages : son prix est très attractif (surtout en vrac). C'est un bon isolant contre le froid, avec un λ de 0,038 à 0,044 selon les produits (hormis les granulés à épandre au sol, plus rares, qui affichent un λ moins satisfaisant), contre la chaleur et le bruit. Elle présente un très bon bilan carbone (l'énergie grise déployée est, quant à elle, modérée pour le vrac, plus élevée pour les panneaux). Elle contient du sel de bore pour protéger du risque inflammable (et des attaques de rongeurs et d'insectes), mais en quantité a priori trop faible pour être nocive (sauf en cas d'ingestion, rarissime).

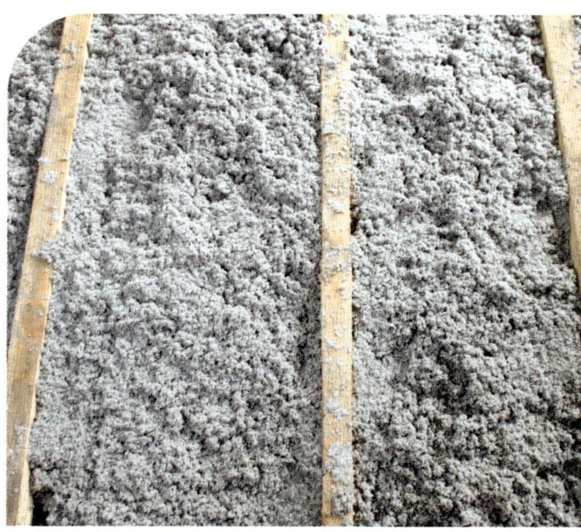

Inconvénients : elle est putrescible en cas d'humidité prolongée. Attention par ailleurs aux poussières de fibres de papier, nocives par inhalation.

Les fibres textiles

Les tissus usagés sont mélangés à du coton, de la laine et de l'acrylique. Les fibres sont assemblées avec du polyester pour former des rouleaux ou des panneaux semi-rigides, faciles d'emploi.

Avantages : le tarif du textile recyclé Métisse® est attractif (d'autres produits sont plus onéreux), et c'est un bon isolant contre le froid (λ de 0,039 à 0,041), la chaleur et le bruit. La matière première est abondante et issue du recyclage. Le bilan carbone est raisonnable (mais l'énergie grise est plus élevée qu'on s'y attendrait : c'est notamment lié à la présence de polyester, dont la fabrication est polluante, mais qui peut être remplacé par de la fécule ou de l'amidon). Par ailleurs, initié par Emmaüs, le choix de ce type d'isolant répond aussi à une démarche économique et sociale, en combinant valorisation des déchets (qui deviennent matière première) et création d'emplois.

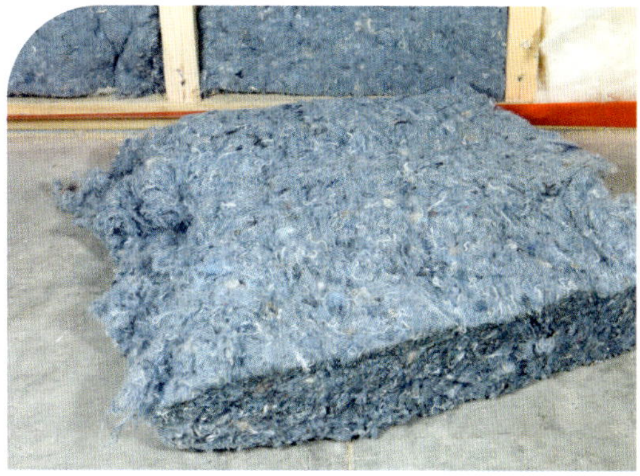

Inconvénients : ces fibres sont inflammables (un pare-feu est nécessaire) et putrescibles en cas d'humidité prolongée.

Les bons gestes

▶ Les mesures de prévention à respecter lors de la pose de tout isolant pouvant être toxique sont rappelées par la fiche de données de sécurité (FDS), qui doit être établie par le fabricant et (en théorie) mise à disposition par le vendeur, à votre demande. Il est notamment impératif d'instaurer une ventilation suffisante et, en cas de découpe avec un outil à moteur, une aspiration d'air. L'utilisation d'un masque de protection, FFP2 a minima, de gants et de lunettes fermées (dans le respect de la norme EN 166) s'impose également pour préserver les voies respiratoires, les mains et les yeux. Il faut enfin se couvrir la peau, pour éviter les irritations cutanées, et calfeutrer les panneaux ou les rouleaux, de façon que les fibres ne puissent plus se disperser après installation.

Un isolant d'origine animale

Il n'est pas le seul sur le marché, mais la plume de canard est rare, chère et issue d'élevages industriels au bilan environnemental peu reluisant.

La laine de mouton

La laine est lavée, dessuintée et généralement liée à des fibres polyester, avant d'être conditionnée en rouleaux souples, panneaux semi-rigides, ou même en vrac. Principalement destinée à l'isolation des combles perdus, des rampants et des murs, elle est facile à poser.

Avantages : elle est peu coûteuse et isole bien du froid (λ de 0,035 à 0,045), mais pas de la chaleur. Son bilan carbone est bon, et l'énergie grise faible. Elle peut absorber jusqu'à 25 % de son poids en eau, ce qui en fait un bon régulateur hygrothermique.

Inconvénients : elle est sensible au feu et à l'humidité prolongée, ainsi qu'aux attaques de mites. Elle contient là encore du sel de bore. Par ailleurs, elle dégage une forte odeur.

Les revêtements de sol

Les sols représentent un budget important, en matériel comme en main-d'œuvre. Cependant, à l'instar de tout équipement qui entre dans nos intérieurs, parquets, moquettes, carrelages ou sols souples peuvent présenter des risques sanitaires – et environnementaux.

Avantage au parquet, s'il est naturel

Le parquet présente a priori de nombreux atouts : non seulement le bois est un matériau écologique qui nécessite peu de transformations, mais ses couleurs douces et son caractère chaleureux en font aussi un revêtement de choix. Attention, toutefois, aux différentes qualités.

Quel type de parquet choisir ?

Il existe deux catégories de « vrai » parquet, et une autre, qui peut faire illusion mais se révèle plus discutable en matière d'émissions toxiques.

Le parquet massif – Comme son nom l'indique, il s'agit de planches taillées dans une essence de bois unique, sans liant ou solvant ajouté. Il peut être cloué ou collé. Son bilan sanitaire et écologique dépend du choix de l'essence, du type de pose et de la finition (voir p. 211).

Le parquet contrecollé – C'est un feuilleté composé de trois couches de matériaux différents collées entre elles (d'où son nom). Seule la partie supérieure, aussi appelée couche d'usure ou parement (entre 1 et 6 mm d'épaisseur), est en bois noble, ce qui le rend plus accessible. Les deux autres couches sont constituées de dérivés de bois (aggloméré, voir p. 214), qui peuvent (notamment via la colle) relâcher au fil du temps des composés organiques volatils (COV) toxiques – dont le formalhéhyde, le benzène ou le trichloréthylène, classés cancérogènes certains par le Centre international de recherche sur le cancer (Circ). Ainsi, lorsque l'étiquetage d'émissions de COV a été mis en place (voir p. 190), aucun contrecollé n'obtenait la note A+. Aujourd'hui, les fabricants ont amélioré leur copie. Si vous optez pour ce type de revêtement, choisissez-le avec une couche d'usure la plus épaisse possible et une étiquette A+.

Le stratifié – Sa couche supérieure (inférieure à 2,5 mm) n'est qu'un décor imprimé en mélamine, reprenant le dessin et la couleur du bois, protégé par un vernis. Composé de particules boisées, souvent agglomérées, voire de polymères d'origine pétrochimique, il peut contenir de nombreux composés indésirables, à commencer par le formaldéhyde. Peu fragile et facile à entretenir, il est souvent recommandé pour les pièces d'eau. Mauvais calcul, le formaldéhyde se relâchant plus encore avec l'humidité et les changements de température. À noter : certains stratifiés, fabriqués à partir de composants naturels de qualité, obtiennent un A+ en matière de COV, mais sont alors presque aussi coûteux qu'un parquet.

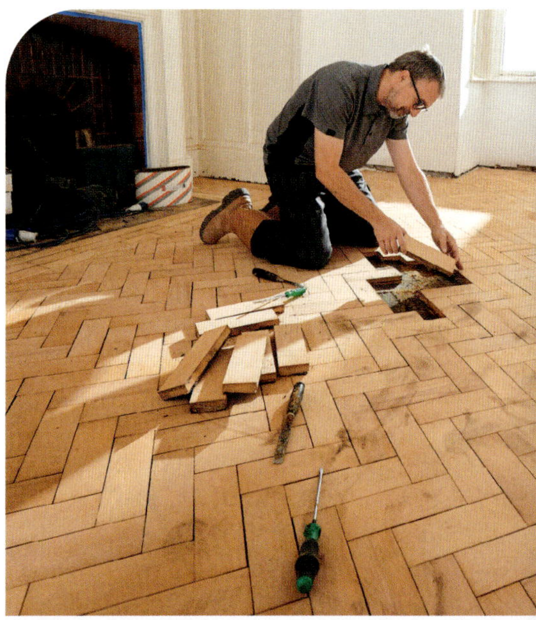

Assurer un moindre impact environnemental

Certains labels ainsi que le choix judicieux des essences de bois limitent les dommages en la matière.

- Outre l'Écolabel européen (voir encadré p. 193), les labels FSC et PEFC permettent de garantir l'origine durable du bois. Si FSC se concentrait au départ sur les forêts tropicales et si PEFC était une création pour soutenir les forêts françaises, les deux concurrents ont depuis rapproché leurs cahiers des charges. Ils certifient aujourd'hui un produit issu de ressources responsables.
- Privilégiez des matériaux d'origine française (bien souvent du chêne), pour limiter l'impact écologique du transport. Parce que leurs forêts se renouvellent vite, le bambou et le liège sont également intéressants – si les plaques n'ont pas été agglomérées avec des liants d'origine chimique. À l'inverse, la plupart des bois exotiques, comme le teck ou l'ipé, appréciés pour leur résistance à l'eau, viennent de loin, et leur exploitation peut participer à la déforestation de certaines régions. À éviter s'ils ne portent pas les labels FSC ou PEFC.

La pose : un impact non négligeable

La technique de pose influe elle aussi sur la quantité finale de polluants.

Il existe plusieurs méthodes :
- sur lambourdres (pour le seul parquet massif), les lames étant clouées sur des panneaux de bois vissés au sol ;
- flottante (pour le contrecollé et le stratifié), les lames s'emboîtant par un système de clips ;
- collée (pour tout type de parquet).

Le choix n'est pas indifférent : les colles de pose peuvent relarguer des COV toxiques. Si vous optez pour un parquet massif, par exemple, mais que vous le collez sur la dalle avec un produit émettant tétrachloréthylène, benzène et formaldéhyde, votre revêtement diffusera des composés nocifs pour longtemps.

Dans la mesure du possible, privilégiez la pose clouée pour le parquet massif, flottante clipsée pour le contrecollé et le stratifié. Si vous ne pouvez pas faire autrement, préférez une colle formulée sans solvant (voir p. 200).

Des finitions à soigner, elles aussi

Les parquets peuvent être huilés, cirés ou vitrifiés.

La vitrification, qui agit comme une couche de protection du bois contre les taches, les rayures et autres formes d'usure, émet généralement des COV, des phtalates et des isocyanates, particulièrement irritants lors de la pose (voir p. 196).

Pour un rendu plus authentique et moins de polluants chimiques, préférez les huiles naturelles (huiles dures à base d'huile de lin, par exemple), qui imperméabilisent le bois. Cela demande néanmoins un entretien à la cire deux ou trois fois par an, cire qui relargue elle-même des substances nocives (voir p. 165).

Il est par ailleurs recommandé de choisir un modèle dont la finition a été réalisée en usine. Le produit protecteur, quel qu'il soit, aura été posé et séché ailleurs qu'entre vos murs.

La moquette : confortable mais nid à poussières

Considérée comme salissante et bourrée d'acariens, la moquette a peu à peu disparu des intérieurs. Elle a en effet tendance à emprisonner la poussière, et son entretien n'est jamais aussi complet que celui d'un sol lavable. Les professionnels de santé recommandent donc aux personnes allergiques d'éviter ce type de revêtement.

Pourtant, la moquette ne manque pas d'atouts : quelle que soit sa composition, elle apporte un réel confort thermique et acoustique – selon le Centre d'information et de documentation sur le bruit

(CidB), elle atténuerait celui-ci de 30 dB. Si vous faites ce choix, pour réduire les risques allergènes, passez l'aspirateur très régulièrement (si possible, plusieurs fois par semaine) avec un modèle à filtre HEPA.

Naturelle ou synthétique ?

Côté santé et environnement, le choix de la fibre est essentiel.

- Les fibres synthétiques (principalement le polyamide) sont fabriquées à partir de produits issus de la pétrochimie, particulièrement néfastes pour l'environnement (voir aussi p. 248).
- Les fibres naturelles (laine, coton, lin) ont pour atout supplémentaire de vous éviter d'introduire des dérivés de pétrole pouvant relarguer des COV dans votre logement.
- Dans tous les cas, attention aux traitements contre les acariens, ignifuges et autres antitaches.

Les labels à rechercher

Deux labels peuvent vous guider dans votre choix de moquette.

- L'Ange Bleu – C'est le label de référence en Allemagne, où sont basés plusieurs gros fabricants de moquette. Géré par l'Agence fédérale de l'Environnement, il est décerné par un jury d'associations de défense de l'environnement, de syndicats, de défense des consommateurs, etc. Il s'intéresse à l'impact sanitaire et environnemental. La teneur en COVT (voir p. 190) se voit plafonnée, et de nombreuses substances nocives sont interdites (phtalates, métaux lourds, retardateurs de flamme bromés…).
- Le label GUT – Bien qu'il s'agisse d'une émanation de l'Association européenne des fabricants de moquettes et tapis, qui le gère, ce label garantit notamment un produit à faible niveau d'émissions de COV, dépourvu de formaldéhyde, d'acétaldéhyde, de métaux lourds, etc.

Les produits chimiques employés – essentiellement biocides ou composés perfluorés – sont suspectés d'être cancérogènes ou perturbateurs endocriniens (voir p. 178 et 244). Ainsi, dans une étude indépendante de 2018, plus de 59 substances dangereuses ont été retrouvées dans différentes moquettes : mercure, plomb, retardateurs de flamme, etc. L'étiquette d'émission de COV et les labels sont de bons moyens de réduire les risques.

Attention au dossier et à la pose

Ces deux éléments jouent en effet un rôle non négligeable.

- Quelle que soit la fibre choisie, la moquette comporte une sous-couche, appelée « dossier ». Ce dernier peut être en mousse de latex (naturel ou synthétique), en jute ou en feutre. Attention au latex synthétique, qui peut dégager des COV.
- Si la moquette est un matériau peu émissif, sa pose peut changer l'équation. Des tests *Que Choisir* ont ainsi montré que, là encore, la colle pouvait émettre du formaldéhyde, et ce pendant longtemps. Heureusement, il existe d'autres techniques : optez plutôt pour des bandes adhésives encadrant la pièce. Pour les modèles en laine ou doublés en feutre, un système de bandes auto-agrippantes est l'idéal.

Le carrelage, un matériau plutôt sûr

Facile à nettoyer et solide, donc durable, le carrelage est un revêtement de qualité (mais qui amplifie la répercussion du son).

La céramique

Fabriqués à partir de terre, d'argile, de quartz ou de kaolin, les carreaux en céramique sont le résultat d'une cuisson à très haute température (entre 900 et 1 400 °C), ce qui en fait un matériau en soi inerte, donc sûr – a priori (voir p. 213). Ce qu'il faut savoir :

- La terre cuite (un mélange d'eau et d'argile) présente l'avantage de laisser passer la vapeur d'eau

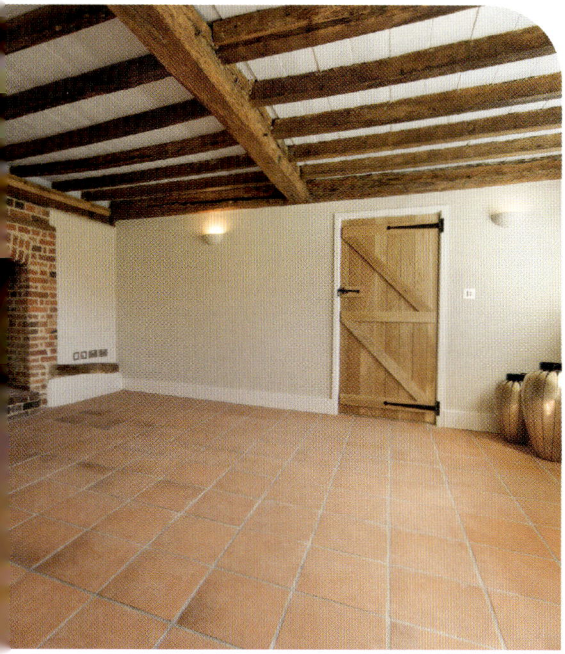

et d'emmagasiner puis de restituer la chaleur mieux que d'autres matériaux (grès...). Elle est donc recommandée pour ses qualités thermiques. Sa porosité peut nécessiter un traitement hydrofuge (sans solvant de préférence), pour la protéger à plus long terme contre les salissures.

Toutes les céramiques ont un coût environnemental : leur extraction et leur fabrication génèrent poussières, rejets de fumée et déchets en masse. Par ailleurs, selon la provenance des carreaux, la pollution générée par le transport est à prendre en compte. L'Écolabel européen vous garantit toutefois une production plus économe en eau, en énergie et en déchets, et des émissions polluantes limitées.

Certains carreaux émaillés de couleur vive (style zellige, carreaux de ciment...) contiennent des substances nocives. Les teintes rouge et orange, notamment, peuvent être obtenues à l'aide de pigments au cadmium, au zinc ou au chrome. Or ces métaux lourds sont cancérogènes, mutagènes ou reprotoxiques (CMR). Divers industriels parviennent aujourd'hui à obtenir du rouge sans utiliser ces substances : vérifiez leur absence auprès du fabricant, qui généralement la signale... ou préférez des teintes naturelles (ocre, gris, etc.).

La pose a là encore son importance : la colle du carrelage et le mortier de jointement peuvent en effet apporter leur lot de polluants. Privilégiez donc les mortiers-colles de qualité écologique, à base de sable de quartz, poudre de marbre et ciment blanc.

La pierre

Très prisée pour son authenticité et sa beauté, la pierre ne peut être choisie partout en raison de son poids, qui exige une structure suffisamment solide et une pose très technique.

Le carrelage en pierre naturelle est considéré comme écologique, son matériau ne nécessitant pas de transformation, sa fabrication étant économe en énergie et le produit final ne contenant pas de polluant. Encore faut-il donner la préférence à des ressources locales, pour éviter l'impact du transport. La récupération de pierres, quand elle est possible, peut être une solution plus économique.

La pierre « reconstituée », en revanche, a un impact environnemental plus lourd : ce mélange industriel de béton et de minéraux affiche ainsi une énergie grise (voir encadré p. 204) élevée – trois fois supérieure à celle de la terre cuite, par exemple.

Les sols souples : à éviter

Extrêmement faciles à poser et très accessibles en termes de prix, les sols souples en rouleaux séduisent : on peut refaire une chambre en une demi-journée, sans l'aide de professionnels. Mais, si le véritable linoléum, ou « lino », est naturel, car fabriqué à partir de toile de jute et de poudre de bois, on n'en trouve quasiment plus. La grande majorité des sols souples vendus en grandes surfaces de bricolage sont en PVC : ils contiennent jusqu'à 50 % de phtalates (voir p. 268) ! Même si certains rouleaux parviennent à obtenir une étiquette A+, mieux vaut se tourner vers des produits non issus de la pétrochimie.

Les meubles en contreplaqué et en aggloméré

Les meubles peuvent diffuser nombre de polluants dans l'air intérieur. Si quelques progrès semblent s'amorcer en la matière, la prudence s'impose toujours, le risque variant notamment selon le type de matériau.

Tous les meubles en bois ne se ressemblent pas

Si le bois massif est constitué de pièces directement issues de l'arbre scié qui ont été assemblées sans colle ni résine synthétique, les panneaux contreplaqués ou agglomérés font appel à des techniques bien spécifiques.

Le contreplaqué

Les meubles en contreplaqué sont constitués de panneaux de plusieurs feuilles de bois collées les unes aux autres.

Matériau de milieu de gamme très facile à travailler, tant pour le perçage que pour la découpe, le contreplaqué est aussi très résistant et léger. Il peut être utilisé en intérieur et en extérieur, et il est élaboré pour durer.

La fabrication des panneaux se fait en plusieurs étapes. La première consiste en l'étuvage et le déroulage des pièces de bois, phases déterminantes pour la qualité des placages. Puis ces dernières sont séchées et taillées, encollées (le plus souvent avec des colles comprenant du formol), pressées, mises au format et poncées.

L'aggloméré

Les meubles en aggloméré sont, eux, constitués de panneaux de fibres pressées et encollées. Il s'agit de sciures, de copeaux, de farines de bois, de petit bois, de branches, etc., mélangés avec de la colle. Ils comportent en principe trois couches, les plus en surface incluant les copeaux les plus fins (hors finition). Ils sont plus économiques et faciles à traiter.

Les premières étapes de leur fabrication sont l'écorçage, le déchiquetage, le séchage et le triage des copeaux. Vient ensuite l'encollage, là aussi avec des colles comprenant du formol. Cette matière est enfin pressée, mise au format, puis découpée. Des agents de démoulage et des additifs très variés sont appliqués lors de cette fabrication.

Des substances qui posent problème

Les meubles, surtout ceux qui sont en contreplaqué ou en aggloméré, peuvent libérer des substances toxiques, dès le déballage et durant toute leur existence. Malheureusement, l'obligation d'étiquetage instaurée sur les produits de construction et de bricolage (voir p. 190) ne concerne pour l'instant que les matériaux bruts, pas les meubles (voir encadré p. 215).

Des émissions dangereuses

Il s'agit pour l'essentiel de composés organiques volatils (COV), dont la présence est liée aux traitements appliqués et à l'emploi de résines et de colles.

Le plus dangereux de ces COV est le formaldéhyde, classé cancérogène certain par le Centre international de recherche sur le cancer (Circ), qui peut également causer des irritations oculaires et respiratoires. Son effet allergène peut être aggravé par la présence de poussières, notamment de bois. Mais d'autres aldéhydes peuvent être émis, dont l'acétaldéhyde, présent dans des colles ou lasures, classé cancérogène probable.

En fonction des produits employés pour le collage et le traitement du bois, d'autres substances

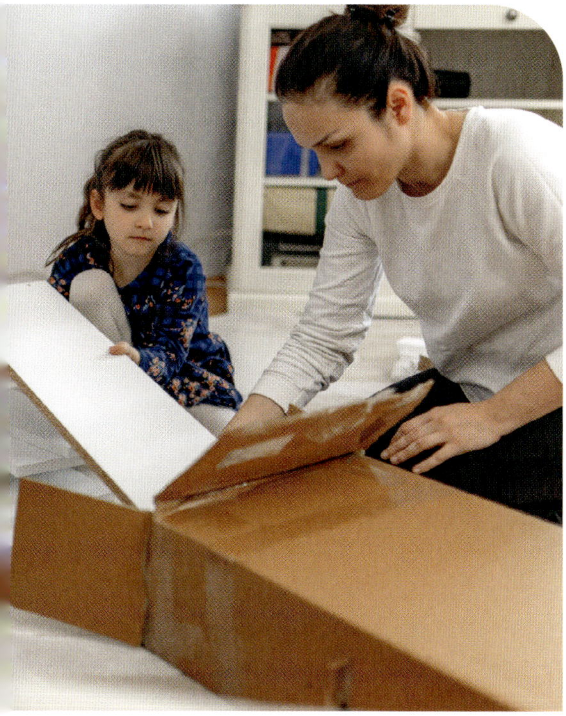

néfastes risquent d'être diffusées : le benzène, par exemple, un intermédiaire de synthèse entrant dans la fabrication du phénol, est toxique par inhalation et contact cutané, et classé cancérogène certain par le Circ ; le 1-2-dichloroéthane, un composé chloré trouvé en faibles quantités lors d'analyses réalisées par *Que Choisir* sur des commodes pour enfants (voir plus loin), est lui aussi toxique par inhalation et classé cancérogène possible.

Certains éléments peuvent être assemblés avec des colles à base d'isocyanates, dont la toxicité est élevée (irritation des voies respiratoires, asthme, allergies, etc.). Toutefois, l'Agence nationale de sécurité sanitaire de l'alimentation, de l'environnement et du travail (Anses, voir aussi encadré ci-contre) juge minime l'exposition via le mobilier.

Des précautions à prendre

Si les meubles sont des acteurs de la pollution de l'air intérieur (voir p. 144), des progrès semblent avoir été accomplis. Pour le reste, quelques bons gestes se révèlent utiles.

Bonne nouvelle, *Que Choisir* a régulièrement mesuré les émissions de COV de meubles en aggloméré pour enfants, et la situation s'est nettement améliorée : en 2006, les tests sur des commodes révélaient des quantités alarmantes de formaldéhyde ; en 2010, c'était déjà mieux, même si certains meubles se montraient encore trop polluants ; en 2020, les concentrations relevées sur 10 commodes étaient très faibles – et notablement inférieures aux limites établies par l'Anses dans son analyse de 2015 (voir encadré ci-dessous).

Mais une hirondelle ne fait pas le printemps… Adoptez donc les bons réflexes : aérez tous les jours en grand pour chasser les émissions nocives ; ventilez tout particulièrement lors de l'installation d'un meuble neuf, et plus encore lorsque vous le montez vous-même, et attendez – autant que faire se peut – quelques jours avant d'investir la pièce, surtout pour y dormir. Une précaution particulièrement importante pour le mobilier des enfants.

31 substances problématiques et toujours pas d'étiquetage

En 2015, l'Anses publiait une liste de 41 substances émises par les meubles et potentiellement néfastes pour la santé. 31 d'entre elles (dont le formaldéhyde, l'acétaldéhyde, le dichloroéthane et le benzène) ont été jugées prioritaires car classées cancérogènes, mutagènes et/ou reprotoxiques (CMR) par le Parlement européen (règlement CE n° 1272/2008).

L'étiquetage prévu dans la loi Grenelle I d'août 2009 devait être instauré en 2012, puis en 2020. À l'heure où nous écrivons ces lignes, ce n'est toujours pas le cas. En 2017, un projet de décret et d'arrêté devait aussi s'appuyer sur les résultats de l'Anses, mais il est finalement resté dans les tiroirs, alors même qu'il était considéré comme laxiste.

Matelas, canapés et textiles d'ameublement

Ces produits synonymes de détente et de confort, que nous choisissons avec soin, peuvent contenir, certes à des degrés divers, des substances toxiques. Si des progrès ont bien été accomplis, la prudence reste de mise.

Matelas et canapés

La plupart des matelas et canapés contemporains subissent divers traitements chimiques destinés à les protéger contre les microbes, les moisissures, les acariens, voire le feu… Or les produits employés, et notamment les biocides, peuvent se révéler nocifs pour la santé. Les matériaux utilisés pour la fabrication ne sont pas non plus dénués de tout soupçon. Petit tour d'horizon des indésirables.

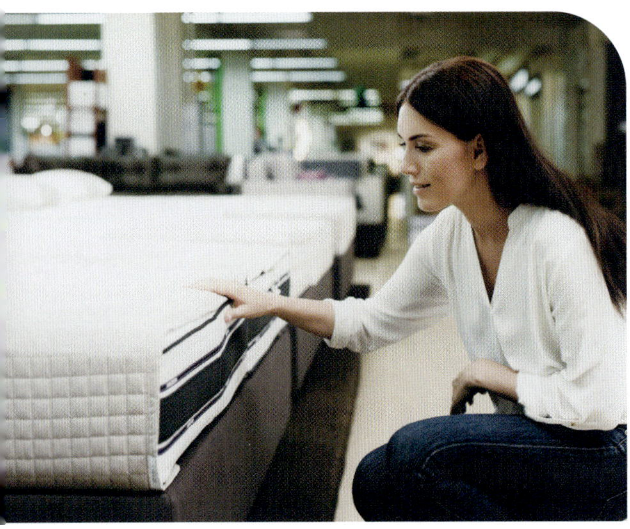

Les traitements chimiques

Il y a encore quelques années, les traitements ignifuges visant à améliorer la résistance au feu et à réduire les risques d'incendie (voir encadré p. 219) étaient de règle. Il semble que ce soit moins le cas aujourd'hui, les derniers tests *Que Choisir* sur les matelas n'ayant par exemple détecté aucune trace de telles substances.

En revanche, les traitements fongicides et antibactériens sont toujours monnaie courante. Or, si l'idée peut sembler judicieuse, notamment pour les personnes allergiques ou les jeunes enfants, les produits chimiques utilisés sont des plus toxiques : ils contiennent des isothiazolinones (voir p. 156) – notamment de la methylisothiazolinone (MIT), de la benzisothiazolinone (BIT) et de l'octylisothiazolinone (OIT) –, du pyrithione de zinc, ou encore du thiabendazole, des composés irritants, allergisants, voire suspectés de perturbation endocrinienne. Et tout cela alors qu'ils ne servent pas à grand-chose (voir aussi encadré p. 181)…

Autres sujets d'inquiétude

Mousse viscoélastique à mémoire de forme, latex synthétique, polyuréthane, polyester, vernis, colles, plastiques, tissus… Autant d'éléments entrant dans la composition des différents types et modèles de matelas et de canapés et pouvant renfermer des substances problématiques.

- En 2019, une étude réalisée pour la revue *Environmental Science & Technology* a par exemple révélé que les matelas en polyuréthane émettaient plusieurs types de composés organiques volatils – COV (voir p. 191), dont la diffusion dans l'air est stimulée par la chaleur et l'humidité liée à la respiration. Dix-huit COV ont ainsi été identifiés à des niveaux préoccupants. C'est notamment le cas du formaldéhyde et du benzène, depuis longtemps classés cancérogènes certain par le Centre international de recherche sur le cancer (Circ).
- Selon la composition et les traitements subis, il peut également y avoir émission d'isocyanates, de phosphore, de triclosan, de chrome, de composés perfluorés, etc. :

– la structure d'un canapé, par exemple, peut être source de formaldéhyde quand elle est constituée de bois aggloméré ou de panneaux de fibres (voir p. 214). Sans parler des colles, résines, vernis et autres finitions, qui peuvent relarguer des substances nocives ;
– les mousses de polyuréthane ou de polyester souvent utilisées pour les garnitures (de matelas, de sièges, de coussins...) relarguent aussi des substances dangereuses. Les mousses garanties sans CFC (chlorofluoracarbure utilisé comme agent expanseur, et qui dégage à terme du fluor et du chlore, particulièrement nocifs pour la couche d'ozone) sont à privilégier. Si l'information est fournie, préférez les polyols végétaux, plutôt que chimiques ;
– les tissus ne sont pas avares de substances indésirables sur le plan sanitaire comme environnemental (voir p. 218), non plus que le cuir (voir p. 244 et 248).

À noter : les matelas et canapés plus anciens peuvent dégager moins de COV (plus le produit est neuf, plus les émissions de COV sont importantes), mais ils contiennent souvent des phtalates, dont le phtalate de bis (dans les garnissages polyuréthanes et les tissus enduits, notamment). Considéré comme un perturbateur endocrinien, celui-ci est totalement interdit sur le sol européen pour ce type de produits depuis le 7 juillet 2020. *Que Choisir* n'a d'ailleurs pas décelé de phtalates dans les matelas testés en 2020.

Matelas pour bébés : la vigilance s'impose

Les matelas pour bébés doivent bien sûr être choisis avec soin. Des tests *Que Choisir* ont en effet révélé, sur certains d'entre eux, la présence de biocides très allergisants (voir p. 216). Or les traitements anti-acariens et antibactériens sont particulièrement nocifs pour les tout-petits, qui, dormant beaucoup, restent longtemps en contact avec ces redoutables substances. Optez pour des matelas avec housse amovible lavable en machine et qui ne revendiquent pas de traitement chimique.

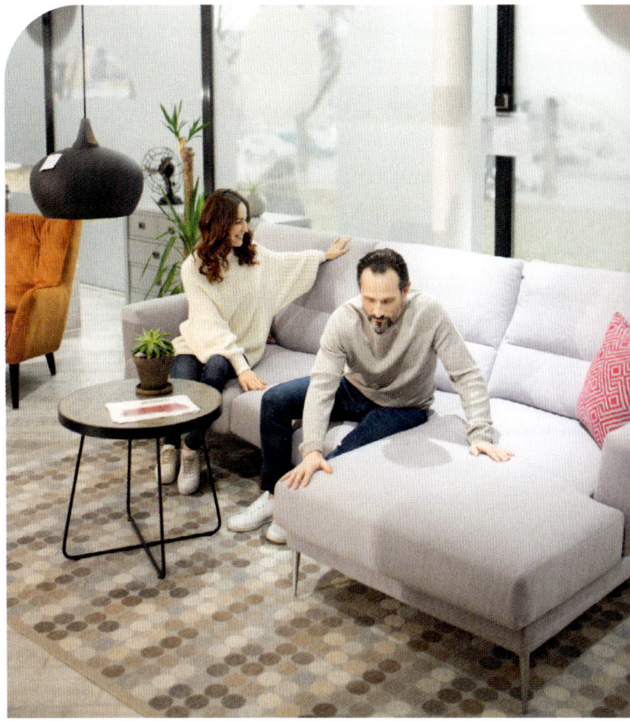

Comment se protéger ?

Adopter quelques réflexes peut se révéler utile...

En premier lieu, préférez toujours les matières naturelles et non traitées (ou le moins possible). Proscrivez d'emblée les articles portant les mentions « antiacarien » ou « antibactérien » (les traitements biocides, s'il y en a, doivent être indiqués).

N'hésitez pas à consulter des tests comparatifs (notamment pour les matelas), qui peuvent vous guider dans vos choix.

Pour limiter l'effet des substances volatiles susceptibles d'être inhalées, après l'achat, laissez si possible s'aérer le canapé ou le matelas plusieurs jours en ouvrant les fenêtres avant de l'utiliser.

Enfin, on ne le dira jamais assez, aérez quotidiennement votre intérieur, fenêtre grande ouverte (et lit défait pour les matelas, les acariens détestant la lumière et la fraîcheur). Passez régulièrement l'aspirateur sur le matelas ou le canapé (et sur les fauteuils, le cas échéant), et évitez de trop chauffer la pièce. À savoir : installer un protège-matelas limite les émissions.

Qu'en est-il du linge de lit ?

Draps, couvertures, couettes et housses de couettes, etc., peuvent eux aussi subir des traitements ignifuges ou biocides, ou qui visent à limiter le froissement, par exemple. Et ainsi comporter d'autres substances nocives, comme c'est le cas pour les vêtements (voir p. 243).

- Suite aux alertes récurrentes, la Commission européenne a revu la réglementation de façon à limiter les substances cancérogènes, mutagènes ou toxiques pour la reproduction (CMR) dans les textiles entrant en contact avec la peau humaine « dans une mesure semblable à celle des vêtements » (règlement UE 2018/1513). Parmi les 33 substances soumises à restriction figurent le formaldéhyde, des métaux lourds (composés de cadmium, de chrome VI), les phtalates, certains solvants et des colorants. Cette réglementation concerne les produits mis en vente depuis le 1er novembre 2020. Attention, toutefois : les contrôles effectués sur les textiles fabriqués hors Union européenne sont insuffisants pour garantir le respect de cette réglementation.
- Vous pouvez opter pour des textiles non prétraités et des teintures végétales (généralement indiquées sur l'étiquette), plus sûres, ainsi que des produits européens – pour autant que la mention d'origine soit fiable (voir encadré p. 251). Le label Oeko-Tex peut également vous guider : si sa charte n'est pas parfaite, il vérifie la fixation des couleurs et l'absence de certaines substances toxiques (formaldéhyde, plastifiants, métaux lourds...). Et, bien sûr, lavez votre linge de lit (et de toilette) avant utilisation !

Les textiles d'ameublement

Accessoires de décoration très appréciés pour leur aspect chaleureux, canapés, coussins, rideaux et autres tapis peuvent apporter une touche de confort agrémentée... de polluants intérieurs.

Gare aux colorants

Si certains colorants ou pigments utilisés pour teinter les tissus sont d'origine naturelle, les coloris vifs peuvent avoir été obtenus soit à partir de sels de métaux lourds (chrome, cadmium...), dont l'exposition peut générer des maladies neurodégénératives ou des cancers, soit via la quinoléine, qui est allergisante, ou encore avec des colorants azoïques, classés cancérogènes possibles et qui ne sont pas strictement interdits en ameublement. Qui plus est, les fabricants ajoutent parfois du formaldéhyde, classé cancérogène certain, en guise de fixateur, principalement.

Il est difficile de s'en prémunir, car ces informations n'apparaissent pas sur l'étiquette, sauf pour quelques rares marques qui promettent des teintures d'origine végétale, sans solvants ni métaux lourds (voir aussi encadré p. 243).

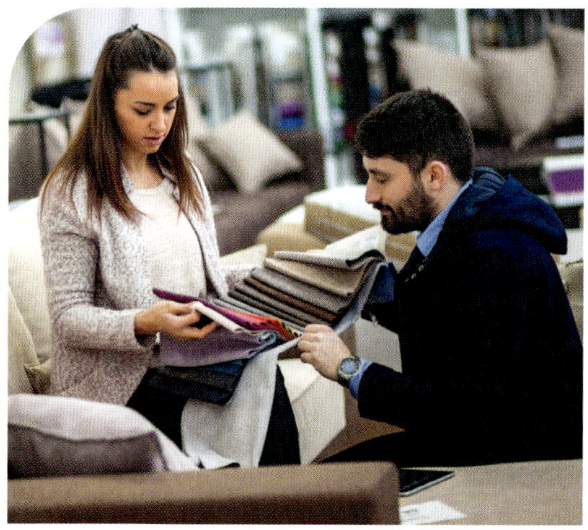

On peut néanmoins recommander d'opter pour des teintes claires (sauf le blanc étincelant, souvent obtenu avec des agents blanchissants à base de chlore) et de préférer les unis aux imprimés, en particulier pour l'achat de textiles risquant d'être en contact avec la peau (coussins, canapés...).

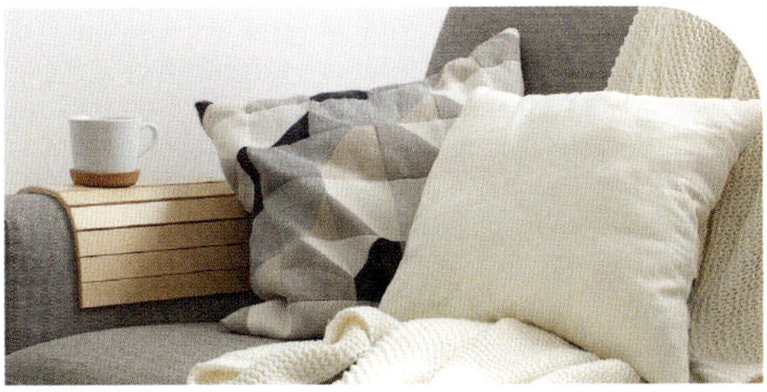

Attention aux traitements imperméabilisants et antitaches

Un textile résistant aux taches, cela paraît attractif. Cependant, pour pouvoir afficher cette allégation, le tissu aura été trempé dans des produits imperméabilisants dangereux pour la santé et/ou l'environnement (ou aura été enduit de ces mêmes produits).

Constituées de PVC, de polyuréthanes ou de latex, les résines d'enduction sont complétées par des additifs divers (fixateurs, agents hydrophobes ou ignifuges, etc.). Au-delà des plastifiants qui peuvent se dégrader dans la durée et relâcher des phtalates dans l'air intérieur (voir p. 268), beaucoup de ces apprêts intègrent des composés perfluorés (PFC) – aussi appelés substances perfluoroalkylées (PFAS) –, utilisés pour leurs propriétés hydrophobes, et qui confèrent l'imperméabilisation. Mais la persistance dans l'environnement et la toxicité des PFC (voir p. 244 et 269) posent problème. Si ces traitements sont, dans un premier temps, bloqués dans les fibres textiles, les cycles de nettoyage, notamment à sec, peuvent dégrader la pellicule d'enduction et libérer les éléments toxiques.

Plutôt que de s'exposer à de telles substances via un tissu « antitaches », mieux vaut donc choisir un canapé déhoussable en textile lavable et non enduit, qui passe aisément en machine – et ce sans polluer !

S'appuyer sur certains labels, même s'ils sont pour l'heure trop permissifs, est un premier gage de sécurité. Ainsi, la classe de produits 4 chez Oeko-Tex, qui s'applique aux matériaux d'aménagement (rideaux, revêtements de meubles rembourrés, etc.), interdit certains apprêts nocifs pour les écosystèmes ou la santé. Même chose avec le label Gots, qu'on peut trouver sur des tapis.

Le cas des retardateurs de flamme

Des années durant, des composés polybromés ont été employés comme traitements ignifuges sur les tissus d'ameublement, dans les mousses des canapés et de certains matelas.

- En 2015, une étude de l'Anses a conclu sur la quasi-inutilité des retardateurs de flamme bromés (RFB), tout en rappelant leur toxicité : ils sont en effet classés cancérogènes possibles et perturbateurs endocriniens, avec un effet probable sur le développement du système nerveux des enfants exposés in utero.
- Les RFB sont par ailleurs des polluants organiques persistants (POP) qui se diffusent depuis leur fabrication jusqu'à l'élimination des objets traités, s'accumulant dans le corps humain et l'environnement, et pouvant entrer dans la chaîne alimentaire.
- Une étude britannique a en outre suggéré qu'ils pouvaient augmenter à la combustion (qu'ils ne font que retarder mais n'empêchent pas) les émissions de monoxyde de carbone et de cyanure d'hydrogène. Or ces gaz, et non l'élévation de chaleur ou les flammes, sont la première cause de décès lors d'un incendie.
- Tant qu'ils ne sont pas interdits (et l'étiquetage « sans retardateur de flamme » est rarissime), la prudence reste de mise : préférez le coton, la laine ou le polyester aux garnissages en mousse polyuréthane, qui peuvent contenir des RFB ; soyez tout particulièrement vigilant concernant les articles pour bébés (chaise haute, poussette, siège auto...). Enfin, aérez et nettoyez régulièrement votre intérieur, les RFB se retrouvant dans la poussière domestique.

Ordinateurs, tablettes et smartphones

Les écrans ont envahi notre vie, révolutionnant notre rapport à l'autre et au monde. Mais l'usage intensif des ordinateurs, tablettes et smartphones n'est pas sans incidence sur la santé humaine et sur l'environnement. Adapter son équipement à ses besoins réels et adopter les bons gestes permettent de limiter les risques.

De possibles effets néfastes sur la santé

Ordinateurs, tablettes et smartphones reliés par Internet recèlent un immense potentiel en matière d'apprentissage et de créativité, mais aussi de liens sociaux et d'innovation. Mais, s'ils offrent de nouvelles possibilités, ils génèrent également beaucoup d'inquiétudes, en particulier concernant la santé physique, psychologique et mentale des plus jeunes. Toutes ne sont pas infondées…

Le sommeil en péril

L'horloge interne qui régit notre rythme de sommeil a besoin, pour se synchroniser, de périodes alternées de luminosité importante (le jour) et d'obscurité (la nuit). C'est ainsi que l'hormone du sommeil, la mélatonine, se régule. Mais les expositions intenses aux écrans et à leur lumière bleue (voir p. 227) perturbent ce rythme, et une exposition en soirée fait croire au cerveau qu'on est encore en plein jour, ce qui peut dérégler le sommeil en modifiant sa durée comme sa qualité. Or, chez les enfants et les adolescents, la fatigue entraîne problèmes de croissance physique et psychique, et troubles cognitifs (défaut d'attention, de concentration, de mémorisation…).

Myopie et DMLA

Plusieurs études observent, dans le monde entier, une recrudescence de troubles de la vision chez les enfants et les adolescents.

Il faut en effet savoir que la lumière bleue des LED est soupçonnée, comme l'a rappelé un rapport de l'Agence nationale de sécurité sanitaire de l'alimentation, de l'environnement et du travail (Anses) en 2020, d'avoir des effets toxiques sur la rétine, de provoquer une baisse de l'acuité visuelle, voire une augmentation des cas de dégénérescence maculaire liée à l'âge (DMLA), maladie rétinienne conduisant à terme à la cécité (voir p. 227). Les enfants et les adolescents sont en la matière particulièrement sensibles, leur cristallin n'étant pas totalement opacifié (il se développe jusqu'à l'âge de 20 ans). Il reste que la lumière bleue émise par les écrans est très faible par rapport à celle de la lumière du jour…

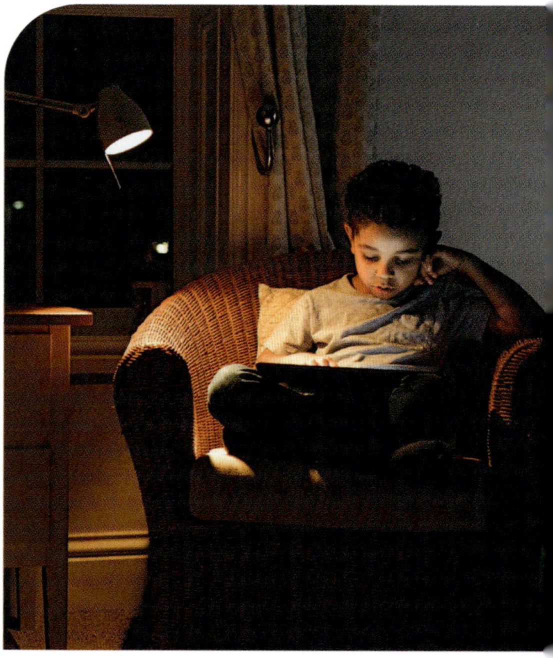

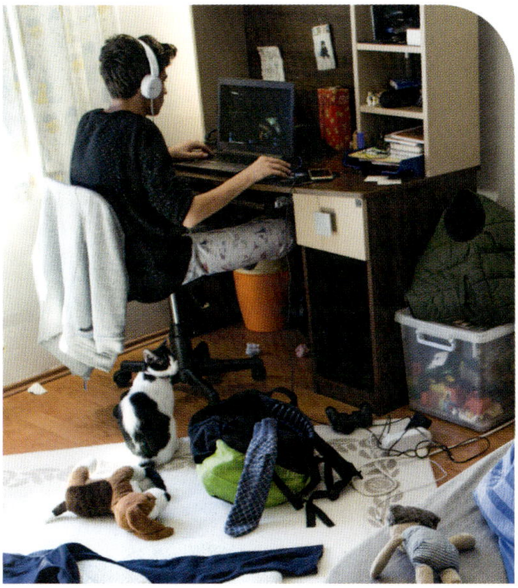

L'addiction aux jeux et aux réseaux

Les jeux, notamment vidéo, sont très prisés des ados et des jeunes adultes, spécialement des garçons. Mais certains joueurs psychologiquement fragiles peuvent sombrer dans une pratique excessive, en particulier dans le cas de jeux de rôles multijoueurs. Attention alors à l'addiction, à l'isolement et au mal-être. Globalement, on estime que le phénomène touche ainsi entre 5 % et 10 % des joueurs (tous âges confondus).

Les réseaux sociaux, quant à eux, facilitent les échanges, mais, chez les adolescents, ils peuvent être un outil de harcèlement (au sein d'une même classe, d'un même collège, d'un même groupe d'« amis »). Par ailleurs, les informations personnelles diffusées sans précaution sur ces réseaux peuvent être utilisées de façon malveillante et restent difficiles à effacer.

L'exposition aux ondes électromagnétiques

Le cerveau des enfants est plus sensible aux ondes que celui des adultes. Même si le téléphone mobile est loin d'être aussi redoutable qu'on le prétend parfois (voir p. 233), une oreillette, de préférence filaire, peut s'avérer utile pour réduire l'exposition.

De façon générale, il est conseillé de limiter autant que possible le temps d'exposition des enfants.

D'autres risques plus ou moins bien évalués

Chez les plus jeunes, une surconsommation d'écrans pourrait provoquer des troubles cognitifs. Une telle évaluation est cependant difficile à mener, les études présentant des éléments parfois contradictoires et le recul étant insuffisant.

- Ce qui est sûr, en revanche, c'est qu'une telle surconsommation réduit le temps consacré à l'activité physique et favorise le grignotage, avec à la clé un risque de prise de poids puis d'obésité.
- Par ailleurs, les enfants trop tôt ou trop souvent confrontés à des images ou à des jeux violents (a fortiori s'ils sont à caractère sexuel ou pornographique) auraient tendance, d'après l'Académie de médecine, à être plus impulsifs, moins solidaires et à présenter une instabilité psychique pouvant perdurer.

Surveillons les chargeurs !

Un test *Que Choisir* concernant 20 chargeurs pour smartphones censés respecter la réglementation en matière de marquage et de sécurité électrique a révélé que 11 d'entre eux étaient dangereux ! Ce constat rejoint celui des sapeurs-pompiers français, qui considèrent que les chargeurs sont à l'origine de la moitié des incendies domestiques. Il n'est donc pas inutile de prendre quelques précautions :

– préférez le chargeur d'origine de l'appareil ;

– ne le laissez pas branché sur le secteur lorsque vous ne l'utilisez pas ;

– évitez, si possible, de le charger la nuit et, surtout, ne le posez pas en charge sous votre couette.

– préférez plusieurs recharges de courte durée, plutôt qu'une recharge complète d'une batterie vide.

Guide du bon usage des écrans

Les problèmes posés par les écrans peuvent être évités : ils sont généralement le fruit d'une pratique excessive et incontrôlée.

Enfants et adolescents

Il importe d'instaurer des règles – nuancées selon l'âge, bien entendu –, mais aussi de guider les jeunes usagers.

Le Haut Conseil de la Santé publique (HCSP) a émis quelques recommandations qui, outre celles de l'Académie des sciences (voir encadré p. 222), peuvent être utiles aux parents. Citons notamment : proscrire les écrans avant 3 ans si ce n'est pas avec l'interaction des parents ; veiller à ce que l'enfant ne touche pas à son smartphone, sa tablette ou son ordinateur (ni ne regarde la télévision) une bonne heure avant de s'endormir ; trouver un équilibre entre permission et interdiction, et limiter le temps d'utilisation pour que l'enfant se consacre à d'autres activités ; repérer les signes d'une consommation excessive afin de demander, le cas échéant, aide et conseil.

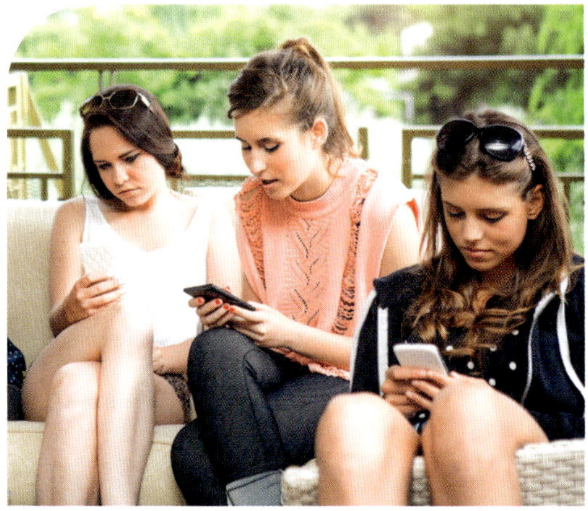

L'objectif est de leur enseigner à contrôler peu à peu leur pratique, en leur apprenant le plus tôt possible à exercer leur esprit critique. Quelques pistes : déjouez les pièges d'Internet en évoquant les risques de désinformation, de harcèlement, le problème que constitue l'accès précoce à la pornographie, notamment ; montrez-leur aussi qu'il existe un droit à l'image, que le dénigrement et le harcèlement sont interdits, etc.

Enfin, donnez l'exemple en évitant de surveiller vos messages toutes les dix minutes, notamment au beau milieu d'une conversation, et en bannissant systématiquement votre smartphone de la table des repas de famille.

La règle du 3/6/9/12

Afin de mieux appréhender les usages, l'Académie des sciences a publié en 2013 un avis concernant « l'enfant et les écrans ». Elle y propose une « règle », conçue par le psychiatre Serge Tisseron, coauteur dudit avis, qui liste des conseils en fonction de l'âge et du type d'utilisation. En résumé :

- pas d'écran sans interactivité sensori-motrice avant 3 ans ;
- pas de console de jeu portable avant 6 ans (l'enfant a besoin d'imaginer, jouer, bricoler avec son environnement et « penser » avec ses dix doigts) ;
- pas d'Internet seul avant 9 ans (mais il est conseillé de l'accompagner dans sa découverte de l'outil, de son utilité comme de ses limites et dangers) ;
- Internet seul à partir de 12 ans, avec prudence (pas à toute heure ni sur n'importe quel site, et pas dans sa chambre).

Les adultes

Nombre d'adultes sont eux aussi « sous emprise »... Ainsi, selon l'Agence de la transition écologique (Ademe), 41 % des Français consultent leur téléphone au milieu de la nuit, 85 % l'utilisent en présence d'un proche, 40 % des 18-25 ans le consultent dans les cinq minutes suivant leur réveil... Or cette addiction aux écrans devient inquiétante à plusieurs égards :

Elle a des conséquences réelles (et majeures) sur la santé physique et mentale : stress, insomnies, troubles alimentaires, manque d'exercice pouvant mener à l'obésité, etc.

Plus spécifiquement, le smartphone constitue un danger en voiture : 70 % des Français l'utilisent au volant, plus de 25 % des conducteurs envoient des SMS, 46 % téléphonent et 4 % jouent ! Ce qui explique qu'il soit la troisième cause d'accident de la route. Même l'utilisation du kit mains libres n'empêche pas la déconcentration. Au volant, rien de doit détourner votre attention : oubliez votre smartphone !

Un lourd impact environnemental

Selon plusieurs études (dont celles de l'Ademe et de l'Insee), en 2018, le numérique serait à l'origine d'environ 4 % des émissions de gaz à effet de serre mondiales et de la consommation d'énergie primaire. Plus impressionnant encore : l'essentiel de cette empreinte serait dû non à la fabrication des terminaux, centres informatiques et réseaux (44 %), mais à leur utilisation (56 %). Et on estime que la croissance actuelle du secteur provoquera le doublement de ces chiffres d'ici à 2025. Par ailleurs, la production des matériels (ordinateurs, tablettes, smartphones...) a elle aussi un fort impact environnemental et sociétal. Mais on peut (encore) agir.

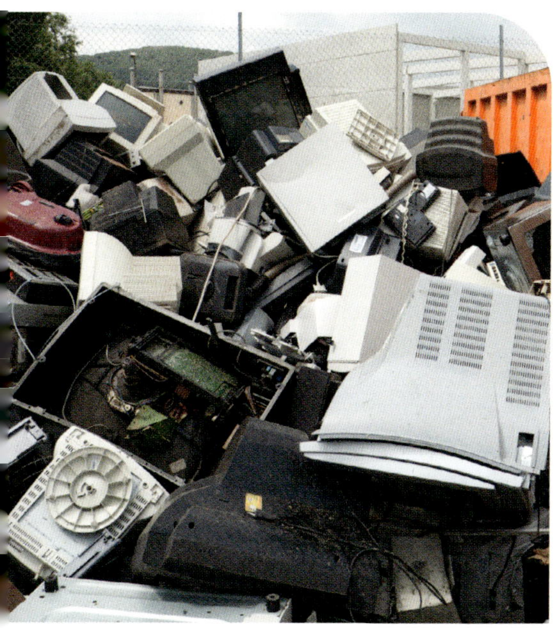

Une fabrication qui pèse lourd : l'exemple du smartphone

Les objets numériques que nous utilisons nécessitent une fabrication complexe qui mobilise de l'énergie et des métaux rares, comme l'or, le platine ou le tantale. Produire un ordinateur portable de 2 kg, par exemple, demande 800 kg de matière première – et une puce de 2 g en exige 32 kg... Or la fourniture de ces matériaux est à l'origine de problèmes ravageurs humainement et écologiquement. Comme l'Ademe le rappelle dans son dossier « Le smartphone, une relation compliquée » :

Les métaux présents dans un smartphone proviennent de mines situées dans un nombre réduit de pays : citons l'Argentine, la Bolivie et le Chili pour le lithium ; la Birmanie et la région des Grands Lacs pour l'étain, le tantale et le tungstène ; la République démocratique du Congo (RDC), qui abrite 60 et 80 % des réserves de coltan ; enfin la Chine, qui a le quasi-monopole de la production d'antimoine, de gallium, d'indium et de terres rares. Cette extraction minière pollue (air, eau, sols) et détruit les écosystèmes à coups de procédés chimiques.

Ces minerais sont ensuite transformés avant d'intégrer nos appareils sous forme de composants électroniques : pas moins de 180 étapes sont nécessaires, qui entraînent une pollution aux phtalates (voir p. 268), aux solvants chlorés ainsi qu'aux métaux lourds via les eaux de rejet.

Enfin, comme dans le secteur du textile (voir encadré p. 246 et p. 247), cette industrie est à l'origine de très gros problèmes sociaux et éthiques dans les zones de production, qui en sont gravement déstabilisées : on estime que plus de 40 000 enfants travailleraient dans les mines de RDC, et que nombre de conflits locaux en Amérique centrale et du Sud, ou dans la région des Grands Lacs, seraient provoqués par la question de l'eau (dont l'extraction est grande consommatrice).

Acheter intelligent

En réfléchissant à son achat, le consommateur peut limiter la « casse ».

Bien évaluer ses besoins permet de ne pas se suréquiper, mais aussi de ne pas se sous-équiper, ce qui obligerait à changer de matériel rapidement. N'hésitez pas à consulter des tests comparatifs et des guides d'achat pour faire vos choix (de nombreux guides d'achat sont accessibles gratuitement sur www.quechoisir.org).

Acheter d'occasion, auprès d'acteurs de l'économie sociale et solidaire ou, bien sûr, de professionnels du reconditionnement, peut être intéressant (voir encadré ci-dessous). Vous pouvez par exemple vous adresser au réseau Emmaüs, à des reconditionneurs comme Recommerce, Smaaart ou YesYes, et à des plateformes comme BackMarket (qui travaille avec Envie et l'Atelier du Bocage).

Un usage bien pensé

Qu'on se le dise : un e-mail n'est pas plus écologique qu'un courrier postal, non plus qu'une facture électronique par rapport au papier. La connexion entre continents par Internet exige des milliers de satellites à 2 000 km au-dessus de nos têtes et pas moins de 1,3 million de kilomètres de câbles ! Le stockage dans le cloud est par ailleurs très énergivore, sans parler des gigantesques « data centers » répartis sur la planète. Les Tic (technologies de l'information et de la communication) consommeraient ainsi 8 % de la production mondiale d'électricité. Quelques gestes pour modérer cet impact environnemental.

Si vous n'utilisez pas votre ordinateur dans les prochaines heures, éteignez-le. Le rallumer nécessitera beaucoup moins d'énergie que sa mise en veille. Le cas échéant, éteignez aussi l'écran, qui représente 20 % de la consommation électrique. Faites de même avec votre box Internet au moment d'aller vous coucher. Et pensez à débrancher les chargeurs inutilisés, ce qui constitue de plus un réflexe de sécurité (voir encadré p. 221). Autre astuce : réglez ordinateur et smartphone en mode « économie d'énergie ».

Limitez le stockage sur le cloud : chaque consultation pour transférer des données consomme beaucoup d'énergie ! Pour prévenir tout perte de données en cas de panne, n'hésitez pas à investir dans un disque dur externe dédié aux sauvegardes de sécurité. Concernant le streaming, privilégiez le mode « hors connexion », qui permet de télécharger les contenus sur smartphone ou ordinateur et est beaucoup moins énergivore.

Essayez de conserver vos équipements le plus longtemps possible. L'Ademe estime ainsi que garder son ordinateur ou sa tablette quatre ans au lieu de deux permet d'améliorer le bilan environnemental de 50 %. Cela nécessite bien sûr d'en prendre soin : n'oubliez pas que ces concentrés d'électronique

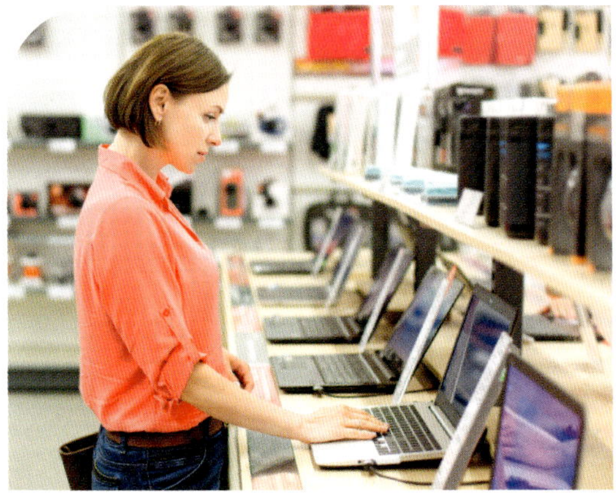

Le reconditionnement

Après avoir été nettoyés, vérifiés et révisés, téléphones et ordinateurs reconditionnés sont remis sur le marché munis d'une garantie légale de conformité de deux ans. Leur prix est intermédiaire entre une occasion « classique » et un neuf (de 30 à 50 % pour un smartphone). Acheter un tel appareil permet d'agir sur la consommation de matières premières et d'énergie, mais aussi de réduire la quantité de déchets (y compris les emballages) en augmentant la durée de vie du matériel. Assurez-vous du sérieux du vendeur (service clients en France, indication de cette garantie légale…).

n'aiment ni l'humidité ni la chaleur (ne les abandonnez pas en plein soleil, dehors ou derrière une vitre, encore moins dans une voiture surchauffée, ni à l'extérieur par temps humide) ; pensez par ailleurs à protéger votre smartphone contre les chocs (coque, vitre de protection) ; pour votre ordinateur, ne faites pas l'impasse sur un antivirus (une intrusion malveillante peut entraîner des pannes irréversibles).

Et sachez résister aux sirènes du marketing : vous n'avez pas besoin de changer de smartphone tous les ans !

Réparer n'est pas (toujours) sorcier

Un appareil que l'on utilise de façon intensive s'use et s'expose aux dommages… Ce qui n'est pas une raison pour le jeter au rebut ! Si vous ne voulez pas faire partie de ces 85 % d'utilisateurs qui n'essaient même pas de (faire) réparer un téléphone, il existe des solutions.

Si la panne est simple, tentez vous-même la réparation. Nombre de tutoriels sont accessibles sur le Net et sur des sites spécialisés qui vous proposent en outre pièces détachées, outils et conseils pour vous guider dans la manœuvre. Renseignez-vous par exemple sur Ifixit.com, Sosav.fr, Macmaniak.com/fr, Lacliniquedusmartphone.com…

Vous pouvez aussi vous rendre dans un lieu de réparation collaboratif du type Repair Café : le problème y est identifié, des solutions vous sont proposées pour y remédier, et on vous aide si nécessaire.

La panne est plus sérieuse et/ou vous ne vous sentez pas en mesure d'opérer vous-même ? Adressez-vous à un professionnel (l'Ademe en répertorie sur annuaire-reparation.fr), sans oublier bien sûr de demander un devis.

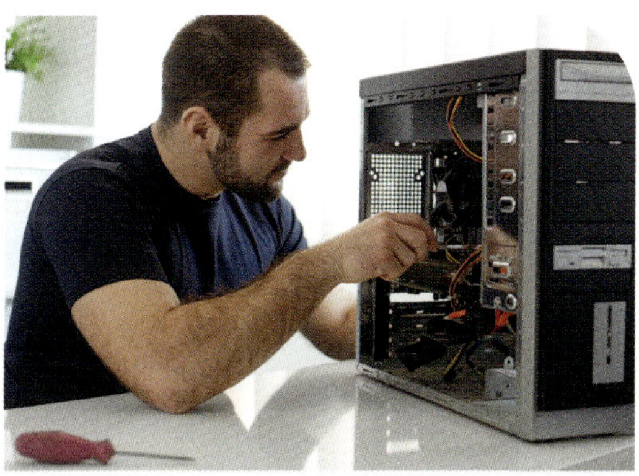

En fin de vie, le recyclage ?

Ne conservez pas chez vous les appareils multimédias que vous n'utilisez plus : rapportez-les chez un revendeur ou déposez-les dans des bornes de collecte. On l'a dit, ces déchets sont une mine de métaux précieux ou rares (or, platine, tantale, lithium, etc.), mais aussi de produits dangereux (plomb, arsenic, mercure…) qui doivent être traités (voir aussi p. 201).

Il faut toutefois savoir que le recyclage de tels produits est encore limité : les minerais présents dans ces équipements n'y sont pas intégrés bruts, et le plus souvent assemblés sous forme d'alliages complexes qui les rendent indissociables. L'Ademe estime par exemple que seuls 20 des 70 composants d'un smartphone sont actuellement recyclables.

Le site ecosystem.eco peut vous renseigner sur des points de collecte proches de chez vous.

Enfin un indice de réparabilité !

Prévu par la loi antigaspillage de 2020, l'« indice de réparabilité » des produits électriques et électroniques est entré en vigueur le 1er janvier 2021. Sur le modèle de l'étiquette énergie, il donne une note sur 10, établie sur cinq critères, dont l'aptitude au démontage, la disponibilité (et sur quelle durée) des pièces détachées et, concernant les smartphones, tablettes et ordinateurs portables, la possibilité de réinitialiser le logiciel de fonctionnement.

Cet indice doit figurer lisiblement, à côté du prix, souligné par un code couleur : de rouge pour le pire à vert foncé pour le meilleur, en passant par l'orange, le jaune et le vert pâle, selon la note. Il sera progressivement étendu à tous les appareils ménagers et électroniques.

La lumière bleue

On en entend beaucoup parler. Notre exposition quotidienne à cette lumière (qu'elle émane des éclairages, des appareils électroniques ou d'autres objets courants) augmente, et avec elle un risque potentiel pour nos yeux et notre rythme biologique.

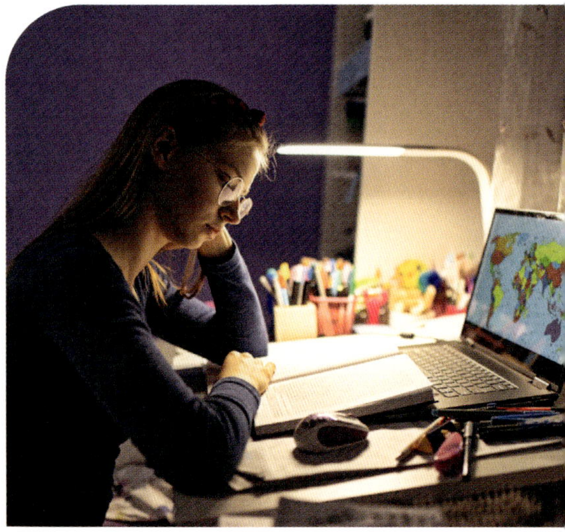

Qu'est-ce que la lumière bleue ?

La lumière bleue est émise naturellement par le soleil, mais également par les lumières artificielles provenant de nos ampoules et des objets à diodes électroluminescentes (appelées « LED ») qui nous entourent : phares de voiture, jouets d'enfants, éclairages d'ambiance et guirlandes lumineuses, lampes torches ou frontales – et, bien sûr, les écrans de nos smartphones, tablettes et ordinateurs, etc.

Et côté environnement ?

Dans son rapport publié en 2019 et les recommandations qui s'ensuivent, l'Anses pointe un impact de la lumière bleue sur la biodiversité et l'environnement. Quel que soit l'écosystème, les études scientifiques montrent une augmentation de la mortalité et un appauvrissement de la diversité des espèces animales et végétales observées dans les milieux éclairés la nuit, notamment par des éclairages à LED. L'agence invite à renforcer la réglementation afin de limiter la pollution lumineuse.

Comment la mesure-t-on ?

Les différentes lumières que nous percevons ont chacune un spectre lumineux propre. Il est plus ou moins riche en couleurs, du bleu au rouge en passant par le vert et le jaune, qui correspondent à diverses longueurs d'onde.

- La lumière du soleil est très riche en bleu – beaucoup plus que celle des écrans ou de l'éclairage artificiel, même quand le temps est couvert. Mais elle disparaît avec la tombée du jour, ce qui n'est pas le cas de la lumière des écrans et des ampoules LED.
- La quantité de lumière bleue émise par un objet à LED peut être estimée à partir de sa température de couleur (voir aussi encadré p. 285), exprimée en Kelvin (K) :

– si, dans le spectre d'une lampe, la proportion de bleu est importante, la lumière ressemble à celle du soleil de midi : c'est une lumière dite « froide » ;
– si le rouge domine, la lumière ressemble à celle du soleil couchant : c'est une lumière dite « chaude ».

Des risques pour la santé ?

L'Agence nationale de sécurité sanitaire de l'alimentation, de l'environnement et du travail (Anses) a alerté en 2010 sur les risques potentiels liés à notre éclairage domestique. Puis elle a publié en 2019 un rapport qui prend en compte tous les objets à LED.

Perturbation du sommeil

L'exposition à des lumières bleues en soirée, par exemple à travers nos écrans de téléphone ou d'ordinateur, peut perturber notre horloge biologique interne et entraîner des troubles du sommeil. Les enfants et les adolescents sont particulièrement sujets au phénomène du fait de l'utilisation intensive des écrans, mais aussi parce que leur cristallin filtre le bleu avec beaucoup moins d'efficacité que celui des adultes (voir aussi p. 220).

Toxicité sur les yeux

L'Anses met également en garde contre les risques pour l'œil, la toxicité de la lumière bleue pouvant conduire à une baisse de la vue (voir p. 220). Si l'exposition à la lumière d'une LED de mauvaise qualité semble engendrer de la fatigue, des maux de tête ou des migraines, les connaissances scientifiques en la matière sont encore très parcellaires.

Les études suggérant que l'exposition à la lumière bleue compte parmi les facteurs de risques de la dégénérescence maculaire liée à l'âge (DMLA) ont été réalisées sur des personnes exposées à une lumière solaire très forte (guides de haute montagne, marins, etc.). Il faut en effet savoir que les lunettes de soleil classiques ne protègent pas contre la lumière bleue (uniquement contre les ultraviolets). Mais le danger pourrait aussi venir de certains objets utilisés au quotidien, comme nos lampes à LED ou nos phares de voiture.

Quant aux écrans, ils émettent une lumière d'une intensité sans doute trop limitée pour poser problème – a priori. Mais la question est de savoir si ces faibles doses, reçues sur des temps d'exposition quotidiens très longs, peuvent ou non, à terme, se révéler nocives. En effet, elles viennent s'ajouter aux autres, et l'on ne sait rien de ce possible « effet cumul ». On ne peut que recommander la prudence concernant les plus jeunes, notamment les moins de 3 ans, dont le système visuel est en cours de maturation – et donc particulièrement fragile.

Comment se protéger ?

Voici quelques recommandations utiles...

Privilégier l'éclairage indirect

À la maison, utilisez des abat-jours ou des diffuseurs (qui permettent de répandre la lumière de manière homogène). Évitez les spots près d'un bureau ou d'un fauteuil où vous demeurez longtemps et choisissez les bonnes LED (voir p. 285).

Limiter les expositions aux écrans

Le plus efficace est, pour les adultes mais davantage encore pour les enfants, de se détourner des écrans au profit d'autres activités (voir aussi p. 221).

Si vous utilisez votre smartphone, tablette ou ordinateur en soirée, vous pouvez par ailleurs diminuer la luminosité de l'écran. Certains programmes abaissent la teneur en bleu, en particulier le soir pour minimiser l'impact sur le cycle du sommeil (par exemple, avec l'option Night Shift sur les iPhones récents ou l'appli F.lux pour les appareils Android).

Lunettes anti-lumière bleue : pas de miracle

Selon des tests *Que Choisir*, ces verres censés protéger les yeux de la lumière bleue la filtrent que très peu. Si le temps « avant dangerosité » (selon une norme réglementaire) est d'une heure sur un écran, il sera accru d'à peine dix minutes avec de telles lunettes. L'Anses, qui a procédé à des tests similaires, aboutit aux mêmes conclusions : ces verres protégeraient ainsi de façon très modeste (7 à 12 % de lumière filtrée) contre la lumière bleue possiblement toxique pour la rétine, et de façon inexistante contre la lumière qui trouble la régulation de notre rythme biologique.

Les ondes électro-magnétiques

Nous vivons dans un flot d'ondes électromagnétiques naturelles mais aussi artificielles. Les sources d'ondes sont d'ailleurs de plus en plus nombreuses : lignes électriques, radio et télévision, téléphone sans fil ou cellulaire, wi-fi, Bluetooth et autres appareils sans fil. L'exposition aux radiofréquences suit les progrès des systèmes de communication instantanée, mais provoque une inquiétude légitime sur les effets sanitaires potentiels.

Les ondes électromagnétiques, qu'est-ce que c'est ?

Une onde électromagnétique (OEM) est l'oscillation couplée de deux champs, l'un électrique et l'autre magnétique, qui se propage à une vitesse avoisinant celle de la lumière (300 000 km/s).

Fréquence et longueur d'onde

Ces ondes électromagnétiques ne sont pas visibles. Elles sont définies par leur fréquence et leur longueur d'onde.

La fréquence est le nombre d'oscillations (ou de cycles) par seconde, qui s'exprime en hertz (Hz). Selon la grandeur de ce nombre, on parle de kilohertz (KHz, soit 10^3 Hz), mégahertz (MHz, 10^6 Hz), gigahertz (GHz, 10^9 Hz), térahertz (THz, 10^{12} Hz), pétahertz (PHz, 10^{15} HZ), exahertz (EHz, 10^{18} Hz)...

La longueur d'onde est la distance qui sépare deux oscillations consécutives de l'onde. Elle est inversement proportionnelle à la fréquence : plus la fréquence est élevée, plus la longueur d'onde est courte.

Le classement des ondes électromagnétiques

On peut classer les ondes électromagnétiques en fonction de leur fréquence.

Ondes très basses fréquences : de 3 Hz à 30 KHz. Les lignes à haute tension émettent en très basses fréquences, tout comme le réseau électrique domestique ou le radio-réveil (50 Hz).

Radiofréquences : de 30 KHz à 300 GHz. Elles comprennent :
- les basses fréquences (30 à 300 KHz), dont les radios « grandes ondes » (OL ou GO) ;
- les moyennes fréquences (300 KHz à 3 MHz), dont les radios « moyennes ondes » (OM ou PO) ;
- les hautes fréquences (3 à 30 MHz), dont les radios « ondes courtes » (OC) et les portiques antivol (dans les magasins) ;
- les très hautes fréquences (30 à 300 MHz), dont la radio FM et la télévision ;
- les ultra-hautes fréquences (300 MHz à 1 GHz), dont certaines fréquences 4G ;
- les micro-ondes (1 à 300 GHz), dont le Bluetooth, le wi-fi, le four à micro-ondes, d'autres fréquences 4G, la 5G, etc.

Au-dessus de 300 GHz, on rencontre :
- le rayonnement infrarouge (3 à 400 THz). C'est celui qu'émettent les radiateurs et les plaques vitro-céramiques ; il est détecté par les équipements de vision de nuit ;
- la lumière visible (400 à 770 THz). Cela correspond à la partie très étroite du spectre électromagnétique perceptible par notre œil ;
- le rayonnement ultraviolet (770 THz à 30 PTz). On le trouve dans les rayonnements du soleil ou des lampes à bronzer, suffisamment énergétique pour être nocif pour la peau ;
- les rayons X (30 PHz à 30 EHz). Ces rayonnements pouvant traverser les corps matériels sont utilisés par exemple en médecine, pour les radiographies ;

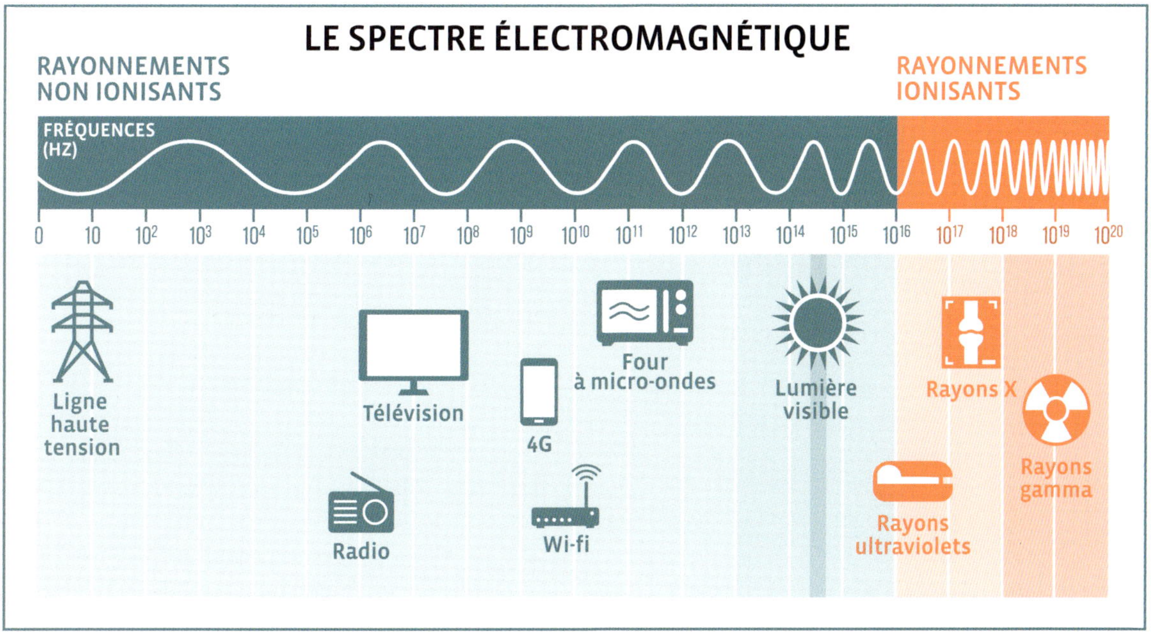

– les rayons gamma (au-delà de 30 EHz). Ils sont produits par des transitions nucléaires, notamment par les substances radioactives. Très énergétiques, ils traversent facilement la matière et sont extrêmement dangereux pour les cellules.

Comment évaluer l'exposition ?

L'exposition d'une personne aux ondes électromagnétiques dépend de plusieurs paramètres, qu'il est important de connaître.

La fréquence du rayonnement

On l'a vu, il existe plusieurs types de fréquences. Les lignes à haute tension, par exemple, émettent en très basses fréquences (50 Hz), quand les technologies sans fil ont recours à des fréquences de plus en plus hautes (voir p. 228). Si le corps humain fait obstacle aux ondes hautes fréquences, il est plongé dans le champ des basses fréquences – mais on ne peut en tirer de conclusions sur la plus ou moins grande dangerosité de chaque cas.

L'intensité des champs électrique et magnétique

La première s'exprime en volts par mètre (V/m) lorsqu'on est à distance de la source, en watts par kilo (W/kg : quantité d'énergie absorbée par les tissus) pour les objets portés près du corps (en particulier le téléphone portable) – ce qu'on appelle le DAS, débit d'absorption spécifique (voir encadré p. 230). La seconde s'exprime en micro-teslas (μT).

Les normes d'utilisation de nos objets du quotidien sont établies en fonction des effets thermiques des OEM qu'ils émettent et reçoivent. Chaque objet se voit attribuer, sur la foi des recommandations de l'Icnirp (pour *International Commission on Non-Ionizing Radiation Protection*, ou Commission internationale pour la protection contre les rayonnements non ionisants), reprises par l'OMS et la Commission européenne, un seuil précis en dessous duquel la quantité d'énergie apportée par l'onde est considérée comme négligeable et n'ayant pas d'effet notable. À titre d'exemple : une plaque à induction ne doit pas dépasser 87 V/m, un émetteur radio 28 V/m, le wi-fi 61 V/m, etc. Ou encore, une ligne de transport d'électricité émettant à 50 Hz ne doit pas excéder 100 μT.

Ces normes sont contestées par certains : elles seraient trop élevées et négligeraient les effets à long terme ou le cumul des sources d'émissions. Les ingénieurs du secteur et de nombreux scientifiques les jugent cependant suffisantes et très en dessous du seuil d'impact sur la santé (voir aussi plus loin).

La proximité

Les sources d'OEM peuvent être proches du corps (téléphone portable) ou plus lointaines (wi-fi, radio, télévision, antennes-relais...). Cette proximité conditionne l'intensité du champ, celle-ci diminuant considérablement en fonction de la distance. Ainsi, l'intensité mesurée à 10 cm d'un appareil est divisée par 20 environ lorsqu'on se place à 2 m. Si bien que, de façon paradoxale, une personne sera de 100 à 1 000 fois plus exposée aux ondes de son téléphone portable tenu près de l'oreille qu'à celles reçues d'une antenne-relais.

La durée

La durée d'utilisation joue également un rôle. Une plaque à induction émet plus qu'une télévision, mais, a priori, on passe moins de temps devant... Les riverains des antennes-relais ou des lignes à haute tension sont, eux, exposés en permanence.

Quel impact sur la santé ?

Les ondes électromagnétiques sont pour certains un sujet d'inquiétude (voir aussi encadré p. 232). De très nombreuses études ont été menées, qui concluent pour l'heure au fait que, du moins à moyen terme, la plupart des ondes qui nous entourent (en dehors des rayonnements ionisants) ne présenteraient pas de danger pour notre santé.

Les rayonnements ionisants

Certains rayonnements électromagnétiques de fréquence très élevée (gamma, X, ultraviolets...) sont capables de briser les liaisons intra- et intermoléculaires. Appelés « rayonnements ionisants », ils sont dangereux et susceptibles d'endommager l'ADN. Ils sont classés cancérogènes certains par le Centre international de recherche sur le cancer (Circ).

Notre pemière source d'exposition est liée aux traitements par radiothérapie et aux examens par imagerie médicale (radiologie, scanner). La seconde est due à la radioactivité naturelle (rayonnement cosmique auquel sont exposés les personnels navigants, par exemple) ou artificielle (celle de l'industrie nucléaire, notamment).

Les rayonnements ionisants peuvent avoir des effets à court terme (de quelques heures à quelques

Qu'est-ce que le débit d'absorption spécifique (DAS) ?

Le DAS est un indicateur d'exposition mesurant la puissance maximale absorbée par l'organisme lors de l'utilisation d'un appareil. Plus il est bas, plus le risque est limité. Il s'exprime en watts par kilo (W/kg) et doit être indiqué dans les publicités, sur les points de vente et les notices des appareils (depuis 2011 pour les téléphones portables, mais également, depuis le 1er juillet 2020, pour certains téléphones sans fil, ordinateurs portables, tablettes, montres connectées, etc.).

- Trois types de DAS sont définis : le « DAS tête », qui concerne l'usage du téléphone à l'oreille ; le « DAS tronc » et le « DAS membre ». Les valeurs limites de DAS proposées par l'Icnirp sont de 2 W/kg pour la tête et le tronc, 4 W/kg pour les membres.
- À noter : avant 2016, le mode de calcul du DAS était au bon vouloir des fabricants, qui, pour l'établir, plaçaient l'appareil à 15 mm, voire 25 mm du corps (alors qu'on le colle le plus souvent à l'oreille !). Désormais, l'évaluation se fait à 5 mm maximum de la peau, durant six minutes – si bien que de nombreux téléphones anciens se situent au-delà de cette nouvelle norme (voir p. 233).

Faire mesurer son exposition

L'Agence nationale des fréquences (ANFR) propose un dispositif (peu connu) permettant à chacun de faire mesurer gratuitement l'exposition aux ondes électromagnétiques de son lieu de vie ou des lieux accessibles au public (non applicable toutefois pour les ondes émises par les lignes électriques notamment à haute tension).
Le document (demande Cerfa n° 15003*02) doit être transmis à une collectivité locale, une agence régionale de santé ou encore une association agréée par les ministères de la Santé ou de l'Environnement (par exemple, une association locale de l'UFC-Que Choisir), qui le signe et le communique à l'ANFR. Celle-ci mandate alors un laboratoire accrédité pour venir effectuer les mesures. L'opération dure entre une et trois heures, et les résultats sont adressés dans les jours qui suivent au demandeur, avant d'être publiés (sauf opposition expresse de ce dernier) sur le site cartoradio.fr.

mois, après un accident nucléaire ou radiologique, par exemple) ou à long terme (plusieurs années après la fin d'une activité professionnelle exposée), qui dépendent principalement de la dose reçue : plus celle-ci est élevée, plus le risque de développer un cancer l'est aussi.

Les très basses fréquences

Les très basses fréquences (induites par les installations électriques et les dispositifs de transport d'électricité, notamment) ont été classées cancérogènes possibles pour l'homme (au même titre, par exemple, que les contraceptifs progestatifs ou les gaz d'échappement) par le Circ, en 2002. Des études montraient en effet un rapport statistiquement significatif avec des leucémies infantiles. Mais, à ce jour, aucun lien de cause à effet n'a pu être clairement identifié.

La norme officielle pour les ondes de fréquence 50 Hz se situe à 5 000 V/m (champ électrique) et 100 µT (champ magnétique). Or les mesures faites à la verticale, juste au-dessous des lignes de haute tension, se situent largement en deçà (700 à 800 V/m et 6 à 10 µT).

Les radiofréquences

Les radiofréquences peuvent, si leur puissance est importante, entraîner notamment des effets thermiques se traduisant par une élévation de la température corporelle et un échauffement des tissus – phénomène qui questionne sur leur innocuité. De fait, le Circ a, en 2011, classé les radiofréquences cancérogènes possibles. Cependant, l'augmentation de l'exposition aux ondes électromagnétiques, grandement liée à l'utilisation des téléphones portables, n'a pas provoqué depuis vingt ans une augmentation significative des cancers du cerveau (voir p. 233). Par ailleurs, de nombreuses études récentes concluent à la quasi-innocuité de ces radiofréquences. Il n'est cependant pas interdit de prendre quelques précautions. Petit tour d'horizon :

Antenne-relais – Le rayonnement au pied d'une antenne est faible, et les obstacles naturels réduisent l'impact possible. Mais les seuils maximaux réglementaires ne sont basés que sur les effets aigus de ces

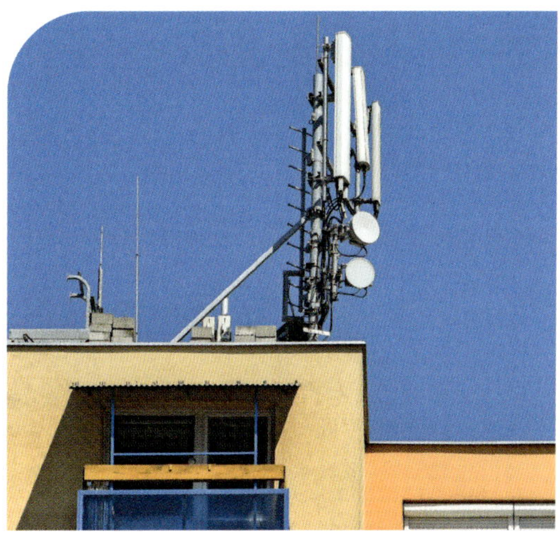

champs, non sur les effets éventuels de faibles doses mais à long terme. Si vous habitez dans un immeuble face à une antenne très proche, vous pouvez demander une mesure d'exposition (voir encadré p. 231).

Four à micro-ondes – Voir p. 234.

Table à induction – Une part des champs magnétiques générés lors de l'utilisation peut se propager autour de la cuisinière. Utilisez des récipients prévus pour cet usage, « spécial induction », de taille adaptée aux foyers et centrez-les bien, ce qui permet de réduire au minimum les champs induits ; et débarrassez-vous de ceux dont le fond est déformé. Éloignez-vous légèrement de la plaque lorsque vous cuisinez : quelques centimètres suffisent à faire la différence.

Téléphone sans fil – Base et combiné émettent des ondes. En fonctionnement, leur présence au cœur du foyer se traduit par un champ électrique

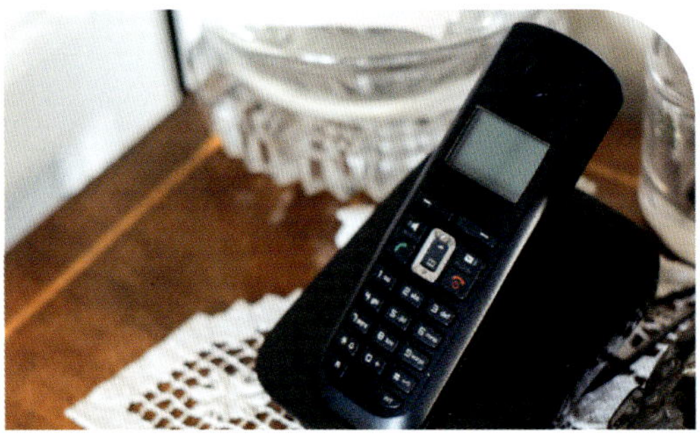

non négligeable. Mieux vaut donc ne pas placer la base à côté d'un endroit où vous séjournez de façon prolongée (lit, canapé, bureau...).

Wi-fi domestique – La puissance du champ électromagnétique décroît rapidement avec l'éloignement. Des mesures réalisées à 50 cm d'une borne wi-fi montrent un niveau d'exposition à 2,8 V/m, soit 5 % de la valeur limite réglementaire (61 V/m). Au-delà de quelques mètres, l'exposition devient donc très faible. Évitez toutefois de placer la box trop près de l'endroit où vous restez en permanence (bureau, par exemple) et de surfer sur Internet avec l'ordinateur sur les genoux. Par ailleurs, si vous n'utilisez la box qu'occasionnellement, vous pouvez l'éteindre entre-temps et désactiver l'accès wi-fi sur votre ordinateur.

Buetooth – La puissance d'émission des accessoires Bluetooth est bien inférieure à celle du wi-fi. L'Anses rappelle ainsi que l'exposition induite par des oreillettes Bluetooth (proches du cerveau) est 100 à 1 000 fois moindre que celle d'un téléphone mobile.

Ampoules basses consommation – Voir p. 284.

Compteur Linky – Voir p. 236.

Babyphones, tablettes, jouets connectés – Les fréquences peuvent varier notablement. Privilégiez le DAS le plus faible possible quand il est renseigné (voir encadré p. 230). Pour ce qui est des babyphones, prudence étant mère de sureté, ne disposez pas le combiné trop près de la tête du bébé.

La question des électrohypersensibles

Depuis plusieurs années, de nombreuses personnes se plaignent de symptômes divers (dont fatigue, céphalées, vertiges, irritabilité, eczéma, troubles du sommeil, acouphènes...) qu'elles attribuent à l'exposition aux ondes électromagnétiques. On évalue aujourd'hui le nombre de sujets concernés (qui s'auto-déclarent) à environ 5 % de la population.

• Ce phénomène, dénommé hypersensibilité électromagnétique (HEM), a fait l'objet d'études dans le monde entier. À ce jour, aucune n'a permis d'aboutir à un consensus sur l'impact des ondes en la matière, les troubles décrits se voyant classés par les autorités médicales parmi les « intolérances environnementales idiopathiques » – autrement dit d'origine inconnue.

• Il reste que les électrohypersensibles (EHS) souffrent vraiment, comme l'atteste la synthèse des publications sur le sujet réalisée en 2018 par l'Anses. Si l'agence maintient le constat de fond – rien ne prouve scientifiquement le lien entre les troubles des EHS et les ondes électromagnétiques –, elle invite à une meilleure prise en charge sanitaire de ces personnes.

Dans tous les cas, soyez très attentif concernant les enfants : leurs spécificités morphologiques et anatomiques les exposent plus que les adultes aux émissions. Leur cerveau, en particulier, y est plus sensible.

Le cas spécifique du téléphone mobile

Le téléphone mobile est la première source d'émissions de radiofréquences pour les particuliers. Si, éloigné de l'oreille, le niveau d'ondes émis est très réduit, la proximité avec celle-ci entraîne une exposition importante de la tête aux radiofréquences.

En dépit de la prudente attitude adoptée par le Circ (voir plus haut), de nombreuses études des plus sérieuses ont conclu à l'absence de lien entre la survenue de tumeurs et l'utilisation régulière du portable. Certaines suggèrent toutefois une possible élévation du risque de gliomes et, dans une moindre mesure, de méningiomes (deux types de tumeurs cérébrales) pour les très gros utilisateurs.

Le bilan est donc globalement rassurant. Cela dit, il est impossible de certifier l'innocuité du mobile sur plusieurs décennies d'utilisation intense, comme le rappelle un rapport de l'Anses en 2019. D'où l'intérêt d'adopter les bons gestes suivants :
- Ne fournissez pas de portable aux jeunes enfants et, le cas échéant, veillez à ce qu'ils en fassent un usage modéré et ne le portent pas en permanence près du corps (à l'oreille, dans une poche avant, près des organes reproducteurs).
- Lors d'un achat, préférez un modèle affichant un DAS faible – en sachant que les fabricants ne sont pas toujours très rigoureux en la matière, comme l'ont démontré des tests aléatoires effectués par l'Agence nationale des fréquences (ANFR).
- Par ailleurs, attention aux modèles anciens (datant d'avant 2016), qui émettent beaucoup plus que les plus récents. L'Anses a ainsi recommandé, en 2019, une mise à jour à distance du logiciel de ces appareils afin d'en limiter autant que possible les émissions, voire le rappel de certains d'entre eux.
- Pour les conversations, privilégiez un kit mains libres, de préférence filaire, ou le mode haut-parleur.
- Évitez d'utiliser votre téléphone quand la réception n'est pas optimale (ce qui pousse l'appareil à fonctionner au maximum de sa puissance et donc à émettre plus d'ondes), notamment dans les transports, en sous-sol, dans l'ascenseur.
- La nuit, ne laissez pas votre téléphone portable allumé à côté de votre lit.

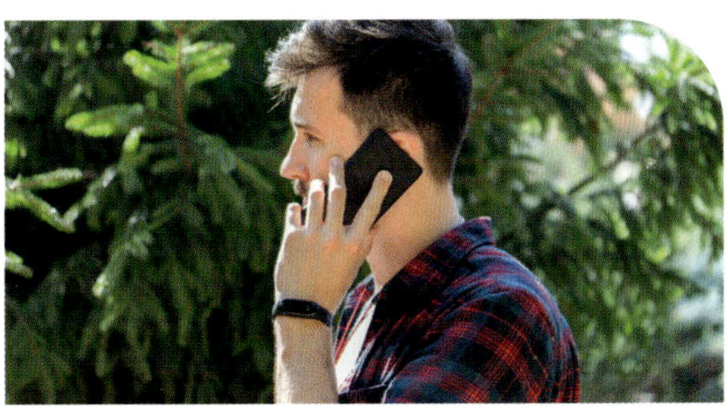

Les gadgets anti-ondes

Des dizaines de dispositifs prétendent « protéger » des ondes électromagnétiques. Mais il s'agit surtout d'exploiter l'anxiété des consommateurs...

- Les patchs anti-ondes, collés à l'arrière du mobile, sont censés réduire l'exposition de 60 à 70 %. Les tests menés par l'Anses en 2013 attestent de fait une diminution significative du niveau de DAS des mobiles testés. Malheureusement, cela entraîne aussi une diminution du signal émis qui rend ces téléphones presque inutilisables... En outre, les performances des mobiles étant détériorées par le patch, l'engin risque de monter en puissance et d'augmenter ainsi le niveau d'exposition de l'utilisateur : cercle vicieux garanti !
- Les vêtements, caleçons, tee-shirts ou bandeaux de grossesse ont été épinglés par la DGCCRF, qui a signalé « l'absence de reconnaissance scientifique des effets de ces équipements sur la santé » et jugé que ces produits « exploitaient l'angoisse des consommateurs » – et qui plus est à des tarifs exorbitants.

Les fours à micro-ondes

La cuisson par micro-ondes s'opère en produisant de la chaleur au cœur même de l'aliment. Accueillie avec beaucoup de méfiance, suspectée de tous les maux, cette invention, qui permet de cuire et réchauffer rapidement, ne s'en est pas moins imposée dans la quasi-totalité des ménages français.

Une révolution source d'inquiétudes

Dérivée de celle des radars, la technique du micro-ondes utilise un procédé surprenant !

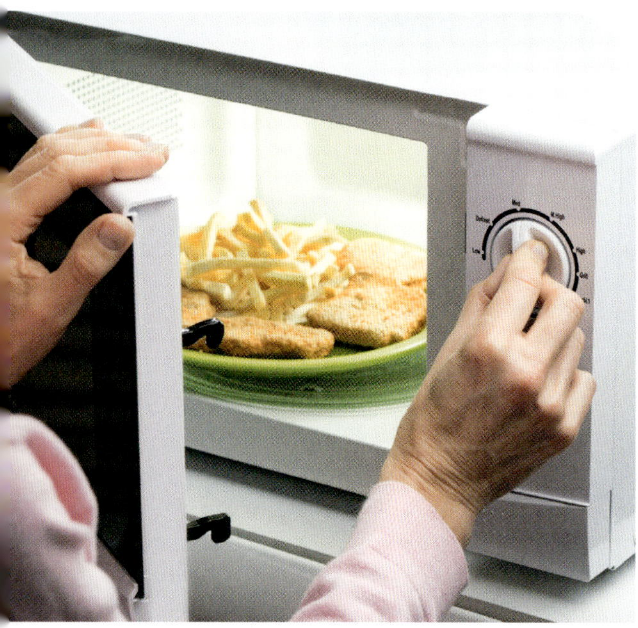

Principe de fonctionnement

En 1946, alors qu'il travaille dans une usine fabriquant des magnétrons pour radar, l'ingénieur américain Percy Spencer passe à proximité d'un appareil en fonctionnement et constate avec surprise qu'une barre de chocolat a fondu dans sa poche. C'est ainsi qu'il comprend que les micro-ondes ont la faculté de réchauffer ou de faire cuire les aliments.

Un générateur, le magnétron, convertit l'énergie électrique qu'il reçoit du secteur en micro-ondes de fréquence 2 450 Mhz. Celles-ci sont canalisées par un « guide d'ondes » jusqu'à l'enceinte du four. C'est là qu'elles irradient les aliments et les chauffent en agitant les milliards de molécules d'eau contenues dans les premiers centimètres de profondeur.

Des craintes et des rumeurs...

Dès le début, de nombreuses (et vives) inquiétudes se sont exprimées :

- La cuisson au micro-ondes ferait perdre aux aliments 60 à 90 % de leur qualité nutritive. Pire, elle modifierait leur structure, entraînant des désordres digestifs. On la soupçonne même parfois d'occasionner une augmentation significative de cancers de l'estomac et de l'intestin.
- Le four engendrerait dans son environnement de nombreux problèmes de santé, dus notamment à la « fuite » des ondes.

Une réalité rassurante

Bien respecter le mode d'emploi et les précautions d'utilisation permet de profiter pleinement de son micro-ondes.

Migrations et autres troubles de la cuisson

Les éventuels désordres ne tiennent pas à la structure de l'appareil, mais à sa mauvaise utilisation.

- En 2015, l'Agence nationale de sécurité sanitaire de l'alimentation, de l'environnement et du travail (Anses) a analysé les éventuelles migrations de substances présentes dans les emballages alimentaires vers les aliments chauffés au micro-ondes. Les résultats montrent que ces migrations sont généralement faibles et ne dépassent jamais les valeurs réglementaires. Cependant, elles peuvent augmenter significativement en cas de non-respect des consignes, en particulier lorsqu'on pousse la puissance et la durée de réchauffage au-delà des préconisations indiquées sur l'emballage.

- Pour ce qui est des autres dommages évoqués, aucune étude n'atteste la moindre perte de qualité nutritionnelle des aliments (la cuisson au micro-ondes préserve parfaitement les vitamines) ni la moindre augmentation du nombre de cancers imputables au micro-ondes. Dans le cadre d'une utilisation normale, la température dépasse rarement les 100 °C : le risque d'apparition de composés cancérogènes est donc nettement plus limité qu'avec d'autres modes de cuisson (voir p. 48). En revanche, des troubles de la sphère digestive peuvent intervenir quand on cuit trop rapidement un aliment : il sera bouillant à l'extérieur mais froid à l'intérieur, ce qui peut permettre à certains micro-organismes de survivre (bactéries présentes dans la viande hachée, par exemple).

La fuite des ondes

Les fours homologués sont conçus pour empêcher toute fuite d'ondes vers l'extérieur.

- Deux pièges à ondes contrôlent la porte : le premier est constitué par de la ferrite (Fe_3O_4) noyée dans un joint en plastique collé entre la porte et l'enceinte ; le second est la grille métallique, visible sur la vitre du four, qui renvoie les ondes à l'intérieur afin d'éviter les fuites.
- Lors des tests effectués en laboratoire, *Que Choisir* fait bien entendu évaluer l'étanchéité des fours à l'aide d'un appareil de mesure des champs électromagnétiques : les micro-ondes testés ne sont jamais pris en défaut sur ce point.
- Par ailleurs, les micro-ondes émises par ces fours sont des radiofréquences ; or de nombreuses études récentes concluent à la quasi-innocuité de ces dernières (voir p. 231).

Le test du téléphone portable

Pour évaluer l'étanchéité d'un four à micro-ondes, des internautes suggèrent d'enfermer un téléphone portable dans un four (éteint), puis de l'appeler : s'il sonne, c'est que les ondes du téléphone passent et donc que le four n'est pas étanche !
Or un téléphone portable qui sonne bien qu'enfermé dans un four ne témoigne pas d'un défaut d'étanchéité de ce dernier. Les micro-ondes fonctionnent à une fréquence de 2 450 MHz, les téléphones à 900 ou 1 800 MHz : le blindage des fours est adapté aux fréquences des micro-ondes et non à celles des portables.

Précautions d'emploi

Pour une utilisation optimale de votre four à micro-ondes, mieux vaut respecter les recommandations suivantes, dont plusieurs émises par l'Anses :

- Vérifiez toujours au préalable la compatibilité du récipient et, le cas échéant, des ustensiles (pas de récipient métallique, par exemple, ni de contenant à dorures, etc.).
- Par ailleurs, les récipients ne doivent pas être fermés, au risque de créer une surpression. Si vous utilisez du film étirable, ou une barquette fermée d'un film plastique, percez-y deux ou trois trous pour éviter ladite surpression.
- Privilégiez un temps de chauffage/cuisson long, à moindre puissance, ce qui présente le double avantage d'assurer une meilleure homogénéité et de réduire les risques de projection.
- Évitez le recours au micro-ondes pour réchauffer des biberons : les températures obtenues ne sont pas homogènes et pourraient brûler l'enfant.
- Ne recyclez pas d'emballages à usage unique (barquette alimentaire, par exemple), ce qui pourrait favoriser les phénomènes de migration. Proscrivez par ailleurs les contenants abîmés ou présentant des traces d'usure.

Le compteur Linky

En 2015, le gestionnaire du réseau électrique français Enedis (ancien ERDF) a lancé le compteur Linky, afin d'effectuer, notamment, le relevé de consommation de manière automatique. Le fait que l'installation de ce compteur soit obligatoire, les interrogations sur son intérêt réel et surtout les craintes concernant les dangers potentiels de sa présence dans la maison ont suscité bien des inquiétudes chez les usagers.

Un compteur communicant... et polémique

A priori, le compteur Linky présente des avantages de taille : il facilite les relevés individuels de consommation électrique, la mise en service et la maintenance du réseau. Mais de nombreuses rumeurs alarmantes, touchant principalement à la santé et au traitement des données, ont rendu son déploiement problématique.

Le rayonnement électromagnétique

Le compteur Linky utilise la technologie CPL (courant porteur en ligne), qui permet l'échange rapide d'informations et, donc, de transmettre celles qui concernent votre consommation à Enedis. Il n'y a pas de nouveau fil à tirer, on utilise le réseau électrique existant. Linky génère cependant un champ électromagnétique – à l'instar de tout appareil électrique ou magnétique. Ce qui suscite parfois des inquiétudes (voir p. 237).

L'intrusion dans la vie privée

La Commission nationale de l'informatique et des libertés (Cnil) déclarait en 2013 : « Linky n'est pas sans risque au regard de la vie privée, tant au regard du nombre et du niveau de détail des données qu'il permet de collecter que des problématiques qu'il soulève en termes de sécurité et de confidentialité des données. » Nombre d'usagers craignent ainsi une utilisation indue des courbes de consommation

A-t-on le droit de refuser Linky ?

La généralisation du compteur Linky est une obligation légale (loi du 10 février 2010, décret du 31 août 2010 et arrêté du 4 janvier 2012), il n'est donc pas permis de s'opposer à son installation. Et, comme les conditions générales de vente de tous les fournisseurs d'électricité renvoient à celles d'Enedis, et que celles-ci incluent la pose du compteur Linky, la question est réglée : sauf à résilier le contrat et à perdre l'accès au réseau (donc à revenir à la bougie), pas de refus possible. Par ailleurs, les communes ayant pris un arrêté d'interdiction ont toutes été déboutées, une telle décision ne relevant pas de leur compétence.

- Nuance intéressante : si le compteur est à l'extérieur du logement, si l'accès à votre propriété n'est pas fermé, Enedis peut opérer à sa guise, y compris dans un immeuble sitôt que l'intervention se fait sur le palier et que le technicien est entré librement.
En revanche, l'installateur n'a pas le droit d'enjamber un muret, une barrière, ni de passer outre un panneau de « propriété privée » ou votre défense d'entrer formelle : il y a alors violation de domicile. Cela dit, quand le déploiement sera achevé, les relevés nécessitant un déplacement seront facturés, de même que le changement de compteur.

transmises afin d'en déduire les habitudes de vie des occupants d'une habitation : heures de lever et de coucher, heures ou périodes d'absence, présence d'invités dans le logement, prises de douche, etc. De fait, les fournisseurs se montrent friands d'informations (voir p. 238).

Par ailleurs, des médias, notamment via le Web et les réseaux sociaux, ont relayé un « scoop » selon lequel chaque compteur Linky aurait été muni d'une caméra, l'engin et sa petite lumière clignotante étant censés espionner notre vie privée. Vous avez dit improbable (voir p. 238) ?

Des faits rassurants...

L'examen objectif de la situation devrait permettre de rassurer les nombreux usagers que l'installation obligatoire du compteur Linky a pu alarmer.

Des émissions électromagnétiques très faibles

Qui dit ondes dit souvent inquiétudes – d'autant que le Centre international de recherche sur le cancer (Circ) a classé les champs électromagnétiques cancérogènes possibles pour l'homme. Qu'en est-il des ondes émises par Linky ?

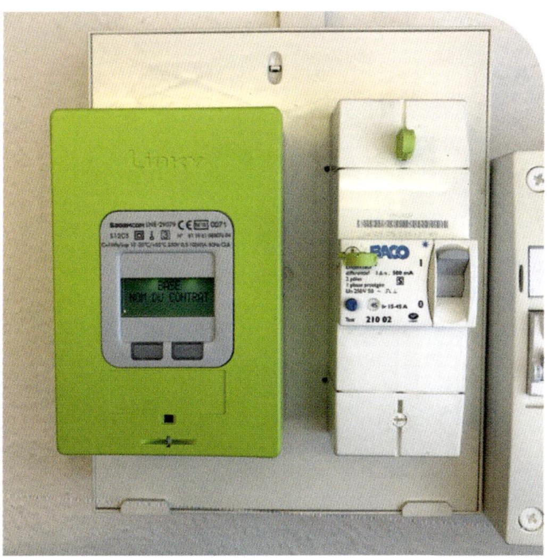

À la demande de l'Agence nationale de sécurité sanitaire de l'alimentation, de l'environnement et du travail (Anses), une campagne de mesures des ondes électromagnétiques émises par le compteur et le CPL a été menée par le Centre scientifique et technique du bâtiment (CSTB). L'Agence a conclu à « une faible probabilité que l'exposition aux champs électromagnétiques émis par les compteurs Linky engendre des effets sanitaires à court ou long terme ». Linky est certes plus émissif qu'un compteur classique, et le nombre de communications CPL est plus élevé qu'annoncé par Enedis, mais les niveaux d'exposition restent très faibles – comparables à ceux des autres appareils électriques domestiques et inférieurs à ceux d'une plaque à induction ou d'une lampe basse consommation. Pour plus d'informations sur les ondes électromagnétiques, reportez-vous au sujet dédié (voir p. 228).

Plus spécifiquement, vous êtes équipé d'un stimulateur cardiaque ou d'un défibrillateur et vous vous inquiétez des possibles effets de Linky sur son fonctionnement ? Les médecins spécialistes sont formels : il émet peu, et on ne vit pas « collé » à lui.

Des filtres anti-CPL ?

L'Agence nationale des fréquences (ANFR) signale qu'il est possible de barrer la bande de fréquences du CPL en plaçant un filtre avant la boîte de fusibles du logement. Précision importante : il s'agit là d'un travail d'électricien qui a un coût non négligeable (prix du filtre : 300 € environ). Comme les niveaux d'émissions sont extrêmement bas, l'installer semble bien superflu.

Il reste qu'Enedis se voit parfois imposer par les tribunaux la pose de tels filtres, à la suite de plaintes de personnes électrosensibles, par exemple (voir encadré p. 232 et 238). Il faut savoir que cela peut bloquer certaines fréquences de la domotique (volets roulants, alarme...) – un comble pour un accessoire à l'utilité plus qu'incertaine !

Seule consigne à respecter : ne pas approcher un boîtier de pacemaker à moins de 20 cm du compteur.

À noter cependant : le 17 novembre 2020, la cour d'appel de Bordeaux a donné raison à treize plaignants qui invoquaient leur électrosensibilité en exigeant d'Enedis qu'il fasse « installer des dispositifs de filtres destinés à les protéger des champs électromagnétiques générés par la bande CPL associée au compteur Linky ».

Une intrusion encadrée… mais à surveiller

Linky serait-il un espion au service de puissances obscures ? A priori, non.

Le nouveau compteur peut mesurer la « courbe de charge », c'est-à-dire l'évolution dans le temps de la consommation d'énergie. Ce relevé de consommation est d'autant plus intrusif qu'il fonctionne à intervalles rapprochés – jusqu'à toutes les dix minutes. Afin de limiter les risques en la matière, la Cnil a interdit dès 2015 l'utilisation de ces données par Enedis et, surtout, leur transmission à des tiers, sauf consentement explicite du consommateur. Sans accord de votre part, Linky ne communique donc pas les chiffres détaillés de votre consommation : seul un relevé mensuel est transmis par Enedis à votre fournisseur.

En revanche, ce dispositif de sécurité peut être mis à mal si vous contractez une « offre Linky » : vous devez alors autoriser la communication à votre fournisseur d'électricité des données de consommation, aussi détaillées soient-elles, détenues par Enedis. On peut dans ce cas parler légitimement d'intrusion dans la vie privée. Or ces offres ne sont pas forcément intéressantes économiquement, loin de là.

La vigilance s'impose d'autant plus que, après Direct Énergie en mars 2018, la Cnil a vertement rappelé à l'ordre EDF et Engie en 2020 sur le respect du règlement en matière de traitement des données personnelles recueillies via Linky. Premier point : la loi exige le consentement du client pour l'affichage dans l'espace client des consommations quotidiennes et, distinctement, pour celui des consommations à la demi-heure. Or les deux opérateurs obtenaient ces deux consentements par le biais d'une seule case à cocher. Second point litigieux : une conservation excessive de ces données dans le temps, y compris après résiliation des contrats.

Quant à la prétendue caméra espion de Linky, elle n'a jamais existé : il s'agit d'une simple diode, qui ne « voit » ni n'enregistre rien.

Le combat de l'UFC-Que Choisir

Dès l'origine, l'UFC-Que Choisir s'est opposée au déploiement du compteur Linky en raison des dysfonctionnements constatés durant les phases d'expérimentation, de son coût directement imputé au consommateur (voir aussi encadré p. 239) et de sa faible utilité, faute d'affichage simple permettant de connaître et maîtriser sa consommation. L'association a d'ailleurs, hélas en vain, saisi le Conseil d'État pour empêcher sa généralisation. Le rapport public publié par la Cour des Comptes en 2018 a remis en lumière nombre de nos critiques initiales (notamment un surcoût de 500 millions d'euros au profit d'Enedis et l'absence de service réel rendu au consommateur), griefs fondamentaux malheureusement toujours d'actualité.

… et des problèmes bien réels

Cependant, la mise en œuvre de Linky a posé de vrais problèmes, et le compteur se révèle très décevant.

Installation et fonctionnement parfois problématiques

Les installateurs de compteurs Linky ne sont pas des électriciens professionnels, et leur rythme de travail intensif entraîne des erreurs… Cela dit, ils ne sont pas responsables de toutes les difficultés rencontrées.

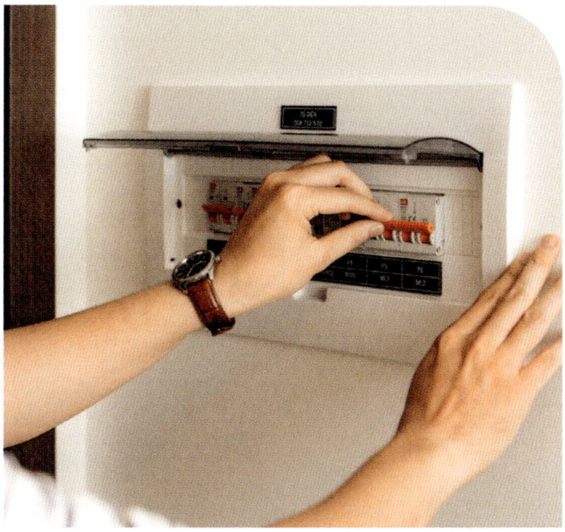

« La consommation explose après l'installation de Linky » – Ce dernier n'est pas en cause : c'est l'ancien compteur qui sous-évaluait la consommation réelle (un dysfonctionnement fréquent). Le Médiateur de l'énergie lui-même l'atteste : « Linky rétablit la vérité des consommations. »

« Le compteur disjoncte à tout bout de champ » – Les anciens compteurs supportaient le dépassement de puissance sur de courtes périodes, les disjoncteurs étant même parfois réglés de façon à autoriser une surconsommation permanente par rapport à la puissance souscrite. Il n'en va pas de même avec Linky, dont la tolérance en la matière est beaucoup plus limitée. En cas de coupures fréquentes, vérifiez la puissance maximale atteinte : une lumière clignote sur le compteur d'autant plus rapidement que l'énergie consommée est importante, les touches + et – permettant de faire défiler sur l'écran du compteur :
- la puissance souscrite auprès du fournisseur ;
- la puissance appelée (celle qui est utilisée à ce moment précis) ;
- la puissance maximale soutirée dans la journée par l'installation électrique.

Le cas échéant, il vous faudra souscrire un abonnement plus coûteux ou décaler la mise en œuvre de vos appareils, afin d'éviter les pics de consommation.

« Mes appareils (box, téléviseur, congélateur, volets roulants…) buguent » – La coupure de courant imposée par l'installation de Linky n'est pas toujours réalisée correctement : la remise en tension peut alors se révéler problématique (carte électronique ou moteur grillés…). Autant que possible, éteignez vos appareils avant l'installation, soyez présent lors de celle-ci et demandez à vérifier leur bon fonctionnement après… En cas de problème avéré, insistez auprès d'Enedis pour être dédommagé.

Pas d'afficheur en temps réel

Un des avantages mis en avant par Enedis pour la promotion de Linky était la possibilité de suivre sa consommation en temps réel, tant en kWh qu'en euros. À l'époque, l'Agence de l'environnement et de la maîtrise de l'énergie (Ademe, aujourd'hui Agence de la transition écologique), l'UFC-Que Choisir et le Médiateur national de l'énergie avaient demandé l'installation d'un « afficheur déporté » dédié, dans le lieu de vie, pour que l'usager puisse facilement étudier sa consommation. Hélas, cet « affichage pour tous » n'a pas été retenu.

Le coût de Linky

Le compteur Linky n'est pas directement facturé aux consommateurs, mais son déploiement est estimé à près de 6 milliards d'euros. Cette somme est avancée par Enedis. D'après une étude coûts/bénéfices réalisée pour la Commission de régulation de l'énergie (CRE), l'amélioration générale du fonctionnement du réseau induite par le déploiement de Linky devrait permettre d'importantes économies et compenser ce coût. Il reste que l'avance de fonds effectuée par Enedis a un prix (les intérêts), payé par le tarif d'utilisation des réseaux publics d'électricité (Turpe, inclus dans l'abonnement). Si le coût de déploiement est plus élevé que prévu ou si les économies attendues se révèlent moins importantes qu'escompté, le Turpe augmentera et sera répercuté sur la facture du consommateur.

Achats courants

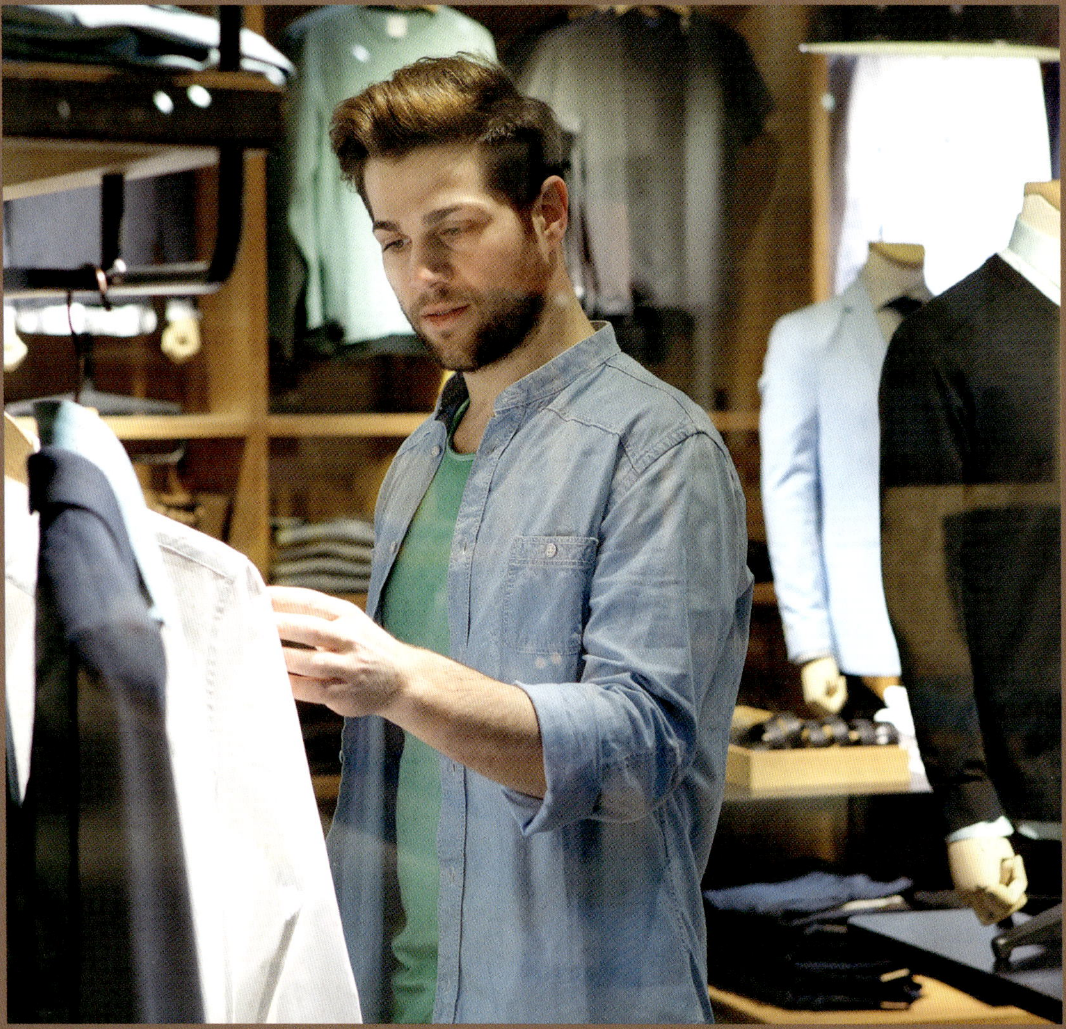

Vêtements : les risques sanitaires

La fabrication de nos vêtements fait appel à de nombreux produits chimiques qui peuvent provoquer, pour nous, des irritations et autres allergies, mais sont aussi, pour les travailleurs de l'industrie textile, à l'origine de problèmes de santé aigus. Si ces substances nocives se raréfient dans notre pays, certaines continuent de sévir.

Différentes catégories de toxiques

Différents produits entrant dans la fabrication ou la transformation des textiles (et des chaussures) peuvent présenter des risques à plusieurs titres.

Des indésirables multiples

De la simple irritation cutanée au soupçon de cancer, le spectre sanitaire des substances indésirables est très large. D'autant qu'à certains produits sont associés plusieurs types de risques.

Les irritants – Les produits entrant dans cette catégorie provoquent le plus souvent chez l'usager une dermatite de contact, c'est-à-dire une éruption cutanée assortie de démangeaisons, sur une zone délimitée par des contours nets. La plupart du temps, cette inflammation est provoquée par une simple irritation (on parle alors de dermatite irritative, qui représente 80 % des cas de dermatite de contact). Celle-ci peut être provoquée par le nickel contenu dans les boutons-pression et certaines teintures, ou encore par le caoutchouc.

Les allergisants – Environ 20 % des dermatites de contact sont de nature allergique. Dans ce cas, les démangeaisons sont plus sévères que lors d'une dermatite irritative. Il s'agit d'une réaction du système immunitaire qui s'accentue au fil des expositions. Plusieurs produits chimiques présents dans les vêtements et chaussures peuvent la déclencher : certains agents tannants du cuir ; des antioxydants protégeant les gants, chaussures, sous-vêtements et vêtements en fibres synthétiques du vieillissement ; certaines teintures (voir encadré p. 243)...

Les perturbateurs endocriniens – Ces substances, qui interfèrent avec notre système hormonal, ont possibllement des effets sur toutes les grandes fonctions de notre organisme (voir p. 104). Les nonylphénols (des tensioactifs employés pour assouplir les textiles et qui entrent dans la composition de certaines teintures) et les phtalates (présents dans les dessins collés sur les vêtements) figurent dans cette catégorie.

Les substances cancérogènes – Il s'agit par exemple du formaldéhyde, utilisé pour renforcer certains tissus, ou des PFC (composés perfluorés), aux propriétés imperméabilisantes.

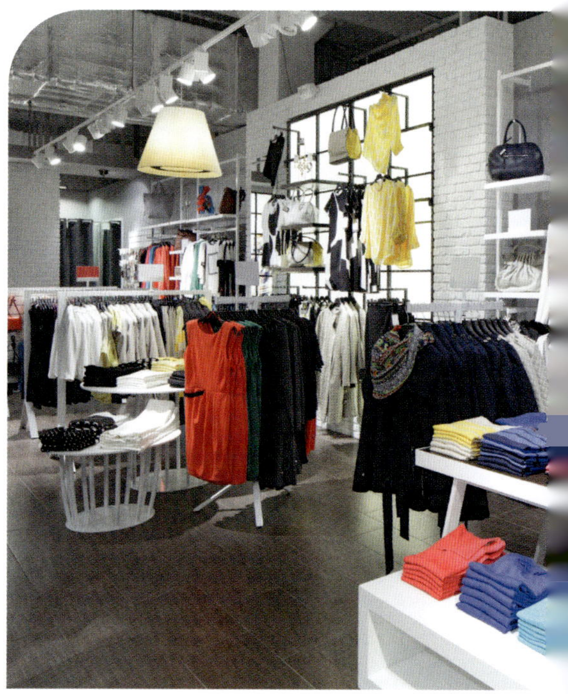

Attention aux teintures

Rares sont les vêtements qui ne contiennent pas de colorants. Or ceux-ci peuvent provoquer des réactions cutanées de type dermatite de contact, voire, pour les plus toxiques, des dommages au foie et aux reins – sur le long terme, certains sont même soupçonnés d'être cancérogènes. Une catégorie s'avère particulièrement dangereuse, si bien qu'elle est interdite depuis 2002 par la réglementation européenne : les colorants azoïques. Mais on en trouve toujours dans des vêtements fabriqués à l'étranger, notamment en Asie (Pakistan, Bangladesh...). Ces pays doivent respecter l'interdiction s'ils exportent vers l'UE, mais les contrôles sont difficiles à réaliser.

La mention « teinture végétale » est apparue sur les étiquettes : c'est mieux, même si ces colorants ne garantissent pas la totale innocuité des textiles en question. Leur production est certes moins polluante – les pigments utilisés proviennent de ressources renouvelables comme des algues, des écorces d'arbres ou d'agrumes, de feuilles –, mais, à l'instar des autres teintures, elles sont souvent « fixées » à l'aide de produits chimiques qui peuvent être des perturbateurs endocriniens ou comporter des métaux lourds. L'impact de ces processus sur la qualité de l'eau est limité en Europe, où la législation impose le traitement des eaux industrielles, mais plus important en Asie, d'où proviennent les deux tiers de nos vêtements.

Les substances à éviter

Parmi les composants nocifs, il en est de particulièrement redoutables. La vigilance est donc de mise, surtout concernant les enfants – et spécialement les plus jeunes d'entre eux, extrêmement sensibles à l'ensemble des produits toxiques –, ainsi que les femmes enceintes et allaitantes.

Les éthoxylates de nonylphénol (NPE)

Ces composés organiques synthétiques sont utilisés comme tensioactifs, notamment au cours du lavage et de la teinture des textiles. Toxiques, bioaccumulables et persistants, ce sont des perturbateurs endocriniens. En outre, ils se dégradent au fil du temps en nonylphénols, qui, en plus d'être eux aussi des perturbateurs endocriniens, des irritants et des neurotoxiques, sont une source importante de pollution environnementale. C'est pourquoi, depuis 2005, la concentration maximale autorisée pour les vêtements fabriqués dans l'Union européenne est fixée à 0,1 %. Si, jusque récemment, on en trouvait souvent dans les vêtements importés de l'étranger (hors UE), cette situation devrait s'améliorer, puisque la mise sur le marché européen de textiles importés contenant plus de 0,01 % de NPE est interdite depuis février 2021 (sauf textiles d'occasion). Mais la réglementation sera-t-elle respectée ?

Le formaldéhyde

Ce composé organique volatil (COV) est très présent dans les vêtements synthétiques (en particulier ceux qui sont présentés comme imperméables ou infroissables), auxquels il confère, entre autres, des propriétés hydrofuges.

Il est en premier lieu dangereux pour ceux qui le manipulent dans le cadre de leur travail : lorsqu'il entre en contact avec les yeux ou le nez, ce gaz est très irritant, particulièrement pour les personnes asthmatiques ou à tendance allergique. Sur le plus long terme, il s'agit d'une substance cancérogène avérée (voir aussi p. 185).

Côté consommateurs, le formaldéhyde que renferment les vêtements est irritant pour la peau et peut déclencher des eczémas ou des dermatites de contact. D'où une réglementation qui limite sa présence à 20 ppm dans les vêtements pour bébés et à 100 ppm dans ceux destinés aux adultes – qu'ils soient fabriqués au sein de l'Union européenne ou importés.

Les composés perfluorés (PFC)

Ces substances permettant de rendre un vêtement imperméable, déperlant et/ou infroissable sont des perturbateurs endocriniens avérés. Elles sont particulièrement nocives pour les enfants à naître, qui encourent des retards de croissance ou encore des troubles du comportement. Il est en conséquence recommandé aux femmes enceintes d'éviter le port à même la peau de vêtements techniques déperlants (dont certains sont dits « respirants » parce qu'ils laissent circuler l'air, ce qui convient bien à la pratique sportive, par exemple).

Le diméthylfumarate (DMF)

Ce produit chimique est prisé pour ses propriétés antifongiques permettant de préserver les textiles des moisissures, notamment pendant le transport. La plupart du temps, on trouve ces cristaux dans de petits sachets glissés dans l'emballage. Il s'agit d'une substance allergisante, à l'origine de dermatites de contact.

Le DMF est interdit depuis 2009 dans l'UE, et même depuis 2008 en France. Cependant, on en découvre toujours dans des produits fabriqués à l'étranger, importés illégalement ou encore achetés en direct par le consommateur sur un site ou une marketplace asiatiques, par exemple (voir aussi p. 256).

Les métaux (éléments-traces métalliques, ETM)

On retrouve parfois dans les vêtements des traces de plomb, cadmium ou nickel – lors d'une enquête menée en 2018, l'Agence nationale de sécurité sanitaire de l'alimentation, de l'environnement et du travail (Anses) a même retrouvé des métaux lourds dans 16 % des échantillons testés, notamment dans des systèmes de fermeture tels que les accroches de soutien-gorge ou les boutons en métal, et même en matière plastique !

Le plomb est nocif, en particulier pour les plus jeunes (voir encadré p. 185). Le cadmium est toxique pour les reins, et le nickel est classé cancérogène possible. Cela dit, aux doses dont il est question, le risque est plus théorique que réel. Soyez néanmoins vigilant concernant les moins de 3 ans, qui peuvent porter boutons et fermetures à la bouche.

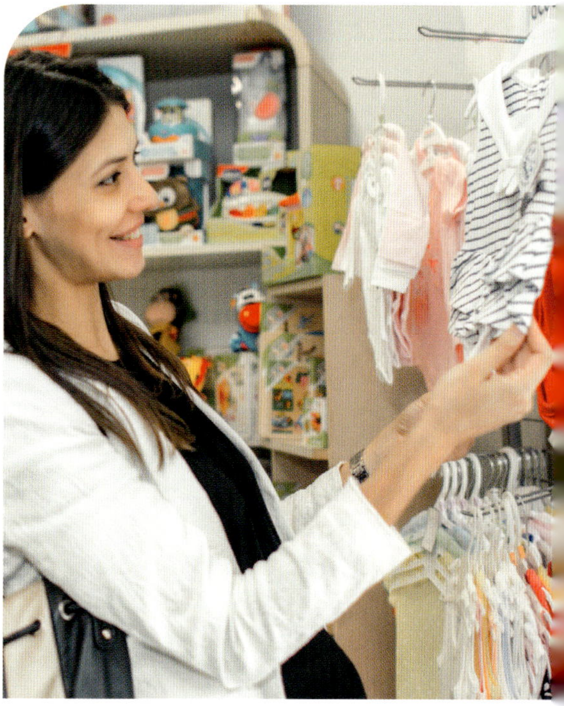

Les phtalates

Ces substances sont présentes dans les dessins et les inscriptions à l'aspect plastifié apposés sur les vêtements. Ce sont des perturbateurs endocriniens avérés (voir p. 268). Attention, là encore, aux petits, susceptibles de suçoter ces décorations ; les phtalates peuvent par ailleurs migrer vers l'organisme par contact cutané en cas d'exposition prolongée.

Le chrome VI

Le chrome VI, ou chrome hexavalent, est utilisé dans le tannage du cuir. Il s'agit de la forme de chrome la plus toxique pour la santé. Classé cancérogène certain lorsqu'il est inhalé, il peut provoquer des éruptions cutanées sur les zones en contact direct avec le cuir, notamment les pieds. Les articles ayant subi un tannage végétal, le plus souvent à base d'écorce de chêne, sont préférables.

Gare aux nanoparticules

L'industrie textile s'intéresse beaucoup aux nanotechnologies afin de conférer certaines qualités techniques à ses produits, et principalement une meilleure résistance à l'eau (nanopoudres céramiques), au feu (nanorevêtements en polymères) ou à l'abrasion (nanotubes de carbone).

Sont également visées des propriétés plus étonnantes, telles qu'une protection contre les mauvaises odeurs intégrée à certains vêtements de sport et chaussettes via des nanoparticules d'argent, aux propriétés bactéricides. Mais ces textiles posent deux sortes de problèmes :

- d'une part, l'Anses a démontré qu'ils relâchaient une grande partie de leurs nanoparticules au lavage – jusqu'à 50 % lors des premières utilisations –, entraînant un largage important en milieu aquatique. Et, si l'effet de cette pollution n'est pas parfaitement connu, on la soupçonne de dégrader des bactéries utiles aux écosystèmes, et de nuire à la faune et à la flore ;
- d'autre part, pour les personnes portant ces vêtements, si on n'a pas pour l'heure de certitude concernant la capacité des nanoparticules contenues dans un tissu à passer la barrière cutanée, d'éventuels effets délétères sur la santé (notamment cancérogènes) ne sont pas à exclure (voir p. 96). Par précaution, vous pouvez éviter les vêtements étiquetés « antibactérien » ou « anti-odeurs ».

Une réglementation insuffisante

Ces dernières décennies, les droits du consommateur ont été renforcés par la réglementation européenne, particulièrement en matière d'information sur la toxicité des produits mis en vente. Mais il reste beaucoup à faire.

Des failles dans le système

Depuis l'entrée en vigueur du règlement européen Reach, seules les substances pour lesquelles les industriels ont déposé un dossier à l'Agence européenne des produits chimiques (Echa) peuvent être commercialisées.

Depuis le 1er novembre 2020, 33 substances cancérogènes et reprotoxiques sont déjà soumises à restriction ou interdites dans les vêtements et chaussures fabriqués et commercialisés au sein de l'Union européenne : des métaux lourds (composés de cadmium, de chrome VI), les phtalates, le formaldéhyde, certains solvants et des colorants. D'autres sont en cours d'évaluation. Toutefois, lors d'une grande enquête menée en 2018, l'Anses a remarqué que « de nombreuses substances, dont l'usage est restreint ou interdit au titre du règlement Reach, sont présentes dans des articles chaussants ou des textiles d'habillement »...

Par ailleurs, la plupart des dossiers présentés à l'Echa par les industriels sont incomplets. Sur 184 substances examinées en 2016, il manquait ainsi des données essentielles pour 90 % d'entre elles, que ce soit concernant la toxicité pendant la vie fœtale, la mutagénicité (propriété d'une substance à provoquer des mutations génétiques), la génotoxicité, la toxicité reproductive, ou encore la toxicité aquatique. En 2017, ce chiffre était meilleur, mais s'élevait tout de même à 68 %.

La Commission européenne peine à améliorer les choses, étant donné qu'elle a également intérêt à préserver la compétitivité et l'innovation de ses entreprises... Soumettre de nouvelles substances, telles que les nanoparticules, au règlement Reach est ainsi très difficile.

Les bons réflexes

Quelques conseils peuvent vous aider à éviter les substances indésirables.

- Lisez avec soin les étiquettes des vêtements. Il y a souvent trop peu d'informations, mais épiez notamment des mentions telles que « infroissable », « antibactérien », « déperlant »... Méfiez-vous de tout ce qui se prétend textile « technologique », revendiquant des propriétés anti-odeurs, par exemple (voir p. 244 et encadré p. 245).
- Repérez les labels les plus vertueux (voir p. 251).
- Choisissez de préférence – pour autant que la mention d'origine soit fiable (voir encadré p. 251) – des vêtements fabriqués dans l'Union européenne, où la réglementation est plus stricte que dans d'autres régions du monde.
- Évitez les vêtements portant des inscriptions ou motifs en plastique (voir p. 244).
- Lavez systématiquement vos vêtements neufs avant de les porter. En effet, selon l'Anses, un lavage en machine permet de limiter l'exposition à nombre de substances comme les nonylphénols (voir p. 243). Mais ce n'est pas une solution miracle : une réaction indésirable peut malgré tout survenir, auquel cas l'agence recommande de consulter sans attendre un dermatologue-allergologue. Et jetez le vêtement incriminé – pour autant que vous l'ayez identifié...
- Pensez aux vêtements d'occasion, dans lesquels les produits néfastes se sont amenuisés avec le temps et au fil des lavages – et qui, par ailleurs, évitent la surconsommation et, là encore, un bilan écologique funeste (voir p. 247).

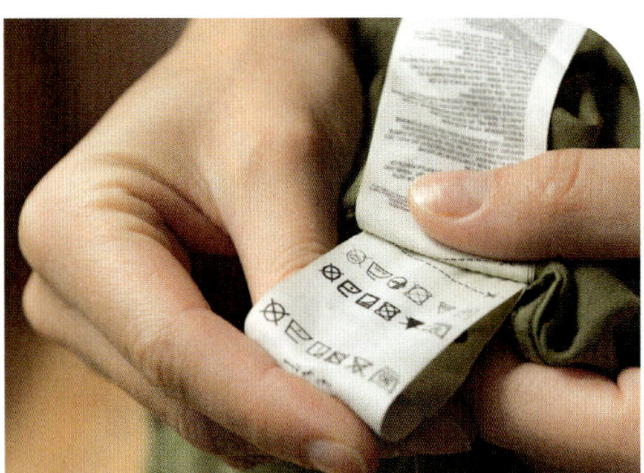

Des conditions de production scandaleuses

La plupart des grandes enseignes de prêt-à-porter font fabriquer leurs collections dans des pays où les conditions de travail sont effroyables. En résumé :

- Aux salaires misérables (à 83 €/mois, le Bangladesh compte parmi les pays qui rémunèrent le moins les ouvriers du textile) s'ajoutent des équipements totalement inadaptés, notamment pour ce qui est de la protection contre les substances toxiques entrant dans la composition des vêtements (voir encadré p. 250). Sans parler du travail forcé (comme celui des Ouïghours en Chine) et des accidents industriels (entre autres des incendies), qui font des morts et des handicapés par centaines.
- Plus choquant encore, l'industrie textile exploite une bonne partie des 152 millions d'enfants contraints de travailler dans le monde, selon l'Organisation internationale du travail (OIT). En effet, leurs petits doigts leur permettent d'accomplir des tâches de précision dans les ateliers de couture. Ils sont exposés aux produits dangereux et ne sont payés que quelques dollars par mois. Parmi les États les moins regardants sur le travail des enfants figure là encore le Bangladesh, suivi de la Chine, de l'Inde, du Vietnam et du Cambodge, où les enfants travaillent à la production de matières premières, en particulier le coton, selon la société britannique d'analyse des risques Verisk Maplecroft. Son rapport 2019 désigne aussi comme matériaux « à risque » le cachemire de Mongolie et les caoutchoucs indonésien, malaisien et thaïlandais. A contrario, la laine serait la seule matière première naturelle irréprochable sur ce point.

Vêtements : l'impact environnemental

Qu'il s'agisse de préserver notre santé ou celle des travailleurs du secteur textile, ou encore l'environnement, nous sommes de plus en plus nombreux à nous tourner vers une consommation responsable. Mais, attention, les vêtements les plus vertueux ne sont pas toujours ceux que l'on croit... Quelques conseils pour mieux s'y retrouver.

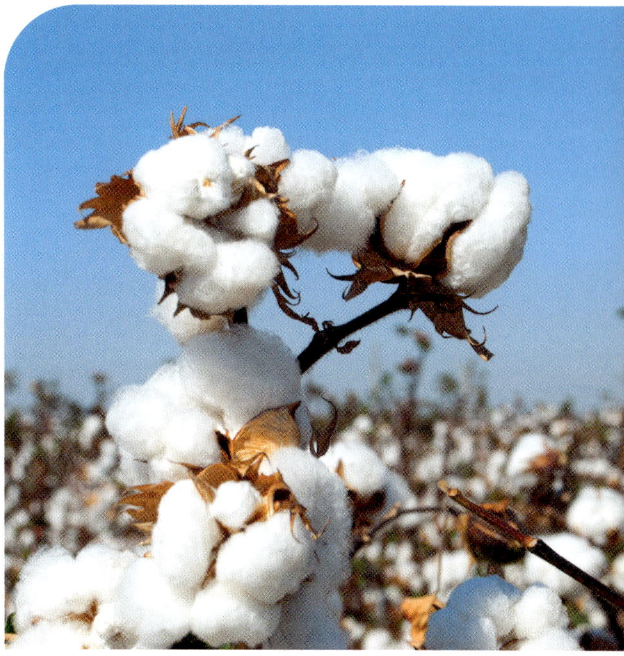

Trois grandes familles de fibres

Les fibres les plus courantes dans nos vêtements sont celles d'origine chimique (63 %), comme l'acrylique ou le polyester, suivies du coton (26 %) et des autres matières naturelles, comme la laine ou la soie (11 %). Voici ce qu'il faut savoir sur chacune d'elles pour effectuer un choix éclairé.

Les fibres naturelles

Naturelles, certes, mais pas toujours écologiques...

Le coton – La culture de cette plante nécessite de grandes quantités de pesticides (environ 7 % de ceux utilisés dans l'ensemble du secteur agricole au niveau mondial) et d'engrais. Et, surtout, elle consomme énormément d'eau : on estime qu'il en faut en moyenne 5 000 l (et jusqu'à plus de 20 000 l dans certains pays !) pour produire 1 kg de coton. Conséquence : quand il ne pleut pas suffisamment, les paysans détournent l'eau des rivières, voire des nappes phréatiques, à des fins d'irrigation. Pour ce qui est du coton OGM (environ 80 % de la production mondiale), sa culture entraîne en outre des problèmes sociaux, dont un endettement majeur des paysans et une dépendance vis-à-vis des semenciers. On peut alors être tenté d'opter pour le coton bio, dont l'impact environnemental est moindre – mais qui n'est pas la panacée (voir encadré p. 248).

Le lin, le chanvre et le bambou – Ces plantes ont l'avantage de nécessiter peu d'arrosage et de produits phytosanitaires, en particulier le bambou, qui pousse très vite. Mais les tissus qui en sont issus sont parfois un peu rêches.

La laine – À l'origine, elle ne contient aucun produit chimique, hormis les éventuels antiparasitaires administrés aux moutons. Cependant, elle subit de nombreux traitements après la tonte, visant notamment à éliminer les résidus demeurés dans la toison, parfois avec des produits chimiques – même si ces derniers sont de plus en plus souvent remplacés par des procédés mécaniques. Côté bien-être animal, il arrive que les moutons soient élevés sous des climats trop chauds pour eux, ce qui est source d'infections.

Le coton bio : mieux, mais pas si vertueux

Si le coton bio présente un intérêt sur le plan environnemental (sa culture est économe en produits phytosanitaires), cela se gâte ensuite. Car, avant de devenir le tee-shirt de vos rêves, un coton « bio » peut avoir été blanchi au chlore, puis teint avec des mélanges à base de métaux lourds, et enfin traité pour devenir infroissable, irrétrécissable, plus doux, etc., avec force produits chimiques – et toujours beaucoup d'eau. Sans parler du tissage ou du tricotage, très gourmands en énergie. Il peut enfin avoir parcouru des milliers de kilomètres avant d'arriver dans votre armoire. Par ailleurs, en l'absence de certification rigoureuse, la mention « bio » n'apporte aucune garantie concernant la protection de la santé humaine. Ses prétendues vertus anallergiques, tant mises en avant par les fabricants, ne sont en rien attestées, par exemple. Les pesticides présents sur les fleurs de coton traditionnel étant progressivement éliminés par les lavages effectués à chaque étape de la confection, les dermatologues-allergologues n'ont jamais noté d'allergie au coton conventionnel (du moins tant qu'il n'est pas teint).

La soie – Ce textile précieux soulève lui aussi des questions quant à son mode de production. S'il est naturel par essence, il implique des traitements des vers à soie qui ne sont pas toujours transparents...

Le cuir – Le tannage du cuir se fait à l'aide de produits chimiques qui se retrouvent ensuite dans les cours d'eau, ce qui peut intoxiquer la faune, la flore, mais aussi les hommes vivant dans la région. Par ailleurs, les conditions d'élevage des animaux destinés à la production de cuir sont très variables : dans certains pays, ils sont parqués dans des espaces étroits et sont sous-alimentés. La filière française de production de cuir, elle, respecte la réglementation européenne pour la protection des animaux et de l'environnement.

Les fibres artificielles

Elles sont fabriquées par synthèse chimique à partir d'un élément naturel. Mais elles ne sont pas pour autant irréprochables, la production de bois, dont sont issues nombre d'entre elles, pouvant nuire à la biodiversité si une seule espèce est cultivée : en puisant toujours les mêmes nutriments dans le sol, elle peut en effet l'épuiser.

La viscose (dont la rayonne) – Elle est issue de cellulose de bois (hêtre, pin, bambou...). Mais sa fabrication fait ensuite appel à la soude caustique et à l'acide sulfurique, deux substances extrêmement toxiques pour la santé et l'environnement.

Le lyocell (ou tencel) – Fabriqué d'une façon similaire, notamment à base de pulpe d'eucalyptus, il a cependant un impact environnemental moindre, car il emploie des solvants recyclables.

Les fibres synthétiques

Polyester, polyamide (ou Nylon), élasthanne, acrylique, etc., sont à 70 % dérivés du pétrole, soit d'une ressource non renouvelable.

S'ils sont beaucoup moins gourmands en eau que le coton, cette consommation en pétrole pose problème. Et leur fabrication est à l'origine de fortes émissions de gaz à effet de serre.

Par ailleurs, les processus de production font appel à des substances chimiques pouvant se révéler toxiques (cobalt, sels de manganèse, bromide de sodium, dioxyde de titane...).

Les tissus issus de ces fibres relarguent du plastique, très polluant pour les eaux. Ainsi, comme le rappelle l'Agence de la transition écologique (Ademe), le volume de microparticules de plastique relâchées dans l'océan par leur lavage en machine se monterait à 500 000 t/an, soit l'équivalent de plus de 50 milliards de bouteilles en plastique. Une récente étude suédoise a par ailleurs montré que 90 % des microplastiques récupérés sur les côtes du pays étaient constitués de fibres textiles synthétiques. Sachant que les stations d'épuration sont bien loin de toutes les éliminer, la loi antigaspillage de 2020 prévoit que les lave-linge soient équipés d'un filtre ad hoc d'ici à janvier 2025.

Un lourd impact à toutes les étapes

Outre les ressources nécessaires à la production des fibres, nombre d'opérations préalables à l'obtention du produit fini sont néfastes pour l'environnement. L'industrie textile serait ainsi responsable de 20 % de la pollution des eaux mondiales. Et le secteur de la mode génère chaque année 1,2 milliard de tonnes de gaz à effet de serre, soit davantage que le secteur aéronautique et celui du transport maritime réunis, d'après l'International Energy Agency.

Non à la mode jetable !

▶ Ces dernières années, le rythme des collections de mode a augmenté – pour atteindre, dans de plus en plus d'enseignes, quatre par an, voire davantage – à mesure que leur prix baissait. Si bien que, selon l'association Greenpeace, le nombre de vêtements et accessoires vendus dans le monde a doublé entre 2000 et 2014. Nous sommes ainsi entrés dans l'ère de la *fast fashion*, faite d'« événements » commerciaux et périodes de promotions à répétition. Mais cette tendance a un coût environnemental élevé, lié à la fabrication autant qu'au transport. Sans oublier la destruction des invendus. Le géant H&M a ainsi choqué l'opinion lorsqu'un documentaire a révélé, en 2017, qu'il brûlait chaque année 12 tonnes d'invendus – avec ce que cela induit aussi d'émissions de CO_2.

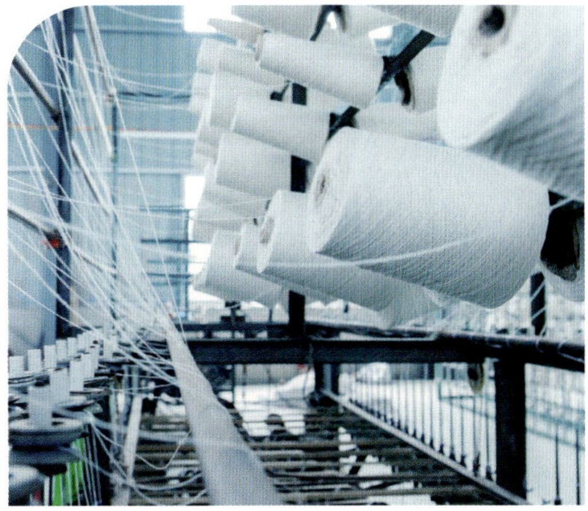

Filature et tissage

Lors de ces étapes, les fils naturels sont enduits de graisse ou de cire afin de les rendre plus résistants et d'éviter qu'ils ne se cassent dans les machines. Puis le tissu est lavé pour éliminer tous ces produits, ce qui entraîne le rejet de substances toxiques dans le réseau des eaux usées. Or, selon les pays de production, ces eaux ne sont pas toujours traitées avant de rejoindre rivières, fleuves et nappes phréatiques, ce qui les rend impropres à la consommation et nuit fortement à la biodiversité.

Teinture

Dans un premier temps, tous les tissus sont blanchis avant d'être teints, souvent à l'eau de Javel, qui libère du chlore, insoluble dans l'eau et peu biodégradable (voir aussi p. 151) : il peut donc être absorbé par les plantes et les animaux, et parvient ainsi, via la chaîne alimentaire, jusqu'aux hommes – si ces derniers n'ont pas déjà été contaminés par l'eau polluée.

Il en est de même pour tous les produits chimiques et colorants utilisés lors de la teinture elle-même : métaux lourds, solvants chlorés, acides...

Traitements spéciaux

Ce que l'on qualifie d'« ennoblissement » des fibres englobe une série d'opérations visant à transformer l'apparence d'un textile au moyen de différents types de traitements, chimiques ou mécaniques, appelés « apprêts ». C'est ainsi qu'on obtient un aspect vieilli ou brillant, par exemple, qu'on imperméabilise un tissu ou qu'on traite les fibres synthétiques contre l'accumulation d'électricité statique.

Ces procédés ont un impact non seulement sur l'environnement (ils consomment une énorme quantité d'eau et d'énergie, tandis que les produits chimiques se retrouvent parfois dans les nappes phréatiques, etc.), mais aussi sur la santé des travailleurs du textile (voir encadré ci-dessous).

La santé des travailleurs du textile en péril

L'industrie textile induit plusieurs types de risques pour les ouvriers. Tout d'abord, les opérations d'ennoblissement des fibres les exposent à des produits chimiques, parfois allergisants ou cancérogènes (voir p. 243). Certaines opérations sont particulièrement risquées : lors du sablage des jeans (pulvérisation de sable à haute pression à l'aide de canons), destiné à les délaver, les personnes à la manœuvre inhalent par exemple de la poussière de silice, ce qui peut provoquer chez elles emphysème, fibrose pulmonaire, voire une affection plus grave, la silicose, susceptible d'évoluer en cancer. Par ailleurs, les machines utilisées dans les usines sont très bruyantes et causent régulièrement des coupures ou des lacérations des membres supérieurs.

Tous ces risques professionnels peuvent toutefois être limités par des mesures de prévention telles qu'une bonne ventilation des locaux ou l'utilisation d'équipements de protection adaptés. Certains labels garantissent une attention particulière aux conditions de travail (voir p. 251). Pour en savoir plus, vous pouvez consulter le site du collectif L'Éthique sur l'étiquette (ethique-sur-etiquette.org/).

Il existe néanmoins des alternatives : par exemple, pour les jeans, on peut procéder par délavage à l'ozone, à la lumière ou encore par laser. En Europe, les usines fabriquant des jeans sont également obligées de retraiter l'eau et d'utiliser des produits chimiques moins nocifs pour la santé humaine comme pour l'environnement.

Transport

De la production de la matière première au consommateur final, un jean fabriqué avec du coton cultivé en Ouzbékistan, filé en Turquie, teint en Bulgarie, tissé à Taïwan, assemblé en Tunisie et livré en France peut parcourir jusqu'à 1,5 fois le tour de la Terre (65 000 km), indique l'Ademe.

Il est possible de limiter l'impact environnemental de vos achats en privilégiant des vêtements fabriqués en France ou dans l'UE. Mais il reste difficile pour le consommateur de faire son choix suivant ce critère : l'indication de l'origine sur l'étiquette n'est pas obligatoire. En outre, elle se réfère uniquement au pays où a eu lieu la « dernière transformation substantielle ». Autrement dit, une chemise de nuit assemblée dans l'Hexagone à partir de tissu et de dentelles chinois peut porter la mention « made in France » (voir aussi encadré p. 251).

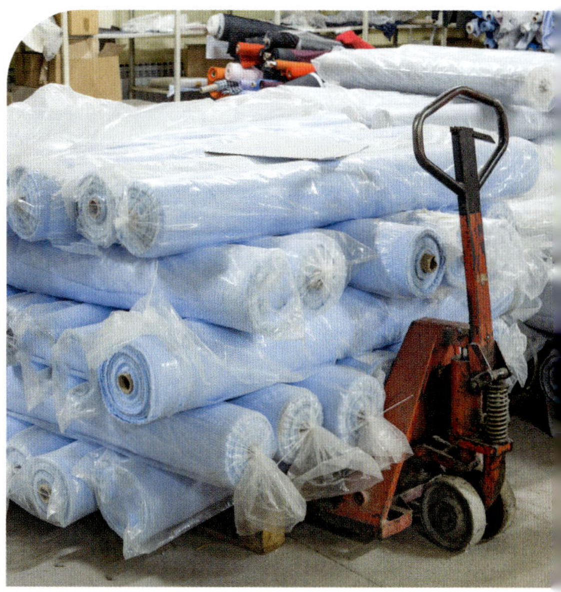

Le « made in France »

Le « made in France » a la cote. Mais, même si l'intention est louable, la chose a tendance à devenir un argument de vente supplémentaire pour certains industriels qui, après le « greenwashing », se mettent au « frenchwashing »... Des mentions telles que « transformé en France », « conçu en France » ou « pensé en France » (!) fleurissent sur les étiquettes, ne facilitant pas un choix réellement éclairé. Car, bien souvent, elles ne s'accompagnent pas de détails essentiels tels que la provenance et la qualité des matières utilisées, la dangerosité des traitements employés, le coût environnemental ou encore l'impact social de la production. Et cela n'a aucune chance de changer tant que la mention « made in » (qui de surcroît n'est pas obligatoire) ne sera pas mieux encadrée sur le plan législatif et réglementaire, au niveau tant européen que national – ce qui s'impose pourtant... Dans le domaine des labels, Origine France Garantie certifie qu'au moins 50 % du prix unitaire du produit est issu d'un travail effectué en France, et que ses caractéristiques essentielles sont réalisées en France ; France terre textile, décliné régionalement, certifie que 75 % au moins du produit est fabriqué localement, dans le respect de l'environnement ; Entreprise du patrimoine vivant (EPV) est une marque de l'État distinguant les entreprises françaises qui témoignent d'un savoir-faire artisanal et industriel d'excellence ; enfin, l'indication géographique industrielle et artisanale (Igia) valorise des produits historiques du patrimoine français (comme le linge basque).

Quelle confiance accorder aux labels ?

En l'absence de certification officielle, le domaine du textile a vu ces dernières années fleurir quantité de labels, aux garanties inégales, parmi lesquels il n'est pas toujours facile de s'y retrouver.

Quelques labels intéressants

Dans la jungle des labels, certains se démarquent.

Écolabel européen – Il garantit des fibres plus durables et de qualité (résistance à l'usage, au lavage, au séchage et à l'exposition à la lumière), une limitation des substances dangereuses pour la santé et pour l'environnement, une consommation d'eau et d'énergie réduite, des procédés de fabrication moins polluants. Les conditions de travail des ouvriers sont également prises en compte.

Gots – Le label Gots (pour *Global Organic Textile Standard,* norme internationale appliquée au textile biologique) garantit l'origine biologique des fibres utilisées : à hauteur de 95 % si l'étiquette mentionne « textile biologique » et d'au moins 70 % quand est indiqué « fabriqué avec X % de textile biologique ». Il certifie l'absence, lors de la confection, de composés toxiques et polluants (chlore, formaldéhyde, phénols, etc.), et le traitement des eaux est obligatoire. Pour la laine, les élevages assurent aux animaux un environnement adapté et sans mauvais traitement.

Oeko-Tex – Orienté santé, Oeko-Tex 100 garantit le respect des seuils réglementaires en matière de substances polluantes, cancérogènes et allergènes (formaldéhyde, métaux lourds, phénols chlorés, etc.), depuis l'obtention de la matière première jusqu'au produit fini. Oeko-Tex Green, lui, garantit des cultures respectueuses de l'environnement et une fabrication à l'impact sanitaire et environnemental limité.

Ecocert textile – Ce label garantit au minimum 70 % de fibres naturelles ou issues de matériaux renouvelables ou recyclés et une moindre consommation en eau et en énergie. Il proscrit les substances les plus dangereuses (métaux lourds, formaldhédyde...).

Demeter – Ce label garantit une production basée sur les principes de l'agriculture biodynamique, qui satisfait aux exigences de l'agriculture biologique. Il porte attention au respect des animaux.

Leurs limites

Même les labels les plus sérieux ne garantissent pas des vêtements irréprochables. Ils ne prennent pas en compte, par exemple, le circuit plus ou moins long entre le lieu de production des vêtements et leur point de vente final. Et le seul pays de fabrication n'est pas une indication suffisante. D'après Climat Mundi, cabinet conseil en stratégie carbone, l'impact environnemental d'une veste en laine fabriquée en Nouvelle-Zélande peut être moindre que celui de la même pièce en provenance d'Espagne, si le trajet s'effectue par bateau. Car la majorité de l'électricité néo-zélandaise est d'origine renouvelable, tandis qu'en Espagne elle est d'origine fossile...

Les bons gestes

Pour limiter les dommages, il est possible d'adopter quelques bonnes habitudes...

Les bons réflexes à l'achat

D'après l'Ademe, nous conservons nos vêtements moitié moins longtemps qu'il y a quinze ans. Prendre soin de l'environnement, cela commence sans doute par acheter à bon escient.

Ne renouvelez pas votre garde-robe chaque saison avec des articles à la toute dernière mode et de mauvaise qualité ; faites du tri dans vos placards avant de décider d'un nouvel achat.

Cherchez sur l'étiquette le pays de fabrication des vêtements – s'il est indiqué –, même si elle ne dit pas tout (voir encadré p. 251).

Privilégiez les fibres dont la culture nécessite moins d'eau et de pesticides, comme le chanvre ou encore le lin, dont la France est le premier producteur mondial. Le cas échéant, préférez les teintures végétales ou, mieux, les variétés de coton naturellement colorées (écru, vert pâle, ocre, brun, etc.).

Choisissez des jeans bruts, lesquels nécessitent beaucoup moins d'eau que les modèles délavés et artificiellement usés.

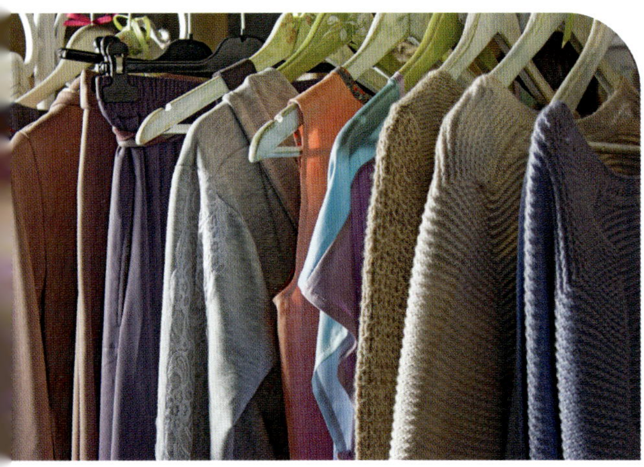

Où acheter plus vertueux ?

Si vous refusez d'entrer dans le cycle de la *fast fashion*, il existe des solutions.

- Pensez en premier lieu aux vêtements d'occasion, disponibles dans des boutiques associatives, telles celles d'Emmaüs ou de la Croix-Rouge, dans des réseaux spécialisés dans la seconde main ou encore dans de petites enseignes indépendantes. Vous pouvez aussi acheter des vêtements sur le Web, via des sites comme leboncoin.fr, des plateformes comme Videdressing ou des applis comme Vinted.
- Mais le neuf aussi peut être responsable : certaines entreprises textiles adoptent une démarche d'écoconception, dont se font l'écho des sites comme WeDressFair ou Dressing responsable, par exemple. La plateforme SloWeAre recense quant à elle des marques écoresponsables, sur des critères comme l'emploi de fibres naturelles, l'ancrage local, le respect des droits des travailleurs ou l'engagement zéro déchet. Et l'application Clear Fashion référence plus de 70 marques, qu'elle note à partir de quatre critères : l'environnement, l'humain, le bien-être animal et la santé.

Habillez-vous recyclé. Du côté des fibres synthétiques, pensez à la laine polaire, provenant de polyester recyclé. Pour les fibres naturelles, préférez le coton recyclé, issu du retraitement de vieux jeans, par exemple. Certaines enseignes proposent des tee-shirts en coton comportant une majorité de fibres résultant du recyclage de vêtements usagés.

N'hésitez pas non plus à chiner des vêtements d'occasion dans des boutiques de seconde main, des vide-greniers ou sur des applications de vente entre particuliers (voir encadré p. 252). La grande distribution elle-même s'y met avec des rayons dédiés !

Conseils de lavage

L'impact environnemental des textiles provient également, et pour une part importante, de l'entretien de nos vêtements. Vous pouvez le réduire en appliquant des règles simples.

En premier lieu, évitez de trop laver vos vêtements : ce n'est pas parce qu'ils ont été portés une fois qu'ils sont sales. Souvent, il suffit de les aérer (par exemple les pulls en laine) pour pouvoir les remettre. Et un jean n'a pas besoin de passer au lave-linge tous les trois jours...

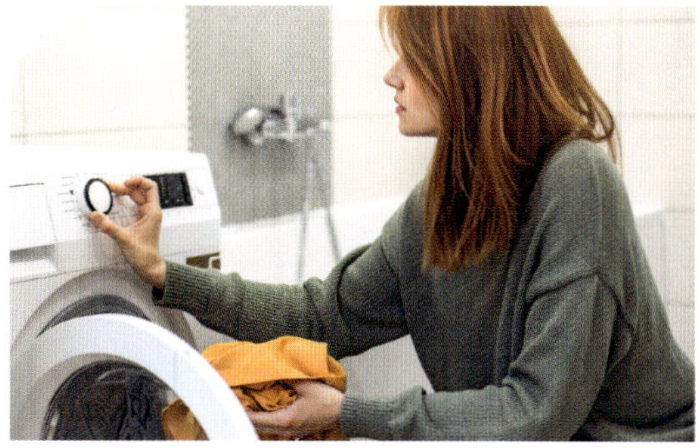

Soyez particulièrement vigilant lors du lavage des matières synthétiques. Utiliser un sac de lavage limite la migration de celles-ci dans l'eau ainsi que les frottements, sources de bouloches – vos vêtements dureront plus longtemps.

Pour éviter le pressing, grand consommateur de produits chimiques, agissez au plus vite sur les taches éventuelles. Bien souvent, un peu de savon de Marseille et d'huile de coude, puis un passage en machine permettent de les éliminer.

Enfin, de façon générale, laver son linge à 30 ou 40 °C seulement permet de faire des économies d'énergie, de même que le séchage à l'air libre, qui a aussi l'avantage de moins abîmer les textiles.

Repriser, réutiliser, recycler

Selon l'Ademe, seul un peu plus du tiers des articles textiles achetés chaque année par les Français est collecté pour être réutilisé ou recyclé. Il y a des progrès à faire...

- Avant même de songer à jeter un vêtement parce qu'il a un petit accroc, on peut essayer de le réparer. Si vous n'êtes pas un familier de l'aiguille, il existe nombre de livres et cours en ligne (labobine.over-blog.com ou Couture Académie sur YouTube, par exemple) qui peuvent vous aider, et même des Repair Cafés où s'initier au reprisage (repaircafe.org/fr). Vous pouvez aussi faire appel à un retoucheur.
- Si un vêtement ne vous plaît (ou ne vous va) plus, pourquoi ne pas le donner ou le revendre ? Des associations telles que la Croix-Rouge, Emmaüs, le Secours populaire ou le Secours catholique sont preneuses. Attention, les articles doivent être en bon état et propres. Pour ceux qui ne seraient pas réutilisables tels, le site Refashion Citoyen-La fibre du tri (refashion.fr/citoyen/fr) recense les points de collecte disponibles : vos vêtements pourront alors être recyclés soit dans de nouveaux articles (dont les jeans), soit sous forme d'isolants thermiques ou phoniques, notamment. Dans tous les cas, évitez les conteneurs, installés sur les parkings des supermarchés, par exemple : ils sont bien souvent « affiliés » à des pros du recyclage qui sont tout sauf des philanthropes...

Les bijoux

On les porte à même la peau sans réellement connaître leur composition, notamment quand il s'agit de bijoux fantaisie. Mais attention, le brillant des articles bon marché peut cacher quelques pratiques bien peu reluisantes…

Ce qui se cache dans certains bijoux

Tous les bijoux en métal sont faits d'alliages. Même les bijoux précieux : l'or ou l'argent sont ainsi trop malléables pour être utilisés purs. Or ces mélanges ne sont pas toujours dénués de substances nocives. En 2016, la DGCCRF a ainsi analysé 144 bijoux fantaisie : un tiers ont été déclarés dangereux, avec des teneurs en cadmium, nickel ou plomb au-delà des limites réglementaires.

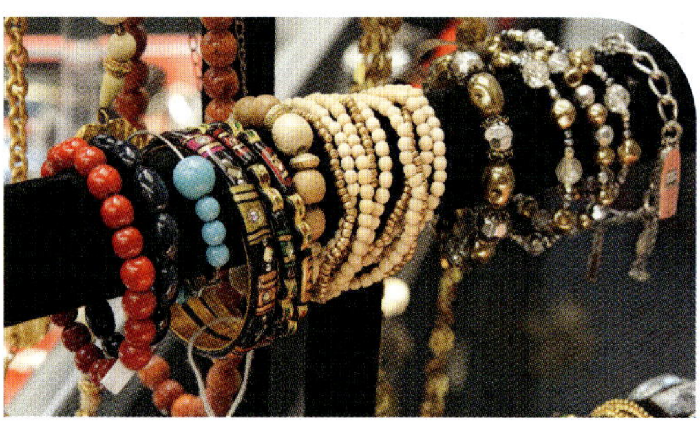

Des alliages opaques

Le Code général des impôts précise que les bijoux en or, argent ou platine doivent comporter respectivement au moins 37,5 % d'or (375 millièmes, autrefois dénommés 9 carats), 80 % d'argent (800 millièmes) ou 85 % de platine (850 millièmes). Un bijou en or jaune 18 carats est constitué à 75 % d'or pur (750 millièmes) et 25 % d'autres métaux (argent et cuivre surtout).

En dehors de ces trois métaux précieux, la composition des alliages n'est pas réglementée. Le laiton, par exemple, métal doré et malléable, contient principalement du cuivre et du zinc dans des proportions variables.

Des allergies fréquentes

C'est surtout le nickel qui est en cause. En Europe, selon l'Institut national de la recherche et de la sécurité (INRS), 10 à 15 % des femmes et 2 à 5 % des hommes y seraient sensibilisés. Si ce métal est présent un peu partout, ce sont en premier lieu le port des bijoux fantaisie et le percement des oreilles qui auraient favorisé ces allergies.

- Le nickel lui-même n'est pas allergisant, mais il libère des ions allergisants au contact de la sueur. Sa présence a donc été réglementée en Europe dès 1994 : la limite de libération est fixée à 0,5 µg/cm²/semaine pour les bijoux et 0,2 µg/cm²/semaine pour les piercings.
- Depuis, son utilisation a baissé, entre autres dans les alliages d'or gris, où il était souvent utilisé. Mais des enquêtes de la DGCCRF épinglent régulièrement des bijoux ne respectant pas cette norme.
- Le cuivre et parfois l'argent peuvent eux aussi provoquer des allergies.

Défiez-vous des allégations de santé

Très régulièrement, l'Agence nationale de sécurité du médicament et des produits de santé (ANSM) interdit des messages publicitaires, particulièrement sur Internet, vantant les vertus thérapeutiques de bijoux. Par exemple des articles « magnétiques » qui soulageraient les rhumatismes et les douleurs articulaires, de l'ambre contre les maux de dents des enfants, du saphir pour la décongestion des bronches, etc.

Des métaux lourds

Le plomb ou le cadmium sont susceptibles d'effets bien plus graves à long terme : ces métaux lourds s'accumulent dans l'organisme et peuvent de ce fait provoquer des atteintes digestives ou rénales, des troubles respiratoires ou de la reproduction, des problèmes cognitifs, des cancers.

Dans les bijoux, la teneur en plomb est donc limitée à 0,05 % du poids de produit, celle du cadmium à 0,01 %. Des valeurs qui, une fois encore, ne sont pas toujours respectées. En 2016, la DGCCRF a même trouvé un bijou constitué à 98 % de cadmium ! Et, en 2017, les services belges de la santé ont retiré du marché plus de 500 kg de bijoux non conformes, contenant trop de plomb ou de cadmium.

Quand l'éthique brille par son absence

Pollution au mercure et déforestation pour l'exploitation de l'or, financement de conflits armés par la vente de diamants, travail des enfants : l'extraction des métaux et des pierres précieuses pose des problèmes éthiques et écologiques. Quelques labels ont émergé, afin de garantir l'origine des matières premières, comme Fairmined ou Fairtrade gold pour l'or. Le Processus de Kimberley entend limiter les « diamants de sang ». Mais ce système de certification est critiqué pour ses nombreuses faiblesses. Solution alternative : l'achat de bijoux d'occasion (auprès de revendeurs de confiance) ou la refonte de bijoux de famille...

Comment éviter les problèmes

Quelques indices peuvent vous mettre sur la voie...

Les poinçons de l'or et de l'argent

Il n'existe pas de test facile pour identifier un alliage. Seuls les bijoux précieux sont marqués par des poinçons garantissant le métal (en forme de tête d'aigle pour l'or ou de Minerve pour l'argent, par exemple) et l'origine de l'article (un losange s'il a été fabriqué en France, un ovale s'il est importé).

Sécurisez votre achat

Commencez par interroger le vendeur sur la composition et la provenance de ses bijoux. Et méfiez-vous des prix trop alléchants. Par ailleurs :

- Soyez particulièrement vigilant concernant les articles destinés aux plus jeunes, très sensibles aux métaux lourds. Informez les adolescents sur les risques des bijoux fantaisie.
- N'achetez pas en ligne sur des sites dont la fiabilité n'est pas certaine (notamment ceux qui vous livrent directement d'Asie).
- En plus du péril chimique, les risques d'étouffement sont à prendre en compte pour les petits. Les bijoux destinés aux enfants doivent satisfaire à la norme NF EN 71-1 sur la sécurité des jouets. Mais une enquête de la DGCCRF en 2015 a déclaré dangereux près d'une trentaine de bracelets ou colliers testés ! Le fil doit être assez résistant ; des nœuds entre chaque perle limitent les risques ; le fermoir doit pouvoir céder en cas de traction, pour éviter une éventuelle strangulation.

Ayez l'œil !

Un bijou en argent peut noircir : il s'oxyde, c'est normal. En revanche, une trace verte sur le doigt est le signe d'une quantité importante de cuivre dans l'alliage – donc d'une moindre qualité. Par ailleurs, les bijoux contenant du cadmium ou du plomb sont souvent assez grossiers et lourds, et moins détaillés que ceux qui sont en métaux précieux.

Petites précautions

Évitez de porter les bijoux à la bouche, ou de les mettre en contact avec une peau irritée ou blessée, surtout si vous n'en connaissez pas la composition.

Les achats sur Internet

Faire ses courses sur Internet est commode : les géants mondiaux du e-commerce référencent une infinité de produits accessibles en quelques clics. Cependant, s'il offre a priori de nombreux avantages aux consommateurs, le développement du commerce en ligne fourmille de pièges, ainsi que de produits présentant des risques pour la santé et la sécurité.

Une pratique qui requiert de la prudence

Si le commerce en ligne est désormais une pratique courante, les achats, notamment sur des sites étrangers non soumis aux règles européennes, peuvent se révéler plus que hasardeux.

Absence de règles = danger

Quand vous commandez en ligne à une entreprise dont le siège se situe dans un État membre de l'UE, vous êtes protégé par la directive du 25 octobre 2011 imposant aux vendeurs de fournir certaines informations (coordonnées détaillées, clauses contractuelles, conditions générales de vente, prix total à payer, etc.) et de respecter des délais de livraison, de rétractation et de remboursement le cas échéant (directive qui ne concerne pas la vente entre particuliers).

Ce n'est pas le cas quand vous vous adressez à un professionnel hors UE, le plus souvent asiatique (et généralement chinois). Le droit applicable est alors celui du pays d'origine, différent d'un État à l'autre, et parfois même quasi inexistant. Vos recours en cas de litige sont alors infimes (voir p. 259).

Attention : ne confondez pas le siège social du site sur lequel vous commandez (l'« hébergeur », qui peut être en Europe) et celui de l'entreprise à laquelle vous achetez quand vous passez par les marketplaces (voir ci-dessous).

Le problème des marketplaces

Pour élargir leur offre, les entreprises du e-commerce (Amazon, Cdiscount, RueDuCommerce, Fnac.com, AliExpress ou encore Wish) hébergent de plus en plus sur leur site des vendeurs indépendants établis dans différents pays. C'est ce qu'on appelle les places de marché, ou « marketplaces », qui mettent en relation, moyennant commission, des vendeurs et des acheteurs, particuliers ou professionnels.

Mais tous les vendeurs n'ont pas la capacité – ni bien souvent la volonté – d'appliquer les critères garantissant à l'acheteur un produit sûr. Certains emploient, par exemple, des matériaux dangereux pour la santé, quand d'autres ne présentent pas le niveau de sécurité attendu (voir p. 257). Le problème est que les plateformes se considèrent comme de simples intermédiaires et, le plus souvent, déclinent toute responsabilité quant à la conformité ou la qualité des produits commercialisés sur leur site. Or, quand le vendeur n'est pas soumis aux règles de protection européennes ou quand il s'agit d'un particulier – non tenu à la garantie de conformité ou au droit de rétractation, par exemple –, les choses peuvent devenir très compliquées.

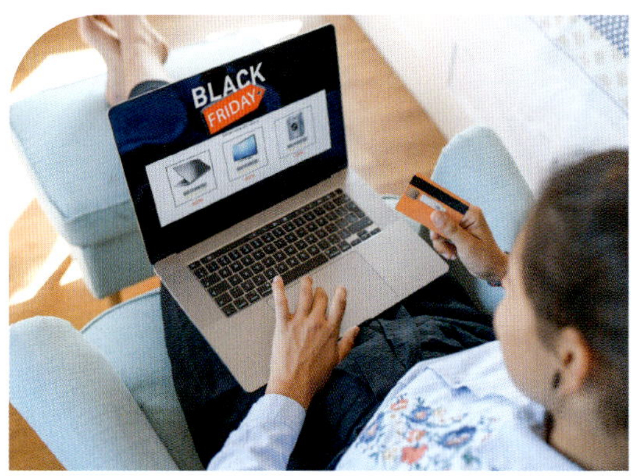

Trop de produits dangereux

On le sait, le Net est un grand pourvoyeur d'arnaques en tout genre. Si nombre d'entre elles consistent à vous dérober vos données personnelles ou à vous vendre un produit qui ne vous sera jamais livré, voire une contrefaçon (voir encadré ci-dessous), il faut aussi prêter attention à celles qui font abstraction des règles sanitaires et de sécurité.

Des enquêtes alarmantes

Plusieurs enquêtes récentes réalisées par les autorités révèlent que les géants de e-commerce référencent sur leur site de nombreux produits dangereux.

En 2018, la DGCCRF a enquêté sur 8 marketplaces afin d'évaluer le niveau de conformité et de sécurité des produits proposés sur le marché français par des vendeurs le plus souvent établis dans des pays non européens. L'enquête s'est portée sur les articles à bas coût épinglés lors des contrôles précédents : bijoux fantaisie, cosmétiques, briquets, jouets en latex pour bébé, guirlandes électriques, peluches et déguisements pour enfants. Sur les 152 produits analysés, 65 se sont révélés dangereux (dépassement des valeurs limites de plusieurs métaux lourds pour les bijoux, de phtalates pour les jouets, défauts de construction conduisant à des risques d'incendie pour les guirlandes électriques...), et 51 d'entre eux, bien que sans danger, ne répondaient pas aux critères de conformité imposés par la réglementation européenne. Le pourcentage de ces manquements (77 %) est nettement supérieur à ce qui est habituellement constaté dans le domaine des produits non alimentaires distribués par les canaux de commercialisation classiques.

En 2020, le Bureau européen des unions de consommateurs (Beuc) a révélé que, sur 250 produits achetés sur des marketplaces – tests réalisés par Test Achats (Belgique), Consumentenbond (Pays-Bas),

Attention aux contrefaçons !

Vêtements, maroquinerie, parfums, jouets, bijoux, produits high-tech... De luxe ou plus courants, tous ces produits sont actuellement contrefaits et vendus à prix nettement plus bas partout dans le monde. La contrefaçon représenterait 10 % du commerce mondial. Ce qu'il faut savoir :

- Si la douane vient à intercepter un produit contrefait qui vous est destiné, vous risquez de payer une amende (comprise entre une et deux fois la valeur de l'objet de la fraude), et d'être aussi fiché au registre des douanes. En effet, la détention de contrefaçons, tout comme la vente, constitue un délit.
- Il ne s'agit pas seulement d'une atteinte à la propriété intellectuelle, mais d'une mise en danger de tout un pan de l'économie, les marques se trouvant dépossédées d'une partie de leur chiffre d'affaires. La grande distribution elle-même s'en inquiète, qui accuse un manque à gagner important en raison de ce trafic.
- Il existe par ailleurs un vrai danger en matière de santé et de sécurité. Des lunettes de soleil qui ne protègent pas des UV, des cosmétiques qui causent de graves brûlures, des appareils électroniques qui explosent ou s'enflamment... Les risques sont réels. La tendance actuelle est aux médicaments, surtout ceux qui sont interdits en France (blanchisseurs de peau, anabolisants...), exclusivement délivrés sur prescription (Subutex®, Viagra®...), ou qui ne sont plus commercialisés (ancienne formule du Levothyrox®). Ces produits peuvent être des mélanges douteux d'ingrédients obscurs et mal dosés.

Les grandes plateformes étant souvent dépassées par le phénomène, le mieux est de ne pas tomber dans le piège : ne succombez jamais à un prix qui est le dixième de ce qu'il devrait être !

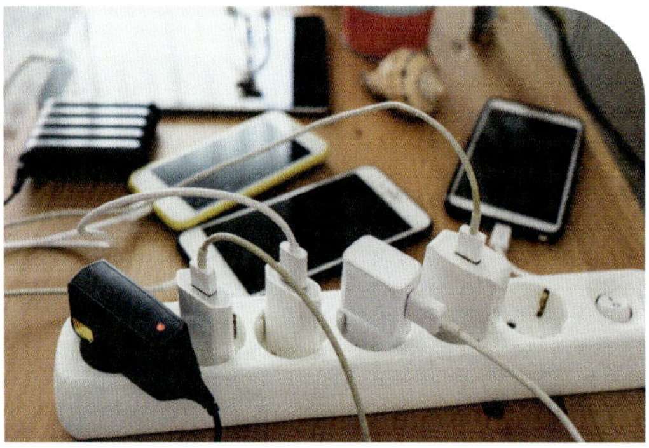

Stiftung Warentest (Allemagne), Which? (Royaume-Uni), etc., dans le cadre du réseau ICRT (*International Consumer Research and Testing*), dont fait partie l'UFC-Que Choisir –, plus de 166 ne respectaient pas la réglementation européenne en matière de sécurité. Il s'agissait notamment de chargeurs USB, de jouets et de vêtements pour enfants, de détecteurs de fumée ou de blanchisseurs de dents :
– dans certains cas, les risques s'avèrent potentiellement mortels : départs de feu, suffocations, chocs électriques, etc. ;
– les risques sanitaires ne sont pas non plus minimes : des blanchisseurs contenaient jusqu'à 70 fois trop de peroxyde d'hydrogène – qui irrite les muqueuses et attaque l'émail –, et certains jouets dépassaient de 200 fois le seuil autorisé de phtalates, perturbateurs endocriniens – entre autres (voir p. 268) !

Des tests *Que Choisir* épinglent très régulièrement des produits dangereux ou non homologués, et néanmoins présentés comme tels par les plateformes (chargeurs de smartphones, jouets, sièges auto, par exemple).

D'autres défauts non négligeables

Les achats sur un site étranger domicilié en dehors de l'UE peuvent entraîner d'autres défaillances qui ne sont pas toujours dénuées de danger.

Mode d'emploi – Certains produits sont vendus sans aucun mode d'emploi. D'autres sont bien accompagnés d'un manuel d'utilisation, mais rédigé en chinois ou en anglais uniquement.

Défaut de fonctionnement ou de garantie – Les produits venus d'Asie ou d'Afrique fonctionnent parfois mal en France. Cela peut être le cas de smartphones ou d'ordinateurs qui n'ont pas les mêmes claviers que dans l'Hexagone (de type Azerty). En cas de panne, il sera par ailleurs plus compliqué de les faire réparer.

Comment sécuriser ses achats ?

Prenez le temps de la réflexion avant de sortir votre carte de paiement…

Pour tout achat sur Internet

Tant que vous n'avez pas payé, tout est encore possible…

Marketplace ou non – Si le nom de l'hébergeur figure en gros (Amazon, Cdiscount…), cherchez celui du vendeur (« vendu et expédié par… ») : s'il diffère du premier, c'est que vous êtes sur une marketplace. Un produit peut par ailleurs être vendu par un tiers mais expédié par la plateforme, qui l'a en stock.

Identifiez le vendeur – Vérifiez que figurent bien ses coordonnées complètes (postales, téléphoniques, électroniques). Pour savoir si le marchand a ou non son siège dans l'UE, vous pouvez consulter la rubrique « Qui sommes-nous » (voire « Mentions légales ») ou les « Conditions générales de vente ».

Validez certaines informations – Le produit doit avoir un intitulé technique, une marque et une référence – fuyez les mentions vagues (« machine style rétro »). Le prix et les conditions générales de vente doivent être clairement mentionnés, ainsi que les frais et la date de livraison, la présence ou non de garanties de l'hébergeur, les conditions et le montant éventuel des frais de retour, etc.

Faites preuve de discernement en lisant les commentaires – Les vendeurs et leurs marchandises sont généralement évalués, et les défauts observés peuvent être signalés. Les plateformes sont aussi censées indiquer si leur authenticité est contrôlée. Mais certains sites (Wish, par exemple) trient les avis et ne publient que les plus favorables, quand il ne s'agit pas de faux déposés par le professionnel auquel vous passez commande (des sociétés sont spécialisées dans la rédaction de tels commentaires). Consultez forums et témoignages de clients ailleurs sur le Web (pas seulement sur le site concerné).

◆ Vérifiez les précautions d'emploi – Les informations de sécurité essentielles doivent être facilement consultables en ligne (âge minimal, type de piles, ampérage, etc.).

◆ Assurez-vous que le paiement est sécurisé (un petit cadenas doit apparaître sur l'écran et l'adresse URL doit commencer par « https » au lieu de « http »). Ne réglez jamais par le biais d'un système de transfert de fonds tel que Western Union.

Pour les achats « lointains »

Étudiez la date de livraison : si elle est de plusieurs semaines, sans que l'article soit signalé en rupture, c'est que celui-ci vient de loin, probablement directement d'Asie. Un prix très bas doit aussi vous alerter.

◆ Dans ce cas, on l'a dit, la sécurité n'est pas garantie – et vos recours quasi inexistants (voir plus loin). Évitez absolument les produits « sensibles » : articles pour bébés (biberons, vaisselle, sièges auto, vêtements), jouets pour enfants, bijoux, cosmétiques, dispositifs électriques (multiprises, chargeurs, guirlandes lumineuses...), etc. (voir aussi encadré p. 257).

◆ Vous risquez par ailleurs d'avoir à régler la TVA et des droits de douane (voir encadré ci-contre).

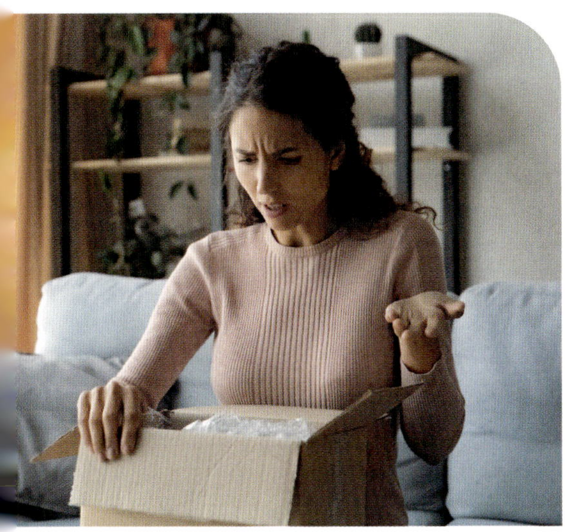

En cas de litige

Si le vendeur est basé dans un pays de l'Union européenne, en Islande ou en Norvège, vous pourrez vous adresser au Centre européen des consommateurs (europe-consommateurs.eu/fr, onglet « Résoudre votre problème »), créé par la Commission européenne et associé à la DGCCRF. S'il est situé hors UE, vos recours seront en revanche très limités.

Vous êtes passé par une marketplace ? N'hésitez pas à informer l'hébergeur du problème rencontré. Certains interviennent gratuitement pour régler les litiges. Vous pouvez également signaler le problème sur le site de la DGCCRF (economie.gouv.fr/dgccrf/contacter-dgccrf) et sur la plateforme internationale econsumer.gov (environ 40 pays membres, mais pas la Chine, par exemple).

TVA et droits de douane : ne les oubliez pas

▶ Attention aux mauvaises surprises : à l'occasion de vos achats sur des sites basés hors UE, vous pouvez être contraint de payer la TVA (souvent 20 %) ainsi que, le cas échéant, des frais de dédouanement. Ces derniers sont fonction de la nature du produit (smartphones, ordinateurs et tablettes en sont exonérés, par exemple) et calculés sur la valeur déclarée + frais de port + assurance. Ils ne sont exigibles que pour les articles de plus de 150 €.

Certains vendeurs n'intègrent pas ces coûts, pourtant obligatoires, dans le prix de leurs marchandises. Comme c'est le transporteur (La Poste, DHL, UPS...) qui se charge des opérations en douane, si le vendeur ne les a pas inclus, ils vous seront réclamés à la livraison du colis, alourdis de frais de dossier. La surprise peut alors être amère : attractif au départ, le coût réellement acquitté peut se révéler moins intéressant que si l'article avait été acheté en France.

Les jouets

Chaque année, plus de 200 millions de jouets sont vendus en France. Si ces produits de consommation courante sont d'ores et déjà soumis à une réglementation assez stricte, celle-ci gagnerait à l'être davantage, car nombre d'entre eux parviennent à passer à travers les mailles du filet. La vigilance s'impose donc, pour éviter les risques tant chimiques que mécaniques.

Des produits paradoxalement dangereux

Quoi de plus anodin qu'un jouet, en apparence ? Et pourtant, entre défauts de fabrication, non-respect des normes et difficultés à sanctionner les professionnels, l'univers des jouets est impitoyable...

Des alertes récurrentes

En 1984, l'Union européenne s'est dotée d'un outil communautaire très précieux, permettant l'échange rapide d'informations concernant la sécurité des produits de consommation (hors secteurs alimentaire, pharmaceutique et médical) : le système Rapex. Or, en 2019 par exemple, les jouets représentaient près d'un tiers des alertes, les risques étant à la fois mécaniques et chimiques.

En France, sur l'ensemble des contrôles effectués en tous domaines par la Direction générale de la concurrence, de la consommation et de la répression des fraudes (DGCCRF), jouets et peluches figurent également en première position (hormis le secteur alimentaire) des produits non conformes. C'est dire l'ampleur du problème.

Des contrôles insuffisants

La directive européenne 2009/48/CE relative à la sécurité des jouets est régulièrement revue et amendée. Tous les jouets mis sur le marché dans l'UE doivent répondre à ses exigences. Mais la conformité à ces règles n'est pas systématiquement contrôlée.

Le phénomène inquiète d'autant plus que, la vente en ligne s'étant considérablement accrue ces dernières années (pour atteindre 30 % des achats

En ligne, soyez prudent

Comme le recommande la DGCCRF, évitez les offres trop bon marché, qui peuvent cacher des contrefaçons et/ou des fabricants peu scrupuleux, et les jouets sans marque : les marques reconnues ne sont pas irréprochables, comme l'attestent les fréquents rappels de produits, mais elles tiennent à leur image, et les risques de non-conformité sont bien moindres. Si une majorité des jouets vendus en France proviennent de Chine, les entreprises qui les commercialisent au sein de l'Union européenne ont très rarement le contrôle des modes de fabrication – c'est le moins que l'on puisse dire.

Ce conseil est encore plus important pour les achats en ligne. En 2020, dans la veine des résultats des tests ICRT (voir p. 261), les industries européennes du secteur pointaient en effet, parmi 200 références sans marque proposées sur le Net, une écrasante majorité de jouets non conformes à la directive européenne (97 % !) et qui présentaient des défauts les rendant dangereux (76 %) : risques d'asphyxie, composition chimique non réglementaire – présence de naphtalène (HAP), de phtalates (jusqu'à 200 fois la limite !), etc. Elles demandent à l'UE un renforcement de la réglementation, notamment à l'importation.

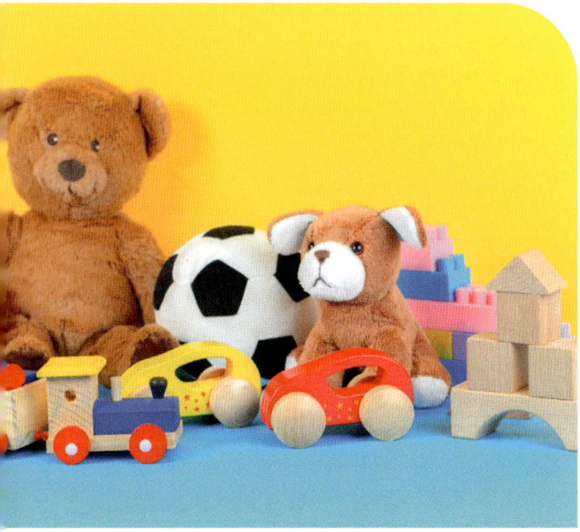

français en 2020), les contrôles concernant la qualité de fabrication (et donc la sécurité) de jouets achetés directement par les consommateurs à des sociétés hors d'Europe, et principalement en Asie, se révèle très difficile. Ainsi, des tests réalisés par le réseau ICRT (*International Consumer Research and Testing*), auquel appartient l'UFC-Que Choisir, révélaient en 2020 un taux effarant de défauts de sécurité sur des jouets chinois achetés sur Internet : la totalité des ballons testés (5) recelaient des nitrosamines, de nombreux articles affichaient un taux excessif de phtalates ou de naphtalène, un HAP, 19 jouets pour bébés sur 21 présentaient un risque d'asphyxie (voir détail des risques plus loin)...

Le minimum consiste donc à bien vérifier la présence sur l'article du marquage CE – en sachant néanmoins que cette mention censée attester la conformité du jouet aux règles européennes est le fait du seul fabricant : si elle engage sa responsabilité, celle du distributeur et de l'importateur, elle n'est l'objet d'aucun contrôle indépendant.

La norme NF offre une garantie de sécurité supérieure (avec contrôles par un organisme indépendant agréé), mais elle est très peu répandue pour les jouets.

Attention : les cadeaux publicitaires ne sont pas soumis aux mêmes normes. C'est aussi le cas des poupées de collection, modèles réduits pour collectionneurs adultes, puzzles de plus de 500 pièces, etc.

Les risques mécaniques

Il existe plusieurs types de dangers, pointés notamment par les inspecteurs de la DGCCRF, auxquels il est conseillé de porter une attention particulière au moment de l'achat.

Des pièges insidieux

Malmenés et triturés dans tous les sens, les jouets doivent pouvoir résister à une utilisation intensive.

Vérifiez les coutures des poupées en chiffon, peluches et autres doudous textiles : si elles cèdent, les petits, qui portent tout à la bouche, risquent d'ingérer le rembourrage.

N'hésitez pas non plus à tirer sur les poils des peluches : s'ils se détachent, fuyez !

Une corde trop longue (celle d'un jouet en bois à traîner, par exemple) présente un risque d'étranglement (les enfants adorent détourner les jouets de leur usage initial).

Gare aux éléments détachables

Aucun petit élément ne doit pouvoir se détacher des jouets, le risque d'ingestion, et donc d'étouffement, étant réel.

Jouets connectés : méfiance !

Outre des consoles ou des montres, des poupées, des robots ou des peluches permettent aujourd'hui aux enfants de se connecter au réseau pour envoyer leurs photos ou d'autres informations. Or la Commission nationale de l'informatique et des libertés (Cnil) s'inquiète des enjeux de vie privée autour de ces nouveaux jouets connectés. Elle recommande aux parents d'en vérifier la sécurisation d'accès, de fournir le moins possible d'informations au moment de l'inscription et d'effacer régulièrement les données.

Trop de bruit !

Les jouets sonores trop bruyants font partie des articles régulièrement épinglés par la DGCCRF. S'il n'est pas possible de vérifier le nombre de décibels d'un produit en magasin, testez-le tout de même avant de l'acheter. Vous devez élever la voix pour en couvrir le son ? Portez votre choix sur un autre article.

Vérifiez également la possibilité d'ajuster le volume. Et intéressez-vous aux « vrais » instruments de musique pour enfants : les sons enregistrés sont compressés et bien moins riches et modulés que ceux de la voix ou d'une authentique guitare...

Pour les plus petits, qui on l'a dit portent tout à la bouche, évitez autant que possible les articles ornés de clochettes, boutons, nœuds ou autres éléments susceptibles de s'arracher en cas de mauvaise utilisation (yeux et nez des poupées et peluches, par exemple). Ces petites pièces présentent un risque élevé d'étouffement.

Attention également aux poils des pinceaux, aux bouchons des tubes, etc., ingérables eux aussi.

Les piles boutons (voir aussi encadré p. 286) sont particulièrement redoutables : les enfants les avalent aisément. De tels accidents sont à l'origine de 1 200 visites aux urgences chaque année (la majorité des accidents concernant les moins de 5 ans) ! Avec leur cortège de lésions graves, voire mortelles en quelques heures seulement. Vérifiez donc que le boîtier à piles ne peut s'ouvrir inopinément et, le cas échéant, renforcez-en la sécurité.

Enfin, tout jouet comportant des aimants détachables doit être regardé avec suspicion. Le risque d'étouffement est élevé en cas d'ingestion – y compris pour des enfants plus grands, qui jouent à simuler un piercing sur la langue, par exemple. Les aimants avalés peuvent se souder dans les intestins (voire dans les poumons en cas de « fausse route »), provoquant brûlures internes, perforations et complications diverses.

Mais encore...

D'autres risques de divers ordres sont à signaler, qui ne sont pas mineurs :

Une stabilité insuffisante des articles type porteurs, tricycles ou trottinettes est cause de nombreuses chutes.

On peut aussi évoquer la sécurité électrique, pas toujours bien assurée (voltage maximal de 24 V, isolement des câbles, protection contre les chocs électriques, etc.).

Attention également aux risques de brûlure (peluches « bouillotes », par exemple, qui gagnent plusieurs degrés entre leur sortie du micro-ondes et le lit de l'enfant), de pincement, d'échardes (jouets en bois), etc. – sans parler des articles présentant des arêtes, saillies, fixations pouvant provoquer des blessures.

Les risques chimiques

On ne s'y attendrait pas, et pourtant... Les jouets peuvent comporter nombre de substances nocives – parfois très nocives. Or, même à dose infime, les produits chimiques sont particulièrement dangereux pour les enfants, dont les systèmes nerveux, immunitaire et endocrinien sont en développement. Sachant qu'ils ont des contacts rapprochés et assez prolongés avec leurs jouets, et sans tomber dans la paranoïa, il est bon de savoir de quoi il retourne, afin de ne pas acheter n'importe quoi, n'importe où.

Des perturbateurs endocriniens

Ils dérèglent le système hormonal et affectent la capacité de reproduction (voir p. 104).

Les plus connus sont les phtalates (voir aussi p. 268). Ils peuvent notamment être présents dans les jouets en plastique souple (parfois même dans certaines peluches comportant des éléments en plastique), principalement le PVC, et migrent dans la salive. Si certains sont désormais interdits, comme le DEHP, ils font partie des produits régulièrement mis en cause dans les jouets retirés du marché.

Le bisphénol A est interdit dans les biberons et tous les matériaux au contact des aliments (voir p. 272). Dans les jouets dédiés aux enfants de moins de 3 ans (mobiles des tapis d'éveil, jouets en plastique rigide...) ou destinés à être mis à la bouche (sucettes de bébés dites « tétines »...), la limite de migration est fixée à 0,04 mg/l depuis 2018. Mais, comme de récentes études le suspectent d'être nocif même à faible dose, l'Agence nationale de sécurité sanitaire de l'alimentation, de l'environnement et du travail (Anses) recommande de réduire autant que possible l'exposition au BPA des jeunes enfants.

Selon une étude européenne de 2018 menée par une vingtaine d'associations, dont France Nature Environnement, des retardateurs de flamme (voir aussi encadré p. 219) issus de déchets électroniques peuvent se retrouver dans des articles utilisant du plastique recyclé. Championne toute catégorie : une guitare pour enfant vendue au Portugal.

Le bore, un élément chimique que l'on trouve notamment dans certaines pâtes type slime, mérite une attention toute particulière. Au-delà d'un certain seuil de concentration (5,5 %), il se révèle toxique pour la reproduction, susceptible de provoquer des irritations cutanées et, en cas d'ingestion, des troubles digestifs, rénaux, hépatiques et pancréatiques, voire des atteintes du système nerveux. Les centres antipoison ont enregistré plusieurs cas de brûlures et de lésions cutanées suite à la fabrication maison et à la manipulation prolongée de ces pâtes élastiques très en vogue.

Des substances cancérogènes

Comme leur nom l'indique, elles augmentent la probabilité de survenance d'un cancer.

Classé cancérogène certain par le Centre international de recherche sur le cancer (Circ), le formaldéhyde, particulièrement toxique, peut se retrouver dans des plastiques, des textiles (notamment des peluches), des éléments en cuir, en papier ou en bois (vernis recouvrant le bois, bois composite)

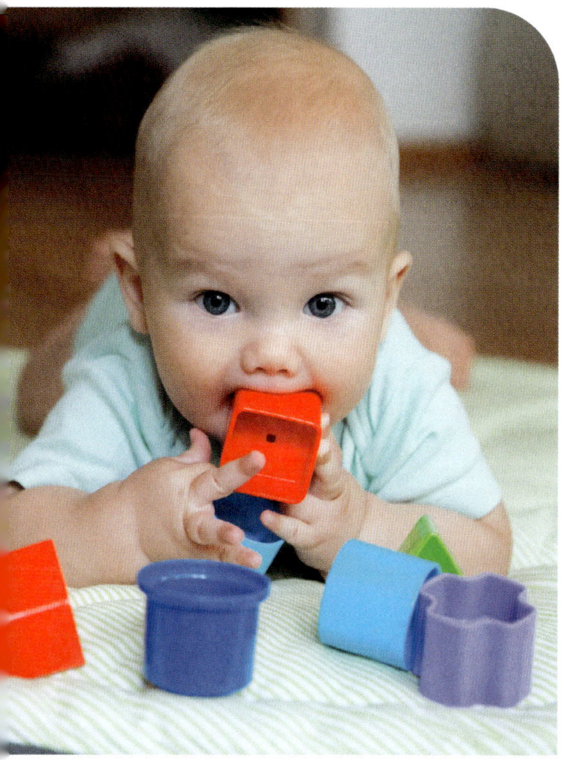

Faut-il acheter des jouets d'occasion ?

75 000 tonnes de jouets terminent à la poubelle chaque année. Acheter un jouet d'occasion est donc une démarche vertueuse pour l'environnement. Mais, attention, les normes évoluent très vite, notamment concernant l'exposition aux substances chimiques. Ainsi, une récente étude américaine a décelé des métaux lourds, en quantité clairement problématique, dans des jouets vintage des années 1970 et 1980.

Par ailleurs, tout jouet abîmé ou cassé présente a priori un risque. À moins que le dommage ne soit minime et n'engage pas la sécurité de l'enfant, ne vous lancez pas dans une réparation hasardeuse et ne le donnez pas non plus : reléguez-le tout simplement à la poubelle...

des jouets. De nouvelles limites maximales ont été introduites dans la réglementation européenne en 2019, mais on ne peut que regretter qu'il ne soit pas tout simplement interdit.

Classés cancérogènes probables, huit types d'hydrocarbures aromatiques polycycliques (HAP) sont désormais limités dans les plastiques et caoutchoucs des jouets, mais pas dans les textiles (on peut donc en retrouver dans les peluches, les poupées de chiffon, etc.). De plus, ces seuils sont trop laxistes – en matière de jouets, le bon taux est zéro HAP.

Les nitrosamines et les composés nitrosables, classés cancérogènes probables, se forment au cours du processus de fabrication des objets en caoutchouc. On peut en retrouver dans certains ballons de baudruche et autres jouets en plastique souple, et ils peuvent alors être ingérés quand on gonfle ces derniers ou qu'on les porte à la bouche.

Classés cancérogènes possibles (ainsi que reprotoxiques probables ou neurotoxiques, d'ailleurs), les retardateurs de flamme se retrouvent dans certains plastiques (voir plus haut), mais aussi dans des peluches (surtout dans le rembourrage).

Des allergènes

Il s'agit principalement de deux types de substances.

Les parfums comportent souvent des allergènes : 55 d'entre eux (citral, cinnamal, coumarine, eugenol, geraniol...) sont limités par la directive sur la sécurité des jouets, et font l'objet d'une obligation d'étiquetage sur l'emballage ou le jouet lui-même.

Les isothiazolinones (MIT et MCIT) sont des conservateurs très allergisants que l'on retrouve notamment dans les peintures aux doigts et à l'eau, les colles et les bulles de savon. Depuis novembre 2017, la réglementation limite fortement leur présence dans les jouets pour enfants de moins de 3 ans – mais pas dans les autres. De plus, ladite réglementation n'est pas forcément respectée, notamment par les fabricants de produits venus de l'extérieur de l'Europe. Méfiance, donc !

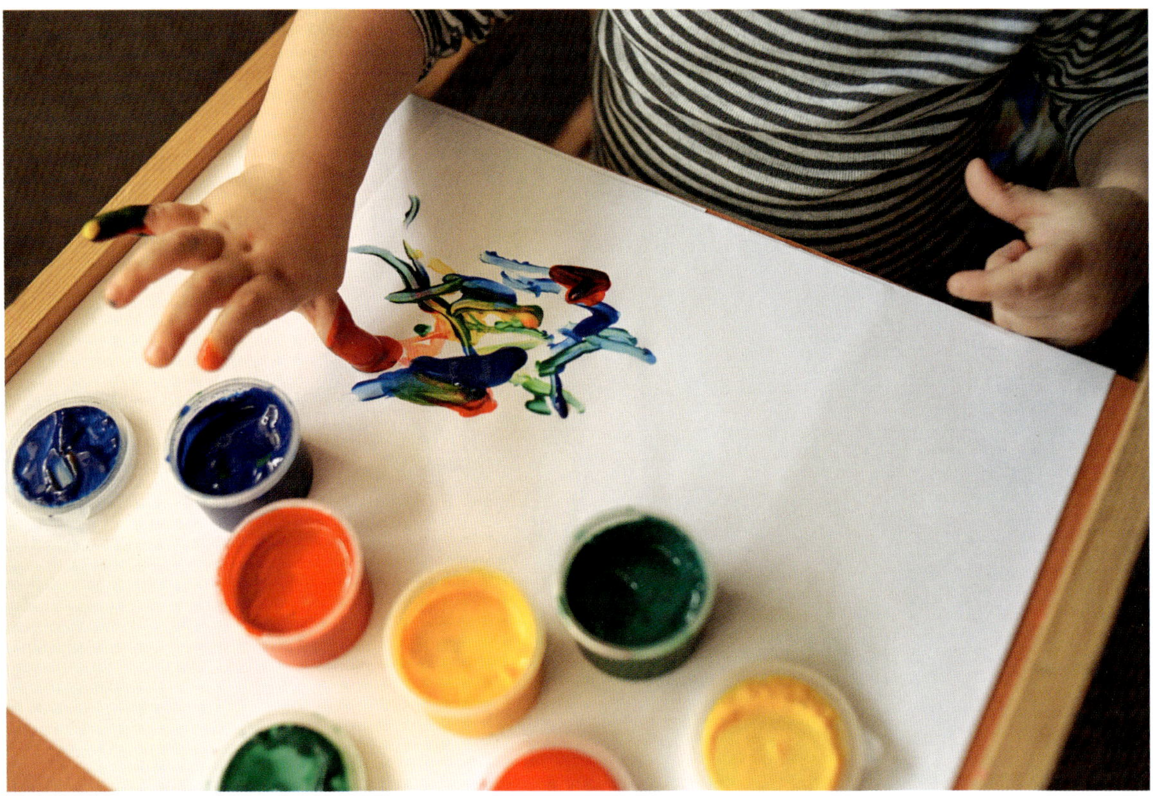

Autres éléments toxiques

D'autres produits nocifs peuvent se retrouver dans les jouets. Si les concentrations des substances sont le plus souvent inférieures aux limites fixées par la directive européenne de 2009, l'exposition à plusieurs d'entre elles, de façon simultanée ou sur le long terme, depuis la petite enfance, ne peut que poser question (voir aussi p. 140).

Divers métaux lourds (plomb, nickel, baryum, sélénium, antimoine, chrome VI) ont été décelés dans des aimants et des jouets de construction, et même dans les peintures et pigments d'articles en bois. Or l'organisme des enfants y est très sensible.

Le phenoxyethanol est présent dans certaines peintures aux doigts (voir p. 264), mais également dans du slime.

Comment protéger les enfants

Si les jouets, de quelque nature qu'ils soient, sont soumis à une obligation générale de sécurité, les accidents (bords tranchants, accessoires minuscules aisément ingérables...) et les désordres physiques (irritations cutanées, allergies respiratoires...) ne sont pas rares. On peut essayer néanmoins de limiter les risques.

Des mentions indispensables

Examinez soigneusement l'étiquetage, il peut vous renseigner utilement.

Proscrivez tout jouet qui ne porte pas le marquage CE (voir p. 261).

L'étiquetage doit aussi indiquer : la marque de l'article, le nom et la raison sociale du fabricant ou de l'importateur, leur adresse, les avertissements et précautions d'emploi, en particulier pour les jouets destinés aux enfants de moins de 3 ans. L'emballage doit comporter une notice d'utilisation en français précisant les précautions d'emploi.

Tenez compte de l'âge indiqué sur le jouet : un article destiné à un enfant de 5 ans peut se révéler dangereux pour un plus jeune, qui aura tendance à le porter à la bouche.

Privilégiez les articles garantis « sans PVC », « sans bisphénol » ou « sans phtalates » – ce qui ne vous empêche pas d'aérer, voire de rincer, les jouets en plastique avant de les donner à l'enfant.

Certains labels offrent des garanties : Oeko-Tex (jouets textiles), GS et Spiel Gut (deux marquages allemands attestant une démarche volontaire des fabricants en matière de qualité et de sécurité), principalement.

On peut être tenté d'éviter le plastique. Une bonne idée pour la planète ! Choisissez dans ce cas des jouets en bois massif (le contreplaqué peut contenir du formaldéhyde) et évitez les vernis, qui peuvent émettre des composés organiques volatils (COV), dont, là encore, du formaldéhyde.

Le coffre à jouets : une cachette à surveiller

Les enfants grandissent et découvrent le plaisir de détourner la destination initiale des objets... Un jour ou l'autre, le coffre à jouets, censé juste limiter le désordre ambiant, devient une formidable cachette pour se dissimuler au regard des parents. Raison de plus pour le choisir avec soin.

- L'enfant doit pouvoir respirer même couvercle fermé et être en mesure de soulever ce dernier de l'intérieur. Vérifiez donc qu'il y a des trous permettant la ventilation et que le couvercle ne peut être scellé de l'extérieur.
- Le couvercle ne doit pas non plus assommer celui qui se réfugie dans le coffre ! Il doit être muni d'un dispositif l'empêchant de retomber brutalement.
- Veillez enfin à ce qu'il soit doté d'un système anti-pincement des doigts.

Les dangers du plastique

On en trouve absolument partout, du mobilier à la voiture, en passant par les accessoires de cuisine et le matériel de bureau. Les plastiques, faciles à modeler, résistants et bon marché, se sont peu à peu rendus indispensables. Malheureusement, ils sont parfois toxiques à l'usage et polluent l'environnement pour très longtemps quand on s'en débarrasse.

Que sont les « plastiques » ?

Il s'agit de matériaux artificiels appelés ainsi car on peut facilement les fondre et les mouler (du grec *plássein*, « modeler, mouler », qui a également donné « plasma ») pour leur conférer la forme voulue. Ils sont composés d'une résine (un enchevêtrement de très longues molécules appelées polymères) dans laquelle sont emprisonnés des additifs.

Les résines

Comme un collier de perles toutes identiques, un polymère est constitué d'une succession de motifs chimiques (les monomères) enfilés bout à bout par des liaisons chimiques. Le polyester est par exemple une chaîne de motifs « ester ». Cette structure donne aux matières plastiques leur capacité à couler et leur résistance.

Les additifs

Ils sont ajoutés à la résine pour améliorer ses propriétés ou lui en conférer de nouvelles. Ils peuvent s'échapper du plastique quand il s'use, à la chaleur ou au contact de certains produits capables de les dissoudre (alcool, gras, etc.).

Parmi eux, on trouve principalement des plastifiants qui assouplissent le matériau et ainsi le renforcent (tels les phtalates ou le bisphénol A) ; des retardateurs de flamme (comme les paraffines chlorées) qui l'empêchent de prendre feu ; des agents qui le rendent glissant, résistant, coloré...

Une consommation en hausse constante

Selon le WWF, la production de plastique vierge a été multipliée par 200 depuis 1950 et a augmenté de 4 % chaque année depuis 2000. En 2016, elle atteignait 396 millions de tonnes dans le monde, soit 53 kg par habitant. Elle a généré des émissions de dioxyde de carbone d'environ 2 milliards de tonnes, soit près de 6 % du total des émissions de CO_2 de l'année. À ce rythme, la production pourrait augmenter de 40 % d'ici 2030.

Des résines pas anodines

Chaque jour, nous sommes au contact de nombreux plastiques, qui prennent le nom de la résine de base qui les constitue. Voici les plus courantes :

Le polytéréphtalate d'éthylène (PET ou PETE)

Plus connue sous le nom de polyéthylène téréphthalate, cette résine fabriquée à base de produits issus de la pétrochimie présente l'avantage d'être étanche au CO_2 et résistante à la pression. Elle est appréciée pour les bouteilles, notamment de liquides gazeux (eaux pétillantes, sodas), et plus généralement pour les emballages rigides et transparents de tout type (telles les boîtes à salades). Elle entre aussi dans la composition de certains vêtements (polaires, par exemple).

◆ La fabrication du PET utilise cependant de l'antimoine, que l'on retrouve par la suite à l'état de traces dans la résine, et qui peut migrer dans les aliments. Les quantités semblent pour l'heure trop faibles pour être toxiques, mais des évaluations sont toujours en cours.

◆ Par ailleurs, des additifs toxiques, comme les phtalates (voir p. 268), se retrouvent également dans le PET. Laisser les bouteilles d'eau ou de jus de fruit au soleil ou près d'une source de chaleur facilitant la migration de ces composés vers le liquide, il est conseillé de les garder au frais.

◆ Enfin, un PET opaque est de plus en plus utilisé pour les bouteilles de lait, alors qu'il n'est pas recyclable (voir encadré p. 46) ; évitez-le, d'autant qu'il perturbe la filière de recyclage du plastique.

Comment s'y retrouver ?

Pour savoir à quel plastique vous avez affaire, retournez-le. Vous verrez un chiffre, souvent placé dans un triangle (mais pas toujours). Grille des significations :

- 01 PET : polytéréphtalate d'éthylène (PET)
- 02 PEHD : polyéthylène haute densité (PEHD)
- 03 PVC : polychlorure de vinyle (PVC)
- 04 PEBD : polyéthylène basse densité (PEBD)
- 05 PP : polypropylène (PP)
- 06 PS : polystyrène (PS)
- 07 O : autres plastiques (dont les polycarbonates)

Le polyéthylène (PE)

C'est la résine la plus courante au monde : un tiers des plastiques et la moitié des emballages produits en 2018 seraient ainsi en PE. Il en existe différentes variantes, comme le PE basse densité (PEBD) présent dans nos sacs plastiques ou les récipients souples (type ketchup), ou le PE haute densité (PEHD) des contenants plus rigides (détergents, cosmétiques, boîtes de conservation alimentaire, bouteilles de lait recyclables, etc.). Incinéré, il dégage de nombreux composés toxiques.

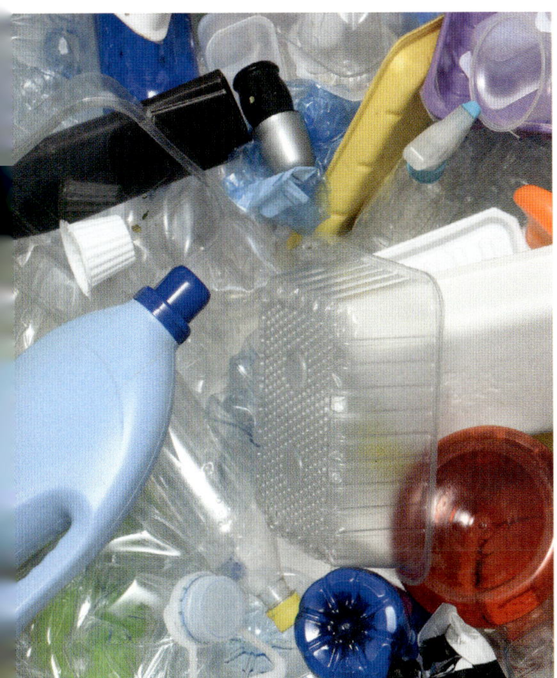

Le polychlorure de vinyle (PVC)

Toiles cirées, chaussures, imperméables... Très courant, le PVC peut aussi se rencontrer dans l'habitation (ameublement, fenêtres, canalisations...), les emballages (bouteilles, flacons, films...), de nombreux objets du quotidien (articles de bureau, jouets...), dans les voitures (garnitures intérieures, tableaux de bord...) et sous diverses formes à l'hôpital (poches à sang, gants...).

Les variantes « souples » sont obtenues par l'ajout de plastifiants, lesquels peuvent se révéler toxiques (phtalates, etc.).

Le polypropylène (PP)

On le trouve dans les tuyaux de distribution des eaux, les barquettes alimentaires passant au micro-ondes, les bouchons de bouteille, les gourdes, etc. Il n'est pas toxique en soi. Mais, en 2020, une étude réalisée à l'université de Dublin a montré que des biberons en PP libéraient entre 1 et 10 millions de microparticules de plastique par litre de lait infantile préparé selon les recommandations de l'Organisation mondiale de la santé (OMS). C'est pourquoi, de manière générale, on déconseille de réchauffer des aliments dans du plastique (voir encadré p. 45 et p. 235).

Le polystyrène (PS)

On le connaît sous sa forme expansée, pour caler les colis ou préserver du froid. Mais il existe aussi sous forme rigide (boîtes de CD, pots de crème...). Il est stable, donc a priori peu toxique. Mais il ne faut pas le brûler, car il peut alors dégager du styrène, un composé organique volatil (COV) classé cancérogène probable par le Centre international de recherche sur le cancer (Circ).

Le polycarbonate

Sa transparence et sa résistance à la chaleur et aux chocs en font un matériau de choix en optique (caméras, filtres, coques de smartphones, etc.). Il est issu de la polymérisation du bisphénol A, qu'il peut libérer à l'usure. Or le BPA est un perturbateur endocrinien (voir p. 272) – raison pour laquelle les biberons en polycarbonate sont désormais interdits à la vente en France. C'est un plastique qu'il vaut mieux éviter, surtout pour les tout-petits (jouets, notamment).

Le polyamide

Premières fibres synthétiques commercialisées, les polyamides ont d'abord été utilisés dans le textile (Nylon), mais on en trouve dans les pièces automobiles ou les emballages alimentaires. Les processus chimiques de fabrication peuvent libérer des composés polluants (benzène, oxyde nitreux, etc.) dans l'environnement.

Une législation à la peine

En Europe, les substances chimiques de synthèse mises sur le marché (en quantité supérieure à 1 tonne par an) doivent être enregistrées et autorisées par la législation Reach (pour *Registration, Evaluation and Authorisation of Chemicals*, soit « Enregistrement, évaluation, autorisation et restriction des substances chimiques »). Celle-ci comprend une liste de plus de 20 000 éléments. Ce sont les industriels qui doivent présenter un dossier précisant leurs effets. Au vu de ce dernier, l'Echa autorise ou interdit leur circulation. Mais l'agence étant débordée par les dossiers en cours d'examen, seule une cinquantaine de substances sont à ce jour interdites.

Les additifs les plus dangereux

Parmi ces molécules ajoutées à la résine, on trouve des substances pour le moins indésirables.

Les phtalates

Produits en grandes quantités (3 millions de tonnes par an dans le monde), ces plastifiants sont utilisés depuis plus de cinquante ans. Ils entrent dans la composition du PVC (où ils constituent parfois la moitié du poids du plastique), mais aussi des élastomères, des polyuréthanes, etc. Ils assouplissent les résines, permettant de fabriquer des films, du matériel médical, des revêtements de sol, des peintures, des vernis (y compris à ongles), des vêtements, des jouets, des smartphones, des revêtements de pluie (y compris pour poussettes), etc.

Plusieurs d'entre eux sont classés perturbateurs endocriniens par l'Agence européenne des produits chimiques (Echa) et présumés toxiques pour la reproduction. Ils font donc l'objet de restrictions d'utilisation de plus en plus sévères en Europe : DEHP, DBP, BBP, DIDP, DINP et DNOP sont interdits dans les jouets et articles de puériculture susceptibles d'être portés à la bouche des bébés (voir aussi p. 262) ; DEHP, DBP, BBP, DiPP, DnPP et DMEP dans les cosmétiques ; DEHP et DBP dans les plastiques en contact avec des aliments gras. Il reste que, malgré ces limites, les phtalates sont toujours présents.

Les substances perfluoroalkylées et polyfluoroalkylées (PFAS)

Il en existe plus de 3 000 sur le marché, qui rendent les ustensiles de cuisine et les emballages (de fast-food, par exemple) anti-adhésifs, les vêtements et les chaussures intachables et/ou imperméables, les blouses chirurgicales protectrices contre les agents infectieux, etc. Mais les PFAS ne se dégradent pas et s'accumulent dans l'organisme. Or certains de ces composés perfluorés sont associés à la survenue de cancers, de troubles de la thyroïde, de dérèglements hormonaux.

En 2015, 200 scientifiques ont signé la « déclaration de Madrid », qui demande notamment une loi exigeant que les PFAS ne soient utilisés que lorsqu'ils sont indispensables, que leur étiquetage soit rendu obligatoire, que soit mis en place un registre public de tous les produits en contenant, etc.

En 2019, les ministres européens de l'Environnement ont appelé la Commission européenne à développer une action pour éliminer les utilisations non essentielles des PFAS.

Fin septembre 2020, au terme d'une nouvelle expertise sur les substances entrant dans la chaîne alimentaire, l'Efsa abaissait le seuil d'exposition acceptable aux PFAS les plus courants (PFOA, PFOS, PFNA et PFHxS), fixant la limite à 0,63 ng/kg/jour.

Les paraffines chlorées

Ces additifs sont parfois utilisés comme plastifiants dans les PVC ou comme retardateurs de flamme. Or

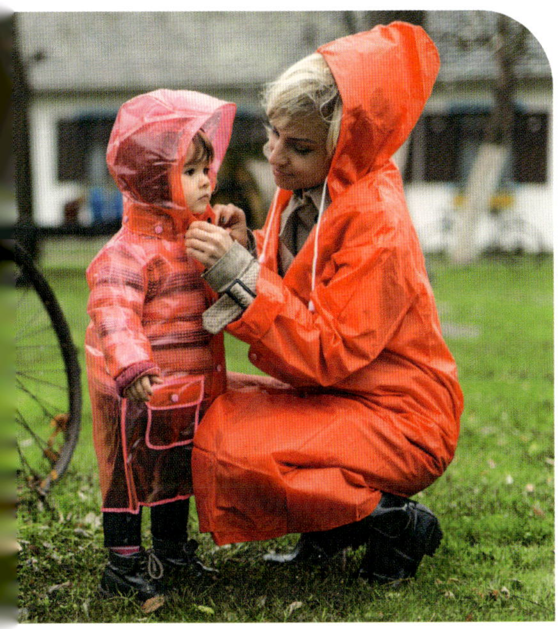

La population française largement contaminée aux additifs

En 2019, Santé publique France publiait les résultats d'analyses de sang et d'urine de centaines d'adultes et d'enfants. Sur 70 substances testées, 4 types d'additifs des plastiques étaient présents chez tous les individus testés : bisphénols, phtalates, retardateurs de flamme bromés, composés perfluorés.

Les fournisseurs sont tenus par le règlement Reach d'informer les consommateurs qui le leur demandent de la présence ou non de substances classées « extrêmement préoccupantes » par l'UE. Hélas, ils ne jouent que très rarement le jeu, comme l'a démontré une enquête de *Que Choisir* fin 2018. Les tests ont par exemple trouvé 16 % de PEHD (voir p. 267) dans un sac à dos en plastique pour enfant acheté dans une grande enseigne de jouets, alors que ladite enseigne, interrogée, avait garanti l'absence de substances de ce type dans cet article.

les paraffines chorées sont classées cancérogènes possibles (particulièrement sur le foie) par le Circ et considérées comme des perturbateurs endocriniens. Elles sont aussi très toxiques pour les écosystèmes aquatiques et persistent dans l'environnement.

Des familles nombreuses et mal connues

Les familles d'additifs sont vastes et ne cessent de croître. Il suffit qu'un phtalate, un bisphénol ou un PFAS soit jugé toxique et interdit pour qu'il soit remplacé par un autre, à la formule chimique légèrement différente, et dont la nocivité n'est pas encore évaluée (voir aussi encadré p. 273). La liste des additifs interdits ne rend donc pas compte du risque global. Résultat : une toxicité généralisée et mal identifiée.

Fin 2019, un groupe de scientifiques de l'Institut de recherche socio-écologique de Francfort a voulu tester 34 objets du quotidien, du pot de yaourt aux bouteilles de shampooing. Ils ont extrait les additifs des plastiques en les plongeant dans un solvant. Sur les 1 411 composés chimiques ainsi récupérés, seuls 260 ont pu être identifiés. Placés au contact de cellules et de micro-organismes cultivés in vitro, 74 % d'entre eux ont montré des signes de toxicité. Cette méthode simple ne prouve certes pas qu'ils affectent la santé, mais souligne l'ampleur de la menace.

Les bioplastiques : un terme dépourvu de sens

Contrairement à ce que leur nom indique, ils ne sont pas « bio ». Qu'ils se nomment polyéthylène bio, acétate de cellulose ou acide polylactique, entre autres, qu'ils soient issus de la pétrochimie, recyclés, recyclables et/ou fabriqués à partir de ressources renouvelables (polymères végétaux : blé, maïs, canne à sucre...), leur fabrication utilise bien souvent de l'énergie fossile, et ils peuvent en réalité polluer autant que leurs homologues standard. À titre d'exemple : le sac biosourcé qu'on vous vante au marché ne se dégrade pas dans la nature, le sac compostable ne l'est qu'en milieu industriel à haute température, et jamais dans la nature ni même dans le compost de jardin (sauf s'il s'affiche « OK compost home »). Quant à l'oxodégradable, il se fragmente en minuscules particules, mais ne s'élimine pas.

La pollution environnementale

La plupart des plastiques mettent des centaines voire des milliers d'années à se dégrader. Beaucoup ne servent pourtant qu'une seule fois, ou l'espace de quelques semaines. À la vitesse où ils sont produits et consommés, ils encombrent donc les centres de traitement des déchets, mais malheureusement aussi les mers, les rivières, les sols...

Des atteintes à la faune et la flore

Oiseaux enchevêtrés, reptiles étouffés, mammifères marins au tube digestif obstrué, poissons asphyxiés... Les plastiques entraînent la mort de milliers d'animaux chaque année. Leurs habitats sont également pollués, encombrés, et la vie microbienne ainsi que la flore fortement perturbées. Des populations animales entières sont mises en danger par les déchets plastiques.

Une pollution de l'air multiforme

Selon le WWF, en 2016, 37 % des déchets plastiques ont été mal traités en raison de processus de gestion des déchets non réglementés, en particulier l'incinération, le déversement à ciel ouvert, la mise en décharge et le recyclage non contrôlé. Or il faut savoir que, quand ils sont mal incinérés, les déchets plastiques polluent l'air et contribuent notamment à la production de dioxines, des composés toxiques, cancérogènes, qui participent à la formation des pluies acides. Le polyéthylène (PE), par exemple, est une plaie pour l'environnement : il ne se dégrade pas et, incinéré, il dégage des gaz, des micro- et nanoparticules, des hydrocarbures aromatiques toxiques (voir aussi p. 46).

Des microplastiques omniprésents

En se dégradant, les plastiques se fragmentent en particules de taille micro- et nanoscopique, souvent invisibles à l'œil nu. Celles-ci circulent dans l'eau, dans l'air et se déposent un peu partout. Elles ont en plus la capacité de fixer des polluants présents dans l'environnement, comme les PCB (polychlorobiphényles), les dioxines ou les HAP (hydrocarbures aromatiques polycycliques). Nous en ingérons et en respirons un peu tous les jours – nos textiles synthétiques, notamment, en sont de grands pourvoyeurs (voir p. 248). Si l'on connaît les dommages infligés à la faune et à la flore, on ne sait pas encore précisément quel impact cette pollution aux microplastiques a sur notre santé.

Recyclage des emballages plastiques : encore du chemin !

On estime qu'en France seulement 29 % des emballages plastiques sont recyclés (61 % des bouteilles et flacons, mais seulement 5 % des autres déchets – sacs, films, barquettes...). Le reste part en décharge, est incinéré ou livré à des pays étrangers censés les recycler (en 2018, Greenpeace dénonçait ainsi un système défaillant conduisant à l'existence de décharges de produits plastiques européens en Malaisie). Ce qu'il faut savoir :

- De nombreux emballages plastiques ne sont pas recyclés en France, malgré la bonne volonté des consommateurs. Si, depuis dix ans, des progrès ont été accomplis, notamment grâce à la mise en place progressive de l'extension des consignes de tri (ECT) – qui permet de mettre dans la poubelle des recyclables non seulement les bouteilles et flacons en plastique, mais aussi les pots, barquettes, boîtes, films, sacs, etc. –, la moitié environ des Français ne sont pour l'heure pas concernés, l'ECT nécessitant qu'une collectivité modernise ses centres de tri.
- De plus, certains emballages complexes (plastique associé à l'aluminium pour les paquets de chips ou de riz, barquettes à film thermoscellé, capsules de café, etc.) ne sont pas encore recyclables.
- Enfin, une fois triés, tous les plastiques ne peuvent être transformés (par des régénérateurs) en granulés réutilisables (manque de solution techniques pour certains types de plastique, matière du tri de mauvaise qualité ou en quantité insuffisante...). Résultat : sur la totalité des emballages en plastique mis dans la poubelle des recyclables dans les communes en ECT, la moitié seulement est recyclée.
- Par ailleurs, les résines vierges de plastique (issues du pétrole) reviennent moins cher que la matière recyclée. Ce pourquoi les plasturgistes n'en incorporent actuellement que 6 à 7 % à leur production. Il est regrettable que le principe du pollueur-payeur ne soit pas appliqué : renchérir le coût des matières vierges favoriserait sans doute l'emploi de matières recyclées.

On est bien loin de l'objectif, fixé par la loi sur l'économie circulaire de 2020, de 100 % de plastique recyclé d'ici 2025...

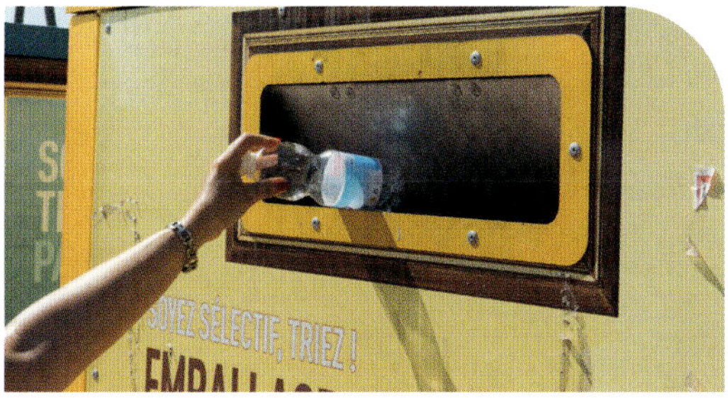

Que faire des plastiques non recyclables ?

▶ **Les objets plastiques non recyclables (jouets, éléments décoratifs et autres ustensiles...) peuvent le cas échéant être proposés à des associations qui leur donnent une seconde vie. Si ce n'est pas possible, il faut les porter en déchetterie et les y signaler. En attendant d'être recyclables, ils seront incinérés.**

Le bisphénol A

Dangereuse pour la santé humaine, la substance est, en France, interdite depuis 2015 dans les biberons et les contenants alimentaires. Mais elle reste utilisée dans de nombreux autres produits.

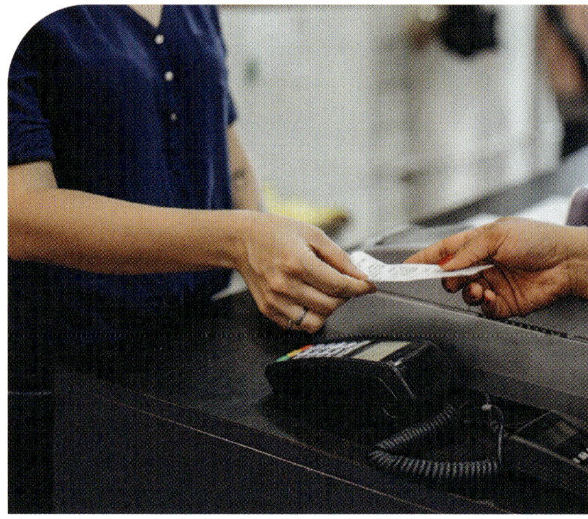

Qu'est-ce que le bisphénol A ?

Le bisphénol A (BPA) est une substance chimique de synthèse utilisée dans la fabrication des plastiques transparents, de type polycarbonates, qu'il rend plus solides et résistants à la chaleur, et que l'on trouve notamment dans divers objets de consommation courante – DVD, équipements sportifs, verres de lunettes...

Les impacts santé

L'Union européenne a classé le bisphénol A « substance extrêmement préoccupante », en raison de ses effets potentiels sur les capacités de reproduction (qualité du sperme, risque de fausses couches, infertilité), sur la glande mammaire et sur le développement du fœtus.

Le BPA est donc un perturbateur endocrinien, potentiellement nocif même à très faible dose (voir aussi p. 104).

Il est également suspecté de jouer un rôle dans le développement de l'obésité, du diabète, des dysfonctionnements de la thyroïde, voire dans certains cancers (sein et prostate).

En conséquence, l'Agence nationale de sécurité sanitaire de l'alimentation, de l'environnement et du travail (Anses) recommande de réduire drastiquement l'exposition au BPA des femmes enceintes et allaitantes, ainsi que des jeunes enfants.

Qu'en est-il de la réglementation ?

Le BPA est soumis à une réglementation de plus en plus stricte.

Au niveau européen, tous les fournisseurs de matériaux doivent étiqueter les mélanges contenant du BPA. Mais cette mention n'est pas visible sur le produit fini. Toutefois, si le symbole de recyclage du plastique comporte le chiffre 7 (ou 07, parfois accompagné de la lettre O pour *other*, soit « autres plastiques »), c'est que l'article peut receler des polycarbonates (ce qui est certain si figure la mention PC) et donc du BPA.

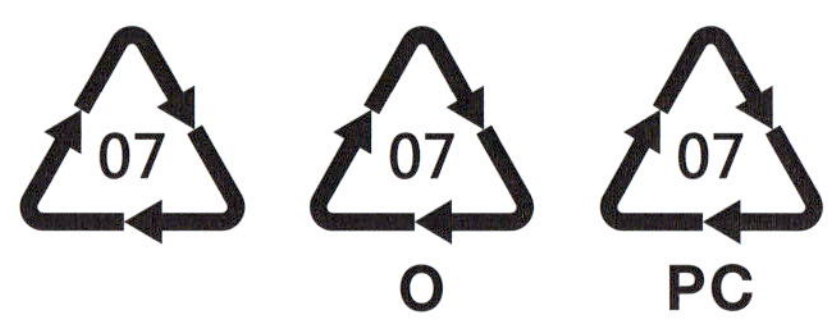

Bien qu'elle ait estimé, en 2015, que le BPA ne présentait pas de risques pour les consommateurs, l'Autorité européenne de sécurité des aliments (Efsa) a abaissé la dose journalière tolérable (DJT) à 4 µg/kg/jour. Mais l'Anses recommande depuis 2013 une DJT de 25 ng/kg/jour, soit 160 fois plus faible...

L'Europe a également interdit le BPA dans les gobelets, bouteilles et autres contenants destinés aux enfants en bas âge (biberons, notamment).

La France a pour sa part été, dès 2015, le premier pays européen à étendre cette interdiction à tous les contenants alimentaires.

Les voies d'exposition

Selon l'Anses, il existe une soixantaine de secteurs d'activité utilisateurs potentiels de cette substance.

Exposition par ingestion

En 2013, l'Anses mettait en évidence la prépondérance de la voie alimentaire dans les contaminations au BPA (80 %).

Selon ce document, les produits en conserve étaient responsables à 50 % de l'exposition, et la viande, les abats et les charcuteries à 17 %. La source de contamination des denrées non conditionnées en conserve n'était pas déterminée (au moment de la découpe ? lors du transport ?).

Depuis le 1er janvier 2015, l'usage du BPA est interdit, en France, dans les biberons, les bouteilles, les conserves et tout autre contenant alimentaire – ce qui n'est pas le cas dans le reste de l'Union européenne. Et, dans un avis de 2017, l'Anses a reporté une diminution notable (des deux tiers) de la contamination des viandes.

Le BPA est indiscutablement moins présent aujourd'hui. Quoi qu'il en soit, mieux vaut éviter de chauffer les contenants en plastique, la chaleur favorisant la migration des composants.

Exposition par voie cutanée

Le BPA peut aussi pénétrer à l'intérieur de nos organismes en franchissant la barrière de la peau.

Le BPA est hélas toujours autorisé dans les jouets. Cependant, l'Union européenne a placé une « limite de migration spécifique » (LMS) pour ceux qui sont dédiés aux enfants de moins de 3 ans et pour ceux qui sont destinés à être mis en bouche – tétines calmantes, etc. (voir aussi p. 263). Pour plus d'information, épiez, sur les jouets en plastique, la présence (ou non) du symbole de recylage 7 (voir p. 272).

Les colles époxy peuvent aussi en contenir (voir p. 199).

D'autres objets plus surprenants peuvent en receler : ainsi, une enquête de *Que Choisir* a révélé en 2019 qu'un quart des 24 marques de papier toilette testées contenaient des traces de BPA (de 10 mg/kg à 74 mg/kg), issu du papier d'origine recyclé.

Exposition par inhalation

En mars 2020, l'UFC-Que Choisir a fait analyser les poussières de 53 maisons et appartements partout en France : toutes étaient chargées en substances toxiques. Les quantités de résidus de bisphénol A oscillaient entre 1 et 6 µg par gramme de poussières. Des taux non négligeables concernant un perturbateur endocrinien.

Le cas du papier thermique

Le bisphénol A est utilisé dans l'élaboration de l'encre des papiers thermiques (il sert de fixateur), du type tickets de caisse, de parking ou reçus bancaires (facturettes).

Fin 2016, des mesures de restriction ont été prises au niveau européen. Mais le BPA reste présent, ou parfois remplacé par d'autres bisphénols (voir encadré ci-dessous). En France, les tickets de caisse devraient être interdits d'ici le 1er janvier 2022. En attendant, il est conseillé de jeter ces reçus sans les froisser et sans les laisser à proximité des aliments.

Des alternatives contestables

Pour répondre à la réglementation toujours plus ferme concernant le BPA, d'autres substances sont utilisées comme substituts. Or certaines appartiennent à la famille des bisphénols et, partageant une structure chimique commune, peuvent être tout aussi néfastes. Ainsi du BPF, du BPS et du BAP. Une équipe de l'École nationale vétérinaire de Toulouse a même montré, dans une étude de 2019, que, chez l'animal, le bisphénol S persistait plus longtemps dans l'organisme et à des concentrations bien plus élevées (250 fois !) que le BPA.

Les ustensiles de cuisine

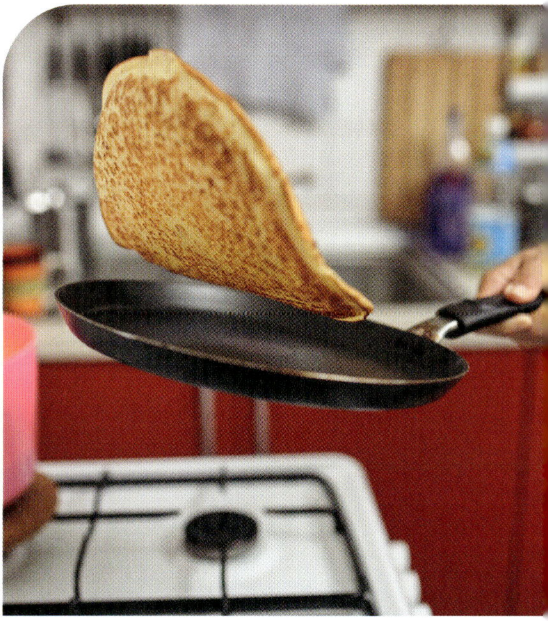

Pour cuire sans attacher, démouler sans se fatiguer, réchauffer vite, etc., les ustensiles de cuisine et la vaisselle d'aujourd'hui sont souvent en matériaux composites. Mais, à la chaleur notamment, ces matériaux peuvent dégager des composés indésirables, nocifs pour la santé.

Le Téflon dans tous ses états

Il y a soixante ans, le revêtement antiadhésif Téflon a conquis de nombreuses cuisines. Jusqu'à ce que l'un de ses composants, l'acide perfluoro-octanoïque (PFOA), se révèle dangereux : des études, notamment chez les rats, ont révélé un grossissement du foie, ainsi qu'une action cancérogène en cas d'exposition à haute dose ou chronique.

Le PFOA interdit depuis juillet 2020

En cuisine, des résidus de PFOA peuvent être relâchés lorsque l'ustensile est chauffé à plus de 360 °C, ce qui peut arriver si une poêle est laissée vide sur le feu, par exemple. Mais l'exposition via une telle situation est faible, et, en 2009, l'Agence nationale de sécurité sanitaire de l'alimentation, de l'environnement et du travail (Anses) a jugé le risque pour la santé du consommateur « négligeable ».

Le PFOA n'en est pas moins suspecté d'être cancérogène, immunotoxique et perturbateur endocrinien. Il est par ailleurs néfaste pour l'environnement. En 2013, l'Agence européenne des produits chimiques (Echa) l'a inscrit sur sa liste des substances extrêmement préoccupantes. La fabrication et la mise sur le marché du PFOA en tant que substance est finalement interdite dans l'Union européenne depuis le 4 juillet 2020.

Remplacé, mais par quoi ?

En réalité, les fabricants de revêtements antiadhésifs ont commencé dès 2006 à supprimer le PFOA. Et, de fait, aucune analyse réalisée par *Que Choisir* ou ses partenaires européens depuis 2011 sur les poêles n'a décelé sa présence.

Le PFOA a été remplacé par d'autres produits chimiques, comme les polymères GenX ou le PFBS (acide perfluorobutane sulfonique) et ses sels… dont l'innocuité pose néanmoins question : l'Echa les a eux aussi inscrits à l'été 2019 sur sa liste des substances extrêmement préoccupantes. Les rapports soutenant ces décisions indiquent en effet que les composés GenX induisent notamment des tumeurs du foie, du pancréas et des testicules chez les rats soumis à une exposition chronique, et qu'ils sont suspectés d'être toxiques pour le foie, les reins, les cellules sanguines et le système immunitaire chez l'homme. Le PFBS et ses sels seraient quant à eux toxiques en particulier pour les reins et la thyroïde.

Faut-il bannir le Téflon de la cuisine ?

Sans s'affoler outre-mesure, il n'est pas extravagant d'adopter quelques précautions d'usage...

Les risques d'une exposition aux GenX et PFBS via les casseroles, poêles et autres cocottes ne sont pas encore clairement identifiés. En 2011, des tests *Que Choisir* sur des poêles à revêtement antiadhésif au PFOA n'avaient décelé aucun transfert de la substance aux aliments, même sur des poêles usées et chauffées longuement – ce qui est plutôt rassurant. Par mesure de précaution, il est toutefois conseillé de ne pas utiliser les récipients de cuisson rayés ou abîmés, qui sont alors susceptibles de laisser s'échapper plus facilement des substances indésirables – PFOA, GenX, aluminium (voir p. 279)...

On a un temps prôné de remplacer le Téflon par la céramique, moins endurante, mais prétendument moins dangereuse. Or ce revêtement souffre du flou entretenu par les industriels quant à sa composition : s'ils prétendent qu'il s'agit principalement de silice et de liants alcooliques, ils n'ont pas l'obligation de dévoiler la nature de leurs alliages. On ignore donc les potentiels risques pour la santé liés à ceux-ci.

Les perfluorés : des polluants persistants

Les composés perfluorés (qui couvrent les familles des PFAS, PFOS, PFBS, PFOA...) utilisés dans les revêtements antiadhésifs des ustensiles de cuisine, mais aussi dans les vestes imperméables, les chaussures, les emballages de fast-food, etc., polluent à long terme. Échappés des usines qui les ont produits, ils ont contaminé l'air, le sol et l'eau. Une étude américaine a d'ailleurs révélé que 98 % des Américains avaient des traces de PFOA dans le sang ! Dans l'environnement, comme dans le corps humain, ces composés résistent très bien à la dégradation et s'accumulent dans les plantes, les poissons...

Que penser des autres matériaux ?

Ils ont des atouts indéniables, mais attention au revêtement, à la commodité d'utilisation et... au prix.

L'aluminium et l'Inox (qui contient du nickel) demeurent les matériaux de base des poêles antiadhésives. Leur revêtement antiadhésif empêche la migration des métaux. Il est donc conseillé de ne plus utiliser les vieux récipients en aluminium ou en Inox non ou mal revêtus (voir p. 280).

La fonte, matériau bien identifié, résistant et inrayable, a beaucoup d'atouts. Mais elle est très coûteuse (même si son incomparable longévité peut compenser l'investissement), lourde, doit être lavée sans détergent, huilée après chaque utilisation, etc. Les récipients en fonte émaillée sont plus faciles d'entretien.

Le cuivre est une autre alternative, là encore onéreuse. Mais il peut migrer, même à des doses infimes, dans les aliments. C'est pourquoi les casseroles en cuivre sont aujourd'hui recouvertes le plus souvent d'étain ou encore d'acier inoxydable. En cas de rayures, vous pouvez faire restaurer la couche d'étain ou remplacer la casserole.

Le fer et l'acier, assez sûrs et prisés des professionnels, doivent être culottés et, comme la fonte, ne supportent que l'eau. Ils sont incompatibles avec les préparations acides (tomate, citron, vin...), qui risquent d'altérer le culottage.

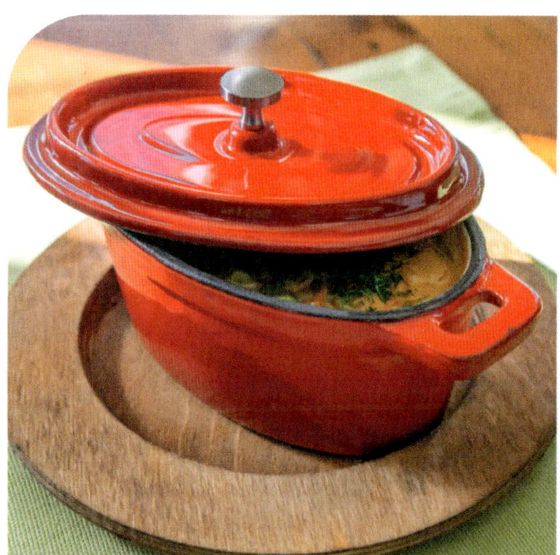

Plastiques et silicone : attention à la chaleur

Moules en silicone et accessoires en polyamide ont envahi nos cuisines : légers et faciles d'entretien, ils séduisent. Mais attention à les utiliser comme il faut.

Gare aux cuillères, spatules et fouets !

Dans les années 2010, on s'inquiétait de la présence d'amines aromatiques primaires (AAP), extrêmement nocives pour la santé (neurotoxicité et hématotoxicité majeures, notamment), dans certains ustensiles en Nylon de couleur noire. Fin 2011, les douanes avaient saisi plus de 55 000 ustensiles libérant des AAP interdites. Des tests *Que Choisir* de 2013 étaient cependant plutôt rassurants.

En septembre 2019, c'est le BfR, l'équivalent allemand de l'Anses, qui a mis en garde contre les cuillères, spatules et autres fouets en polyamide (dont fait partir le Nylon). L'institut estime que le seuil toxicologique acceptable d'ingestion des oligomères de ces polyamides est de 5 mg/kg de nourriture. Or 10 des 33 ustensiles testés par le BfR en ont relâché davantage à 70 °C.

Si vous utilisez des spatules et autres cuillères en plastique, le principe de précaution recommande de ne pas prolonger le contact des aliments avec de tels ustensiles, a fortiori à haute température (au-dessus de 70 °C). Ne les laissez donc pas chauffer dans les casseroles, marmites et poêles pendant que vos plats cuisent. Et privilégiez le bois.

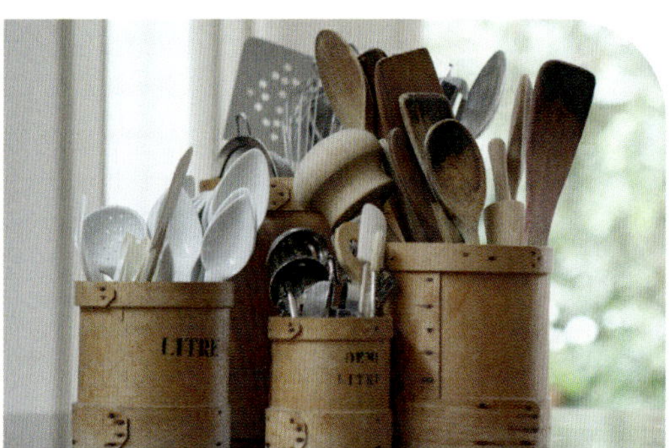

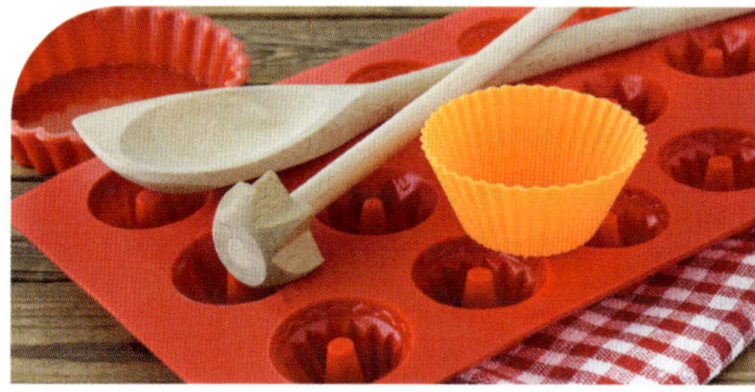

Des moules à surveiller

Souples, antiadhésifs, les moules en silicone sont indiscutablement pratiques. Mais les laboratoires les ont à l'œil…

Le silicone n'est pas un plastique. C'est un polymère issu du silicium, un minerai entrant dans la composition de la silice (d'où est issue le verre). Pour qu'il acquière sa texture particulière, il faut un catalyseur : du peroxyde (bon marché) ou du platine (plus coûteux). Or :

– le silicone peroxydé laisse migrer des composés chimiques vers les aliments à partir de 160 °C. Il est d'ailleurs interdit en Allemagne et en Suisse. En France, aucun étiquetage ne le distingue, mais il existe un moyen de le reconnaître : quand vous pincez le moule, si une marque blanche apparaît, c'est du peroxyde ;

– le silicone au platine, lui, demeure inerte jusqu'à 250-300 °C et ne dégage aucune odeur à la cuisson (autre moyen de le distinguer).

Sous le plastique, l'amiante…

Colorées et plus légères, les Thermos en plastique ont bien des atouts pour séduire les consommateurs, notamment les plus jeunes. Un seul petit défaut : les séparateurs de la double paroi de verre intérieure peuvent contenir des fibres d'amiante. Si le flacon se brise, il y a risque d'inhalation de ces fibres, classées cancérogènes. Plusieurs produits ont ainsi été retirés du marché européen, mais attention aux achats sur Internet en provenance directe d'Asie…

Le bambou : pas si sûr…

C'est la matière en vogue, notamment concernant la vaisselle jetable, de pique-nique ou destinée aux plus jeunes. Mais, si « bambou » sonne naturel, le processus de fabrication pose problème : la fibre de bambou est réduite en poudre avant d'être agglomérée au sein des objets (assiettes, couverts…) grâce à l'ajout de mélamine-formaldéhyde. Le procédé n'étant visiblement pas toujours maîtrisé, les risques ont conduit la DGCCRF à lancer, rien qu'entre 2019 et 2020, plus d'une dizaine de rappels de produits, surtout de puériculture, présentant un « risque chimique » en raison d'une « migration de composants » sur les aliments.

En 2005, une enquête de la DGCCRF montrait que 29 % des ustensiles et récipients en silicone testés dépassaient la teneur limite autorisée (0,5 %) en matière organique volatile libre (MOVL), un ensemble de molécules chimiques peu recommandables pour la santé. Si d'autres tests, notamment de *Que Choisir* en 2013 et de la DGCCRF en 2016, attestaient une nette amélioration, par mesure de précaution, privilégiez le 100 % silicone platine et vérifiez la présence du « certificat de conformité à l'aptitude au contact des aliments ». Par ailleurs, la DGCCRF ayant relevé une migration plus importante à la première cuisson, il est conseillé de procéder à une première utilisation à vide, avec un peu d'huile.

Les contenants en plastique, à manier avec précaution

Pour réchauffer des aliments au micro-ondes, le contenant le plus sûr reste le verre. Le plastique peut également être utilisé, sous réserve que le contenant soit bien destiné à cet usage. Dans le cas contraire, la chaleur risque de faire migrer des composés indésirables du plastique vers la nourriture (voir p. 234). La lecture des étiquettes et le logo « micro-ondes » sont le meilleur moyen de s'assurer que le contenant est compatible.

Un œil sur la vaisselle en mélamine

Légère, incassable (ou presque), permettant toutes les fantaisies colorées, la mélamine est un matériau très employé pour la vaisselle (assiettes, bols, mugs, coupelles, couverts…). Malheureusement, elle n'est pas aussi « inerte » qu'elle devrait l'être.

Le processus de fabrication de la mélamine intègre du formaldéhyde, substance problématique et cancérogène par inhalation. Si celui-ci est moins préoccupant par ingestion, le seuil réglementaire de migration est fixé à 15 mg/kg d'aliment.

En 2013, des tests *Que Choisir* sur 24 ustensiles s'étaient révélés rassurants. En revanche, une étude espagnole de 2016 sur 18 articles a conclu au dépassement de la limite dans 56 % des cas.

Un conseil : la migration étant nettement plus faible en dessous de 70 °C, veillez à ne pas chauffer les ustensiles en mélamine au-delà de cette température (donc pas au micro-ondes, notamment).

Par ailleurs, en raison de son attrait coloré et brillant, la mélamine est couramment employée pour la vaisselle destinée aux enfants, voire aux bébés. Pour les raisons évoquées, mieux vaut l'éviter à ce jeune public.

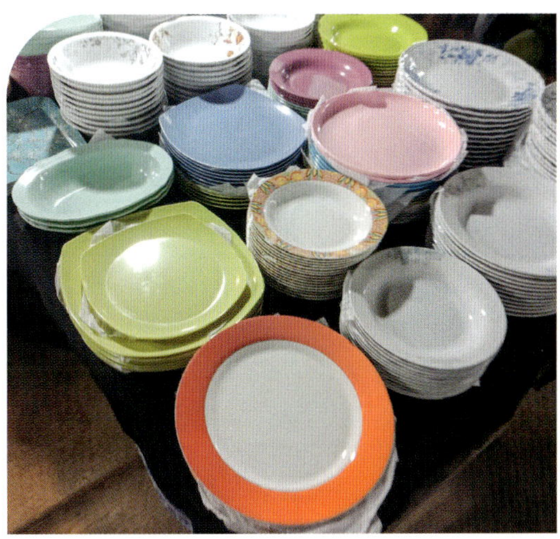

L'aluminium

Troisième élément le plus répandu au sein de la croûte terrestre (dont il représente 8 %), l'aluminium est aussi largement présent dans notre alimentation, nos cosmétiques, nos médicaments. Une consommation et une utilisation raisonnables permettent de limiter l'exposition à ce métal, au demeurant non problématique en usage courant (hors professionnel).

De quoi parle-t-on ?

Depuis quelques années, la quasi-omniprésence de l'aluminium dans nos vies a généré des inquiétudes – frisant parfois l'emballement médiatique. De fait, si longtemps on l'a cru dépourvu de toxicité, l'apparition, dans les années 1970, de cas d'encéphalopathie chez des personnes dialysées (l'aluminium étant massivement présent, à l'époque, dans les solutions injectées), ou la révélation de troubles neurologiques graves chez les travailleurs de l'industrie de l'aluminium ont nourri les craintes. Sans parler de quelques études discutables concluant à sa neurotoxicité – avant que l'on n'apprenne que les animaux soumis à expérience avaient été gavés de doses 400 à 700 fois supérieures à la limite autorisée...

Comment sommes-nous exposés ?

Du fait de ses propriétés (malléabilité, bonne conductivité électrique et chimique, faible densité, etc.), l'aluminium est utilisé dans de nombreux domaines (bâtiment, transports, industrie agroalimentaire, pharmaceutique, etc.). L'extraction mondiale d'aluminium s'élève ainsi à plus de 40 millions de tonnes par an.

Pour ce qui nous concerne au quotidien, les principales voies d'exposition sont orales (alimentation, eau...) et cutanée (cosmétiques...), la voie respiratoire (inhalation de poussières) ne touchant majoritairement que le milieu professionnel.

Quels impacts possibles sur la santé ?

L'aluminium n'a aucune fonction biologique et est largement éliminé par les urines. Cependant, la très faible portion qui demeure dans le corps (de l'ordre de 0,1 %) s'accumule dans nos organes. Il peut alors devenir toxique à hautes doses.

- Dans de tels cas (rares), l'aluminium peut être à l'origine de maladies du système nerveux central (encéphalopathies) ou du tissu osseux.
- Le Centre international de recherche sur le cancer (Circ) a ainsi classé la production d'aluminium (dans les fonderies) cancérogène certain. Cette toxicité ne concerne que des populations très exposées. Aucune étude n'a mis en avant des effets similaires dans la population générale.

Quid de l'eau du robinet ?

La présence éventuelle d'aluminium dans l'eau du robinet est soit d'origine naturelle, soit due à l'adjonction de sels d'aluminium, parfois utilisés au moment du traitement par les distributeurs (potabilisation), afin notamment d'éliminer des micro-organismes indésirables (bactéries, virus, parasites) et de rendre l'eau plus limpide. L'aluminium est normalement éliminé après utilisation, mais, très rarement, il peut en rester un peu dans l'eau. Pour connaître l'état sanitaire de l'eau dans votre commune, vous pouvez consulter la carte interactive de la qualité de l'eau, disponible sur le site de *Que Choisir.*

À savoir : l'Anses a émis des doutes sur l'innocuité de ces sels pour les employés travaillant à leur contact (soupçons de génotoxicité), lors du traitement des eaux.

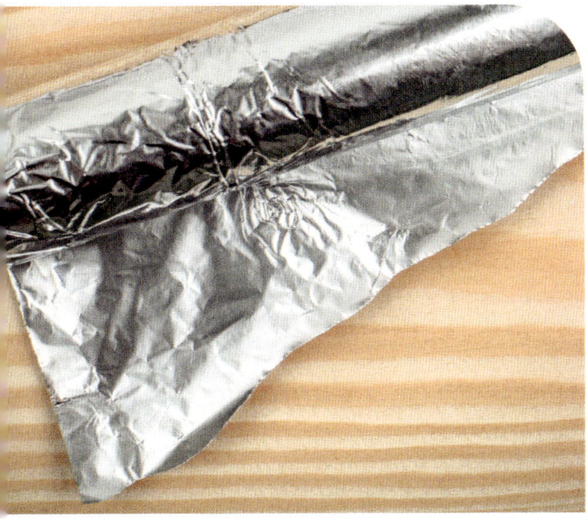

L'alimentation

L'alimentation est de très loin notre principale voie d'exposition à l'aluminium. Celui-ci peut provenir des aliments eux-mêmes (via les sols et les eaux), de certains additifs, du transfert à partir de l'emballage ou lors de la cuisson. Faut-il s'inquiéter ?

Les principales sources d'aluminium

Certaines denrées, poussant dans des sols naturellement riches en aluminium, comme le thé, le cacao ou le soja, en recèlent des quantités non négligeables, de même que les mollusques et les crevettes.

Selon l'Agence nationale de sécurité sanitaire de l'alimentation, de l'environnement et du travail (Anses), les sources de contamination majeures pour les adultes sont les produits céréaliers (à hauteur de 20 %), les légumes (14 %) et le thé (11 %).

Nombre d'additifs à base d'aluminium servent de colorants ou d'anti-agglomérants dans les charcuteries, les gâteaux ou les confiseries. Ils sont repérables aux sigles suivants : E173, E520, E521, E522, E523, E541, E554, E555, E556, E559, E1452. S'ils sont, en soi, peu recommandables, ils sont aussi, heureusement, très peu utilisés. L'Anses estime ainsi qu'ils constituent une infime source d'exposition.

L'agence suspecte néanmoins certains d'entre eux de contenir des nanomatériaux. Or l'innocuité de ces minuscules particules (de moins de 100 nanomètres, nm), qui pénètrent facilement dans l'organisme, n'est aujourd'hui pas avérée, non plus que la nature de leurs effets potentiels (voir p. 95).

Il n'y a pas péril en la demeure

Malgré l'omniprésence de l'aluminium dans nos aliments, les quantités absorbées restent faibles.

En 2014, l'Anses a évalué l'exposition moyenne des Français à l'aluminium à 0,28 mg/kg/semaine chez les adultes.

Or la dose hebdomadaire tolérable provisoire (DHTP) retenue par l'Autorité européenne de sécurité des aliments (Efsa) est fixée à 1 mg/kg/semaine. Ce qui représente, pour une personne de 60 kg, 8,5 mg/jour. On est donc loin du compte, même si l'Anses pointe 0,2 % de dépassement chez les adultes et 1,6 % chez les enfants (voir aussi encadré ci-dessous).

Les enfants plus exposés que les adultes

Les enfants (de 3 à 17 ans) consomment en moyenne 0,42 mg/kg d'aluminium par semaine, contre 0,28 mg pour les adultes. En cause, les laits premier et deuxième âge pour les plus jeunes, puis les produits céréaliers (27 %), les légumes (12 %), les laitages (9 %), le chocolat (5 %) et les compotes. Des dépassements sont notamment observés chez les grands consommateurs d'épinards. Pour limiter l'exposition, variez les légumes !

Et l'emballage ? Et la cuisson ?

L'aluminium d'un contenant peut migrer vers l'aliment, mais seulement sous certaines conditions.

Ce métal est sensible à l'acidité (jus de citron par exemple). Cependant, des expériences menées par *Que Choisir* sur des aliments dans des barquettes en aluminium ou du papier aluminium n'ont révélé

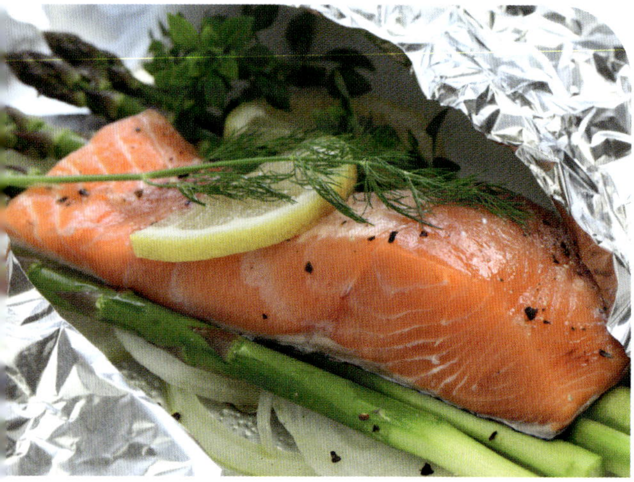

de migration qu'en cas de cuisson, et à des doses faibles (6 mg/kg de préparation pour un poisson cuit en papillote avec citron et tomate).

Pour limiter l'exposition, il est recommandé de remplacer le papier d'aluminium par du papier sulfurisé, de ne pas utiliser de vieilles casseroles en aluminium sans revêtement et de changer celles dont le revêtement (céramique par exemple) est rayé.

Les cosmétiques

Chlorhydrate d'aluminium, potassium alum, aluminum zirconium, alumina... Tous ces composés à base d'aluminium sont largement utilisés en cosmétique.

Maquillage et crèmes

Fonds de teint, crèmes hydratantes, masques de beauté, dentifrices, rouges à lèvres, etc., intègrent l'aluminium comme agent de texture ou pour ses propriétés astringentes. Il contribue à une consistance agréable et favorise l'étalement du produit.

La question principale est la suivante : peut-il traverser la peau et, dans le cas des dentifrices ou du rouge à lèvres, être ingéré ? Au terme d'une large étude, le comité d'experts de la Commission européenne a conclu en 2020 à l'innocuité de l'aluminium aux doses utilisées dans les cosmétiques.

Déodorants et antitranspirants

Souvent rassemblés sous le même vocable, déodorants et antitranspirants ont cependant des modes d'action bien différents – du moins en principe (voir p. 108) : les premiers masquent les odeurs et, généralement, ne contiennent pas de sels d'aluminium (même s'ils peuvent renfermer d'autres composés aluminiques : potassium alum, aluminum chloride, aluminum lactate...), tandis que les seconds, qui en comportent, resserrent, grâce à l'action de ces sels, les pores de la peau, ce qui limite la sécrétion de sueur (sudation).

Quelle que soit l'appellation adoptée (déodorant, détranspirant, antitranspirant, perspirant...), les sels d'aluminium sont facilement identifiables sur l'étiquette sous les mentions aluminum chlorohydrate, aluminum chlorohydrex, aluminum zirconium et leurs dérivés.

La pierre d'alun

Naturellement présent dans certaines régions du monde, ce minéral est un sulfate double d'aluminium et de potassium, étiqueté « potassium alum ». Les versions synthétiques se reconnaissent à la mention « ammonium alum ». La pierre d'alun bouche les glandes sudoripares par un effet mécanique. Les quantités distribuées à chaque passage sont cependant bien moindres que dans un antitranspirant classique (elle est d'ailleurs vendue comme déodorant). Mais les mêmes recommandations de prudence sur peau irritée ou lésée s'appliquent.

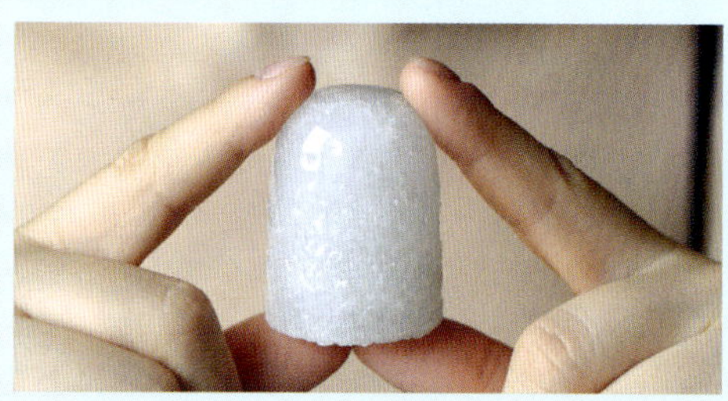

Longtemps soupçonnés de favoriser l'apparition de cancers du sein, en raison de la proximité avec l'aisselle, les sels d'aluminium ont été, là aussi, innocentés en 2020 par les experts de la Commission européenne. Toutefois, l'Agence nationale de sécurité du médicament et des produits de santé (ANSM) en déconseille l'utilisation après le rasage ou sur une peau lésée.

Si vous préférez appliquer le principe de précaution, vous pouvez opter pour des déodorants totalement dépourvus de composés aluminiques : ils sont de plus en plus fréquents sur le marché.

Traitements et vaccins

Le sujet a donné lieu à beaucoup de rumeurs. Mais les conclusions sont rassurantes.

Les anti-acides

Indiqués en cas de brûlures d'estomac peu sévères, les médicaments anti-acides et pansements digestifs contiennent pour nombre d'entre eux des principes actifs à base d'aluminium, comme l'hydroxyde d'aluminium ou le phosphate d'aluminium.

Leur utilisation occasionnelle ne pose pas de problème (sauf cas d'insuffisance rénale). Mais une consommation excessive quotidienne (la quantité maximum indiquée par les fabricants peut en effet atteindre les douze prises par jour !) ou sur de longues périodes est déconseillée. Un simple sachet peut contenir 400 mg, voire plus, d'hydroxyde d'aluminium, ce qui, en cas de prise massive, conduit à ingérer plusieurs grammes d'aluminium par jour !

Il est par ailleurs possible d'opter pour des anti-acides sans aluminium : il en existe plusieurs sur le marché, en vente libre ou sur ordonnance.

À noter : au-delà de trois semaines de traitement, vous devez consulter un médecin.

Les vaccins

Utilisé sous forme de sels dans la grande majorité des vaccins actuellement commercialisés – et entre autres dans les vaccins obligatoires pour les enfants, hormis le ROR (rougeole-oreillons-rubéole) –, l'aluminium est un adjuvant qui permet d'obtenir une réponse immunitaire du corps entraînant la protection recherchée.

Si cette présence a donné lieu à nombre de polémiques, en l'état actuel des connaissances, et au regard des centaines de millions de doses injectées, la majorité des études sur le sujet ont conclu que l'aluminium intégré dans les vaccins ne présente pas de risque.

Néanmoins, au cours des années 1990, des recherches au CHU Henri-Mondor de Créteil, dans le Val-de-Marne, ont soulevé la question de la myofasciite à macrophages, un syndrome neurologique invalidant qui serait provoqué, chez de rares sujets très probablement génétiquement prédisposés, par l'injection vaccinale. Si la souffrance des personnes atteintes est indiscutable (douleurs diffuses, fatigue chronique, troubles cognitifs...), la question du lien de cause à effet est toujours débattue.

À noter : en l'absence de vaccins sans adjuvant aluminique, le phosphate de calcium, aussi efficace, a un temps été pressenti, mais abandonné pour des raisons de surcoût.

En pratique, si vous souhaitez limiter la quantité d'aluminium introduite dans l'organisme quand vous vous faites vacciner, le mieux est d'avoir recours à des vaccins polyvalents.

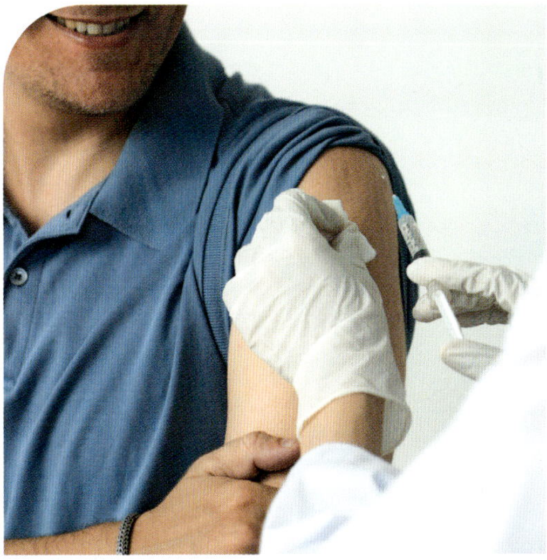

La petite papeterie

On se sert quasiment tous les jours de fournitures de bureau, sans savoir si les matériaux qui les constituent représentent un danger potentiel pour notre santé. Et pour cause : l'affichage de leur composition n'est pas obligatoire. Quelques éléments peuvent vous aider à vous y retrouver.

Stylos, crayons et feutres

Même si l'ordinateur a remplacé une bonne partie des travaux d'écriture à la main, stylos et crayons restent incontournables. Et tous ne se valent pas.

Stylos à bille : moins anodins qu'ils n'en ont l'air

Les stylos à bille peuvent réserver quelques surprises.

- Dans la base européenne Rapex (voir p. 260) sont signalés en 2019 des stylos contenant du nickel, un puissant allergisant.
- Un test *Que Choisir* effectué sur cinq stylos à bille en 2016 a identifié deux impuretés classées cancérogènes probables en quantité non négligeable dans les encres de trois d'entre eux.

Des crayons loin de la bouche

Qu'ils soient à papier ou de couleur, les crayons « en bois » n'en sont pas pour autant toujours sains. Là encore, le test *Que Choisir* de 2016 a trouvé des phtalates, en plus ou moins grande quantité, dans tous les crayons étudiés, substances aussi rapportées récemment dans Rapex. Or ces composés sont des perturbateurs endocriniens, qui sont facilement ingérés lorsqu'on mâchouille son crayon en pleine réflexion. La solution : opter pour des crayons en bois non teintés et surtout non vernis.

Feutres et surligneurs : à surveiller

Si certains recèlent allergènes et autres composés indésirables, il existe des articles plus inoffensifs...

- Les feutres (et stylos) parfumés contiennent des substances allergisantes, qui ne sont que rarement indiquées sur l'emballage, et/ou des solvants toxiques (trichloroéthane, toluène, xylène...), qui ne sont pas plus souvent mentionnés. Préférez ceux à base d'eau (ils sont souvent lavables) et ceux dont l'étiquetage est clair (sans solvant et sans parfum). Les labels peuvent également vous guider (voir encadré ci-dessous).
- Les surligneurs contiennent également des substances nocives : l'effet fluorescent peut être obtenu au moyen de pynanine, parfois de dérivés de coumarine et de xanthène. Certains contiennent aussi de la methylisothiazolinone (MIT), un allergène puissant (voir p. 90).

> **Miser sur les labels**
>
> En l'absence de contraintes concernant l'étiquetage, difficile pour le consommateur de savoir ce que contiennent ces fournitures. S'orienter vers des produits labellisés peut être une solution. La norme NF Environnement, l'Écolabel européen ou le label Nordic Swan garantissent des produits sans (trop de) composés nocifs pour la santé et à l'impact environnemental réduit. A minima, optez pour un marquage CE.

Des cartouches allergènes

Lors de ses tests de 2016, *Que Choisir* avait détecté de la MIT dans toutes les cartouches. Or l'Agence nationale de sécurité sanitaire de l'alimentation, de l'environnement et du travail (Anses) recommande « la mise en place d'une information systématique destinée aux consommateurs, sur les emballages des mélanges contenant de la MIT, quel que soit le niveau de concentration dans le mélange ». À manipuler avec précaution, donc !

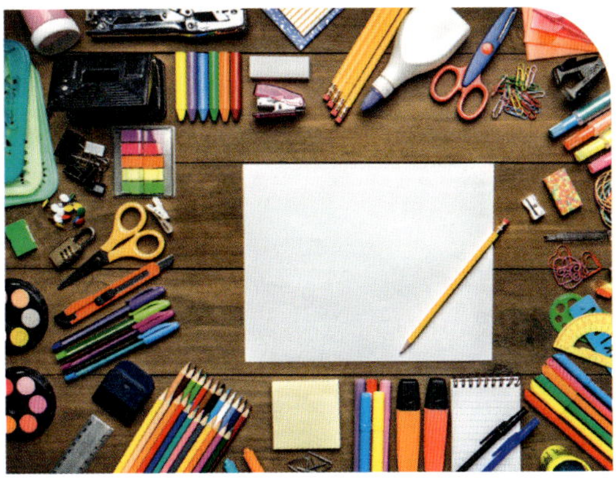

Corriger et coller sans s'empoisonner

Voici quelques conseils pour faire les bons choix.

Les gommes : les plus naturelles possibles

Pour les fautes au crayon à papier, rien ne vaut la gomme, bien sûr, à condition d'en choisir une en caoutchouc non teinté, de préférence naturel. Les gommes souples aromatisées sont à proscrire, car elles contiennent des phtalates, qui peuvent être ingérés par les plus jeunes.

Un rapport du Comité scientifique des risques sanitaires et environnementaux de la Commission européenne (CSRSE) estime ainsi qu'un enfant qui mâchouillerait une gomme une heure par jour absorberait un niveau de DEHP (un phtalate classé toxique pour la reproduction et perturbateur endocrinien) quatre fois supérieur à la dose journalière tolérable. Heureusement, on mâchonne rarement sa gomme une heure durant...

Correcteurs : gare aux versions liquides

Les crayons correcteurs peuvent receler des solvants toxiques. Évitez ceux sur lesquels figure un pictogramme de danger (irritant, inflammable ou nocif pour l'environnement, voir p. 203). Optez plutôt pour une formule à base d'eau (qui peut toutefois contenir des conservateurs allergènes) ou, mieux, pour la version en ruban, qui limite les émissions toxiques puisque la bande est sèche.

Colles : méfions-nous des paillettes...

Quel que soit le goût des enfants pour les colles à paillettes, oubliez-les : elles contiennent souvent des conservateurs allergisants, rarement étiquetés.

Côté colles classiques, nombre de fabricants sont passés au « sans solvant » et proposent des colles à l'eau ou à base végétale, parfaites pour les petits bricolages scolaires.

Qu'en est-il du papier ?

Avec le papier, pas de risque pour la santé, mais c'est l'environnement qui peut souffrir. D'après Greenpeace, par exemple, il faut entre 2 et 3 tonnes de bois pour produire 1 tonne de papier vierge. Préférez donc le papier 100 % recyclé. Mieux : veillez à ce qu'il soit non blanchi ou blanchi sans chlore (cherchez le sigle TCF : *Totaly Chlorine Free*). Enfin, les labels peuvent là encore vous aider à vous y retrouver : l'Écolabel européen garantit des émissions réduites dans l'air et l'eau ainsi qu'une plus faible consommation d'énergie au cours de la production, et un pourcentage de fibres issues de sources durables ou de fibres recyclées ; l'Angle bleu, un label allemand, garantit un papier issu à 100 % de fibres recyclées ; les labels FSC et PEFC indiquent quant à eux que le papier vient de forêts gérées durablement (mais pas qu'il contient des fibres recyclées).

Ampoules fluocompactes et LED

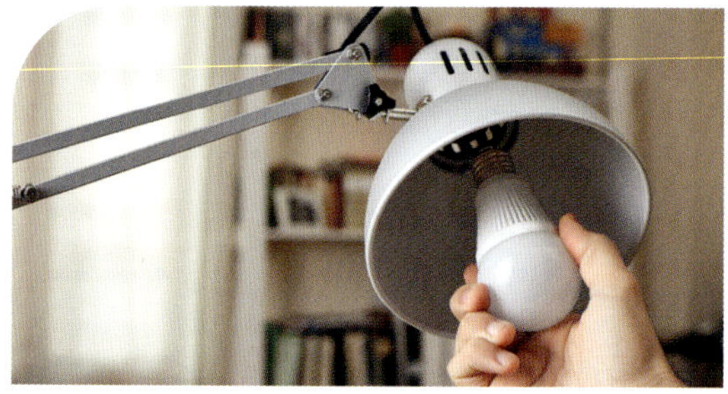

Peu efficaces et énergivores, les ampoules à incandescence ont été retirées du marché français en 2009, et finalement interdites par l'Union européenne en 2012. Elles ont été remplacées par les ampoules « basse consommation », puis par les LED.

Les ampoules fluocompactes

Apparues sur le marché au début des années 1980, elles sont constituées d'un mélange de vapeurs de mercure et de gaz rares (notamment d'argon) soumis à des décharges électriques, produisant ainsi un rayonnement.

D'indéniables atouts...

Pour un éclairage équivalent, les ampoules fluocompactes consomment environ cinq fois moins d'énergie et durent nettement plus longtemps que les lampes à incandescence.

Par ailleurs, l'échauffement étant réduit, les risques inhérents à la chaleur (incendie, déformation des luminaires...) le sont d'autant.

Enfin, ce qu'on appelle la « température de couleur », dont dépend la caractère chaud ou froid de la lumière (voir encadré p. 285) offre un choix précieux quant à l'ambiance d'éclairage souhaitée.

... et quelques défauts

Ces ampoules ne sont pas dénuées d'inconvénients : en premier lieu, elles contiennent des substances nocives, tant pour la santé que pour l'environnement. Ne les jetez pas à la poubelle, rapportez-les en point de collecte ou en déchetterie (voir p. 201).

Le mercure est un métal dangereux, qui doit faire l'objet d'un traitement spécifique. En cas de casse, prenez un maximum de précautions : ramassez les débris avec un balai (et non un aspirateur, car celui-ci rejetterait du mercure dans l'air), mettez-les dans un sac fermé et portez-les en déchetterie, sans oublier d'aérer largement pour renouveler l'air. Le plomb contenu dans le verre ainsi que les dépôts dus à la transformation du gaz fluorescent sont également des éléments indésirables.

Certaines ampoules peuvent mettre plus de temps que d'autres à s'allumer et moins bien supporter les cycles allumage/extinction. La fréquente répétition de ces derniers diminue d'ailleurs la longévité de toutes les fluocompactes – c'est pourquoi elles ne conviennent pas aux lieux de passage.

Enfin, les dangers supposés des ondes électromagnétiques émises par les fluocompactes ont fait l'objet de nombre d'études. Si les champs détectés peuvent être relativement élevés juste au niveau de la lampe, ils sont à peine détectables dès qu'on dépasse les 30 cm. Un rapport de l'Agence nationale de sécurité sanitaire de l'alimentation, de l'environnement et du travail (Anses) a conclu en 2013 à leur innocuité au-delà de cette distance.

L'arrivée des LED

Présentées d'abord comme une solution durable, les ampoules fluocompactes n'ont finalement constitué, pour la plupart des usages courants, qu'un palliatif temporaire avant la multiplication d'articles bien plus performants et écologiques : les LED.

De vrais avantages

Une diode électroluminescente (LED, de l'anglais *Light Emitting Diode*) est un composant électronique permettant la transformation de l'électricité en lumière.

Une meilleure durée de vie – 15 000, 20 000, 25 000 heures… soit quinze, vingt ou vingt-cinq ans d'éclairage annoncé : les fabricants jouent la surenchère. Si les LED durent effectivement globalement plus longtemps, des tests *Que Choisir* ont montré que certains modèles lâchent au bout de 3 000 heures. N'hésitez pas à consulter des tests comparatifs.

L'efficacité énergétique – Une ampoule à LED consomme environ deux fois moins qu'une fluocompacte, les « retrofit » se montrant encore plus économes, avec 4 W/h au lieu de 6 W/h pour le même flux lumineux.

Des points à surveiller

Les nombreux atouts des LED ne doivent pas occulter les risques – même si certains sont minimes.

La lumière bleue – Dès 2010, l'Anses pointait les risques liés à la lumière bleue émise par les LED (voir p. 226), phototoxique pour l'œil et notamment pour la rétine. Ce risque est particulièrement élevé chez les plus jeunes, dont le cristallin est en développement. L'Anses évoquait de plus des risques d'éblouissement et d'inconfort visuel. Dans ce contexte, les spots posent problème. Mieux vaut les éviter, surtout aux endroits où l'on reste longtemps (bureau, fauteuil ou canapé du salon…).

À noter : les verres opaques et le blanc chaud (voir encadré ci-contre) permettent de réduire cette exposition à la lumière bleue ; quand les LED n'ont ni diodes apparentes ni faisceau de lumière directif, elles ne présentent pas de risque pour les yeux ; et, sur les modèles « retrofit » (en verre transparent à filaments), la couche de phosphore joue un rôle protecteur. Par ailleurs, une exposition à la lumière bleue le soir ou la nuit perturbe les rythmes biologiques et donc le sommeil (voir p. 220 et 227).

Le rayonnement électromagnétique – Le champ électromagnétique basse fréquence généré par une ampoule LED en fonctionnement est infime sitôt qu'on s'éloigne de 20 cm, et quasiment indétectable au-delà. Aucun danger, là encore, à condition de n'être pas « collé à la lampe ».

La pollution lumineuse – Le succès des LED va augmenter le nombre de points lumineux dans le monde, participant ainsi à la pollution afférente. Or, à puissance lumineuse égale, la composante bleue des LED se diffuse davantage dans l'atmosphère et provoque des halos dix fois supérieurs à ceux d'un éclairage sodium classique (voir aussi encadré p. 226).

Un recyclage obligatoire – Si elles ne recèlent pas de mercure, les LED sont un concentré d'électronique et renferment des métaux précieux (or, argent, cuivre). Elles font elles aussi l'objet d'un recyclage spécifique (voir p. 201).

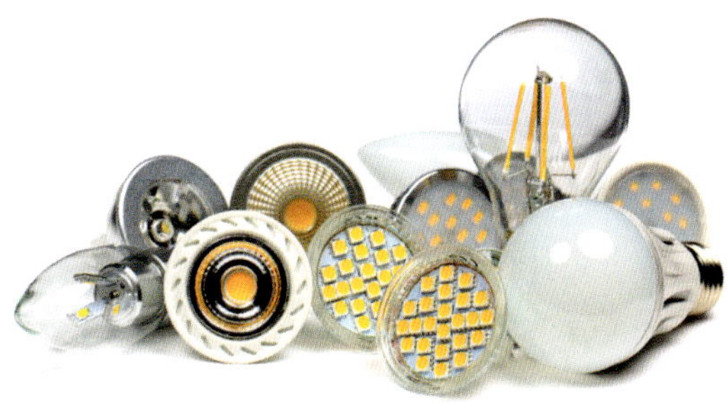

« Température de couleur », qu'est-ce à dire ?

Les LED peuvent produire une lumière « chaude », similaire à celle que généraient les ampoules à incandescence, ou plus blanche, dite « froide ». La « température de couleur » se mesure en kelvins (K) : entre 2 700 et 3 200 K pour une lumière chaude, au-delà de 4 000 K pour une froide. Elle est indiquée comme telle sur l'emballage, ou par la couleur (« jaune » pour le chaud, « bleu » pour le froid), ou encore sous les termes anglais *warm*, *warm white* ou *warm light* pour le chaud, *cool white* pour le froid.

Les piles

De nombreux objets du quotidien fonctionnent grâce à l'énergie fournie par des piles : jouets d'enfants, souris sans fil d'ordinateur, outils portables, etc. Il s'en vend environ 1,5 milliard par an en France, dont une écrasante majorité de jetables (alcalines, lithium et boutons). Or les piles présentent un risque environnemental, mais aussi, parfois, sanitaire.

Il y a pile et pile…

Une pile est un dispositif électrochimique qui transforme de l'énergie chimique en énergie électrique. On en distingue deux catégories : les piles à usage unique, qu'on doit jeter après utilisation (on qualifie leur réaction chimique d'irréversible), et les accumulateurs, qui peuvent être rechargés.

Les piles jetables

Il en existe de deux sortes : les alcalines et les lithium.

Les piles alcalines jetables continuent d'avoir la faveur des ménages. Contre toute logique, tant budgétaire qu'environnementale :
- généralement achetées avec d'autres articles en supermarché, elles se font discrètes sur leur prix. Mais, pour peu qu'elles alimentent des accessoires très énergivores fréquemment utilisés, la facture annuelle peut se révéler douloureuse ;
- côté environnemental, l'impact est désastreux : on en jette une quantité considérable, et avec elle des produits dangereux (voir p. 287).

Ces alcalines se déchargent cependant très peu au repos. À réserver, donc, aux appareils qui restent longtemps hors tension ou de faible consommation : calculatrice, horloge, réveil, détecteur de fumée, télécommande, etc.

Les piles au lithium, les plus récentes sur le marché, présentent l'avantage de durer jusqu'à cinq fois plus longtemps qu'une alcaline… ce qui est certes moins que les rechargeables, mais tout de même un atout côté environnement, puisqu'on les jette beaucoup plus rarement que les alcalines (voir aussi p. 287).

Les piles boutons représentent le quart des ventes. Très légères, plates, rondes et de petite taille, elles sont alcalines ou au lithium. Elles sont plutôt destinées à de petits appareils (montres, appareils auditifs, télécommandes, jouets…). Elles présentent tout particulièrement un danger pour les enfants (voir encadré ci-dessous).

Les piles rechargeables

Les piles rechargeables de qualité durent plusieurs années et supportent jusqu'à 300 recharges. Elles sont donc à privilégier, tant pour l'environnement que pour votre porte-monnaie.

Attention aux piles boutons !

Elles constituent un danger majeur pour les jeunes enfants, qui peuvent les avaler. Avec des conséquences parfois dramatiques : perforation des voies respiratoires, hémorragie brutale, décès. Veillez à les conserver hors de leur portée. Vérifiez également que le compartiment voué aux piles boutons (celui d'un jouet, notamment) ne peut être ouvert aisément.

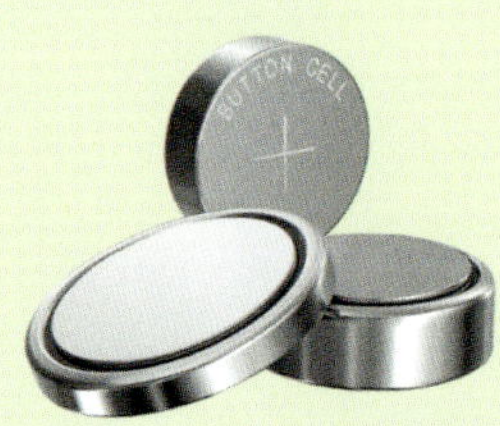

Côté budget, *Que Choisir* a testé la consommation d'une voiture radiocommandée pendant trente heures dehors en hiver. Avec une pile alcaline, le coût s'élevait à 612 € ; avec une pile lithium, à 114 € ; et avec une pile rechargeable, à 21 € seulement, jeu de rechange compris.

Côté environnemental, l'intérêt est évident : les piles rechargeables génèrent beaucoup moins de déchets polluants (voir plus loin).

Ces accus du quotidien conviennent donc aux gros consommateurs d'électricité : appareils photos, jouets électroniques télécommandés, trains électriques, lampes torches, etc.

À noter : la capacité des rechargeables, exprimée en milliampères-heure (mAh sur les emballages), varie de 800 à 10 000 mAh ; or, plus elle est élevée, plus longtemps l'appareil peut fonctionner. Pour les formats AA, il est recommandé de choisir une capacité supérieure à 2 100 mAh.

Pour un usage optimal, rechargez-les pleinement avant emploi et prévoyez un jeu de rechange.

Des points noirs à surveiller

Quel que soit le type de pile, des problèmes peuvent surgir à l'usage.

Un stockage sous surveillance

Les piles rechargeables, qui se déchargent au repos, doivent être conservées chargées, faute de quoi elles risquent de ne plus se recharger. Préférez un endroit frais : la chaleur accélère la décharge, endommage les accus et peut même provoquer l'explosion de ceux au lithium.

Des piles qui « coulent » et « chauffent »

Certaines piles (de mauvaise qualité, trop longtemps « abandonnées » à l'intérieur d'un appareil, ou exposées à de fortes températures, etc.) « coulent » : en se répandant, elles peuvent détruire le système qui les abrite. D'autres « chauffent » lors d'une utilisation prolongée, ce qui peut provoquer des brûlures.

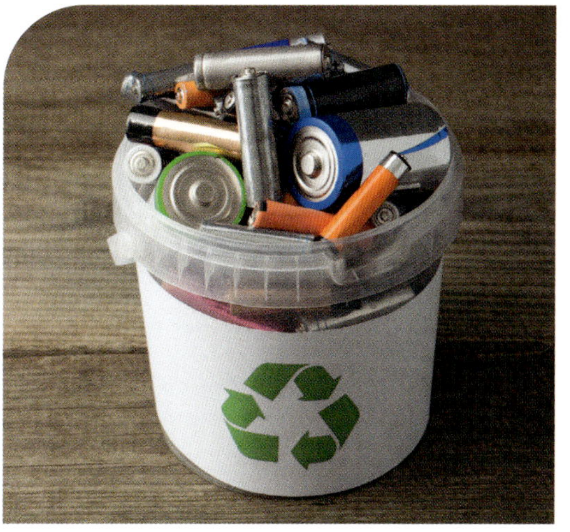

Des produits dangereux à recycler

Les piles, jetables ou non, sont des déchets dangereux dont il ne faut pas se débarrasser dans une poubelle classique. Elles doivent être rapportées en point de collecte ou en déchetterie (voir p. 201).

Les éléments les plus nocifs sont des métaux lourds, qui ne se contentent pas d'être nocifs pour l'homme (et tous les êtres vivants), mais le sont aussi pour l'environnement : cadmium, lithium, aluminium, mercure, nickel, plomb, fer, zinc... À titre d'exemples, le plomb est classé cancérogène probable même à faible dose ; le cadmium et le nickel sont suspectés de l'être, le premier étant en outre un possible génotoxique, le second se révélant très allergisant ; le lithium est quant à lui toxique pour les organismes aquatiques, etc. Et tous sont néfastes pour les eaux et les sols. L'institut Bruxelles Environnement estime ainsi que le mercure d'une pile bouton peut contaminer 1 m^3 de terre ou 400 l d'eau sur cinquante ans !

Bonne nouvelle, toutefois : près de 75 % des matériaux composant les piles sont recyclables. Sur une année, cela représente plusieurs milliers de tonnes de métaux récupérés.

Malheureusement, en France, près de 60 % des piles ne sont pas collectées et recyclées, et finissent dans la nature ou incinérées avec les ordures ménagères. Adoptez donc les bons réflexes : quand vous jetez un objet qui en contient, pensez à en extraire la ou les piles (y compris les boutons) !

La cigarette électronique

La cigarette électronique est utilisée par environ 3 millions de personnes en France, selon l'Institut national de prévention et d'éducation pour la santé. Si elle suscite un véritable engouement auprès du grand public, son innocuité pose encore question. Faisons le point.

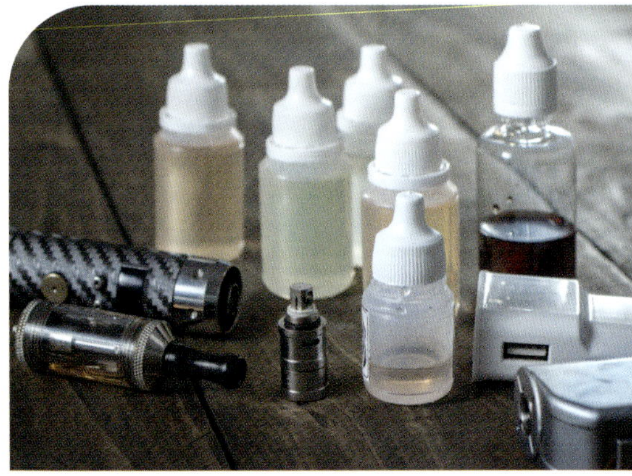

Qu'est-ce que la e-cigarette ?

La cigarette électronique, dite aussi « vapoteuse », a été développée au début des années 2000 et a fait son apparition sur le marché français en 2010. Elle est généralement composée d'une batterie et d'une cartouche, ou encore d'un réservoir dans lequel est introduit du liquide. Lors de l'inhalation, ce dernier est transformé en aérosol sous l'effet d'un dispositif chauffant, appelé « atomiseur », générant de fines gouttelettes suspendues dans l'air.

Ce que dit la réglementation

La directive européenne 2014/40/UE sur la fabrication, la présentation et la vente des produits de tabac et de produits connexes est entrée en vigueur en 2016.

- Les produits sont soumis à enregistrement six mois avant leur mise sur le marché, les fabricants devant déclarer certaines données relatives à leur composition, leur toxicologie et leur émission.
- Concernant le e-liquide, la concentration en nicotine doit être inférieure à 20 mg/ml. Certains additifs sont interdits : vitamines, caféine, taurine et autres stimulants, colorants, ainsi que les substances classées cancérogènes, mutagènes ou toxiques pour la reproduction (CMR).

Ce qu'elle contient réellement

L'Agence nationale de sécurité sanitaire de l'alimentation, de l'environnement et du travail (Anses) a analysé plus de 33 000 produits de vapotage en France en 2019-2020. Près de 1 200 substances différentes ont été référencées.

- Les liquides utilisés contiennent un support de dilution, tel que le propylène-glycol ou le glycérol, ont une teneur moyenne en nicotine de 6 mg/ml environ et peuvent comporter jusqu'à 15 substances aromatisantes. Les plus fréquentes sont des dérivés de vanilline, du menthol ou encore des esters aux odeurs fruitées ou de tabac. On retrouve également des sucres, des édulcorants, des acides utilisés dans les sels de nicotine, etc.
- Dans une étude récente, l'Anses a aussi mis en évidence une concentration trop élevée en nicotine dans certains produits de vapotage. Des additifs interdits ont également été identifiés. Des informations sur la composition peuvent par ailleurs être manquantes ou incohérentes. Enfin, des émissions supérieures aux seuils réglementaires pour certaines cigarettes ont été relevées.

Qu'en est- il côté santé ?

La cigarette électronique demeure controversée, principalement parce que son rapport bénéfice/risque est encore mal connu.

Un risque, mais assurément moindre qu'avec le tabac

Inhaler un produit, fût-il composé de substances connues et contrôlées, n'est jamais anodin.

Pour la e-cigarette, le risque concerne autant les ingrédients du e-liquide que leurs contaminants éventuels et les composés pouvant apparaître dans le mélange, lors de la formation de l'aérosol, ou même migrer depuis la e-cigarette, ainsi que le rappelle l'Anses.

La nocivité des émissions générées sur le long terme est questionnée, sans que la littérature scientifique ne permette à ce jour de définir un consensus indiscutable. Plusieurs organisations sanitaires internationales ont incité à la prudence.

Toujours est-il que le risque relatif au vapotage est sans commune mesure avec celui du tabac, un produit addictif responsable de centaines de milliers de décès annuels. Parmi les innombrables substances nocives contenues dans les cigarettes classiques figurent le monoxyde de carbone, très toxique pour le cœur et les vaisseaux, ou encore des composés organiques volatils comme les hydrocarbures, certains aldéhydes et des cétones, également dangereux pour le cœur, mais aussi des métaux lourds (cadmium, mercure, plomb...) ou des goudrons. Certains composés sont volontairement ajoutés, comme l'ammoniac, qui renforce la dépendance. La fumée de tabac inhalée contient quant à elle plus de 7 000 substances chimiques, dont au moins 70 sont cancérogènes (respectivement 4 000 et 50 pour la fumée secondaire relâchée).

Une aide réelle au sevrage ?

De fait, la cigarette électronique semble efficace dans le cadre du sevrage tabagique.

Ainsi, en 2017, Santé publique France estimait que, depuis sa mise sur le marché, 700 000 personnes avaient arrêté de fumer grâce au vapotage.

En février 2019, la revue *The New England Journal of Medicine* publiait également un essai comparant le vapotage aux substituts nicotiniques pour le sevrage tabagique : au bout d'un an, 20 % des vapoteurs étaient abstinents, contre 10 % des utilisateurs de gommes ou de patchs.

Fin 2019, l'Académie de médecine a rappelé que, selon elle, le vapotage aide à l'arrêt et à la diminution de la consommation de tabac.

En revanche, une étude parue en 2018 dans le *Journal of the American Medical Association* montre que les adolescents non fumeurs qui vapotent sont deux à trois fois plus enclins à commencer à fumer que ceux n'ayant jamais essayé la e-cigarette. Celle-ci pourrait donc être une porte d'entrée vers le tabagisme, mais cela reste débattu. En France, même si la vente de e-cigarettes est interdite aux mineurs, le vapotage est très courant chez les jeunes.

Une troublante épidémie américaine

En 2019, une « épidémie » de maladies pulmonaires parfois très graves (plus de 2 000 cas et une cinquantaine de décès sur six mois) a affecté les États-Unis. Tous les malades – jeunes adultes et mineurs – avaient utilisé la cigarette électronique peu avant l'apparition des symptômes. Mais il s'est avéré que, dans plus de 80 % des cas, ils avaient inhalé un liquide préparé par eux, contenant de l'huile de cannabis et/ou de la vitamine E vendus de manière illicite. L'acétate de vitamine E est en effet utilisé comme additif diluant du THC, le principe actif du cannabis.

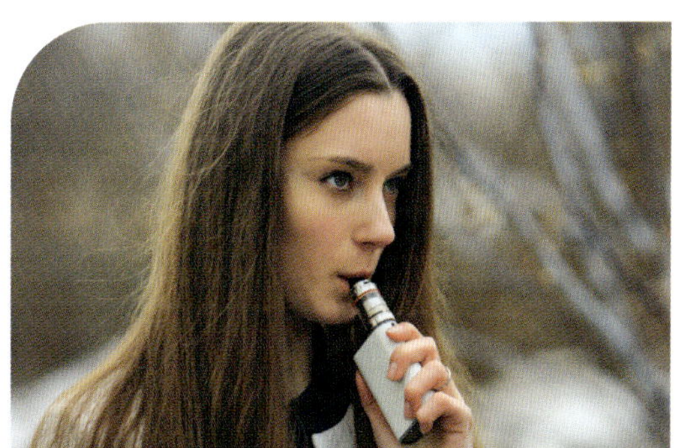

Les antimoustiques

Les moustiques, en plus de nous infliger des piqûres désagréables, peuvent être vecteurs de maladies. De nombreux produits permettent de s'en protéger – principalement les répulsifs, qui les éloignent, et les insecticides, qui les tuent. Mais tous n'ont pas la même efficacité – quand ils en ont une. Par ailleurs, certaines des substances actives ne sont pas dénuées de toxicité.

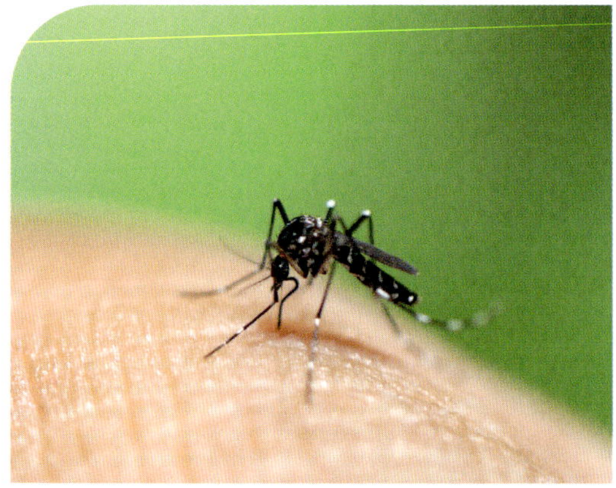

Les répulsifs

Il s'agit principalement de produits que l'on applique sur la peau (appelés répulsifs cutanés, ou insectifuges/repellents). Ils se présentent en spray, crème ou gel, et contiennent un principe actif diversement dosé, selon les populations ciblées et les zones géographiques concernées.

Les différentes molécules utilisées

Les répulsifs antimoustiques sont soumis à la réglementation européenne sur les produits biocides. Ils doivent donc remplir deux conditions : contenir des substances actives approuvées au niveau européen (après évaluation, par l'Agence européenne des produits chimiques, Echa, du risque sanitaire et environnemental, et de leur efficacité) ; être autorisés en tant que mélanges au niveau national (en France, par l'Agence nationale de sécurité sanitaire de l'alimentation, de l'environnement et du travail, Anses) au regard des mêmes critères, et se voir alors délivrer une autorisation de mise sur le marché (AMM). Mais les substances actives des produits antimoustiques n'ont pas toutes été évaluées à ce jour : elles font alors l'objet d'une autorisation « transitoire ».

Les substances approuvées par les autorités françaises sont les suivantes :

- Le DEET, N1,N-diethyl-m-toluamide – Dosé de 10 à 50 %, en fonction de l'âge (moins concentré pour les enfants) et des usages (plus concentré en zone à risque). Il existe des restrictions d'utilisation concernant les enfants (voir aussi plus loin).
- Le PMD, mélange de cis- et trans-p-menthane-3,8 diol – Dosé de 19 à 25 %, il est également appelé citriodiol ou « huile d'eucalyptus citronné », même si ce n'est pas une huile essentielle. Cette substance est autorisée à titre transitoire (en cours d'évaluation au niveau européen).
- Le KBR3023, sec-butyl 2-(2-hydroxyethyl)piperidine-1-carboxylate – Dosé de 20 à 25 %, on le trouve aussi sous les noms d'icaridine ou picaridine. Cette substance est également autorisée à titre transitoire.
- L'IR3535, N-acetyl-N-butyl-ß-alaninate d'éthyle – Dosé de 20 à 35 %, il est autorisé depuis 2015 ; les produits qui en contiennent doivent donc demander une AMM.

À noter : toutes les références contenant ces principes actifs ne sont pas d'une efficacité comparable. Le DEET est le plus réputé en la matière ; l'icaridine et l'IR3535 agissent correctement ; certains répulsifs au citriodiol (les résultats sont très variables selon les produits) sont aussi efficaces. Cela dit, tout dépend de la concentration du principe actif utilisé (les antimoustiques prévus pour les pays tropicaux sont en

Le tigre attaque : un danger réel ?

Apparu en France métropolitaine en 2004, le moustique tigre *(Aedes albopictus)* connaît une progression impressionnante : implanté dans 20 départements en 2015, il en colonise 58 en 2020 ! Et cette invasion charrie tout un cortège de peurs ayant pour nom paludisme, dengue, chikungunya et autre zika... Qu'en est-il réellement ?

- Première bonne nouvelle : le tigre n'est pas voyageur (son périmètre de vol est restreint). Seuls ses œufs le sont, nichés dans un pied de parasol, un cache-pot ou tout contenant où stagne un peu d'eau et que l'on déplace. Éliminer ces « gîtes » et les éloigner des habitations est donc très efficace pour prévenir l'invasion. Encore faudrait-il que chacun soit vigilant...
- Seconde bonne nouvelle : dans l'Hexagone, le tigre n'est que rarement porteur d'un des virus évoqués – sauf s'il a piqué au préalable une personne infectée revenant des tropiques. Si tel est votre cas, protégez-vous des piqûres (avec un répulsif) pour ne pas risquer d'infecter à votre tour un moustique tigre qui propagerait la maladie.
- Il est enfin possible de signaler sa présence à l'Anses sur signalement-moustique.anses.fr.

général plus dosés) et de la formulation précise. Par ailleurs, leur toxicité n'est pas la même (voir plus loin), les plus efficaces ayant tendance à être les plus toxiques. Pour vous aider dans votre choix, n'hésitez pas à consulter des tests comparatifs.

Une toxicité variable

Si les substances actives des répulsifs ne sont pas considérées comme toxiques par l'Anses (sauf en cas d'ingestion, ce qui n'est pas censé arriver mais peut survenir avec les formules en spray, qui sont les plus fréquentes), elles n'ont rien d'anodin, et on constate des effets indésirables.

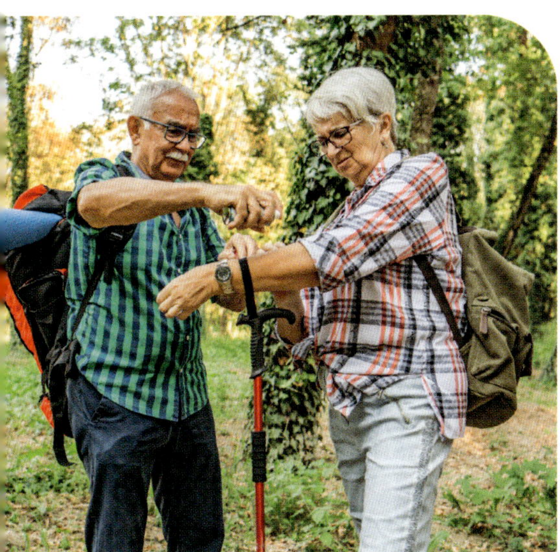

- Le DEET peut provoquer rougeurs, gonflement des yeux, maux de tête ou difficultés respiratoires. Des études ont par ailleurs évoqué une possible neurotoxicité chez l'homme, sans l'avoir démontrée. Les produits les plus dosés (de 30 à 50 %) ne doivent pas être utilisés avant 2 ans et ne doivent être appliqués chez les enfants de 2 à 12 ans et les femmes enceintes qu'en cas de risque avéré de transmission de maladies (paludisme, dengue, chikungunya, zika...) dans des zones à risque.
- L'icaridine, irritant cutané et oculaire, ne doit pas être utilisé sur les moins de 2 ans.
- Le citriodiol peut lui aussi provoquer des irritations cutanées, mais est utilisable dès 6 mois.
- L'IR3535 est la molécule la mieux tolérée, à condition de ne pas dépasser 20 % pour les tout-petits et les femmes enceintes.

Du bon usage des répulsifs

Certaines règles permettent de maximiser l'efficacité des répulsifs, tout en diminuant les risques de toxicité.

- Privilégiez une utilisation tôt le matin et le soir (avant la tombée de la nuit pour le moustique tigre), quand les attaques sont les plus massives.

Misez sur la prévention

Les méthodes non chimiques sont toujours à utiliser en première intention, selon l'Anses. Quelques gestes simples peuvent se révéler utiles :

- Si vous avez un jardin, éliminez régulièrement les eaux stagnantes (dessous de pots de fleurs, jardinières, bacs récupérateurs d'eau de pluie, arrosoirs, seaux, gouttières obstruées, etc.), car les femelles moustiques viennent y pondre. Débarrassez les fruits tombés de l'arbre qui, en pourrissant, font eux aussi un lieu de ponte idéal. Si certains contenants sont trop lourds, versez-y un mince filet d'huile : les larves ne pourront s'y développer. Si vous avez un bassin, même réduit, installez-y des poissons rouges : ils sont friands des larves de moustiques.
- Il est recommandé de porter des vêtements amples et couvrants, de préférence de couleur claire. Changez-vous régulièrement et douchez-vous, l'acide lactique de la transpiration attirant les moustiques. Enfin, les chaussures fermées et les chaussettes protègent évidemment mieux que des nu-pieds.
- Les climatiseurs et les ventilateurs placés devant les fenêtres ou disposés autour de la table lors d'un dîner en terrasse éloignent les moustiques, qui détestent le froid et l'air brassé.

Appliquez-les sur les parties découvertes du corps. Pour être protectrice, l'application doit être généreuse.

Ne diffusez pas un produit en spray directement sur le visage, pour éviter tout risque d'inhalation, d'ingestion, d'irritation des muqueuses ou des yeux.

Respectez le nombre maximal d'applications quotidiennes indiqué par les fabricants.

Pour les enfants, choisissez un produit dont la concentration est adaptée (ce qui est indiqué sur les étiquettes) et respectez scrupuleusement les précautions d'emploi, notamment concernant ceux qui ont souffert de convulsions. Tous les répulsifs étant toxiques par ingestion, veillez à ce que les enfants ne se lèchent pas les doigts après application. Chez les bébés, les moustiquaires (sur un berceau, une poussette...) imprégnées d'insecticide doivent rester le moyen de lutte prioritaire.

Les femmes allaitantes doivent éviter de s'en appliquer sur les seins, et la précaution est de mise en cas de grossesse.

La durée de protection est variable et dépend de la substance, de la formulation et de la température. La transpiration, les baignades ou les pluies tropicales réduisent aussi la durée d'action. En cas d'utilisation simultanée d'une crème solaire, celle-ci doit être appliquée vingt minutes avant le répulsif.

Les insecticides

Les insecticides provoquent la mort des insectes et peuvent aussi avoir un effet répulsif. La plupart des produits proposés contiennent des pyréthrinoïdes (des substances dont le nom finit en -trine, comme la perméthrine). Ils sont eux aussi soumis à la législation européenne relative aux produits biocides (voir p. 290).

Globalement efficaces...

Il existe sur le marché plusieurs types de produits, autorisés et à l'efficacité prouvée, contenant ces insecticides.

Les insecticides vestimentaires en aérosol ou par trempage, ainsi que les diffuseurs électriques d'insecticides en intérieur, ou les serpents fumigènes en extérieur, protègent bien, mais seulement dans un espace restreint. À multiplier selon l'aire à couvrir, donc.

Les bombes aérosol à pulvériser dans l'air ambiant sont elles aussi assez efficaces.

Dans les zones à risque, les moustiquaires imprégnées sont considérées comme la meilleure protection contre les moustiques qui piquent la nuit, tels les anophèles, qui transmettent le paludisme dans les zones concernées – notamment pour les tout-petits. Elles doivent être en bon état, avec des mailles fines, fixées aux fenêtres, bien bordées sous le matelas ou tombant jusqu'au sol. Les moustiquaires déjà imprégnées restent efficaces plus longtemps et résistent mieux aux lavages que celles que vous traitez vous-même.

... mais non dénués de toxicité

Les pyréthrinoïdes sont des substances insecticides puissantes et persistantes dont le niveau d'imprégnation des Français est parmi les plus élevés par rapport à des pays comparables. La vigilance est donc de mise, tant pour ce qui concerne la santé qu'en matière d'environnement.

Ils présentent une toxicité pour l'homme (voir p. 179), mais généralement après un contact direct avec une préparation concentrée. Il est donc important, pour conserver le bénéfice de ces produits, de respecter les conditions d'utilisation : les diffuseurs électriques, par exemple, interrogent sur les risques d'une inhalation en continu des substances qu'ils relarguent ; les serpentins fumigènes (dont il faut craindre les émissions toxiques) ne doivent être utilisés qu'en extérieur ; et les produits en bombe doivent être diffusés bien avant que l'on entre dans la pièce.

L'usage des pyréthrinoïdes doit enfin être limité afin de ne pas créer de résistance chez les moustiques et de ne pas détruire des espèces d'insectes utiles (abeilles, par exemple).

Ces produits sont également très toxiques pour les poissons et autres animaux à sang froid.

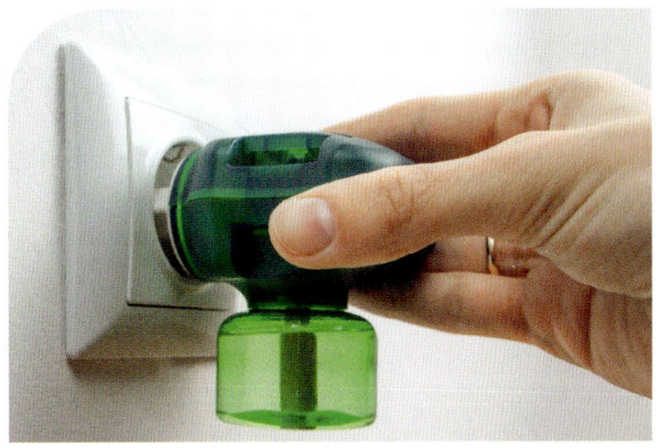

Solutions alternatives : halte aux contrevérités !

Au vu de la toxicité de certaines substances, il est tentant de se débarrasser des moustiques par des méthodes plus naturelles ou qui semblent moins polluantes. Mais attention aux fausses bonnes idées...

- Éteindre la lumière ne sert à rien : ce n'est pas elle qui attire les moustiques (qui ne sont pas des papillons), mais notre chaleur, notre odeur et notre respiration.
- Les dispositifs à ultrasons (porte-clés, boîtiers, applis pour smartphone, etc.), s'ils ne sont pas toxiques, sont totalement inefficaces. Il en est de même des bracelets répulsifs, dont les huiles essentielles peuvent en outre se révéler toxiques pour les plus jeunes et les femmes enceintes.
- Les lampes à ultraviolets tuent à peu près tous les insectes, sauf les moustiques.
- Les plantes prétendument répulsives (lavande, marjolaine, géranium, verveine, citronnelle, thym, basilic) n'ont jamais arrêté une femelle moustique assoiffée de sang.
- Les pièges à levure maison (mélange eau/sucre roux/levure), censés attirer les moustiques par leurs émissions de CO_2, ne les trompent pas le moins du monde (la quantité de dioxyde de carbone étant bien trop faible). En revanche, le sucre attire de nombreux autres insectes, dont les guêpes.
- Oubliez enfin la vitamine B1, l'homéopathie et les huiles essentielles – l'efficacité de ces dernières atteignant péniblement, au mieux, les vingt minutes... à l'exception d'un répulsif testé par *Que Choisir* en 2019, à base d'huile essentielle d'eucalyptus citronné (donc avec citriodiol).

Les produits de traitement du jardin

Depuis le 1er janvier 2019, la loi interdit les pesticides chimiques dans les jardins des particuliers. Mais certains traitements non chimiques autorisés (insecticides, fongicides...) ainsi que des engrais peuvent se révéler très toxiques, tant pour la santé que pour les écosystèmes. Tour d'horizon.

Les engrais

La composition des engrais variant considérablement, les risques qu'ils présentent diffèrent également. Ils sont à manier en connaissance de cause.

Les différents engrais

On distingue trois grandes familles de produits, de nature très variée et aux propriétés différentes.

- Les engrais minéraux – Ils peuvent être d'origine naturelle (phosphate, potasse), mais sont dans leur grande majorité issus de l'industrie chimique, et peuvent alors comprendre aussi de l'azote, du calcium, du magnésium, du soufre... On les trouve commercialisés sous diverses formes (liquides, granulés, bâtonnets...). Ils sont directement assimilés par les plantes.
- Les engrais organiques – Ils proviennent de matières vivantes, d'origine animale (sang séché, fientes déshydratées, corne torréfiée, boues d'épuration des eaux, poudre d'os, farine d'arêtes...) ou végétale (poudre d'algues, purin, mélasse, tourteau de ricin...). Ils passent par une étape de décomposition/minéralisation avant d'être assimilés par les plantes. Il existe aussi des produits qui mixent des matières organiques et chimiques.
- Les engrais verts – Il s'agit de végétaux à croissance rapide (vesce commune, trèfle, fève, moutarde...) cultivés en vue d'améliorer la fertilité et la structure d'un sol. Leurs racines fissurent la terre, fixent l'azote et concentrent des éléments nutritifs. Lorsqu'ils se décomposent, leur matière organique est restituée à la terre.

Le compost : l'ami des sols

Les déchets organiques (épluchures, marc de café, fleurs fanées, feuilles mortes, branches coupées...) représentent un volume considérable. Or, plutôt que de les jeter, on peut facilement les transformer en un amendement riche en éléments nutritifs bénéfiques pour les sols, qu'il rend plus fertiles, et pour les plantes, qu'il fortifie.

Dans le cadre de la loi relative à la lutte contre le gaspillage de février 2020, les collectivités territoriales doivent mettre en place, d'ici à 2023, des dispositifs permettant la valorisation des biodéchets, « de manière à limiter les émissions de gaz à effet de serre et à favoriser le retour au sol ». Outre l'organisation d'une collecte sélective, il s'agit de favoriser le compostage « de proximité » : peu coûteux, en circuit court, non polluant (pas de transport), pourvoyeur d'engrais gratuit, il concerne tant les logements individuels (composteurs de jardin) que les collectivités citadines, au pied des immeubles ou dans les squares proches. Une bonne façon de réduire l'impact environnemental et le coût de traitement des ordures ménagères... tout en enrichissant les jardins !

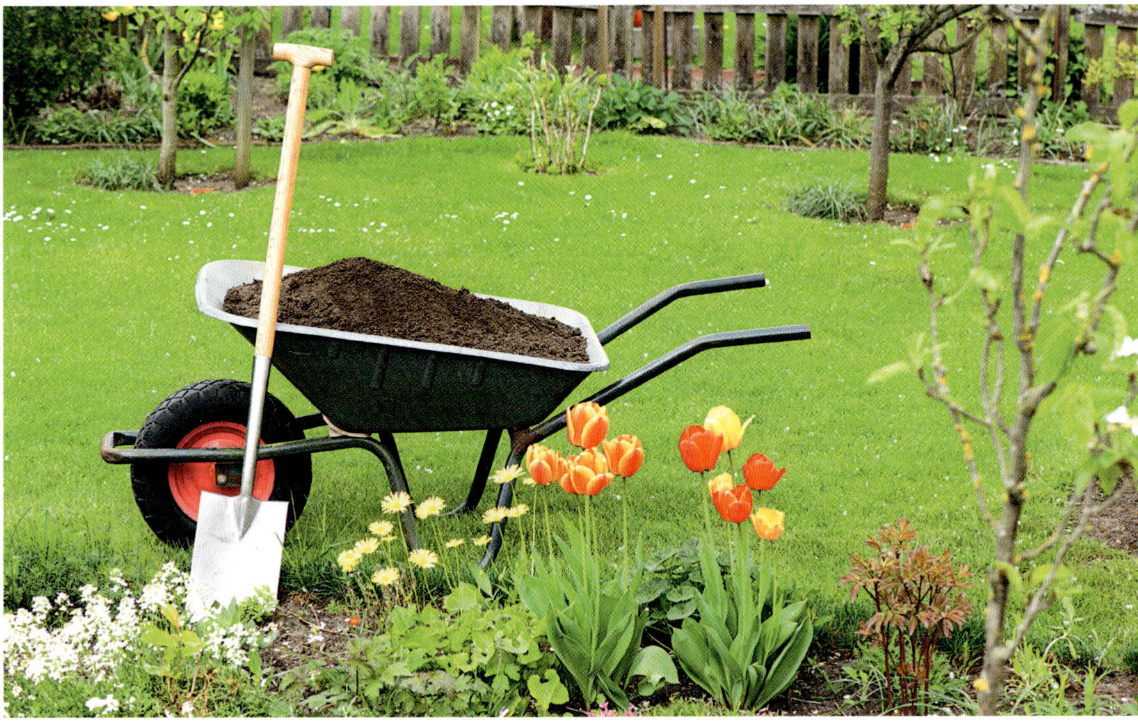

Les engrais minéraux : nocifs pour la santé...

Les engrais de synthèse sont prisés, car peu coûteux et faciles d'emploi. Mais leur nocivité est réelle.

Ils peuvent contribuer (surtout les produits azotés) à augmenter le taux de nitrates dans l'eau, nécessitant un traitement toujours plus important pour obtenir une eau potable. En effet, au-delà d'un certain seuil, les nitrates pourraient empoisonner le sang et générer la maladie bleue, à laquelle les nourrissons sont très sensibles. Cela dit, l'impact du jardinage en la matière est minime par rapport aux usages agricoles.

Si, en soi, l'ammonium (azote ammoniacal) n'est pas dangereux pour la santé, combiné à d'autres polluants présents dans l'atmosphère, il émet des particules secondaires très fines susceptibles d'être inhalées et de provoquer alors toux et difficultés respiratoires. Le contact avec la peau ou les yeux peut entraîner des rougeurs.

D'autres types de substances peuvent se révéler problématiques, comme la cyanamide calcique (ou cyanamide de chaux), un composé du calcium : elle est irritante pour la peau, les muqueuses, les voies respiratoires et les yeux. À manier avec précaution (lunettes, gants...).

... et pour l'environnement

S'ils favorisent la croissance des plantes, les engrais minéraux génèrent l'appauvrissement du sol (donc la dépendance aux engrais), car ils ne contiennent aucune matière organique susceptible de l'enrichir. De surcroît :

Les composés non assimilés par les végétaux – en particulier les surplus de phosphore (qui ont été minéralisés en phosphates), de sulfate d'ammonium et de nitrate d'ammonium (des composés azotés) – ruissellent jusque dans les cours d'eau et les nappes phréatiques. Or les concentrations excessives de phosphates et de nitrates contribuent notablement au phénomène d'eutrophisation (déséquilibre des milieux aquatiques) et nuisent à la biodiversité.

La cyanamide calcique, elle, est extrêmement dangereuse pour les milieux aquatiques et ne doit en

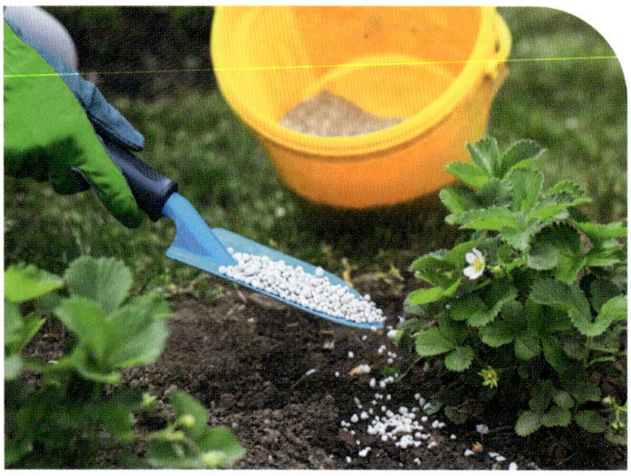

aucun cas être déversée dans les eaux de surface ou dans les canalisations.

Enfin, certains produits peuvent dégager des gaz à effet de serre, notamment du protoxyde d'azote.

Les engrais organiques : à manier avec prudence

Les engrais organiques ont beau être naturels, ils ne sont pas sans danger.

> **Les engrais organiques peuvent contenir des allergènes**
>
> On le sait peu, mais engrais organiques et composts sont susceptibles de générer des allergies. Ils peuvent par exemple comporter des émulsions de poisson, de la farine de plumes ou de crustacés, de la poudre d'os. Là encore, vérifiez leur composition ! Si vous êtes sensible à l'un des composants, munissez-vous de gants et éventuellement d'un masque lors de la manipulation. Ne portez pas les mains au visage et lavez-les soigneusement ensuite. Rincez les fruits et légumes proches du sol, qui peuvent en conserver des traces, avant de les consommer. En revanche, les plantes n'absorbent pas les allergènes.

Certains d'entre eux peuvent avoir des effets phytotoxiques (par exemple en cas de concentration trop importante en urée). Bannissez ceux qui contiendraient des produits de synthèse.

Les engrais issus de déjections animales ou de boues de station d'épuration ne sont pas exempts de risques biologiques (en principe assez réduits, car ils ont été traités), via des contaminations par des bactéries, des virus ou des parasites. L'ingestion accidentelle par les animaux de compagnie peut provoquer des infections digestives.

Le tourteau de ricin contient de grandes quantités de ricine, un poison mortel. Attention, là encore, aux chiens et aux chats.

Certains produits comportent des composés-traces organiques (CTO), tels que des hydrocarbures aromatiques polycycliques (HAP) – fluoranthène, benzo(b)fluoranthène ou benzo(a)pyrène. D'autres renferment des éléments-traces métalliques (ETM) – cadmium, chrome, cuivre, nickel ou plomb. Ils sont tous potentiellement toxiques pour les organismes vivants. Les ETM s'accumulent durablement dans le sol et, selon l'espèce végétale, sont parfois transférés de façon minime vers la plante. Or leur nocivité peut s'exprimer même à très petites doses. Évitez-les autant que possible, et surtout ne dépassez jamais les dosages indiqués.

Les bons réflexes

Vous n'avez pas forcément besoin d'engrais : si vous paillez bien le sol quand cela s'impose et/ou ajoutez régulièrement du compost mûr, cela peut suffire. Analyser son sol (il existe des kits en jardinerie) permet par ailleurs de déterminer s'il est carencé et de mieux choisir la façon de lui apporter les substances nécessaires.

Pour éviter les dommages liés à l'utilisation des engrais minéraux, vous pouvez opter pour une association engrais verts-engrais organiques. Les premiers améliorent la composition de la terre (à condition de semer et de faucher au bon moment). Les seconds, complémentaires, apportent les ingrédients qui manquent aux premiers.

Avant de choisir un engrais, demandez à consulter l'étiquette et la fiche de données de

Un jardin accueillant pour les « auxiliaires »

La plupart des pesticides ne sont pas sélectifs : ils tuent les espèces utiles comme les ravageurs dont on souhaite se débarrasser. Ce qui est absurde sachant qu'insectes, oiseaux, petits mammifères, batraciens, etc., peuvent se révéler de précieux auxiliaires du jardinier, en dévorant quantité d'indésirables (pucerons, chenilles, limaces...) – et, ne l'oublions pas, en jouant les pollinisateurs (abeilles, papillons et autres insectes volants, bien sûr, mais aussi oiseaux, chauves-souris...). Encore faut-il que le lieu les attire.

Tous les animaux sont en quête de nourriture, d'eau et d'un abri sûr. Les indésirables leur fourniront le couvert. Pour le reste :

- Sécheresse et gel sont les grands ennemis de la petite faune du jardin, qu'ils privent d'eau tant pour s'hydrater que pour se toiletter. Ménagez à vos invités des points d'eau claire que vous renouvellerez régulièrement (pour éviter que les moustiques n'y déposent leurs larves, notamment) : oiseaux et hérissons y boiront et s'y rafraîchiront en été, les abeilles y puiseront aussi un élément indispensable à la fabrication du miel...
- Des abris simples seront fort appréciés : des pierrailles font le bonheur des lézards comme des orvets (amateurs de limaces et d'escargots), le lierre et les ronces celui des petits oiseaux, les orties offrent un gîte à la reproduction des coccinelles et nourrissent papillons et autres invertébrés, feuilles mortes et tas de branches attirent le timide hérisson... Sans oublier bien sûr les nichoirs et les mangeoires !

sécurité (FDS), qui doit être établie par le fabricant et (en théorie) mise à disposition par le vendeur (voir p. 193) : elles vous renseigneront sur les composants, les conditions d'entreposage et les risques éventuels – avec, le cas échéant, les pictogrammes et les mentions d'avertissement ou de danger (voir encadré p. 203). La FDS indique aussi l'équipement nécessaire au cours de la manipulation du produit (gants, lunettes, masque, ou encore combinaison).

Ne dépassez jamais les doses indiquées sur l'emballage.

Les apports se font sur sol humide ; griffez celui-ci sur quelques centimètres avant d'opérer.

Les pesticides

Les pesticides sont utilisés contre des organismes vivants considérés comme « nuisibles » : insectes (insecticides), champignons (fongicides), mauvaises herbes (herbicides). Trois foyers sur quatre y font appel, en dépit de leur nocivité (que ce soit au jardin ou dans la maison, voir p. 178).

Les pesticides chimiques proscrits dans les jardins

Depuis le 1er janvier 2019, seuls des produits d'origine naturelle sont autorisés à la vente pour les particuliers dans les jardins. Les produits phytosanitaires de synthèse chimique (notamment le glyphosate) ont ainsi été sortis des rayons des magasins. Et les jardiniers qui en conserveraient chez eux sont priés de ne plus les utiliser et de s'en débarrasser (voir encadré p. 299).

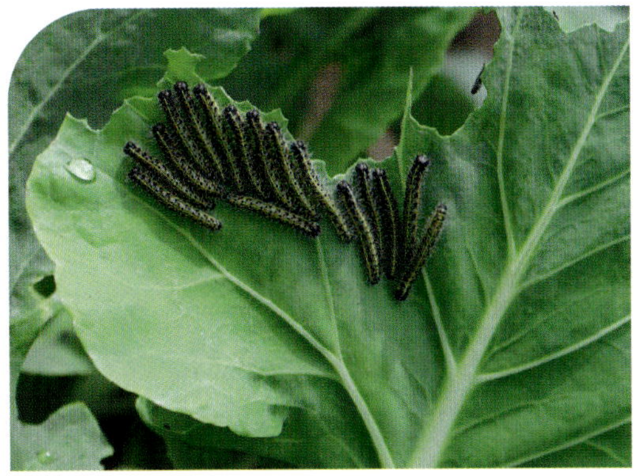

Rotations et associations de cultures au potager

La mise en place d'une rotation des cultures consiste à ne pas faire pousser la même plante au même endroit, deux années consécutives. Cette technique permet d'éviter l'appauvrissement du sol (et donc l'utilisation récurrente d'engrais) en alternant une culture ayant de gros besoins en nutriments avec d'autres qui sont moins gourmandes ou ont des besoins très spécifiques (par exemple, une année courges, tomates et concombres, qui demandent un sol très fertile, puis une année légumes-racines). Elle permet aussi d'éviter les pesticides, les porteurs de maladie qui résident dans le sol ne s'attaquant pas à une plante nouvelle. Par ailleurs, le mélange d'essences sur un même lieu peut aider à désorienter les ravageurs, dont l'odorat est perturbé (la mouche de la carotte ne supporte pas l'odeur du poireau, par exemple, et l'œillet d'Inde repousse les nématodes destructeurs de plants de tomates).

Naturel ne signifie pas « sans danger »

On croit souvent que les produits naturels sont inoffensifs. Pourtant, s'ils sont efficaces, c'est qu'ils ont un impact. Certains composés sont nocifs pour la santé et toxiques pour l'environnement.

Le cuivre apparaît par exemple dans la bouillie bordelaise, toujours employée pour traiter l'oïdium ou le mildiou. Des études de l'Agence nationale de sécurité sanitaire de l'alimentation, de l'environnement et du travail (Anses) et de l'Agence fédérale allemande pour l'environnement (UBA) ont pourtant mis en avant sa toxicité pour les écosystèmes. Elle provoque notamment la destruction des champignons souterrains et des vers de terre, conduisant à l'appauvrissement des sols. Entraîné par les eaux de pluie, le cuivre pollue également les nappes phréatiques et les cours d'eau, où il est toxique pour les organismes aquatiques. Selon l'Autorité européenne de sécurité des aliments (Efsa), il est dangereux pour la santé en cas de surexposition – même si les risques pour les consommateurs des fruits et légumes traités n'ont pour l'heure pas été étudiés. Il reste que les quantités de cuivre utilisées au jardin sont infimes par rapport à celles qu'emploie l'agriculture (notamment pour la vigne).

La grande majorité des insecticides vendus aujourd'hui est à base de pyréthrine, substance issue d'une fleur, le pyrèthre. Celle-ci détruit sans distinction faune nuisible et faune utile : en plus de leur première cible, les produits qui en renferment risquent donc d'éliminer des prédateurs de parasites, par exemple. Mais ce pesticide est également nocif pour les organismes aquatiques, les poissons et les reptiles, même s'il se dégrade plus vite que les produits chimiques.

Également utilisés dans les insecticides, le spinosad et la deltaméthrine sont très toxiques pour les abeilles, les bourdons ainsi que les organismes aquatiques. La deltaméthrine est par ailleurs un perturbateur endocrinien (voir p. 179).

Employé contre des maladies du potager, le soufre peut être irritant pour les voies respiratoires. Il nuit aussi à l'environnement, car il se transforme en acide sulfurique au contact de l'air et de l'eau. Il est d'ailleurs à l'origine des pluies acides et de l'acidification des eaux de surface, qui conduit à la mort des poissons et à la détérioration des sols. Mais, là encore, l'impact est surtout dû à l'agriculture.

Le phosphate ferrique, utilisé pour lutter contre les limaces et les escargots, a un effet irritant sur les voies respiratoires, la peau et les yeux.

Examinez de près la liste des composants qui figure sur l'étiquetage et consultez si possible la FDS (voir p. 297). N'utilisez ces produits qu'avec parcimonie, au cas par cas, en respectant les doses et conditions d'emploi, et en vous protégeant.

Des alternatives aux fongicides et aux herbicides

Voici quelques solutions pour jardiner le plus naturellement possible.

Champignons parasites – La prêle des champs constitue une prévention écoresponsable contre la cloque du pêcher, le mildiou et la rouille ; l'infusion de feuilles d'achillée mille-feuille contre l'attaque d'oïdium ; et le jus filtré de feuilles de raifort hachées contre la moniliose.

Mousses – Après avoir analysé la composition de la terre (en principe à l'automne), il est possible de corriger son pH par un apport de chaux ou de matière organique. Le choix d'un type de gazon adapté au sol et une tonte haute permettent notamment d'éviter le développement des mousses. Sous les arbres, un endroit propice à ces dernières, vous pouvez aussi faire le choix de plantes couvre-sol. Pour la mousse du gazon, un scarificateur vous sera utile.

Végétaux indésirables – Face aux « mauvaises herbes », employez la technique du paillage, qui les empêche de germer ou de s'installer durablement (copeaux de bois, paille, feuilles mortes, paillis classique). Entre deux périodes de plantation, ne laissez jamais la terre nue : employez des engrais verts qui poussent vite (phacélie ou moutarde, par exemple), ou plantez des couvre-sol : ils prendront la place des indésirables. Une fauche annuelle permet de limiter la dispersion des graines, avant l'apparition des fleurs. Entre des dalles ou des pavés, vous pouvez faire usage d'eau de cuisson bouillante (celle des pommes de terre contient de l'amidon, qui asphyxie les racines). Enfin, pour les plantes à racine tenace (pissenlits, notamment), procédez manuellement à l'aide d'un couteau à désherber.

Comment se débarrasser de ses pesticides ?

Bien qu'ils soient interdits, de nombreux particuliers conservent des pesticides dans leurs placards. S'il faut s'en débarrasser, il n'est pas question de les vider dans l'évier ni de les mettre à la poubelle, comme 60 % des ménages le font, selon l'Anses. Ce sont des produits toxiques qu'il est nécessaire de déposer en déchetterie, ou à l'endroit prévu par votre commune pour ce type de déchets. Un organisme comme EcoDDS (www.ecodds.com) peut en l'occurrence vous y aider.

Insecticides et limacides peuvent aussi être évités

Là encore, il existe des alternatives.

Pucerons – Les coccinelles sont d'excellents auxiliaires dans la lutte contre les pucerons. Les coins à orties favorisent notamment leur reproduction. Il existe des répulsifs naturels comme des macérations d'ortie, de tanaisie, de rhubarbe ou de fougère aigle. Près des plantes sensibles, vous pouvez aussi installer de la menthe, de la lavande, des œillets d'Inde, qui les éloigneront, ou des capucines, qui les attireront sur elles.

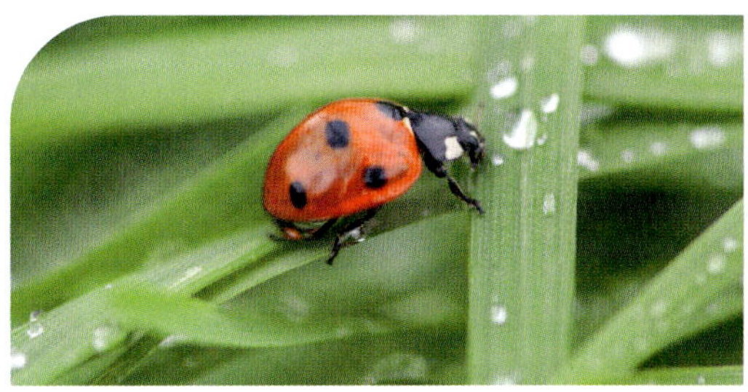

Chenilles et papillons – Les pièges à phéromones les empêchent de se reproduire et de pondre dans les fruits.

Fourmis – La sauge officinale n'est guère à leur goût. Et comme elles raffolent des pucerons, qu'elles élèvent pour consommer leur miellat, vous ferez d'une pierre deux coups.

Escargots et limaces – Il est possible d'acheter des pièges, ou d'en fabriquer (dont le fameux piège à bière, très efficace). Mais attention, ils peuvent nuire à des espèces utiles. Mieux vaut donc rendre le jardin attractif pour leurs prédateurs (oiseaux, amphibiens...). Des matériaux secs, tels que les sciures ou les cendres de bois, les coquilles d'œufs ou de noix, ou encore les aiguilles de pin peuvent les empêcher d'atteindre vos cultures. Vous pouvez aussi disposer des planches sur le sol pour les piéger : ils s'en serviront comme abri, et vous n'aurez plus qu'à retourner la planche et à les récupérer à la main.

Les carburants automobiles

Ces produits liquides ou gazeux permettent à nos véhicules de rouler : ils gonflent en brûlant, et cette poussée fait tourner les moteurs. Traditionnellement issus de l'industrie pétrolière, les carburants se sont diversifiés. Mais tous posent des problèmes de toxicité, affectant la santé et l'environnement.

Les émissions de gaz toxiques

En brûlant, tous les carburants, qu'ils soient d'origine fossile ou agricole, émettent des gaz. La grande majorité d'entre eux n'a pas d'effet direct sur la santé, car il s'agit d'azote, de vapeur d'eau, de dioxyde de carbone déjà présents dans l'air. Mais certains s'avèrent toxiques, surtout les oxydes d'azote, le monoxyde de carbone et les hydrocarbures cycliques.

Les oxydes d'azote (NO_x)

La combustion du diesel (dans une moindre mesure celle de l'essence) produit du monoxyde d'azote (NO), qui, dans l'atmosphère, s'oxyde en dioxyde d'azote (NO_2). Or celui-ci pénètre dans les poumons, irrite les bronches et réduit l'oxygénation du sang. Il accroît le risque de bronchite et aggrave l'asthme.

Les oxydes d'azote sont aussi des précurseurs de particules fines en suspension dans l'air et d'ozone troposphérique. Ces dernières années, l'Agence européenne de l'environnement constatait une baisse des émissions d'oxydes d'azote, due notamment aux normes plus strictes imposées aux véhicules. Il reste que, en 2017, la Commission européenne adressait un nouveau coup de semonce à plusieurs pays de l'UE, dont la France, accusés de dépasser trop souvent les limites fixées depuis 2010 en matière de pollution par le dioxyde d'azote, « dont la plupart des émissions proviennent de la circulation routière [et particulièrement] des véhicules à moteur diesel ».

Le monoxyde de carbone (CO)

Incolore, inodore, il ne pique pas le nez. Mais, une fois dans la circulation sanguine, il se fixe sur l'hémoglobine et bloque les échanges respiratoires. Voilà pourquoi il est dangereux de respirer les émanations de gaz d'échappement et de rester dans son garage avec un moteur allumé. À plus long terme, la pollution (extérieure) au CO serait responsable de maladies cardiovasculaires (voir aussi p. 145). Les moteurs essence génèrent globalement plus de monoxyde de carbone que les moteurs diesel.

Les hydrocarbures

Il s'agit des substances chimiques constituées d'une chaîne d'atomes de carbone sur laquelle sont greffés des atomes d'hydrogène. Les plus toxiques sont

> **Les sigles utilisés en Europe**
>
> Depuis le 12 octobre 2018, les carburants sont vendus sous le même nom en Europe. L'essence se reconnaît à la lettre E dans une étiquette ronde, à laquelle on ajoute un chiffre correspondant au pourcentage en agrocarburant (E5, E10, E85 pour le superéthanol, voir encadré p. 304). Le diesel est repéré par une étiquette rectangulaire, avec la lettre B, suivie là aussi de la teneur en biodiesel (B7, B10). Le diesel synthétique sera désigné par XTL. Les carburants gazeux s'affichent dans un losange, noté H2 pour l'hydrogène ; LPG pour le gaz de pétrole liquéfié ; CNG pour le gaz naturel comprimé ; et LNG pour le gaz naturel liquéfié.

les hydrocarbures aromatiques polycycliques (HAP), dont la chaîne forme des cycles particuliers. Ils se constituent lors de la combustion des carburants, principalement par les moteurs diesel.

Certains HAP interagissent avec l'organisme, avec effet sur les protéines ou le matériel génétique. Ils peuvent ainsi générer des cancers. Le benzopyrène (là encore, le diesel est le plus concerné), notamment, est classé cancérogène certain par le Centre international de recherche sur le cancer (Circ). Des HAP peuvent aussi affaiblir le système immunitaire, et augmenter ainsi le risque d'infection.

L'ozone (O_3)

Si la couche d'ozone de la haute atmosphère nous protège des effets néfastes des rayons UV, l'ozone présent à la surface de la planète est un polluant. Il est produit lorsque les gaz d'échappement (NO, puis NO_2) réagissent avec l'oxygène de l'air sous l'effet de la lumière du soleil. Une fois de plus, les véhicules diesel sont les plus impliqués dans la pollution à l'ozone, y compris les plus récents (norme Euro 6).

Ce gaz agresse les muqueuses des yeux et des poumons. Il assèche la bouche, fait tousser, provoque une hypersécrétion des bronches et gêne la respiration. Il favorise les crises d'asthme chez les enfants.

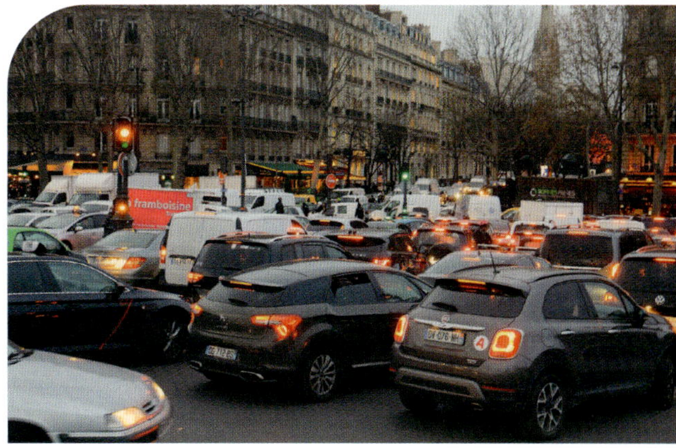

Les particules fines, un fléau

La combustion émet des suies. Selon le carburant, celles-ci sont plus ou moins nombreuses, et plus ou moins petites. Le danger vient essentiellement des particules les plus fines, qui pénètrent en profondeur dans les poumons. Les plus infimes d'entre elles (dites particules ultrafines, ou PUF) parviennent même à diffuser dans le sang. Elles sont d'autant plus toxiques qu'elles fixent et entraînent avec elles d'autres substances, comme des métaux lourds ou des polluants organiques persistants.

Les « dieselgate », une affaire à rebondissements

En septembre 2015, l'Agence américaine de protection de l'environnement (EPA) révélait de sourdes manipulations sur les voitures diesel du groupe Volkswagen (et de ses marques Audi, Skoda, Seat et Porsche), visant à dissimuler un dépassement majeur (jusqu'à 40 fois !) des normes de pollution. Un logiciel espion était intégré dans le calculateur de gestion du moteur, afin de réduire les émissions en cas de contrôle. Et cette fraude concernait pas moins de 11 millions de véhicules !

- Le scandale a fait tache d'huile dans les mois suivants, des tests pratiqués en Europe montrant des anomalies suspectes sur de nombreux diesels d'autres marques : ainsi, en 2017, une enquête de la DGCCRF conduisait à lancer deux informations judiciaires pour soupçon de fraude sur des véhicules Renault et PSA ; en 2018, c'était l'allemand Daimler (maison mère de Mercedes) qui était soupçonné de la même malversation.
- Les constructeurs ne semblent pas en avoir tiré de leçon : en novembre 2020, l'ONG Transport et environnement révélait que le niveau de CO_2 rejeté dans l'atmosphère en conditions réelles par les véhicules hybrides était supérieur d'au moins 28 % (et jusqu'à 89 % !) à ce qui était annoncé. À qui le tour ?

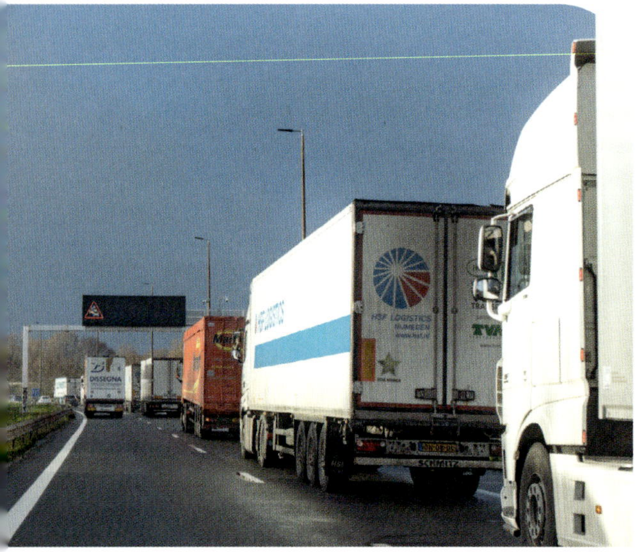

Filtres à particules : ce que cache le diesel

Depuis 1992, tout véhicule vendu en Europe doit respecter certaines normes d'émissions polluantes (monoxyde de carbone, hydrocarbures, oxydes d'azote et particules fines). Ces normes ont été régulièrement abaissées, ce qui a conduit les constructeurs à agir, notamment pour améliorer les procédés de décontamination. Les filtres à particules désormais installés de série sur les véhicules diesel sont censés avoir entraîné une diminution drastique de leurs émissions en la matière, qui seraient devenues proches de celles des véhicules à essence. À un détail près, que dénonce un rapport de l'organisation Transport et environnement (T&E) début 2020 : ces filtres s'auto-nettoient à intervalles réguliers lors d'un processus dit « de régénération », qui provoque de très forts pics de pollution. Or ces émissions ne sont pas prises en compte, alors qu'elles conduisent au dépassement de la norme de manière importante ! Dans l'UE, 45 millions de véhicules diesel équipés de filtres produisent quelque 1,3 milliard de régénérations chaque année...

Le transport, gros émetteur de particules fines

D'après les chiffres du Comité interprofessionnel technique d'études de la pollution atmosphérique (Citepa), en 2019, 17 % des émissions de particules fines (moins de 2,5 microns) en France proviennent du transport – tant les véhicules particuliers (diesel et essence, mais le diesel serait là encore plus émetteur, malgré les dires des constructeurs, voir encadré ci-contre) que le transport par bateau ou par avion.

En juillet 2019, l'Agence nationale de sécurité sanitaire de l'alimentation, de l'environnement et du travail (Anses) alertait sur des particules non réglementées à ce jour, dont les particules ultrafines (d'après certaines estimations, 90 % des particules émises par les nouveaux moteurs diesel se rangeraient dans cette catégorie). Or ces polluants sont principalement dus aux gaz d'échappement, notamment en milieu urbain.

Une nocivité multiforme

En octobre 2013, le Circ a classé l'ensemble des particules fines cancérogènes certains pour l'homme. Mais ce n'est pas tout.

- L'étude Revihaap (*Review of evidence on health aspects of air pollution*) de l'OMS montre que l'exposition aux particules fines favorise la formation de plaques d'athérome au niveau des artères (athérosclérose), un facteur de risque cardiovasculaire majeur. Elle perturbe également les naissances, favoriserait l'apparition de maladies respiratoires chez l'enfant et de cancers du poumon chez l'adulte.
- Selon l'alerte émise par l'Anses en 2019 (voir plus haut), les particules fines seraient responsables d'affections respiratoires et cardiovasculaires, et de nombreux décès anticipés (jusqu'à 48 000 morts prématurées estimées dans l'Hexagone).
- Les particules ultrafines sont en outre fortement soupçonnées d'avoir un impact délétère sur les performances cognitives de l'enfant.

Un impact environnemental majeur

Les carburants fossiles sont produits à partir de pétrole et de gaz naturel (le GPL par exemple, voir p. 304). Ils sont le résultat de la transformation de dépôts de matière organique (restes de végétaux et d'animaux morts) enfouis dans le sol à grande profondeur. Parce que cette transformation se déroule sur des millions, voire des centaines de millions d'années, cette ressource n'est pas renouvelable. Elle est en train de s'épuiser. Mais le problème est aussi qu'elle contamine l'atmosphère avec des substances particulièrement indésirables.

L'effet de serre accentué

Vapeur d'eau, dioxyde de carbone, oxydes d'azote, ozone : issus de la combustion des carburants, ces gaz s'accumulent dans l'atmosphère. Tous ne sont pas toxiques, mais tous ont un pouvoir réchauffant.

Ils rendent l'atmosphère de plus en plus opaque aux rayons infrarouges produits par le sol chauffé par le rayonnement solaire. Autrement dit, ils piègent la chaleur du soleil, comme dans une serre. Le transport à lui seul représente un quart des émissions mondiales de dioxyde de carbone (CO_2), le principal gaz à effet de serre. En la matière, les moteurs à essence émettent un peu plus de CO_2 que les moteurs diesel.

Les émissions de gaz à effet de serre ont déjà réchauffé la surface de la planète de plus de 1 °C en moyenne depuis le XIXe siècle. D'ici la fin du XXIe siècle, ce réchauffement devrait être de 2 à 5 °C. Avec à la clé plus de sécheresses, plus d'inondations, des déserts plus étendus, des canicules plus intenses et plus fréquentes, la fonte de nombreux glaciers, la hausse du niveau des mers, etc.

Les pluies acides

Les oxydes de soufre et d'azote émis par les moteurs réagissent avec l'eau et l'oxygène de l'atmosphère, formant de l'acide sulfurique et de l'acide nitrique. En se mêlant à la pluie, ceux-ci acidifient les sols et affectent les lichens, les champignons, les plantes et, finalement, la fertilité des terres. Si les émissions terrestres ont diminué en Europe grâce aux normes sur les pots catalytiques (généralisés en 1993 pour

Les voitures électriques : « propres », vraiment ?

Elles promettent beaucoup : on dit qu'elles n'émettraient aucun rejet nocif. Et pourtant...

- En 2018, l'Agence de la transition écologique (Ademe) soulignait que la fabrication des batteries de voitures électriques était très énergivore et qu'elle exigeait des éléments dont l'extraction est extrêmement polluante (nickel, lithium, cobalt, terres rares).
- Dans un rapport publié courant 2020, l'ONU en soulignait les impacts sociaux : environ 20 % du cobalt fourni par la RDC provient de mines ayant recours au travail des enfants et où des violations des droits de l'homme sont commises. Au Chili, l'extraction du lithium utilise près de 65 % de l'eau de la région de Salar de Atamaca, l'une des zones désertiques les plus sèches du monde, pour pomper les saumures des puits forés. Ce qui a provoqué l'exode des agriculteurs et des éleveurs locaux.
- Par ailleurs, comme une batterie électrique est très lourde (plus de 500 kg en moyenne), la carrosserie doit être aussi légère que possible – avec une préférence pour l'aluminium, dont l'extraction produit des boues rouges hautement toxiques. Enfin, l'énergie électrique n'est pas « propre » : si elle provient d'une centrale à charbon, la voiture émet indirectement plus de CO_2 au kilomètre qu'une voiture à essence ; en France, où l'électricité est à 80 % d'origine nucléaire, elle est source de déchets radioactifs.

Le superéthanol : économique, mais pas si écologique

Vendu autour de 0,70 €/l, le superéthanol (E85) est un mélange d'essence et de 65 à 85 % de bioéthanol, produit surtout à partir de blé, de maïs et de betterave sucrière. Le bioéthanol est aussi présent à hauteur de 5 % dans les SP95-E5 et SP98, de 10 % dans le SP95-E10.

- Si l'utilisation de superéthanol réduit nettement les émissions de gaz toxiques par rapport à son équivalent SP95 (50 % de CO_2 et 90 % de particules en moins), sa production exige des cultures intensives à lourd impact environnemental et social (usage de fertilisants, attribution de terres agricoles à un usage non alimentaire, etc.).
- Par ailleurs, l'installation d'un boîtier spécifique est indispensable pour rendre le véhicule « Flexfuel », c'est-à-dire pouvant fonctionner aussi à l'E85 (qui n'est présent pour l'heure que dans 10 % des stations environ). Des aides existent pour s'équiper.

l'essence, en 1997 pour le diesel), et aux délocalisations industrielles, celles qui nous viennent d'Asie (notamment de Chine) ont augmenté.

Qu'en est-il des agrocarburants ?

En France, en 2019, les carburants issus de l'agriculture représentaient (seuls ou en mélange) de 7 à 8 % de la consommation. S'ils nous promettaient de rouler « sainement » sans accentuer le dérèglement climatique, leur bilan est mitigé.

Ce sont des huiles végétales (par exemple, l'huile de colza) ou des alcools (comme le bioéthanol issu de la fermentation du sucre d'amidon, de lignine, de cellulose). En théorie, le dioxyde de carbone (CO_2) émis par leur combustion doit être compensé par le CO_2 absorbé par les plantes lorsqu'elles poussent. En pratique, fabriquer ces carburants nécessite de l'engrais, des étapes de transformation et de transport qui émettent également du CO_2. En 2016, une étude de la Commission européenne montrait que le litre de biodiesel issu du colza émet 1,2 fois plus de CO_2 que le litre de diesel, celui à base de soja deux fois plus, celui à base d'huile de palme trois fois plus.

Bioéthanol, biodiesel et autres agrocarburants produisent, en se consumant dans les moteurs, des gaz toxiques pour la santé. S'ils libèrent en général moins de composés aromatiques, certains (comme le biodiesel) émettent plus d'oxydes d'azote et plus de particules fines.

Enfin, les agrocarburants de première génération sont issus de cultures traditionnellement alimentaires (colza, canne à sucre...). Il faut donc trouver des terres, ce qui est source de déforestation. Pour y remédier, de nouveaux procédés visent à convertir en carburants des déchets de l'industrie agricole (bois, paille, etc.). Mais ils ne sont pas encore au point.

Autres carburants alternatifs

À côté de l'essence, du diesel et des agrocarburants ont été développés des carburants alternatifs, permettant de répondre à la hausse des prix du pétrole et à de probables futures pénuries.

Le gaz de pétrole liquéfié (GPL)

Il s'agit d'un mélange d'hydrocarbures issu du traitement du gaz naturel et du pétrole. Stocké à l'état

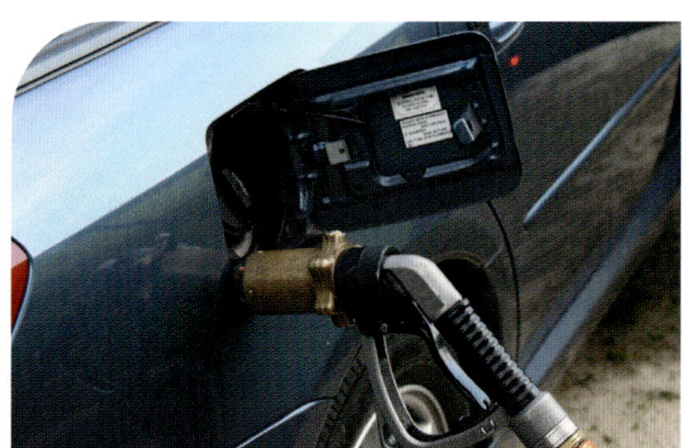

liquide, il contient essentiellement du propane et du butane. Le GPL nécessite une adaptation du moteur à essence, qui devient alors à bicarburation et peut fonctionner indifféremment à l'essence ou au gaz.

Outre son prix attractif, le GPL présente l'avantage d'être moins polluant que l'essence – a fortiori que le diesel : sa combustion ne libère pas de particules, et ses émissions de CO, CO_2, NO_x et hydrocarbures sont bien inférieures.

Jusque récemment, le GPL avait peu de succès en France, notamment en raison de quelques rares cas d'explosion à ses débuts, qui lui avaient valu une mauvaise image. Mais les nouvelles normes de sécurité ont écarté ce risque, au point que les parkings publics sont désormais ouverts aux véhicules GPL. Ces véhicules (déjà bien implantés en Italie, en Pologne, en Allemagne…) semblent d'ailleurs susciter un nouvel engouement en France.

Les carburants synthétiques

L'essence ou le diesel synthétique sont des carburants fabriqués à partir de houille, de biomasse ou de gaz. Le diesel synthétique (XTL) ne contient pas de molécules aromatiques et génère moins de particules fines qu'un diesel traditionnel. Pour l'instant, ce type de carburant n'est produit que dans de rares endroits dans le monde (Afrique du Sud, Malaisie, Qatar…), mais il pourrait bien débarquer en Europe à l'occasion d'une remontée des prix du pétrole.

LE GNV (gaz naturel pour véhicule)

Il s'agit du même gaz (du méthane à 97 %) que celui qui sert dans votre cuisine. Comprimé, il peut être stocké dans un réservoir spécial de votre véhicule (qui comporte alors aussi un réservoir à essence classique). Le GNV présente l'avantage d'émettre peu de composés toxiques : 30 à 70 % d'oxydes d'azote en moins, 90 % de particules fines, 15 % de gaz à effet de serre. Son usage tend à augmenter en Europe, car il est moins cher que les carburants traditionnels. Il existe aussi en version « écologique », issue de la fermentation (méthanisation) de différents déchets organiques (produits agricoles, boues des stations d'épuration, déchets ménagers…).

Les combustibles de chauffage, principaux pollueurs de l'air extérieur

Le fonctionnement des appareils de chauffage nécessite aussi de brûler du combustible. Cette combustion émet des substances nocives qui contaminent l'air de nos domiciles, mais aussi l'air extérieur. Aujourd'hui, la moitié des Français se chauffe à l'électricité (convecteurs électriques, panneaux rayonnants, etc.), un petit quart au gaz, et le reste au fioul et au bois. Or aucun de ces dispositifs n'est anodin.

- Selon un rapport du Commissariat général au développement durable daté de septembre 2019, le chauffage serait en France responsable de 75 % des émissions de CO_2, particulièrement nocif pour l'environnement, du secteur tertiaire. On le doit au rôle important des énergies fossiles en la matière et au fait que l'électricité utilisée pour le chauffage est en partie issue de la combustion du gaz et du charbon : concentrée sur la période hivernale, la consommation électrique impose le recours aux centrales thermiques à combustibles fossiles.
- Les chaudières au gaz libèrent beaucoup de gaz à effet de serre (environ 35 % de plus qu'un chauffage électrique, à rendement équivalent). Brûler du gaz émet du dioxyde de carbone, du dioxyde d'azote et du dioxyde de soufre dans l'atmosphère.
- Par ailleurs, selon le Citepa (voir p. 302), en 2019, 52 % des émissions de particules fines de moins de 2,5 microns viendraient en France des habitations chauffées au fioul et au bois (contre 18 % pour l'industrie manufacturière et, rappelons-le, 17 % pour le transport). À noter : la combustion du bois est une source de pollution redoutable en intérieur comme en extérieur (voir encadré p. 146).

L'UFC-Que Choisir et ses associations locales

Créée en 1951, l'Union fédérale des consommateurs-Que Choisir est une association loi 1901 à but non lucratif. Indépendante (de l'État, des syndicats, des producteurs, des distributeurs...), elle a pour objectifs de promouvoir les actions individuelles ou collectives des consommateurs et la défense de leurs intérêts et de les représenter auprès de toutes les instances.

L'UFC-Que Choisir compte environ 140 associations locales, animées par des militants de la consommation et des responsables bénévoles. Elles fournissent de la documentation, des conseils juridiques et techniques et représentent les consommateurs dans les instances locales, départementales et régionales. Certaines ont des antennes : vérifiez s'il y en a une près de chez vous.

01 AIN
▫ Maison de la culture et de la citoyenneté
4, allée des Brotteaux
CS 70270
01006 Bourg-en-Bresse Cedex
04 74 22 58 94

02 AISNE
▫ 31 bis, rue du Général-Patton
02880 Crouy
09 70 96 64 93

03 ALLIER
▫ 52, rue de la Gironde
03100 Montluçon
04 70 05 30 38

▫ 42, rue du Progrès
03000 Moulins
04 70 20 96 30

04 ALPES-DE-HAUTE-PROVENCE
▫ Rue Pasteur-Henri-Genatas
Château de Drouille
04100 Manosque
04 92 72 19 01

06 ALPES-MARITIMES
▫ 56, bd Auguste-Raynaud
06100 Nice
04 93 04 58 18

07 ARDÈCHE
▫ Maison des associations
Place de la Gare
07200 Aubenas
04 75 39 20 44

08 ARDENNES
▫ 5 rue Jean Moulin
BP 561
08000 Charleville-Mézières Cedex
03 24 53 70 17

09 ARIÈGE
▫ Maison du Couserans
Place Alphonse-Sentein
09200 Saint-Girons
05 61 66 03 66

11 AUDE
▫ Place des Anciens-Combattants-d'Afrique-du-Nord
11000 Carcassone
04 68 47 64 00

12 AVEYRON
▫ 21, rue des Fasquets
12100 Millau
05 65 61 20 52

▫ Maison des associations
15, av. Tarayre
12000 Rodez
05 65 77 00 01

13 BOUCHES-DU-RHÔNE
▫ 4, place Coimbra
Le Félibrige – Bât. B
13090 Aix-en-Provence
04 42 93 74 57

▫ 5, rue Colbert
13001 Marseille
04 91 90 05 52

▫ Le Puccini
8, bd Joliot-Curie
13500 Martigues
04 42 81 10 21

▫ 107, rue de Bucarest
13300 Salon-de-Provence
04 90 42 19 80

14 CALVADOS
▫ 24, rue des Bouchers
14400 Bayeux
02 31 22 82 27

▫ 19, quai de Juillet
14000 Caen
02 31 86 32 54

▫ Centre socio-culturel CAF
9, rue Anne-Morgan
14500 Vire
02 31 67 73 66

15 CANTAL
▫ 16, rue Arsène-Vermenouze
BP 17
15018 Aurillac Cedex
04 71 48 58 68

16 CHARENTE
▫ Immeuble George-Sand
83, av. De-Lattre-de-Tassigny
16000 Angoulême
05 45 95 32 84

17 CHARENTE-MARITIME
▫ 3, rue Jean-Baptiste-Charcot
17000 La Rochelle
05 46 41 53 42

18 CHER
▫ Maison des associations
28, rue Gambon
18000 Bourges
02 48 70 48 02

19 CORRÈZE
▫ Maison municipale du bénévolat
10, bd Max-Dormoy
19100 Brive-la-Gaillarde
05 55 23 19 37

20 CORSE
▫ Bâtiment A Le Golo
Av. de l'Aspirant-Michelin
20900 Ajaccio
04 95 22 69 83

21 CÔTE-D'OR
▫ Maison des associations
2, rue des Corroyeurs
Boîte N 14
21000 Dijon
03 80 43 84 56

22 CÔTES-D'ARMOR
▫ Villa Labenne
16, rue Bécot
22500 Paimpol
02 96 20 58 76

▫ 3, rue Pierre-Cléret
22120 Yffiniac
02 96 78 12 76

23 CREUSE
▫ 25, av. Pierre-Leroux
BP 242
23005 Guéret Cedex
05 55 52 82 83

24 DORDOGNE
▫ 1, square Jean-Jaurès
24000 Périgueux
05 53 09 68 24

25 DOUBS
▫ 8, av. de Montrapon
25000 Besançon
03 81 81 23 46

26 DRÔME
10, rue François-Pie
26000 Valence
04 75 42 58 29

27 EURE
▫ Immeuble Cambrésis
17, rue des Aérostiers
27000 Évreux
▫ 02 32 39 44 70

28 EURE-ET-LOIR
▫ La Madeleine
25, place Saint-Louis
28000 Chartres
02 37 30 17 57

29 FINISTÈRE
▫ Espace associatif
6, rue Pen-Ar-Creach
29200 Brest
02 98 80 64 30

▫ 3, allée de Roz-Avel
29000 Quimper
02 98 55 30 21

30 GARD
▫ 20, rue du Commandant-Audibert
30100 Alès
04 66 52 80 80

▫ 65, av. Jean-Jaurès
Bâtiment A
30900 Nîmes
04 66 84 31 87

31 HAUTE-GARONNE
▫ Les Ormes Bât. E2
Av. Salvador-Allende
31320 Castanet-Tolosan
05 61 27 86 33

▫ 59, bd Lascrosses
BP 70529
31005 Toulouse
05 61 22 13 00

32 GERS
▫ 44, rue Victor-Hugo
32000 Auch
05 62 61 93 75

33 GIRONDE
▫ 17, cours Balguerie-Stuttenberg
33300 Bordeaux
05 56 79 91 94

▫ 52, rue Jules-Ferry
33220 Port-Sainte-Foy-et-Ponchapt
05 53 63 25 31

34 HÉRAULT
▫ Maison de la vie associative – BAL 15
2, rue Jeanne-Jugan
34500 Béziers
06 27 88 83 15

▫ 3, rue de Richelieu
BP 2114
34026 Montpellier
04 67 66 32 96

▫ Centre commercial Le-Château-vert
53, bd Chevalier-de-Clerville
BP 106
34207 Sète
04 30 41 53 30

35 ILLE-ET-VILAINE
▫ 8, place du Colombier
35000 Rennes
02 99 85 94 23

▫ Guichet des associations
40 ter, square des Caraïbes
35400 Saint-Malo 02 99 56 80 47

36 INDRE
▫ 34, espace Mendès-France
Av. François-Mitterrand
36000 Châteauroux
02 54 27 43 57

37 INDRE-ET-LOIRE
▫ 12, rue Camille-Flammarion
37000 Tours
02 47 51 91 12

38 ISÈRE
▫ 27, rue Bovier-Lapierre
38300 Bourgoin-Jallieu
04 37 03 00 85

▫ 24 bis, rue Mallifaud
38100 Grenoble
04 76 46 88 45

▫ BP 261
38202 Vienne Cedex
04 74 59 43 17

39 JURA
La Visitation 3A
Av. Aristide-Briand
39100 Dole
03 84 82 60 15

40 LANDES
▫ Maison René-Lucbernet
6, rue du 8-Mai-1945
BP 186
40004 Mont-de-Marsan
05 58 05 92 88

41 LOIR-ET-CHER
▫ 17, rue Roland-Garros
41000 Blois
02 54 42 35 66

42 LOIRE
▫ 17, rue Brossard
42000 Saint-Étienne
04 77 33 72 15

43 HAUTE-LOIRE
▫ 29, bd Chantemesse
43000 Aiguilhe
04 71 02 29 45

44 LOIRE-ATLANTIQUE
▫ 1, place du Martray
44000 Nantes
02 40 12 07 43

▫ Maison des associations Agora 1901
2 bis, rue Albert-de-Mun
44600 Saint-Nazaire
02 40 22 00 19

45 LOIRET
▫ Maison des associations
32, rue Claude-Debussy
45120 Châlette-sur-Loing
02 38 85 06 83

- 39, rue Saint-Marceau
45100 Orléans
02 38 53 53 00

46 LOT
- Espace associatif
Place Bessières
46000 Cahors
05 65 53 91 19

47 LOT-ET-GARONNE
- 159, av. Léon-Blum
BP 50301
47008 Agen
05 53 48 02 41

49 MAINE-ET-LOIRE
- Espace Frédéric-Mistral
4, allée des Baladins
49000 Angers
02 41 88 56 42

50 MANCHE
- 167, rue du Général-Gerhardt
50000 Saint-Lô
02 33 05 68 76

51 MARNE
- Espace Entreprises Saint-John-Perse
2, cour Général-Eisenhower
51100 Reims
03 26 08 63 03

52 HAUTE-MARNE
- 14, rue de Vergy
52100 Saint-Dizier
03 25 56 26 59

53 MAYENNE
- 31, rue Oudinot
53000 Laval
02 43 67 01 18

54 MEURTHE-ET-MOSELLE
- 76, rue de la Hache
54000 Nancy
09 52 19 48 23

56 MORBIHAN
- Maison des Familles
2, rue du Professeur-Mazé
56100 Lorient
02 97 84 74 24

57 MOSELLE
- 1A impasse de l'École
BP 46
57470 Hombourg-Haut
03 87 81 67 80
- 4, place de la Nation
BP 40103
57951 Montigny-les-Metz
03 72 13 73 57
- 2, rue d'Austrasie
57100 Thionville
03 82 51 84 29

58 NIÈVRE
- Maison des Éduens
Allée des Droits-de-l'Enfant
58000 Nevers
03 86 21 44 14

59 NORD
- 104, rue d'Esquerchin
59500 Douai
03 27 96 05 15
- Terre-plein du Jeu-de-Mail
Rue du 11-Novembre-1918
BP 90097
59942 Dunkerque Cedex 2
03 28 20 74 81
- 54, rue Jacquemars-Gielée
59800 Lille
03 20 85 14 66
- Maison des associations
13, rue du Progrès
59600 Maubeuge
06 47 49 53 81

60 OISE
- BP 80059
60303 Senlis Cedex

61 ORNE
- Maison de la vie associative
23, rue Demées
61000 Alençon
02 33 26 79 47

62 PAS-DE-CALAIS
- Maison des sociétés
Bur. 39
16, rue Aristide-Briand
62000 Arras
03 21 23 22 97
- 536, av. Toumaniantz
62100 Calais
03 21 96 33 69
- Maison des associations
Elie-Vignon
1, place du Général-de-Gaulle
62219 Longuenesse
03 21 39 81 81

63 PUY-DE-DÔME
- 21, rue Jean-Richepin
63000 Clermont-Ferrand
04 73 98 67 90
- Maison des associations
20, rue du Palais
63500 Issoire
04 73 55 06 76

64 PYRÉNÉES-ATLANTIQUES
- 9, rue Sainte-Ursule
64100 Bayonne
05 59 59 48 70
- Maison Ladebat
11, rue Saint-Gilles
64300 Orthez
05 59 67 05 80
- 16, rue du Capitaine-Guynemer
64000 Pau
05 59 90 12 67

65 HAUTES-PYRÉNÉES
- 4, rue Alphonse-Daudet
65000 Tarbes
09 62 34 21 21

66 PYRÉNÉES-ORIENTALES
- 45, av. Marcelin-Albert
66000 Perpignan
09 83 87 07 07

67 BAS-RHIN
- 1A, place des Orphelins
67000 Strasbourg
03 88 35 54 03

68 HAUT-RHIN
- Carré des associations
100, av. de Colmar
68100 Mulhouse
07 82 47 11 58

69 RHÔNE
- 1, rue Sébastien-Gryphe
69007 Lyon
04 78 72 00 84

70 HAUTE-SAÔNE
- 22, rue du Breuil
BP 10357
70006 Vesoul
03 84 76 36 71

71 SAÔNE-ET-LOIRE
- 2, rue Jean-Bouvet
71000 Mâcon
03 85 39 47 17

72 SARTHE
- 21, rue Besnier
72000 Le Mans
02 43 85 88 91

73 SAVOIE
- Maison des associations
25, bd des Anglais
BP 10427
73104 Aix-les-Bains Cedex 4
07 83 74 12 73
- Maison des associations
21, rue Georges-Lamarque
73200 Albertville
04 79 37 11 01
- Maison des associations
67, rue Saint-François-de-Sales
73000 Chambéry
04 79 85 27 87

74 HAUTE-SAVOIE
- 48, rue des Jardins
74000 Annecy
04 50 69 74 67

75 PARIS
- 54, rue de l'Ouest
75014 Paris
01 56 68 97 48

76 SEINE-MARITIME
- 36, rue du Maréchal-Joffre
76600 Le-Havre
09 62 51 94 37
- 12, rue Jean-Lecanuet
76000 Rouen
02 35 70 27 32

77 SEINE-ET-MARNE
- Centre social et culturel Brassens
4, patio des Catalpas
77420 Champs-sur-Marne
01 64 73 52 07
- 22, rue du Palais-de-justice
77120 Coulommiers
01 64 65 88 70

78 YVELINES
- 3, av. des Pages
78110 Le-Vésinet
06 08 90 20 16
- Mairie de Lévis-Saint-Nom
Place Yvon-Esnault
78320 Levis-Saint-Nom
- 7, av. Foch
78120 Rambouillet
01 78 82 52 12
- 6, rue Saint-Martin
BP 56
78480 Verneuil-sur-Seine
01 39 65 63 39
- 5, impasse des Gendarmes
78000 Versailles
01 39 53 23 69

79 DEUX-SÈVRES
- Maison des associations
12, rue Joseph-Cugnot
79000 Niort
05 49 09 04 40

80 SOMME
- 88 av. Jean-Jaurès
80480 Salouel
03 22 72 10 84

81 TARN
- 3, place du Palais
81000 Albi
05 63 38 42 15

82 TARN-ET-GARONNE
- 25, place Charles-Caperan
BP 397
82003 Montauban Cedex
05 63 20 20 80

83 VAR
- 1196 bd de la Mer
BP 517
83616 Fréjus Cedex
09 63 04 60 44
- 89, rue du Général-Michel-Audéoud
83000 Toulon
04 94 89 19 07

85 VENDÉE
- 8, bd Louis-Blanc
85000 La Roche-sur-Yon
02 51 36 19 52

86 VIENNE
- 15, allée de la Providence
86000 POITIERS
07 49 71 50 48

87 HAUTE-VIENNE
- 4, cité Louis-Casimir-Ranson
87000 Limoges
05 55 33 37 32

88 VOSGES
- Maison des Associations
6, quartier de la Magdeleine
BP 1004
88050 Épinal Cedex 9
03 29 64 16 58

89 YONNE
- 12, bd Vaulabelle
89000 Auxerre
03 86 51 54 87

90 BELFORT
- Maison des associations
2, rue Jean-Pierre-Melville
BP 462
90008 Belfort
03 84 22 10 91

91 ESSONNE
- CSC La Ferme
91800 Boussy-Saint-Antoine
01 69 56 02 49
- 3, rue Alfred-de-Musset
91120 Palaiseau
01 60 11 98 20
- Place du 19-Mars-1962
91240 Saint-Michel-sur-Orge
09 67 19 08 13

92 HAUTS-DE-SEINE
- BP 60025
92270 Bois-Colombes Cedex
- BP 31
92293 Châtenay-Malabry Cedex
07 61 07 64 97
- BP 73
92370 Chaville
- 11, rue Hédouin
92190 Meudon
- 18, rue des Écoles
92210 Saint-Cloud
06 41 06 59 35

93 SEINE-SAINT-DENIS
- 19, rue Jules-Guesde
93140 Bondy
06 42 01 07 89
- Centre Salvador-Allende
2, av. du Dauphiné
93330 Neuilly-sur-Marne

94 VAL-DE-MARNE
- Centre Marius-Sidobre
26, rue Émile-Raspail
94110 Arcueil
01 45 47 74 74
- Centre social Kennedy
6, bd John-Fitzgerald-Kennedy
94000 Créteil
01 43 77 60 45

95 VAL-D'OISE
- Espace Nelson-Mandela
82, bd du Général-Leclerc
95100 Argenteuil
01 39 80 78 15
- BP 90001
95471 Fosses Cedex
01 34 72 76 87
- Office culturel
Place François-Truffaut
95210 Saint-Gratien

LA-RÉUNION
- 7, rue Paul-Demange
Résidence Les Vacoas
97480 Saint-Joseph
02 62 45 24 44

NOUVELLE-CALÉDONIE
- 8 rue Lacave-Laplagne
Trianon Mont-Coffyn
BP 2357
98846 Nouméa Cedex
06 87 28 51 20

INDEX

O

P

T

U

V

W-Z

CRÉDITS PHOTOGRAPHIQUES

Couverture de gauche à droite : © OC ; Istock.com © zoranm ; © Neustockimages. **Dos** Istock.com © AndreyPopov.
Crédits photos Istock.com, sommaire : p. 6 © thebigland88 ; p. 7 © eggeeggjiew ; p. 8 © alfexe ; p ; 9 © Georgijevic ; p. 10 © yulkapopkova. **Partie 1 :** p. 12 © cmspic ; p. 14 © KenWiedemann ; p. 15 © :nobtis ; p. 17 © PK-Photos ; p. 33 © PatrikSlezak ; p. 34 © EmirMemedovski ; p. 35 © GAnnison ; p. 36 © WEzekial ; p. 39 © Danilin ; p. 40 © Flopaganifoto ; p. 42 © kosmos111 ; p. 44 © Thomas Demarczyk ; p. 45 © Poetra Dimatra ; p. 46 © Cineberg ; p. 47 © NataliaDeriabina ; p. 48 © ahirao_photo ; p. 50 © Neustockimages ; p. 52 © badmanproduction ; p. 53 © fcafotodigital ; p. 55 © PeopleImages ; p. 56 © Drbouz ; p. 58 © KeongDaGreat ; p. 59 © brytta ; p. 60 © ollo ; p. 61 © egon69 ; p. 61 © davidf ; p. 66 © feellife ; p. 68 © janiecbros ; p. 70 © Philary ; p. 71 © encrier ; p. 73 © kupicoo ; p. 75 © druvo ; p. 79 © Gilles-photo ; p. 80 © BrianAJackson ; p. 81 © ljubaphoto ; p. 82 © PeopleImages ; p. 83 © Danilin ; p. 84 © ipopba ; p. 85 © nelic. **Partie 2 :** p. 86 © iconogenic ; p. 88 © zoranm ; p. 89 pictos © mayrum, © bearsky23, © ambo182 ; p. 91 ht © targovcom, bas © aydinmutlu ; p. 92 © PeopleImages ; p. 94 © mdphoto16 ; p. 95 © Dr_Microbe ; p. 96 © luckyraccoon ; p. 97 © Volodymyr Rozumii ; p. 98 © AlexanderFord ; p. 100 © Rowan Jordan ; p. 102 © Laboko ; p. 105 © praetorianphoto ; p. 108 © fizkes ; p. 110 © Andry5 ; p. 111 © Ridofranz ; p. 112 © DragonImages ; p. 113 © lightkey ; p. 114 © Aynur_sib ; p. 116 © Moyo Studio ; p. 117 © ed chechine ; p. 118 © Oleksandra Polishchuk ; p. 120 © Aleaimage ; p. 121 © zoranm ; p. 122 © Mikhail Spaskov ; p. 123 © Solstizia ; p. 124 © Jacob Wackerhausen ; p. 125 © Albina Gavrilovic ; p. 126 © artpipi ; p. 128 © Valeriy_G ; p. 129 © PierreDesrosiers ; p. 130 © fotek ; p. 131 © bymuratdeniz ; p. 132 © spukkato ; p. 133 © kemaltaner ; p. 134 © 97 ; p. 135 © Igor Vershinsky ; p. 137 © thodonal ; p. 139 © RelaxFoto.de ; p. 141 © Artfully79. **Partie 3 :** p. 142 © SolStock ; p. 145 © caifas ; p. 147 © ChrisAt ; p. 149 © zianlob ; p. 152 © sefa ozel ; p. 153 © buradaki ; p. 154 © SnowMannn ; p. 155 © VladimirFLoyd ; p. 156 © VLG ; p. 157 © SolStock ; p. 158 © Jevtic ; p. 159 © AlexRaths ; p. 161 © Daisy-Daisy ; p. 163 © SolStock ; p. 164 © HughStoneIan ; p. 165 © PeopleImages ; p. 167 © sergeyryzhov ; p. 168 © Ocskaymark ; p. 169 © AndreyPopov ; p. 171 © gilaxia ; p 172 © stormwatch153 ; p 174 © Jevtic ; p. 175 © simarik ; p. 177 © Madeleine_Steinbach ; p. 178 © Yevhenii Orlov ; p. 180 © Jovanmandic. **Partie 4 :** p. 182 © Inside Creative House ; p. 184 © JanPietruszka ; p. 186 © RightFramePhotoVideo ; p. 187 © Vitaliy Halenov ; p. 188 © lisafx ; p. 189 bas © svetikd ; ht © dolgachov ; p. 191 © sergeyryzhov ; p. 192 © AJ_Watt ; p. 193 © Goodboy Picture Company ; p. 195 © Richard Villalonundefined undefined ; p. 196 © simazoran ; p. 198 © Aonip ; p. 199 © die-phalanx ; p. 200 © ajt ; p. 205 © artursfoto ; p. 206 © Highwaystarz-Photography ; p. 209 © BanksPhotos ; p. 210 © sturti ; p. 213© phototropic ; p. 215 © Phynart Studio ; p. 216 © vadimguzhva ; p. 217 © Zinkevych ; p. 218 © zeljkosantrac ; p. 219 © Anastasia Turshina ; p. 220 © SolStock ; p. 221 © denozy ; p. 222 © borchee ; p. 223 © Anrodphoto ; p. 224 © 97 ; p. 225 © Rostislav_Sedlacek ; p. 226 © Imgorthand ; p. 229 © elenabs ; p. 231 © majorosl ; p. 232 © rarrarorro ; p. 233 © OlgaKorica ; p. 234 © AndreyPopov ; p. 239 © Makidotvn. **Partie 5 :** p. 240 © m-imagephotography ; p. 242 © fiphoto ; p. 244 © bluecinema ; p. 246 © artursfoto ; p. 247 © Gargonia ; p. 249 © gyn9038 ; p. 250 © AleksandarGeorgiev ; p. 252 © Fedinchik ; p. 253 © GoodLifeStudio ; p. 254 © m.czosnek ; p. 256 © ArtistGNDphotography ; p. 258 © Mustafa Kaya ; p. 259 © fizkes ; p. 261 © ejaa ; p. 263 © NataliaDeriabina ; p. 264 © Osobystist ; p. 267 © curtoicurto ; p. 269 © Georgijevic ; p. 271 © chef2323@hotmail.co.uk kevin ; p. 272 © supersizer ; p. 274 © xalanx ; p. 275 © storyteller63 ; p. 276 bas © Martin Barraud, ht © Santje09 ; p. 277 © Mojoje ; p. 279 © StockImages_AT ; p. 280 ht © bonchan, bas © Osobystist ; p. 281© DragonImages ; p. 283 © apomares ; p. 284 © martiapunts ; p. 285 © Antagain ; p. 286 © wg3D ; p. 287 © Chepko ; p. 288 © librakv ; p. 289 © AleksandrYu ; p. 290 © Noppharat05081977 ; p. 291 © RealPeopleGroup ; p. 293 © Evgen_Prozhyrko ; p. 295 © schulzie ; p. 296 © Zbynek Pospisil ; p. 297 © Ian Habgood ; p. 299 © bpm82 ; p. 301 © tupungato ; p. 302 © Pixavril ; p. 304 © itsmex.
Crédits photos Shutterstock.com. Partie 1 : p. 16 © ermess ; p. 19 © smereka ; p. 21 © Pixel-Shot ; p. 22 © beeboys ; p. 23 © Evgeniia Ozerkina ; p. 24 ht © goffkein.pro, bas © Brent Hofacker ; p. 25 © Ahanov Michael ; p. 26 © Somprasong Wittayanupakorn ; p. 28 © Rich Carey ; p. 30 © industryviews ; p. 31 © Syda Productions ; p. 64 © nnattalli ; p. 65 © inewsfoto ; p. 76 © Monika Wisniewska ; p. 77 © OlegDoroshin ; p. 78 © Image Point Fr. **Partie 4 :** p. 203 © Migren art ; p. 208 © Mironmax Studio. **Partie 5 :** p. 267 et 272 © Askhat Gilyakhov.
Crédits © OC : p. 107 ; p. 151 ; 237.

DÉCRYPTER LES PRODUITS DU QUOTIDIEN
est publié par SAS QUE CHOISIR
Impression et reliure : Pollina, Luçon, France - 97643
Première édition – Premier tirage
Achevé d'imprimer : mai 2021
Dépôt légal en France : mai 2021
Imprimé en France / Printed in France